国家科学技术学术著作出版基金资助出版

北京协和醫院

PEKING UNION MEDICAL COLLEGE HOSPITAL

放射科住院医师手册

影像诊断分册

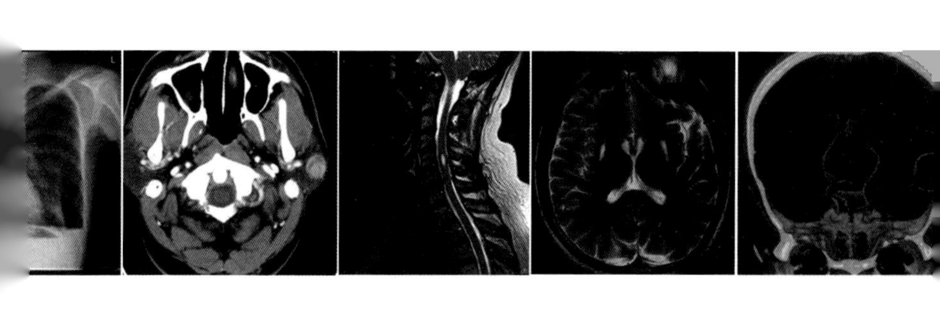

主　编◎金征宇

副主编◎冯　逢　宋　伟　薛华丹
王怡宁　孙　昊　张大明

科学技术文献出版社

SCIENTIFIC AND TECHNICAL DOCUMENTATION PRESS

·北京·

图书在版编目（CIP）数据

北京协和医院放射科住院医师手册. 影像诊断分册 / 金征宇主编. —北京：科学技术文献出版社，2020. 7（2022. 6重印）

ISBN 978-7-5189-6258-7

Ⅰ. ①北… Ⅱ. ①金… Ⅲ. ①放射医学—手册 ②影像诊断—手册 Ⅳ. ①R81-62 ②R445-62

中国版本图书馆CIP 数据核字（2019）第264556号

北京协和医院放射科住院医师手册—影像诊断分册

策划编辑：张 蓉 责任编辑：张 蓉 孙秀明 责任校对：张永霞 责任出版：张志平

出 版 者 科学技术文献出版社
地 址 北京市复兴路15号 邮编 100038
编 务 部 （010）58882938，58882087（传真）
发 行 部 （010）58882868，58882870（传真）
邮 购 部 （010）58882873
官方网址 www.stdp.com.cn
发 行 者 科学技术文献出版社发行 全国各地新华书店经销
印 刷 者 中煤（北京）印务有限公司
版 次 2020年7月第1版 2022年6月第3次印刷
开 本 850×1168 1/32
字 数 435千
印 张 17.625 彩插8面
书 号 ISBN 978-7-5189-6258-7
定 价 98.00元

编委会

主　　编　金征宇

副 主 编　冯　逢　宋　伟　薛华丹　王怡宁　孙　昊　张大明

专家编委　潘　杰　李明利　李晓光　张竹花　张　燕　王志伟

编　　委（以姓氏拼音为序）

曹　剑　陈　钰　丁　宁　段　淼　何泳蓝　孔令燕　林　路　明韦迪　宋　兰　苏佰燕　隋　昕　王　萱　王凤丹　张　洁　张古沐阳　张海波　周　慷　朱　亮

编写秘书　孙　昊

前　言

近年来，住院医师规范化培训和临床型硕士研究生并轨培养正在全国各地逐步开展。在北京，住院医师参加工作后 1~3 年，以及专业型硕士研究生毕业前，均要通过北京市住院医师规范化培训结业临床实践能力和理论考核。北京协和医院的住院医师规范化培训工作已经开展数年，北京协和医院放射科作为北京市放射专业住院医师规范化培训主委单位，结合本院实际情况并总结多年培训工作的经验后发现，轮转培训对于放射影像诊断专业住院医师而言，具有亚专业跨度大、病种繁多等特点。目前尚缺乏一本可以指导放射影像诊断专业住院医师，尤其是这一阶段住院医师轮转培训的专业手册。

本书按照《北京市放射影像诊断住院医师规范化培训细则》要求，参照北京协和医院放射科影像诊断亚专业设置，根据“三基三严”的住院医师培训指导思想，选择培训细则中所要求的常见及重点疾病，基本满足了住院医师规范化培训轮转的要求。

全书共 9 章、52 节，主要讲述了中枢神经系统疾病、头颈五官系统疾病、呼吸系统疾病、循环系统疾病、消化系统疾病、泌尿系统与肾上腺疾病、腹膜后间隙及腹腔内病变、生殖系统与乳腺疾病、骨关节系统疾病，从每种疾病的“影像学检查方法选择”“临床概述”“影像学特点”和“鉴别诊断”等方面进行论述，详细讲解了每种疾病的各个影像学特点，并对易混淆疾病做了全面的鉴别诊断，避免了漏诊、误诊的可能。

本书主要读者对象为全国范围内正在接受放射影像诊断住院医师规范化培训的医师，以及放射科进修医师、研究生、临床见习生和实习医学生等相关人员。本书是我们多年培训工作的经验总结，参编人员在繁重的临床工作之余阅读了大量的文献，严格按照要求编写，付出了辛勤的劳动。在此我们衷心地感谢北京协和医院各位领导对本书的大力支持，感谢参与审校的各位老师！希望本书能使广大读者获益！同时由于书中难免存在不足和错误，恳请业内同道予以指正。

目　录

1

第一章

中枢神经系统疾病

第一节　颅脑先天畸形

一、胼胝体发育不全

【影像学检查方法的选择】

X线电子计算机断层扫描（computed tomography，CT）和磁共振成像（magnetic resonance imaging，MRI）可清晰显示胼胝体发育不全的不同表现及伴随畸形，MRI矢状中线切面可直接显示胼胝体缺如、部分缺如或变薄。

【临床概述】

胼胝体发育不全（agenesis of the corpus callosum，ACC）是较常见的脑发育畸形，包括胼胝体缺如或部分缺如。单纯胼胝体部分发育不良可无任何症状，常见症状是智力低下、癫痫；当合并其他畸形时，症状较重。

【影像学特点】

1. 胼胝体缺如或部分缺如、变薄；大脑纵裂增宽与第三脑室前部相连；双侧侧脑室扩大、分离；第三脑室扩大、上升介于侧脑室之间；室间孔不同程度扩大和分离（图1-1-1）。

2. 常见伴随畸形，如脑裂畸形、巨脑回、大脑半球纵裂囊肿、胼胝体脂肪瘤等。

二、小脑扁桃体下疝畸形

【影像学检查方法的选择】

MRI是小脑扁桃体下疝畸形的首选检查方法，其能显示各种改变与伴发畸形。CT脊髓造影也可用于检查小脑扁桃体下疝畸形。脊髓造影及脑池造影现已不用。

【临床概述】

小脑扁桃体下疝畸形，又称 Arnold-Chiari 畸形，为先天性后脑畸形，表现为小脑扁桃体及下蚓部疝入椎管内，脑桥与延髓扭曲延长，部分延髓下移，最常见为以下 2 种类型。

（一）Chiari Ⅰ畸形

1. 最常见。好发于大龄儿童和成年人，临床最轻且往往成年后才出现症状，常表现为轻度运动感觉障碍和小脑症状。早期诊断对

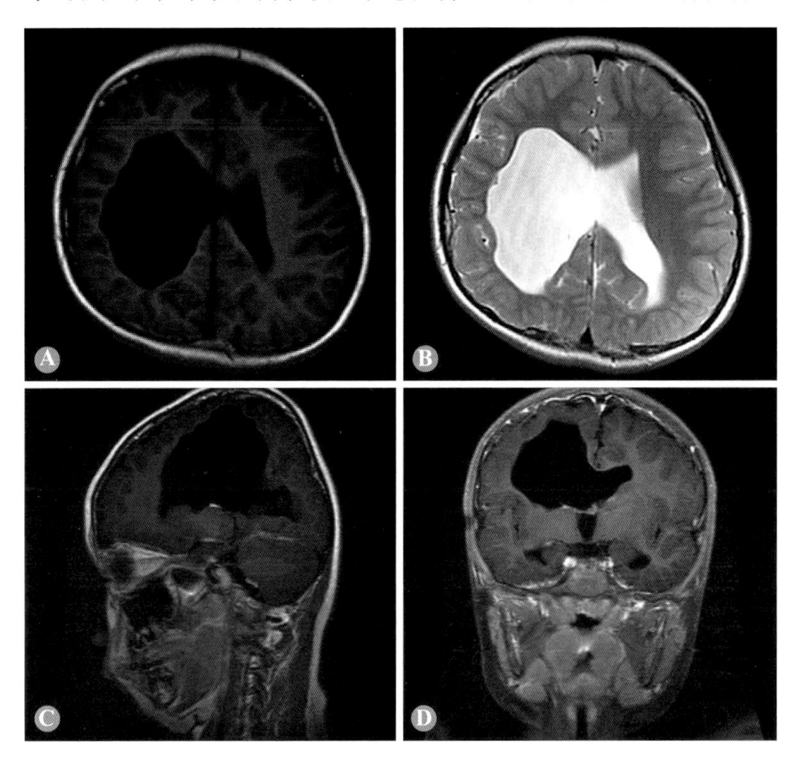

A. MR T_1WI 横断位；B. MR T_2WI 横断位；C. MR T_1WI 矢状位；D. MR T_1WI 冠状位。检查显示胼胝体缺如或部分缺如、变薄；大脑纵裂增宽与第三脑室前部相连；双侧侧脑室扩大、分离；第三脑室扩大、上升介于侧脑室之间；室间孔不同程度扩大和分离

图 1-1-1　胼胝体发育不全

患者预后很重要，尤其在症状及并发症未出现前，及时行手术矫正或枕部减压效果较好。

2. 并发脊髓空洞症时多出现感觉障碍、肢体乏力、肢体肌肉萎缩等症状，且随病情进展逐渐加重，预后较差。

（二）Chiari Ⅱ畸形

1. 在新生儿中最常见，临床症状严重，常有发育迟缓、癫痫、呼吸暂停，下肢运动感觉障碍和小脑症状。

2. 并发症多，病情进展快，往往未成年即死亡。

【影像学特点】

Arnold-Chiari 畸形分为 4 种类型。

（一）Chiari Ⅰ畸形

1. 小脑扁桃体下移经枕骨大孔疝入颈部上段椎管内，矢状位小脑扁桃体下端变尖呈舌形，＞枕大孔水平 5 mm（正常＜3 mm，3~5 mm 为可疑）（图 1-1-2）。

2. 延髓形态、位置正常或轻度前下移位；第四脑室不下移，形态、位置正常。

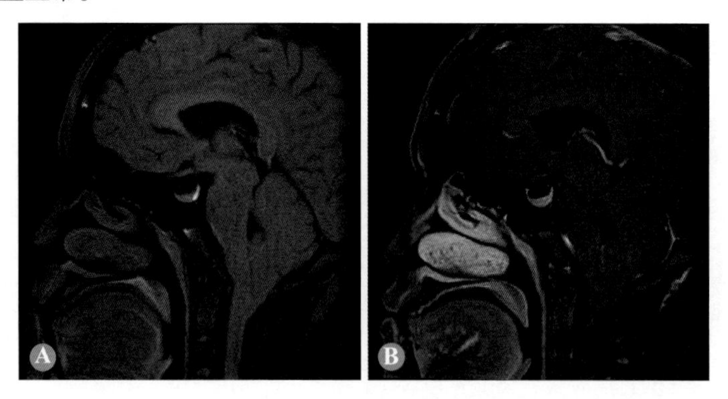

A. MR T_1WI 矢状位；B. MR T_1WI 矢状位增强。检查显示小脑扁桃体下移经枕骨大孔疝入颈部上段椎管内，矢状位小脑扁桃体下端变尖呈舌形，＞枕大孔水平 5 mm（正常＜3 mm，3~5 mm 为可疑）

图 1-1-2　小脑扁桃体下疝

3. 常伴脑积水。

4. 颈段脊髓空洞症：当 CT 平扫时，表现为脊髓中央圆形液性低密度影。MRI 可见髓内管状扩张影，信号与脑脊液相仿，在 T_1WI 上呈均匀低信号，在 T_2WI 上呈高信号；在 T_2WI 上高信号空洞中可见梭形或斑片状低信号，此为脑脊液流空现象；空洞内可有间隔（图 1-1-3）。

5. 颅颈交界区骨骼畸形：颅底凹陷、寰枕融合畸形、寰椎枕化等。

6. 一般无其他脑畸形与脊髓脊膜膨出。

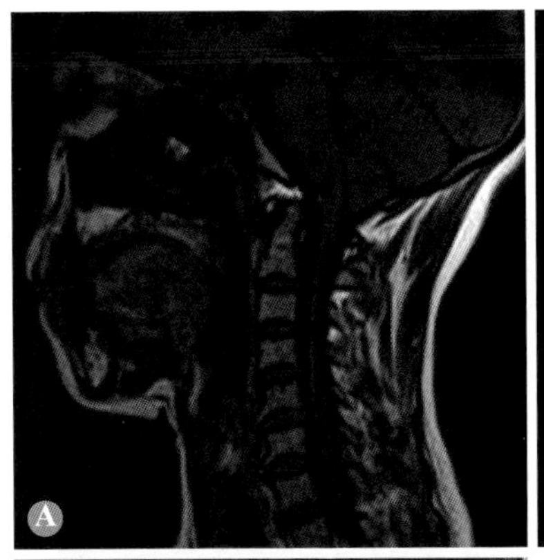

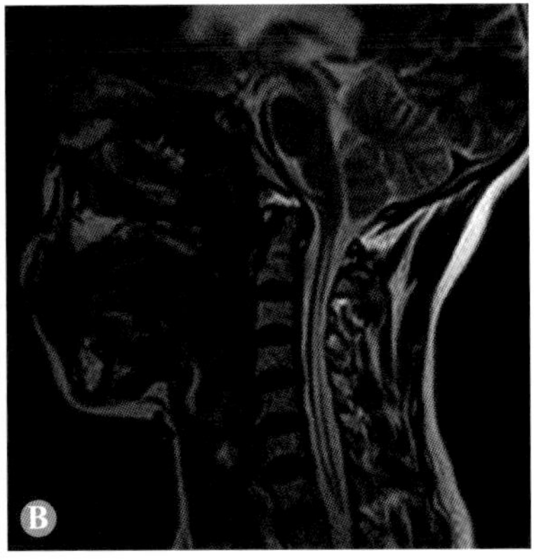

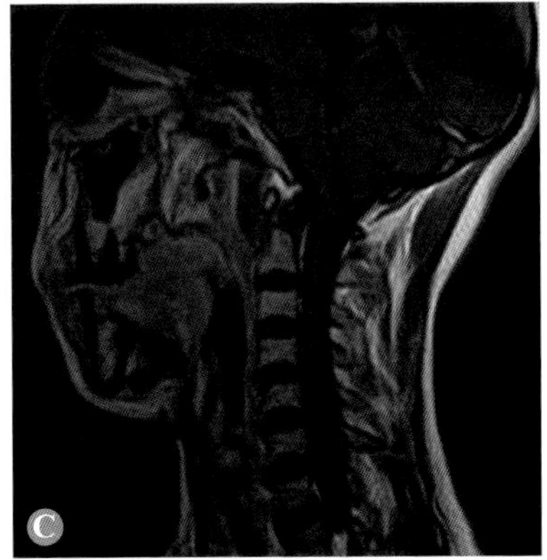

A. MR T_1WI 矢状位；B. MR T_2WI 矢状位；C. MR T_1WI 矢状位增强。检查显示小脑扁桃体下移，颈段脊髓空洞形成

图 1-1-3　小脑扁桃体下疝，伴颈段脊髓空洞症

（二）Chiari Ⅱ畸形

1. 小脑扁桃体、小脑蚓部、延髓、第四脑室同时下移疝入颈部上段椎管内。

2. 脑干延长，脑桥下移。

3. 脑膜膨出几乎出生时就存在。

4. 合并颅颈部骨骼畸形、脑积水、脊髓空洞症。

（三）Chiari Ⅲ畸形

最严重的一型，多见于新生儿或婴儿，为Ⅱ型伴有枕部或颈部脑或脊髓膨出，常合并脑积水。

（四）Chiari Ⅳ畸形

此型罕见，为严重小脑发育不全或缺如，脑干发育小，后颅凹扩大，充满脑脊液，但不向下膨出。

三、蛛网膜囊肿

【影像学检查方法的选择】

CT和MRI都可对蛛网膜囊肿做出诊断，能够显示囊肿的性质、部位、大小及病灶周围情况，MRI鉴别血肿和肿瘤液化等优于CT。MRI流体定量技术可以鉴别蛛网膜囊肿是否与蛛网膜下腔交通。

【临床概述】

颅内蛛网膜囊肿指脑脊液在蛛网膜内局限性积聚而形成囊肿，可以是先天性或后天性的，先天性少见。多见于儿童，且男性多于女性。通常无任何临床症状，可有头痛、头晕、听力下降、面瘫等，有时造成阻塞性脑积水。好发于侧裂池、大脑半球凸面、鞍上池及颅后窝枕大池。

【影像学特点】

1. CT

（1）边缘锐利的圆形或卵圆形脑脊液样均匀低密度囊肿，囊内出血罕见，中颅窝多见。增强后扫描无强化（图 1-1-4）。

（2）具有脑外占位的征象：脑皮层被推移、白质塌陷征等。

（3）颅骨增厚或变形。

（4）CT 脑池造影可区分是否与蛛网膜下腔相通。

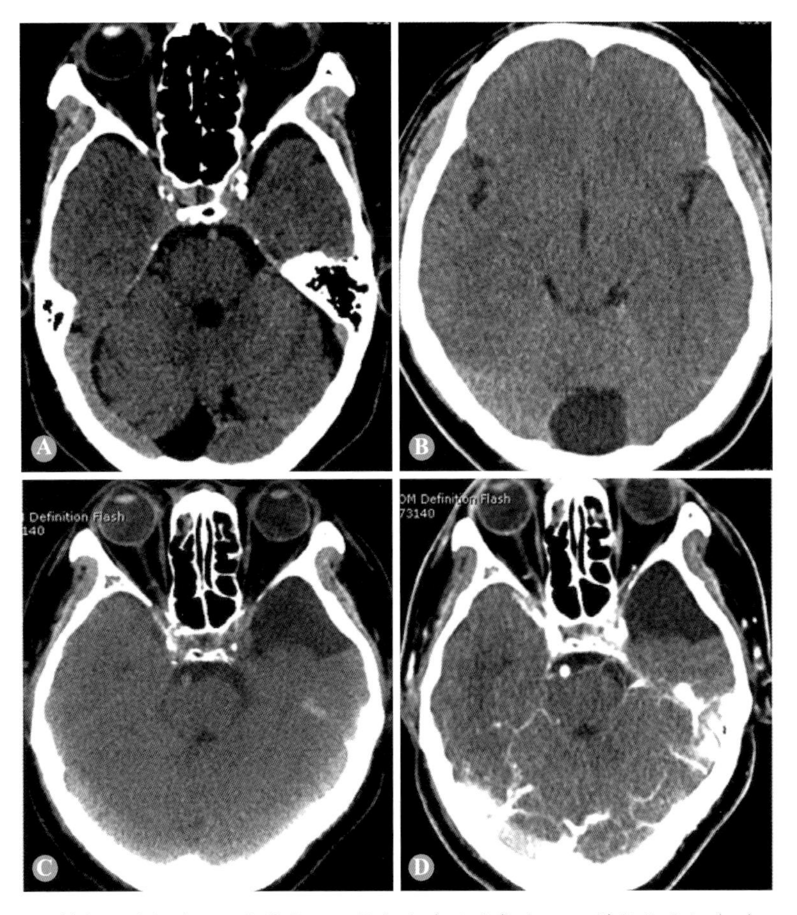

CT 横断位平扫（A、B）检查显示枕大池蛛网膜囊肿；CT 横断位平扫（C）、CT 横断位增强（D）检查显示左侧颞极蛛网膜囊肿

图 1-1-4　枕大池蛛网膜囊肿

2. MRI

（1）囊肿的MRI信号与脑脊液信号一致，在T_1WI上呈低信号，在T_2WI上呈高信号，FLAIR上呈完全低信号，DWI上亦呈低信号。增强扫描后囊肿无强化（图1-1-5）。

（2）磁共振相位对比电影法流体定量检查可以鉴别蛛网膜囊肿与扩大的蛛网膜下腔。

【鉴别诊断】

1. 蛛网膜囊肿须与表皮样囊肿相鉴别，蛛网膜囊肿形态比较规则，而表皮样囊肿沿脑池生长，形态不规则；在DWI上蛛网膜囊肿呈低信号，而表皮样囊肿呈高信号。

2. 鞍上池蛛网膜囊肿须与囊性颅咽管瘤相鉴别，鉴别要点在于蛛网膜囊肿无钙化，不强化，无肿瘤实质。

3. 枕大池蛛网膜囊肿很难与大枕大池区别。

四、结节性硬化

【影像学检查方法的选择】

CT对钙化敏感，而MRI对发现皮层结节、脑白质内异位细胞簇更加敏感。增强扫描可以发现平扫不能显示的结节。

【临床概述】

结节性硬化是常染色体显性遗传的神经皮肤综合征，以发生在人体任何器官的错构瘤或结节为特征，又称为Bourneville综合征。以儿童更为多见，主要表现面部皮脂腺瘤、智力低下和癫痫，但不一定同时出现。其症状出现频率和严重程度随发病年龄不同。

【影像学特点】

1. CT

（1）皮层结节：呈低密度，钙化少见，增强后无强化。脑皮层扩大，脑回扩大、增宽。

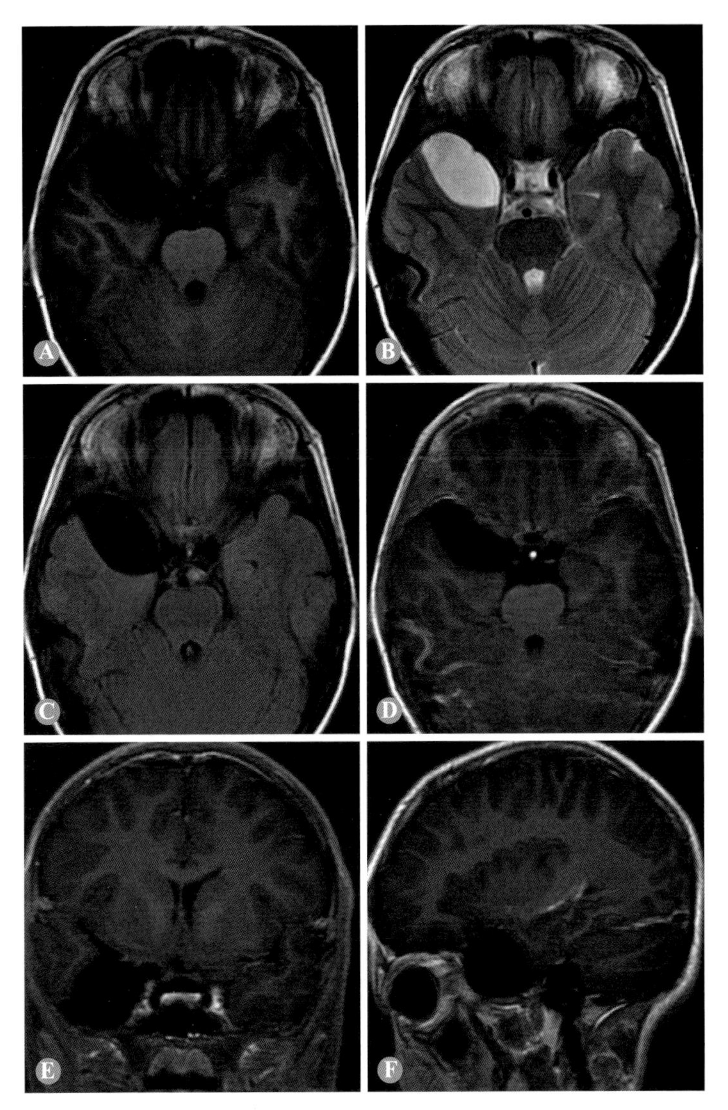

A. MR T_1WI 横断位；B. MR T_2WI 横断位；C. T_2WI FLAIR 横断位；D. MR T_1WI 横断位增强；E. MR T_1WI 冠状位增强；F. MR T_1WI 矢状位增强。检查显示右侧颞极蛛网膜囊肿

图 1-1-5 颞极蛛网膜囊肿

（2）脑白质内异位细胞簇：皮髓质交界区或弥漫的脑白质内更低密度区，但一般平扫难以发现。

（3）室管膜下结节：位于脑室边缘，向脑室内突入，大小不等，一岁后可出现钙化，部分表现为双侧对称、多发性，增强扫描结节明显强化，并可以发现平扫不能显示的结节。常见脑室扩大。

（4）少数合并脑内肿瘤：一般为室管膜下巨细胞星形细胞瘤肿瘤基底紧连室管膜，向脑室内生长，平扫为等密度的软组织肿块，囊变、坏死区呈低密度，钙化区呈高密度，边界清晰。增强后呈中等强化，囊变、坏死、钙化区无强化。

2. MRI

（1）皮层结节：T_1WI 信号与脑实质相仿，T_2WI 呈高信号。

（2）脑白质内异位细胞簇：T_1WI 显示不佳，T_2WI 表现为脑白质内异常高信号，放射状排列的高信号带更具特征性。

（3）室管膜下结节：在 T_1WI 上呈中等信号，T_2WI 上呈高信号，钙化部分在 T_1WI、T_2WI 上均呈低信号。增强扫描后结节强化，因钙化程度不同而出现不同形式的强化，如圆形、环形、斑片状等（图 1-1-5）。

（4）室管膜下巨细胞星形细胞瘤：在 T_1WI 上呈等信号，在 T_2WI 上呈高信号，钙化区呈低信号，增强后有明显强化。当肿瘤阻塞室间孔时，出现一侧或双侧脑室积水现象（图 1-1-6）。

【鉴别诊断】

1. 主要与先天宫内感染（TORCH 综合征）区别，均表现为脑实质内多发散在结节样钙化，且钙化均可位于侧脑室周围室管膜下，但结节性硬化患者多同时有皮肤皮脂腺瘤存在或其他部位同时有肿瘤存在，MRI 检查时脑皮质内可能有未钙化的错构瘤结节存在。

2. 部分结节性硬化患者，室管膜下结节可以转化为室管膜下巨细胞星形细胞瘤，CT 和 MRI 检查时均表现为侧脑室肿瘤，须与侧脑室内其他肿瘤相鉴别。

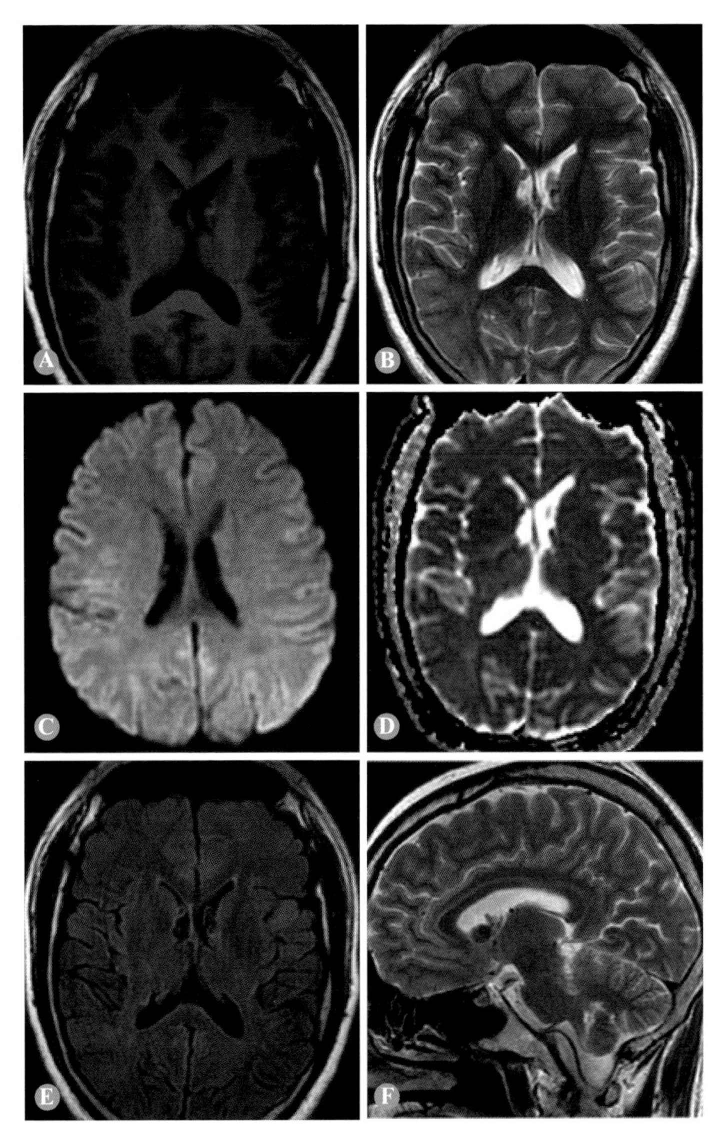

A. MR T_1WI 横断位；B. MR T_2WI 横断位；C. DWI；D. ADC 图；E. T_2WI FLAIR 横断位；F. MR T_2WI 矢状位。检查显示室管膜下多发结节状异常信号

图 1-1-6　结节性硬化

第二节 颅脑外伤

一、硬膜外血肿

【影像学检查方法的选择】

在急性期或超急性期CT为首选的影像学检查方法，在亚急性和慢性期MRI在颅脑损伤中的应用也得到肯定。若颅脑损伤伴有颈椎骨折时，应先摄平片（包括颈椎）或对颈椎骨折采取措施后，再做CT和MRI检查。

【临床概述】

硬膜外血肿以急性者为最多，亚急性血肿、慢性血肿少见。主要表现为意识障碍，典型病例呈头部外伤→原发性昏迷→中间意识清醒（好转）→继发性昏迷，严重者可出现脑疝。颅内压增高症常出现于中间清醒期，眼底检查多显示视神经盘水肿。中枢性面瘫、轻偏瘫、运动性失语等局灶症状亦较常见。

【影像学特点】

1. CT

（1）血肿呈颅骨内板下梭形或弓形高密度区，边缘锐利、清楚，范围较局限（图1-2-1）。

（2）血肿的密度变化与血肿的期龄有关。

（3）常并发颅骨骨折，且80%颅骨骨折位于血肿的同侧，骨窗位常可显示，薄层扫描时可见血肿内有气泡。

（4）硬膜外血肿可跨越硬膜附着点，但不可跨越颅缝。横跨半球呈压迫大脑镰向下的硬膜外血肿，常见于静脉窦撕裂，往往需冠状面观察。

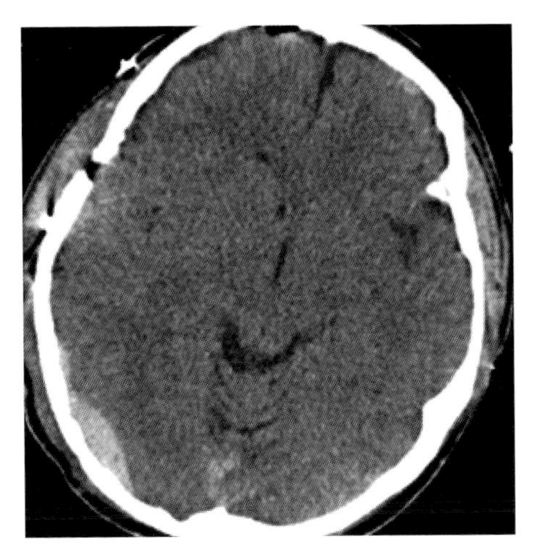

CT 横断位平扫显示右侧枕部硬膜外梭形高密度影，提示硬膜外血肿

图 1-2-1　右侧枕部硬膜外血肿

（5）一般不做增强扫描，慢性硬膜外血肿偶行 CT 增强扫描，可见血肿内缘的包膜增强，有助于等密度硬膜外血肿的诊断。

2. MRI

（1）MRI 可多横断位成像，对了解血肿的范围优于 CT。

（2）硬膜外血肿的形态与 CT 相仿，血肿呈梭形或弓形、边界锐利、清楚（图 1-2-2）。

（3）血肿的信号强化变化与血肿的期龄和所用 MRI 机的磁场强度有关。

（4）血肿内缘可见低信号的硬膜。

【鉴别诊断】

硬膜外血肿主要须与硬膜下血肿相鉴别。

1. 硬膜下血肿：新月形，多广泛，不受颅缝限制，不过中线。

2. 硬膜外血肿：双凸透镜形，多较局限，不过颅缝，可过中线。

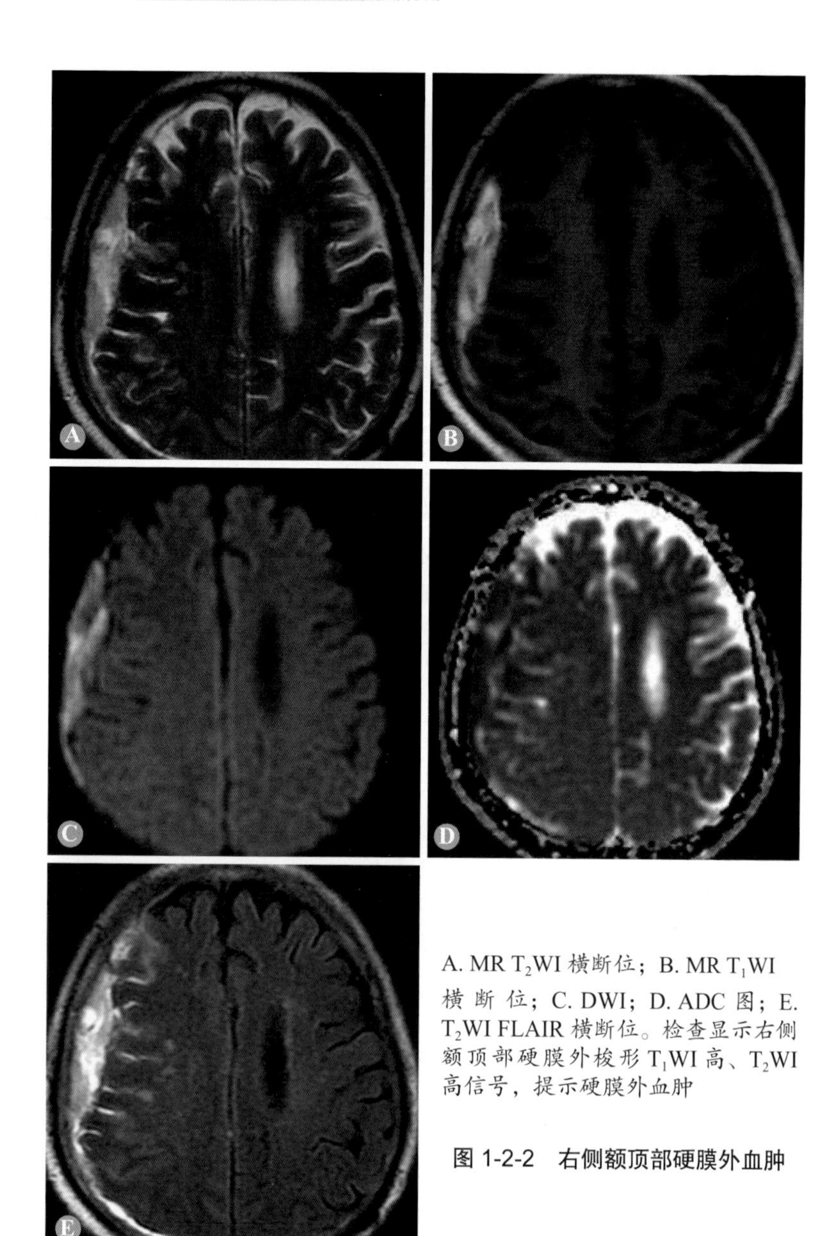

A. MR T_2WI 横断位；B. MR T_1WI 横断位；C. DWI；D. ADC 图；E. T_2WI FLAIR 横断位。检查显示右侧额顶部硬膜外梭形 T_1WI 高、T_2WI 高信号，提示硬膜外血肿

图 1-2-2　右侧额顶部硬膜外血肿

二、硬膜下血肿

【影像学检查方法的选择】

CT是首选的影像学检查方法，MRI对少量、亚急性和慢性硬膜下血肿具有较好的诊断价值。

【临床概述】

硬膜下血肿占颅脑外伤的10%~20%，1/3患者可伴有骨折，但骨折部位与血肿部位关系不如硬膜外血肿密切。患者多有昏迷、单侧瞳孔散大和其他脑压迫症状，其中昏迷可逐渐加深或清醒后再昏迷。严重者可并发脑疝。腰穿可见血性脑脊液。慢性硬膜下血肿的外伤史常较轻微，易被忽略，颅内压增高及脑压迫症状出现较晚。预后多数良好，并多能恢复正常生活和工作。若硬膜下血肿合并严重的脑挫裂伤则往往预后较差。硬膜下血肿多为对冲伤，且多为单侧性，双侧性硬膜下血肿以小儿多见。

【影像学特点】

1. CT

（1）急性期血肿呈颅骨内板下方“新月形”高密度区，血肿范围较广，可超越颅缝。亚急性期血肿呈“新月形”或过渡型（血肿内缘部分凹陷，部分平直或凸出）。慢性期血肿呈过渡型低密度区。

（2）急性期血肿密度较均匀或呈低、高混合密度，这主要由于有活动性出血，血清回缩、血凝块溢出或蛛网膜撕裂致脑脊液与血液混合所致。血肿密度改变随血肿期龄而异。一般不做增强扫描。

（3）额底和颞底的硬膜下血肿用冠状面图像有助确诊。

（4）硬膜下血肿可跨越颅缝。

（5）增大的血肿牵拉皮层静脉，约5%的患者可引起再出血（图1-2-3）。

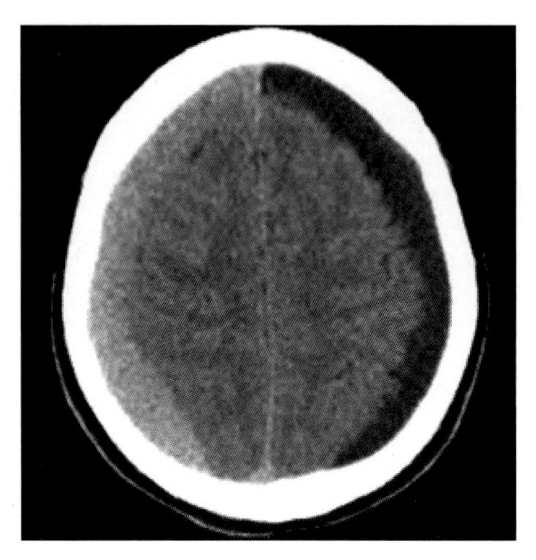

CT 横断位平扫显示右侧额顶部硬膜下血肿，左侧额顶部硬膜下积液

图 1-2-3　硬膜下血肿

2. MRI

（1）MRI 信号改变，随血肿期龄而异，与硬膜外血肿相仿。

（2）形态表现与 CT 上相仿（图 1-2-4）。

【鉴别诊断】

硬膜下血肿主要须与硬膜外血肿相鉴别（表 1-2-1）。

1. 硬膜下血肿：新月形，多广泛，不受颅缝限制，不过中线。

2. 硬膜外血肿：双凸透镜形，多较局限，不过颅缝，可过中线。

3. 亚急性期硬膜下血肿在 CT 平扫时须与硬膜下积脓相鉴别，二者密度和 CT 值可能相似，但增强扫描时急性硬膜下血肿一般无包膜强化，而硬膜下积脓的内侧缘可见细带状强化，MRI 检查二者区别容易，亚急性血肿在 T_1WI 上呈高信号，而脓液则呈中等信号或低信号。

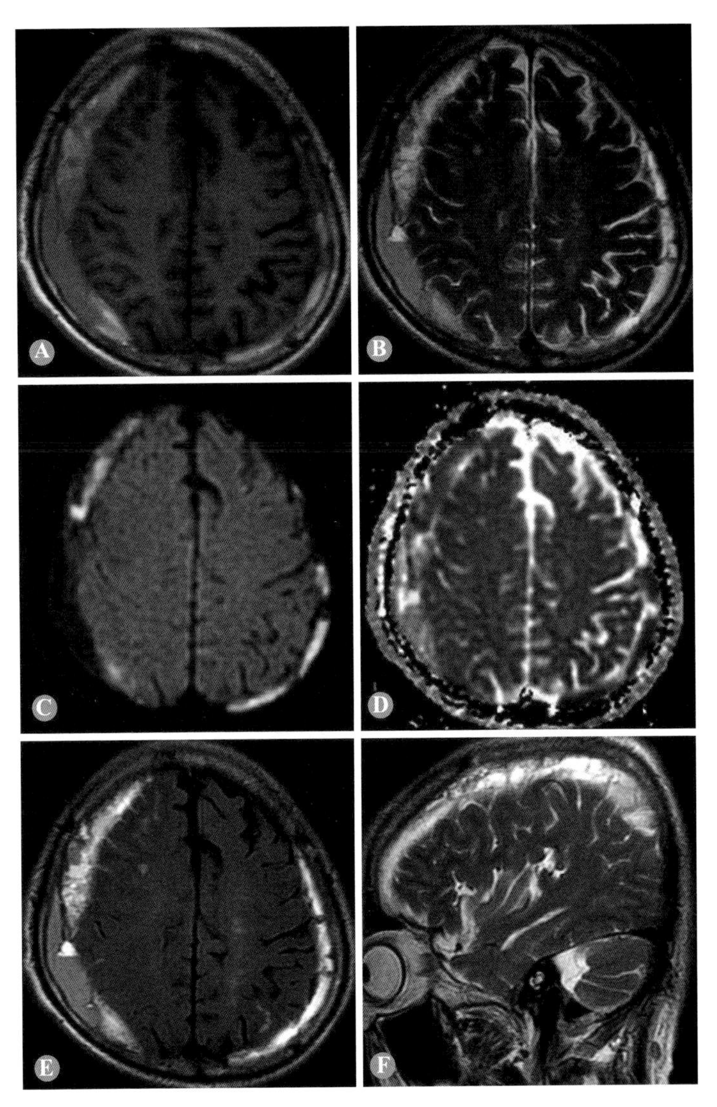

A. MR T_1WI 横断位；B. MR T_2WI 横断位；C. DWI；D. ADC 图；E. T_2WI FLAIR 横断位；F. MR T_2WI 矢状位。检查显示双侧额顶部硬膜下新月形异常信号，提示硬膜下血肿

图 1-2-4 双侧额顶部不同时期硬膜下血肿

表 1-2-1　硬膜外血肿与硬膜下血肿的鉴别诊断

分类	硬膜外血肿	硬膜下血肿
病史	多有外伤史，常合并颅骨骨折	多数无外伤史，少见颅骨骨折
出血部位	出血在硬膜与骨膜之间	出血在硬脑膜之下
出血来源	多由于脑膜中动脉及其分支破裂出血	多来源于桥静脉的出血
血肿特点	血肿较局限，一般不越过颅缝，局部脑组织受压明显，占位效应轻	血肿范围广泛，不受颅缝限制，常合并脑挫裂伤，故占位效应明显
血肿部位	位于受伤部位	可位于受伤部位，也可位于对冲伤处
临床特点	可有中间清醒期	无中间清醒期
CT 征象	颅板下梭形或半圆形高密度病灶，多位于骨折附近，不跨越颅缝，边界清晰	颅板下“新月形”或“半月形”高密度影，常伴有脑挫裂伤或脑内血肿，脑水肿和占位效应明显

三、脑挫裂伤

【影像学检查方法的选择】

CT 是脑挫裂伤的首选检查方法，特别是对于重症患者、形成脑内血肿患者。MRI 对于轻症患者更好，可以显示早期、少量的脑挫裂伤；对脑挫裂伤的随访及后遗症的显示更佳。

【临床概述】

脑挫裂伤很少出现原发性意识丧失，主要表现为颅内压增高症状及损伤部位的神经系统定位体征，常合并天幕裂孔疝和枕大孔疝的症状。脑皮质挫裂伤可伴有硬膜下血肿、硬膜外血肿和蛛网膜下腔出血，出现相应的症状。脑脊液化验呈血性。

【影像学特点】

约半数患者累及额叶，尤其额叶下端及额叶周边。大脑半球底部的挫伤少见。

1. CT

因时间不同而表现呈多样化（图 1-2-5）。

（1）早期：可无或仅有轻微异常发现，典型表现为额叶、颞叶斑片状、不规则低密度区，其内常混有点状高密度出血灶。损伤后 24~48 小时可见斑点、斑片状高密度区，约 20% 患者出现迟发血肿。脑皮质挫伤的部分病灶可融合形成脑内血肿。另外，脑皮质挫伤常伴硬膜下血肿或硬膜外血肿。增强扫描后脑皮质挫伤可见强化。

（2）亚急性期：损伤几天后病灶周围出现水肿，并可见占位效应，水肿及占位效应随时间推移而逐渐减少，直至消失。

2. MRI

脑皮质挫伤的 MRI 表现变化较大，常随脑水肿、出血和液化的程度而异（图 1-2-6）。

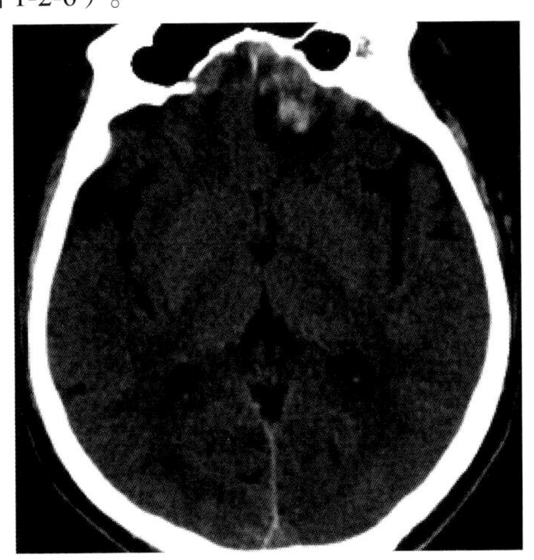

CT 横断位平扫显示双侧额叶脑挫裂伤，左侧为著

图 1-2-5　脑挫裂伤

（1）非出血性脑皮质挫伤：早期病灶在 T_1WI 上呈低信号、在 T_2WI 上呈高信号。常在最初几天水肿区不断扩大，还可出现占位效应，随后水肿，随时间推移逐渐减退。病灶最终可完全吸收，或形成脑软化灶，伴局部脑室扩大和脑沟增宽。

（2）出血性脑皮质挫伤：随着血肿内成分的变化，信号强度也有所改变。

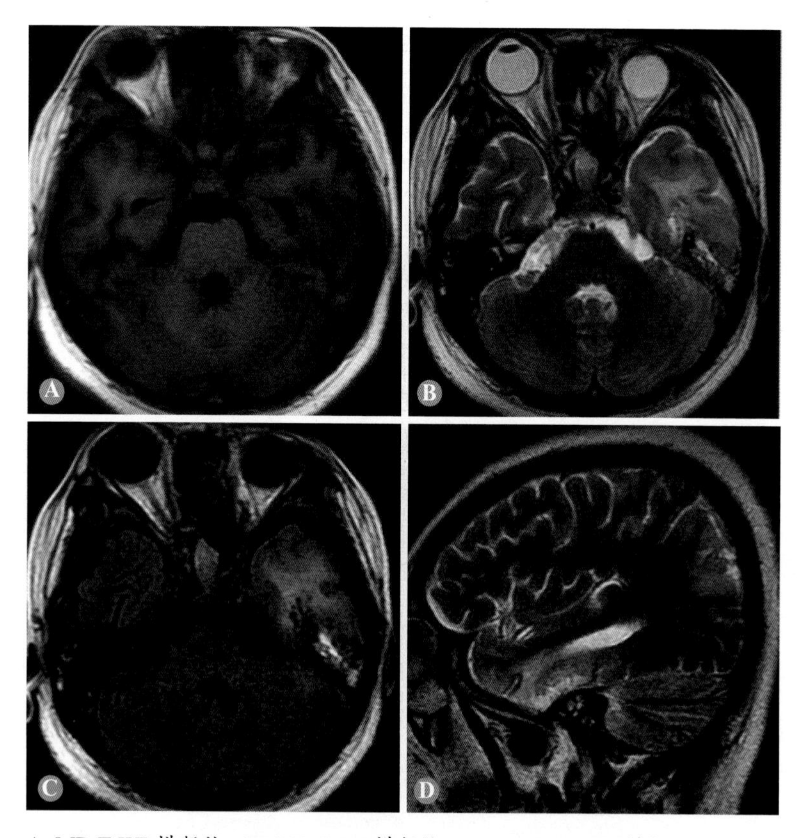

A. MR T_1WI 横断位；B. MR T_2WI 横断位；C. T_2WI FLAIR 横断位；D. MR T_2WI 矢状位。检查显示左侧颞叶斑片状异常信号

图 1-2-6　左侧颞叶脑挫裂伤

【鉴别诊断】

结合外伤史，病变位于着力点附近、对冲部位或颅底附近，CT及MRI上典型的异常密度或信号改变，诊断一般不难。

四、蛛网膜下腔出血

【影像学检查方法的选择】

CT是急性自发性蛛网膜下腔出血（subarachnoid hemorhage，SAH）检查的首选。出血最初24小时内CT显示率可达到90%。但3天后只有不到50%的SAH能被检出。MRI的FLAIR序列可显示急性期、亚急性期及临床怀疑SAH而CT检查为阴性的SAH。后颅窝和基底池的脑脊液流动可干扰FLAIR图像。

【临床概述】

外伤性蛛网膜下腔出血（traumatic subarachnoid hemorrhage，tSAH）表现为外伤后剧烈头痛，继之呕吐，并可出现烦躁不安、意识障碍或抽搐，脑膜刺激征往往呈阳性。SAH以40岁左右发病最多，男性稍多。半数患者有发作性头痛的前驱期。昏迷常较浅，持续时间较短。出血后常有一段时间发热。血压升高，脑脊液血性。

【影像学特点】

1. CT

沿蛛网膜下腔分布的线状高密度（图1-2-7）。

2. MRI

急性期多表现为阴性；亚急性期的蛛网膜下腔在T_1WI上呈局限性高信号；慢性期在T_1WI和T_2WI上脑回表面尤其是小脑和脑干区可见极低信号线条影，表示含铁血黄素沉积。在FLAIR序列上，SAH显示为蛛网膜下腔脑脊液异常高信号（图1-2-8）。

【鉴别诊断】

（1）小脑幕区甚至纵裂池少量的SAH应与较小的硬膜下血肿相

鉴别，后者常边界清晰，具有轻度占位效应，带状高密度影一般较窄，部分患者有颞枕部邻近颅骨骨折，必要时行冠状位扫描可鉴别。

（2）与正常大脑镰相鉴别，大脑镰与扫描层面垂直，为正中部线状高密度区，易于辨认，一般情况下，纵裂池内的 SAH 可进入大脑半球的脑沟内，常伴有其他脑沟、脑池出血，可帮助鉴别。

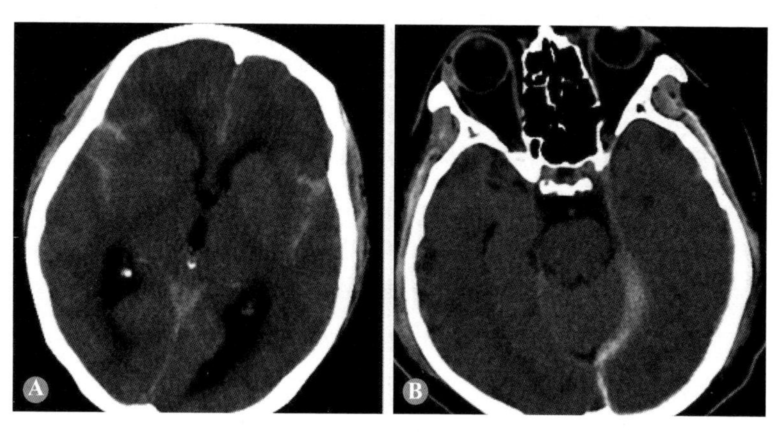

A. CT 横断位平扫；B. CT 横断位平扫。检查显示侧裂池、纵裂池及小脑幕 SAH

图 1-2-7　蛛网膜下腔出血

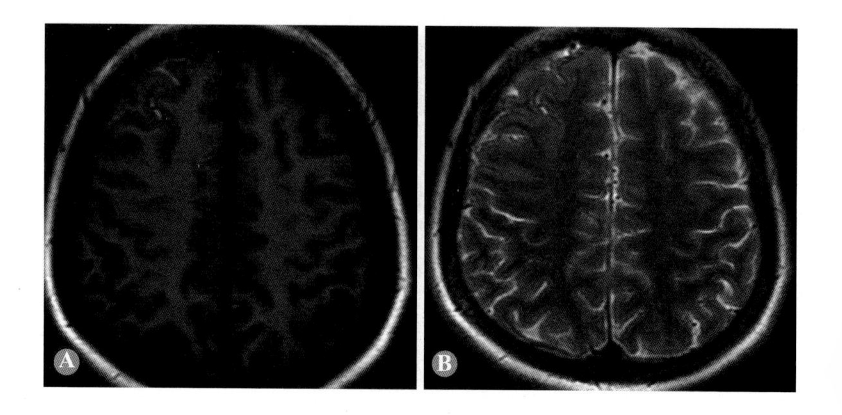

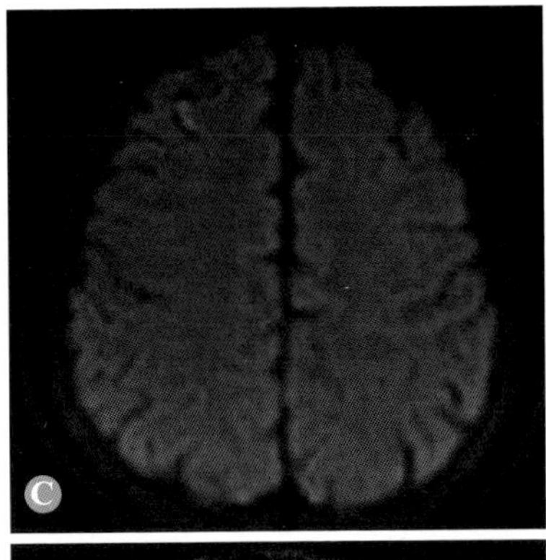

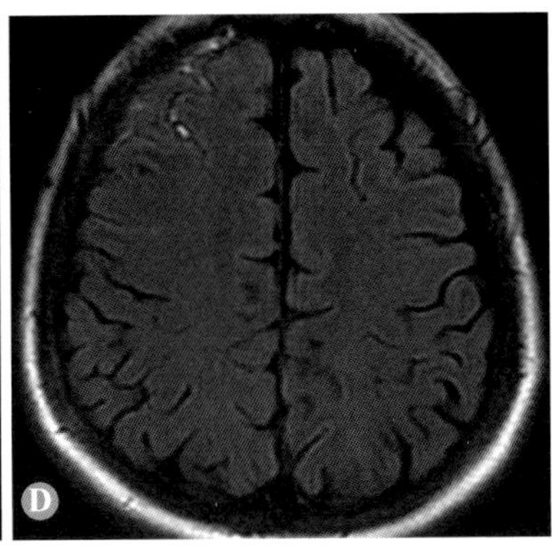

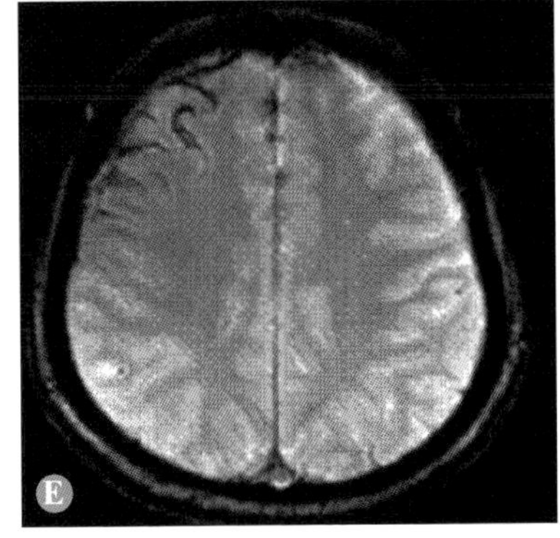

A. MR T_1WI 横断位；B. MR T_2WI 横断位；C. DWI；D. FLAIR 横断位；E. GRE 序列。检查显示右侧额部 SAH

图 1-2-8 右侧额部蛛网膜下腔出血

第三节 脑感染性疾病

【影像学检查方法的选择】

脑感染性疾病的检查方法包括 X 线平片、CT、MRI 和核素显像等，CT 和 MRI 是目前最常用的检查方法。

X 线平片不能直接显示脑实质改变，但可显示脑感染性疾病的一些间接征象或特征性改变，如骨质破坏、骨质硬化、病灶形成的钙化灶等。

脑感染性疾病早期的 CT 表现常较轻微或正常，不同病原体所致的脑感染性疾病进展期及晚期有不同的受累部位和影像学表现。

CT 增强扫描可出现不同程度、不同部位的强化特征，对于疾病的鉴别有重要意义。

MRI 检查在组织分辨率方面具有独一无二的优势，在中枢神经系统疾病的诊断方面具有明显优势，其中也包括脑感染性疾病的诊断。对于大多数的脑感染性疾病，MRI 比 CT 更能显示疾病的早期改变。对特征性白质病损的发现更为敏感。

核素显像中放射性核素脑血管显像和血 - 脑屏障功能成像对于特定的感染性疾病可有特征性表现，但应用范围较窄。

脑感染性疾病根据病原体可分为病毒性、细菌性、真菌性、螺旋体性、寄生虫性等。按解剖部位脑部炎症可分为 2 类：凡感染或炎性反应仅累及软脑膜者称为脑膜炎；病原体侵犯脑实质引起炎症称为脑炎。

一、脑脓肿

【临床概述】

化脓性病原体侵入脑组织引起局限性化脓性炎症，继而形成脓肿，分别称为化脓性脑炎和脑脓肿。最常见的病原体是化脓性细菌，真菌和溶组织阿米巴原虫为少见病原体。我们所说的常规意义上的脑脓肿是由化脓性细菌感染所致。

根据细菌感染的来源途径常分为 4 类。

1. 邻近感染灶扩散所致的脑脓肿

中耳炎、乳突炎、鼻窦炎、颅骨骨髓炎及颅内静脉窦炎等化脓性感染病灶可直接向脑内蔓延，形成脑脓肿。其中以慢性中耳炎、乳突炎导致的脑脓肿最为多见，称为耳源性脑脓肿。

由鼻窦炎引起的脑脓肿称为鼻源性脑脓肿，较少见。多发生于额叶底部，亦多为单发。偶有多发或多房性。头皮痈疖、颅内静脉窦炎及颅骨骨髓炎所致的脑脓肿均发生在原发病灶的邻近，可发生脑脓肿及硬脑膜外、硬脑膜下或混合性脓肿。

2. 血源性脑脓肿

主要由来自远隔身体其他部位的感染灶流经动脉的炎性栓子传入而形成，亦可逆行经胸腔、腹腔及盆腔的器官，如肝、胆、膈下及泌尿生殖系统等的感染，由脊柱周围的无瓣静脉丛与椎管内相吻合的静脉进入椎管内静脉转移到颅内。面部三角区的感染灶由静脉回流至颅内也可能形成颅内感染。

3. 外伤性脑脓肿

主要是由化脓性细菌直接由外界侵入脑内所致。清创不彻底、不及时，有异物或碎骨片存留于脑内，可在数周内形成脓肿，少数可在伤后数月或数年甚至数十年才形成脓肿。一般 3 个月内引起的脓肿称为早期脓肿，3 个月以上的称为晚期脓肿。脓肿多位于外伤部位或其邻近部位。

4. 隐源性脑脓肿

指病因不明，临床上无法确定其感染源。可能原发感染灶和脑内继发病灶均较轻微或机体抵抗力强，炎症得到控制，未被发现，但细菌仍潜伏于脑内，一旦机体抵抗力下降，即可发病。

化脓性脑炎和脑脓肿的发生、发展是一个连续的过程，不能硬性分期，但可分为 3 个阶段。①急性脑炎阶段：历时 7~14 天，脑组织局限性炎症、充血、水肿、变性软化、坏死，伴小静脉炎性栓塞及脑膜反应；②化脓阶段：历时 7~14 天，脑软化坏死区扩大汇合形成较大脓腔，周围肉芽组织形成；③包膜形成阶段：历时 3~4 周，脓肿壁不断增厚形成包膜。

【影像学特点】

1. X 线平片

头颅 X 线平片偶尔可见脓肿包膜钙化或脓肿内积气和液平。耳源性脓肿可发现颞骨岩部骨质破坏、鼓室盖和乳突小房模糊或消失。

鼻源性脑脓肿可有额窦、筛窦、上颌窦等充气不良或液 - 气面存在，甚至骨质破坏。外伤性脑脓肿可发现颅骨骨折碎片。

2. CT

脑脓肿的 CT 表现根据病变发展阶段而不同。早期 CT 平扫可能显示正常，或病灶呈边缘模糊的低密度区，有占位效应，增强扫描低密度区不发生强化。脓肿形成后初期仍表现为低密度占位性病灶，但增强扫描在低密度周围可呈轻度强化，表现为完整且不规则的浅淡环状强化（图 1-3-1）。脓肿壁完全形成后，其低密度边缘密度较高，少数可显示脓肿壁，增强扫描可见完整、厚度均一的环状强化，周围有明显不规则的脑水肿和占位效应，低密度区为坏死脑组织和脓液，如产气杆菌感染，可呈气 - 液平面，如为多房性，低密度区内可呈现一个或多个间隔。

3. MRI

急性脑炎期，仅表现为脑内不规则边界模糊的长 T_1WI、长

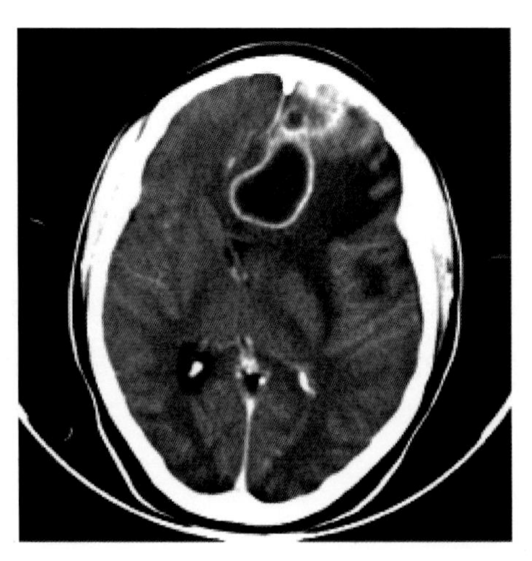

CT 横断位增强显示脑脓肿灶环形强化及周围水肿带

图 1-3-1　脑脓肿

T_2WI 信号影，有占位征。增强扫描比 CT 扫描更能早期显示脑炎期。当包膜形成完整后，T_1WI 显示高信号影，有时尚可见到圆形点状血管流空影。通常注射 Gd-DTPA 后 5~15 分钟即可出现异常对比增强。延迟扫描增强度可向外进一步扩大，可分辨出脓腔、脓肿壁、水肿带 3 个部分（图 1-3-2）。

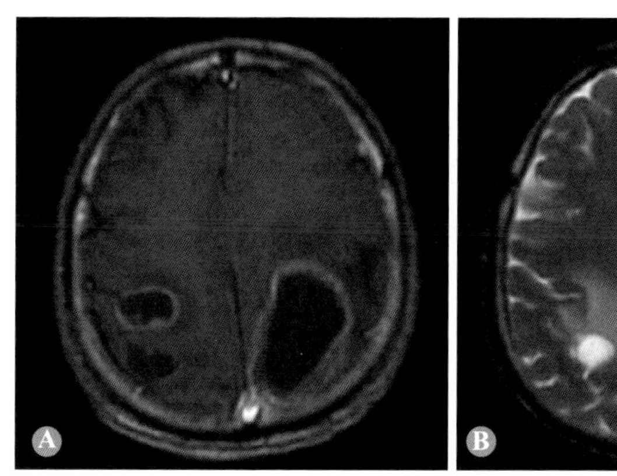

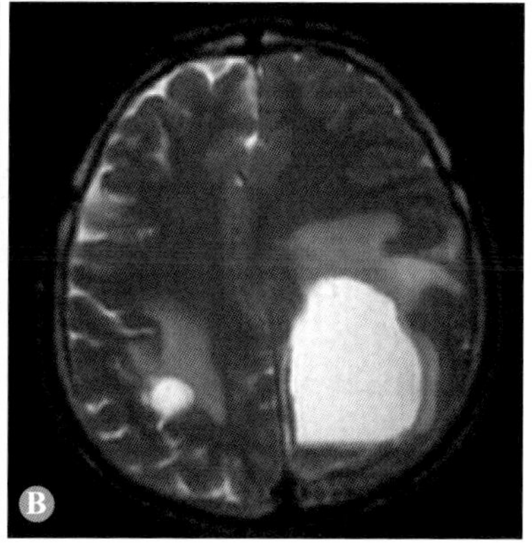

A. MR T_1WI 横断位增强；B. MR T_2WI 横断位。检查显示双侧顶叶多发 T_1WI 低信号灶伴环形强化；双侧顶叶多发 T_2WI 高信号灶及周围水肿带

图 1-3-2　脑脓肿

【鉴别诊断】

脑脓肿应与其他颅内感染和颅内占位性病变相鉴别。脑脓肿最常见的 CT 和 MRI 表现是薄而光滑的环状强化，中心为低密度或低信号区，病变周围脑水肿明显，结合临床资料，诊断并不困难。由于脑脓肿的环状强化无特异性，而具有环状强化的病变可见于脑肿瘤、转移瘤、肉芽肿、脑内血肿、脑梗死等，故须做出鉴别。

二、颅内结核

【临床概述】

颅内结核是结核杆菌感染中枢神经系统所引起的肉芽肿性炎

症，分为2类：结核性脑膜炎和脑实质结核。感染途径几乎都是结核菌血行播散进入颅内。颅内结核可发生于任何年龄，以婴幼儿多见，其次为老年人。儿童结核多见于幕下，常合并结核性脑膜炎；成年人颅内结核多见于幕上。

临床表现为发热、头痛、盗汗，烦躁不安、呕吐，晚期表现为意识丧失，可有频繁抽搐。颅神经受损以面、视、动眼、外展等神经较易受累，颈项强直，布氏征、克氏征呈阳性。血管病变及结核瘤可有局灶性中枢神经系统损害表现或肢体瘫痪、癫痫。脑脊液压力增高，白细胞数与蛋白质均升高，脑脊液涂片、培养及动物接种可查出结核杆菌，PCR法检测结核杆菌DNA阳性，PPD试验阳性。

结核菌在脑实质内形成的慢性肉芽肿称结核球，是颅内最常见的肉芽肿性疾病。局灶性结核性脑炎、结核球、结核性脑脓肿是3个相关的发展过程。

【影像学特点】

1. X线平片

结核性脑膜炎、局灶性结核性脑炎和结核性脑脓肿X线平片检查常无异常表现。如X线平片上发现钙化层环状断裂纠集或拧碎的蛋壳状特征性表现，则高度提示为结核球。

2. CT

结核性脑膜炎CT平扫见蛛网膜下腔，尤以鞍上池和侧裂池变形、形态模糊和密度增高为主，约有50%的患者见鞍区钙化，增强扫描后显示鞍上池和侧裂池显著强化，脑室扩大。

局灶性结核性脑炎可表现为低或等密度病灶，周围可见脑组织水肿，增强后可见环状、结节状或不规则的强化。而结核瘤CT平扫显示等密度、高密度或混合密度的结节，典型结核球呈环状或蛋壳状钙化，同时伴有病灶周围水肿。CT增强后见环状或结节状强化。典型者为环状强化包绕中心结节钙化或强化，称为“靶样征”

（图 1-3-3）。CT 平扫不能显示血行播散多发结核结节，CT 增强后见多个圆形结节，偶尔结节中心有低密度区。结核性脑脓肿表现为单发或多发的低密度区，病灶周围水肿明显，增强后呈环形强化，水肿及占位效应明显。

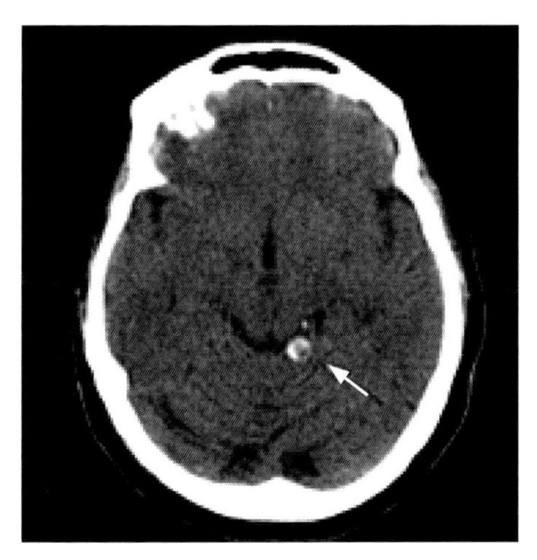

CT 横断位平扫显示结核球的环状钙化（箭头）

图 1-3-3 结核球的环状钙化

3. MRI

结核性脑膜炎表现为软脑膜和蛛网膜下腔的广泛炎症，渗出、粘连、增厚，常见于脑底部。T_1WI 加权像显示脑基底池信号增高，T_2WI 加权像上信号更高，MRI 增强后显示蛛网膜间隙异常强化。

局灶性结核性脑炎的肉芽肿性病灶在 MRI 上表现为 T_1WI 加权像上的等或略低信号，T_2WI 加权像上的略低到高信号均可能，病灶周围水肿。结核球 T_1WI 加权像呈灰质等信号。T_2WI 加权像信号不均，常为低信号，也可为等或高信号。结核球钙化较多时可见斑驳的低信号。增强后可见结节状、环状或不规则强化（图 1-3-4），可比 CT 显示更多的病灶。结核性脑脓肿 MRI 表现与 CT 类似。

【鉴别诊断】

结核性脑膜炎须与化脓性脑膜炎相鉴别。多发结核球应与转移瘤相鉴别。结核性脑脓肿应与化脓性脑脓肿相鉴别。

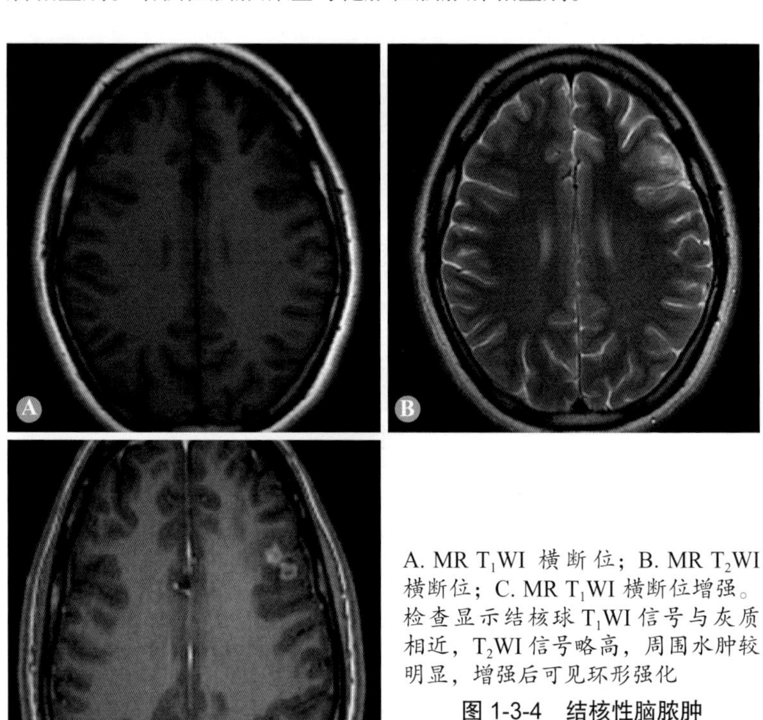

A. MR T_1WI 横断位；B. MR T_2WI 横断位；C. MR T_1WI 横断位增强。检查显示结核球 T_1WI 信号与灰质相近，T_2WI 信号略高，周围水肿较明显，增强后可见环形强化

图 1-3-4　结核性脑脓肿

三、脑囊虫病

【临床概述】

脑囊虫病是由寄生虫所传染的一种顽固性颅脑内疾病。最常见的寄生虫感染源是猪肉绦虫，该病占囊虫病的 80% 以上。是由于口服了猪肉绦虫虫卵，发育成囊尾蚴，经消化道穿出肠壁进入肠系膜

小静脉，再经体循环而到达脑膜、脑实质及脑室内。可分为脑实质型、脑室型、脑膜型及混合型。患此病后脑组织及大脑中枢损伤严重，头疼、浑身无力、肢体运动障碍，最严重的是继发癫痫，视物不清，甚至失明等。

按囊虫寄生的部位可分为 3 型：脑实质型、蛛网膜下腔型和脑室型。

【影像学特点】

1. X 线平片

阳性发现不多，偶可见颅内囊虫钙化，为圆形致密影，轮廓不光整，直径为 2~5 mm。

2. CT

脑实质型的脑囊虫感染病灶常见于灰白质交界处，常为多发。急性期可见脑白质水肿，多发小囊性低密度影，典型者可于囊内见等密度小结节，增强后常无强化，少数可见结节状或环状强化。慢性期表现为低密度囊性病灶内可见囊壁钙化结节。囊壁可见环形钙化。增强后病灶一般无强化。

脑室型的脑囊虫寄生于脑室系统内，常见于第四脑室，其次为侧脑室和第三脑室。典型者为 1~2 cm。由于囊壁薄、囊液与脑脊液密度相近，且无强化，CT 很难直接显示，多为间接征象，如脑室不对称性扩大或阻塞性脑积水，偶可见钙化灶。

蛛网膜下腔型 CT 平扫很难直接显示，常见的间接征象为蛛网膜下腔局部不对称性扩大及邻近脑组织的炎性改变，增强后偶见脑膜强化。

3. MRI

MRI 诊断活动期脑囊虫病优于 CT。脑实质型：早期脑囊虫囊内液体信号与脑脊液相仿，囊尾蚴头节表现为 T_1WI 加权像上等信号，而 T_2WI 加权像上很难显示。当囊尾蚴虫死亡后，囊肿周围可见水肿区，而囊液变混浊，MRI 信号升高。晚期囊内钙化 MRI 不能显示。囊壁可见环形强化（图 1-3-5）。

脑室型：脑室内囊肿在 MRI 上能清晰显示，T_1WI 加权像上囊肿表现为略高信号，囊壁为环状高信号。

蛛网膜下腔型：同脑室型，MRI 上能清晰显示囊肿。

【鉴别诊断】

当看到头节时可作定性诊断。单一较大的囊尾蚴囊肿应与蛛网膜囊肿、表皮样囊肿、脑脓肿、囊性胶质瘤相鉴别。多发的囊泡应与多发性脑转移瘤和多发性腔隙性梗死相鉴别。

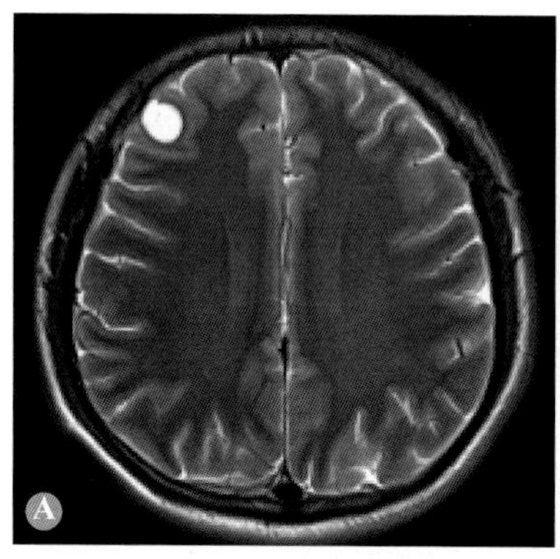

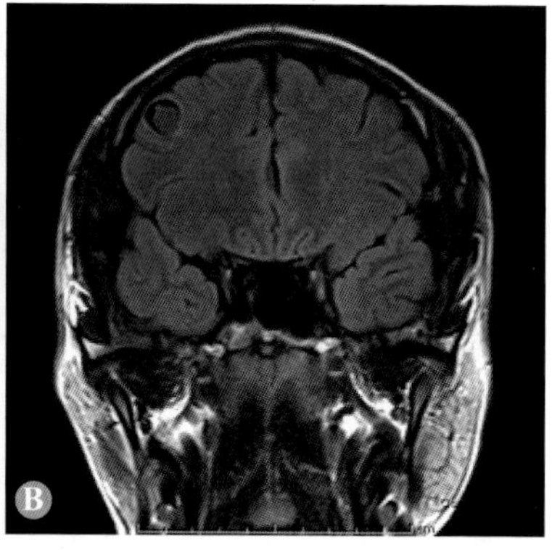

A. MR T_2WI 横断位；B. MR T_1WI 冠状位。检查显示病灶位于右侧额叶，T_2WI 呈高信号，T_1WI 上头节显示清晰

图 1-3-5　脑囊虫病

四、急性单纯性疱疹性脑炎

【临床概述】

单纯疱疹性脑炎由单纯疱疹病毒引起，是中枢神经系统最常见的病毒感染性疾病。其常累及大脑颞叶、额叶及边缘系统，引起脑组织出血性坏死和变态反应性脑损害。本病多发散发，是急症致死性脑炎中最常见的一种，可呈暴发性、急性或亚急性发病。

【影像学特点】

1. X线平片

常无阳性发现。

2. CT

早期表现轻微或正常，5~6 天后表现为两侧颞叶前内侧及岛叶低密度区，逐渐扩大至额叶深部、枕叶深部及豆状核，然后 4~5 周后突然正常，此为特征性 CT 表现，一般不累及壳核。多数病例可见脑水肿及占位效应，约一半的病例增强后可见强化，变现为边缘系统脑回样的强化。晚期可见脑萎缩，脑实质破坏及钙化。

3. MRI

MRI 较 CT 敏感，病变早期即可见边缘系统 T_1WI 信号减低，T_2WI 信号升高，增强后可见弥漫或脑回样强化。晚期可见脑萎缩，脑实质破坏（图 1-3-6）。

【鉴别诊断】

急性单纯性疱疹性脑炎须与其他原因引起的脑炎、脑肿瘤、脑梗死等相鉴别。

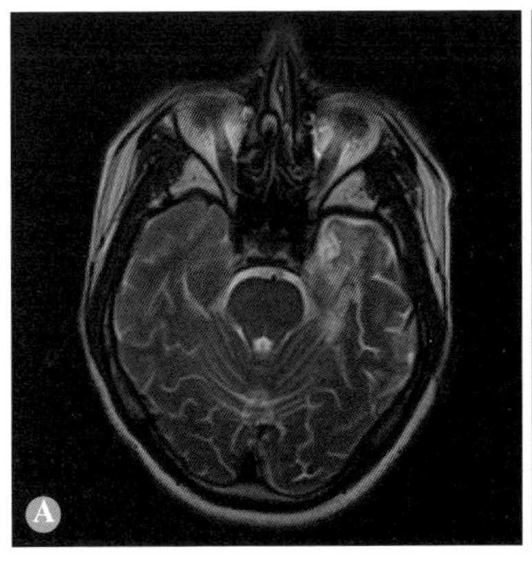

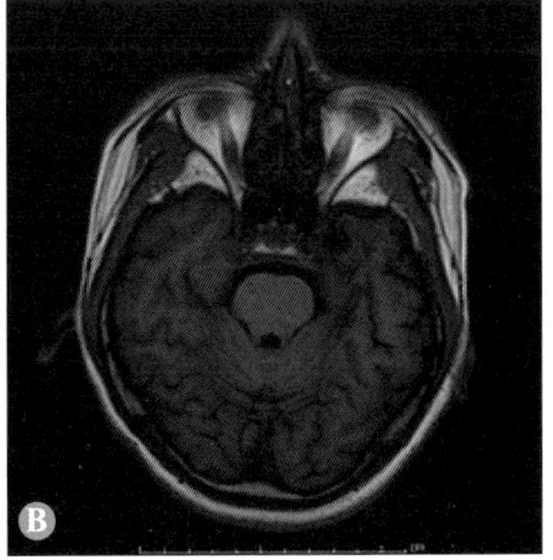

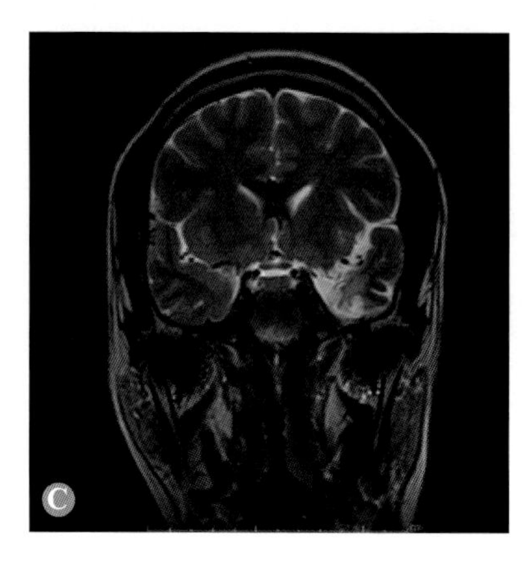

A. MR T_2WI 横断位；B. MR T_1WI 横断位；C. MR T_2WI 冠状位。检查显示左侧颞叶脑实质萎缩，脑回萎缩，T_2WI 信号增高

图 1-3-6　单纯疱疹性脑炎晚期

五、人类免疫缺陷病毒性脑炎

【临床概述】

获得性免疫缺陷综合征（acquired immunodeficiency syndrome，AIDS），俗称艾滋病，中枢神经系统受累患者达 73%~80%。人类免疫缺陷病毒（human immunodeficiency virus，HIV）对神经组织有亲和性，可直接侵犯脑实质和脑膜，引起非化脓性脑炎及脑膜炎。病理上主要表现为脑萎缩、脑白质脱髓鞘改变和空泡变性。患者可表现意识模糊、记忆力减退和情感障碍等症状，严重者称为“AIDS 痴呆综合征”。

【影像学特点】

1. CT

表现正常。约 90% 的病例表现为弥漫性脑萎缩，脑白质内弥漫性斑点或低密度，增强后一般不强化，累及脑膜时可有脑膜强化。

2. MRI

多数病例表现为非特异性脑萎缩，T_2WI 加权像上表现为脑白质深部多发斑片状高信号（图 1-3-7），多见于额叶，无占位效应。

【鉴别诊断】

HIV 脑炎须与老年性脑萎缩、脑白质病变相鉴别。

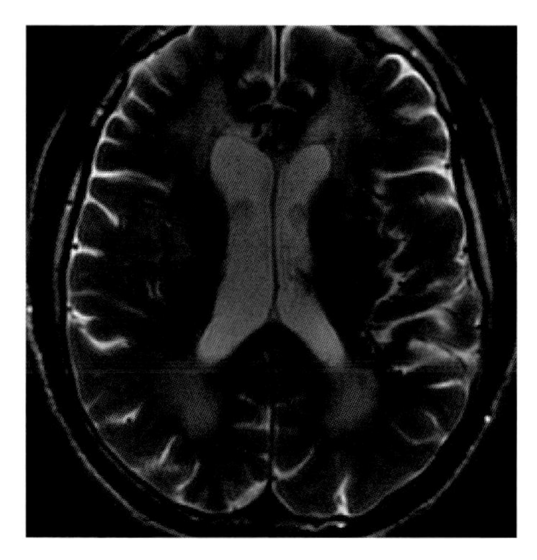

MR T_2WI 横断位显示脑白质深部多发斑片状高信号

图 1-3-7　HIV 脑炎

第四节　脑血管疾病

一、脑梗死

【临床概述】

脑梗死是由脑部供血血管发生异常而导致的缺血性脑卒中。病因主要有血管栓塞或血栓形成。好发于中老年人，男性与女性发病比例相似。脑梗死的症状取决于脑损伤的部位。如果脑梗死发生在运动皮层，将导致对侧肢体偏瘫；如果发生在小脑，将导致 Wallenberg 综合征、Weber 综合征、Millard-Gubler 综合征、Benedikt 综合征等。脑梗死还可导致对侧肢体感觉减弱或缺失。

【影像学特点】

1. 超急性期脑梗死：发病＜ 6 小时。常规 CT 和 MRI 呈阴性。MRI 弥散加权成像（DWI）呈高信号。

2. 急性期：发病 6~72 小时。CT 可出现动脉高密度征，局部脑肿胀征和脑实质密度减低征。MRI 上梗死区的 T_1WI 上呈低信号，T_2WI 上呈高信号，DWI 上呈高信号（图 1-4-1）。

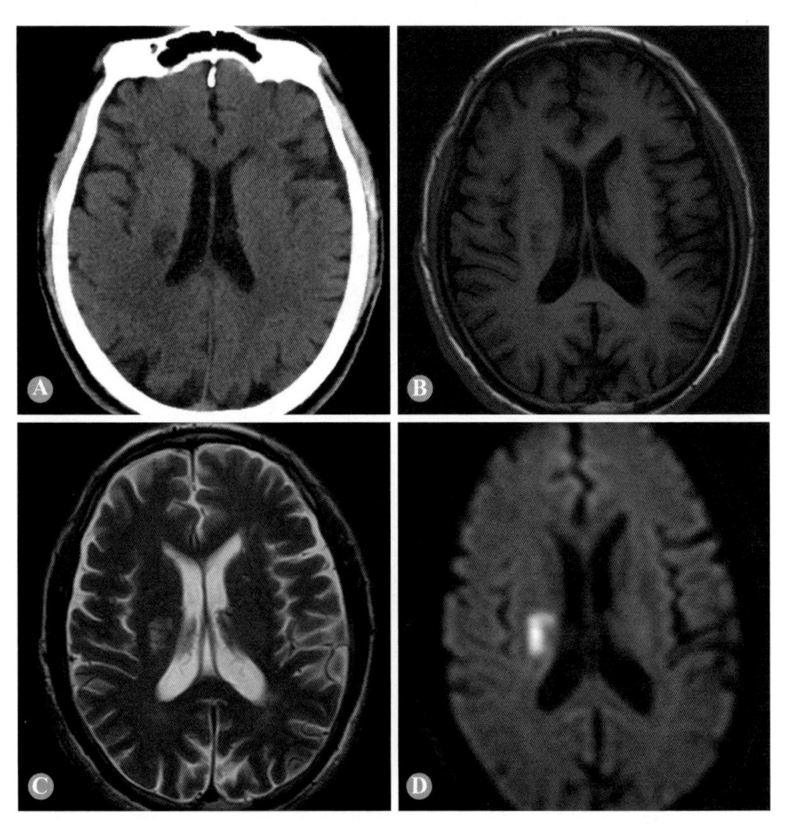

A. CT 横断位平扫；B. MR T_1WI 横断位；C. MR T_2WI 横断位；D. DWI。检查显示右侧侧脑室体旁片状低密度影，呈 T_1WI 低信号，T_2WI 高信号，DWI 高信号

图 1-4-1　急性期脑梗死

3. 亚急性期：发病 3~10 天。常规 CT 和 MRI 表现同急性期，DWI 上梗死区可呈低信号。

4. 慢性期：梗死区在 CT 上呈低密度，与脑脊液密度近似。T_1WI 上呈低信号，T_2WI 上呈高信号，FLAIR 呈低信号，周边胶质增生带呈高信号，DWI 呈低信号（图 1-4-2）。

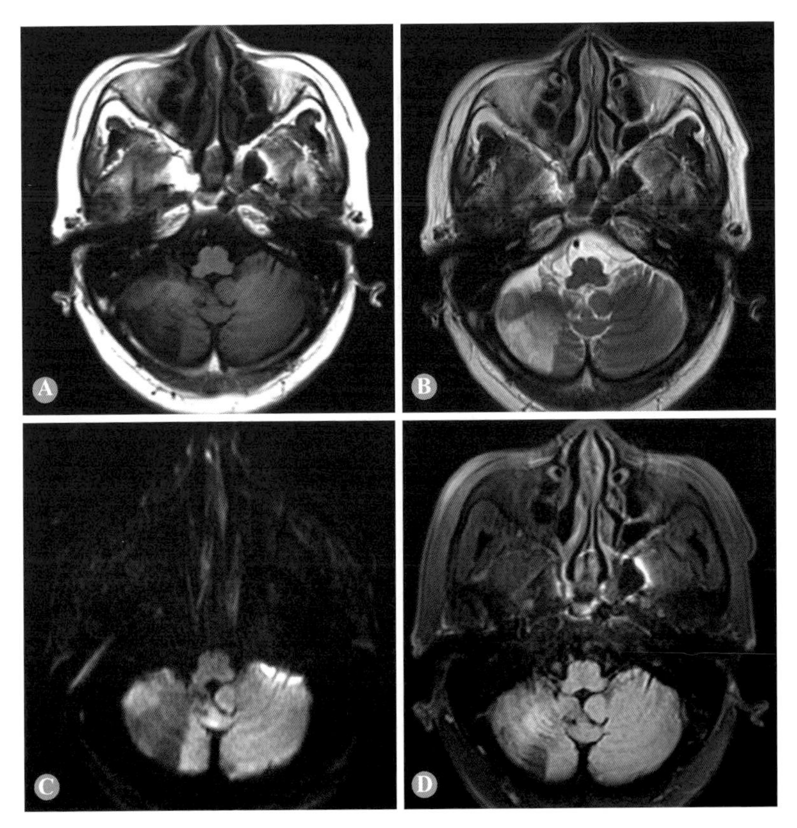

A. MR T_1WI 横断位；B. MR T_2WI 横断位；C. DWI 横断位；D. T_2WI FLAIR 横断位。检查显示右侧小脑半球片状 T_1WI 低信号，T_2WI 高信号，DWI 低信号，FLAIR 部分区域为高信号，提示胶质增生

图 1-4-2 慢性期脑梗死

【鉴别诊断】

1. 脑低级别胶质细胞瘤：脑梗死一般为急性起病，逐渐好转，CT 可见边界清楚病灶，多呈“楔形”或“扇形”，与血管供血区相符。MRI 呈长 T_1WI、长 T_2WI 信号影，2~3 周后出现脑回状强化。而低级别胶质瘤慢性起病，呈进行性加重，瘤周水肿多呈“棕榈叶”或“手掌样”，随访病灶无缩小，MRI 增强可见部分强化。

2. 转移瘤：常发生于皮质或皮质下区，呈圆形，周围水肿明显，MRI 增强可见环状或结节状强化。如病灶多发或有原发肿瘤病史更有助于鉴别。

【脑梗死的特殊类型】

出血性脑梗死。

【临床概述】

梗死后缺血区闭塞的血管很快发生再通，再通的血液通过受损的血 - 脑脊液屏障溢出，又称红色梗死。患者可以出现临床症状恶化或仅有影像学异常。出血性脑梗死通常发生在基底节区和脑沟深部的皮质。在脑梗死发生后前 2 周，出血性脑梗死自然发生率为 15%~26%。脑梗死发生后的第一个月内，出血性脑梗死发生率高达 43%。溶栓治疗后其发生率显著提高。

【影像学特点】

典型 CT 表现为原低密度梗死区内出现高密度影。MRI 表现为在脑梗死的异常信号基础上出现出血的异常信号（图 1-4-3）。DWI 有助于鉴别出血性脑梗死和脑实质出血。脑梗死区域常由于弥散受限表现为高信号。

二、脑出血

【临床概述】

脑出血又称脑溢血，是指非外伤性脑实质内的自发性出血，病

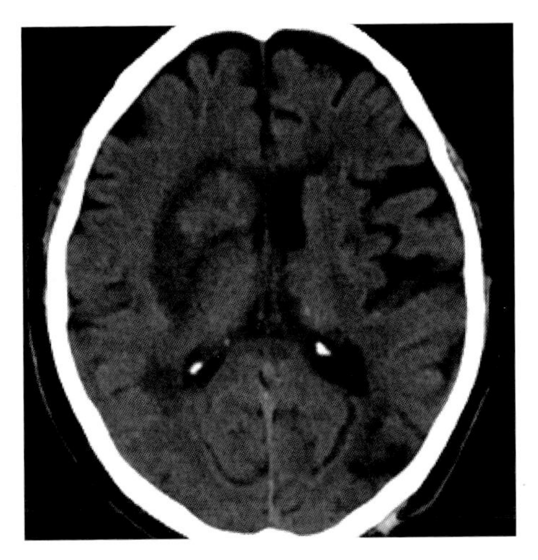

CT 横断位平扫显示右侧基底节区片状低密度梗死区内出现高密度影，右侧侧脑室受压

图 1-4-3　出血性脑梗死

因多样，包括高血压、动脉瘤、血管畸形、血液病和脑瘤等。绝大多数是由高血压小动脉硬化的血管破裂引起，因此有人也称高血压性脑出血。脑出血与高血压病的密切关系在于高血压患者约有 1/3 的机会发生脑出血，而约 95% 的脑出血患者有高血压。脑出血是中老年人常见的急性脑血管病，病死率和致残率都很高，是我国脑血管病中死亡率最高的临床类型。

【影像学特点】

1. 急性期：发病＜ 7 天，典型表现 CT 显示血肿呈边界清楚的肾形、类圆形或不规则均匀的高密度影，周围水肿带宽窄不一，局部脑室受压移位。破入脑室可见脑室内积血。MRI：超急性期（24 小时内），T_1WI 呈等或高信号，T_2WI 呈高或混杂信号；急性期，T_1WI 呈略低或等信号，T_2WI 呈低信号，病灶占位效应明显（图 1-4-4）。

2. 亚急性期：发病 2 周 ~2 个月，CT 可见血肿缩小并密度减低，

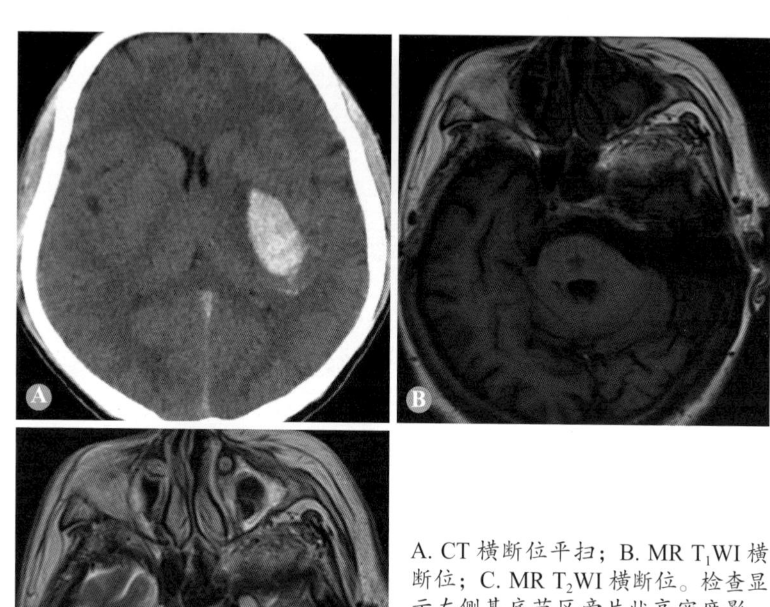

A. CT 横断位平扫；B. MR T_1WI 横断位；C. MR T_2WI 横断位。检查显示左侧基底节区旁片状高密度影，脑桥结节 T_1WI 和 T_2WI 均为低信号灶

图 1-4-4　急性期脑出血

小血肿可完全吸收，血肿周围变模糊，水肿带增宽，占位效应减轻。增强扫描，病灶呈环形或梭形强化，如中央部分出血未吸收时，可呈“靶征”。亚急性早期血肿在 MRI 上表现为 T_1WI 等信号，外周呈高信号，T_2WI 上呈低信号。亚急性晚期血肿在 MRI 上 T_1WI 和 T_2WI 均表现为呈高信号（图 1-4-5）。

3. 慢性期：发病＞ 2 个月，CT 表现为较大血肿吸收后常遗留大小不等的囊腔，伴有不同程度的脑萎缩。MRI 可见囊腔形成，T_1WI 呈低信号，T_2WI 呈高信号，周边可见含铁血黄素沉积所致低信号环，水肿和占位效应消失（图 1-4-6）。

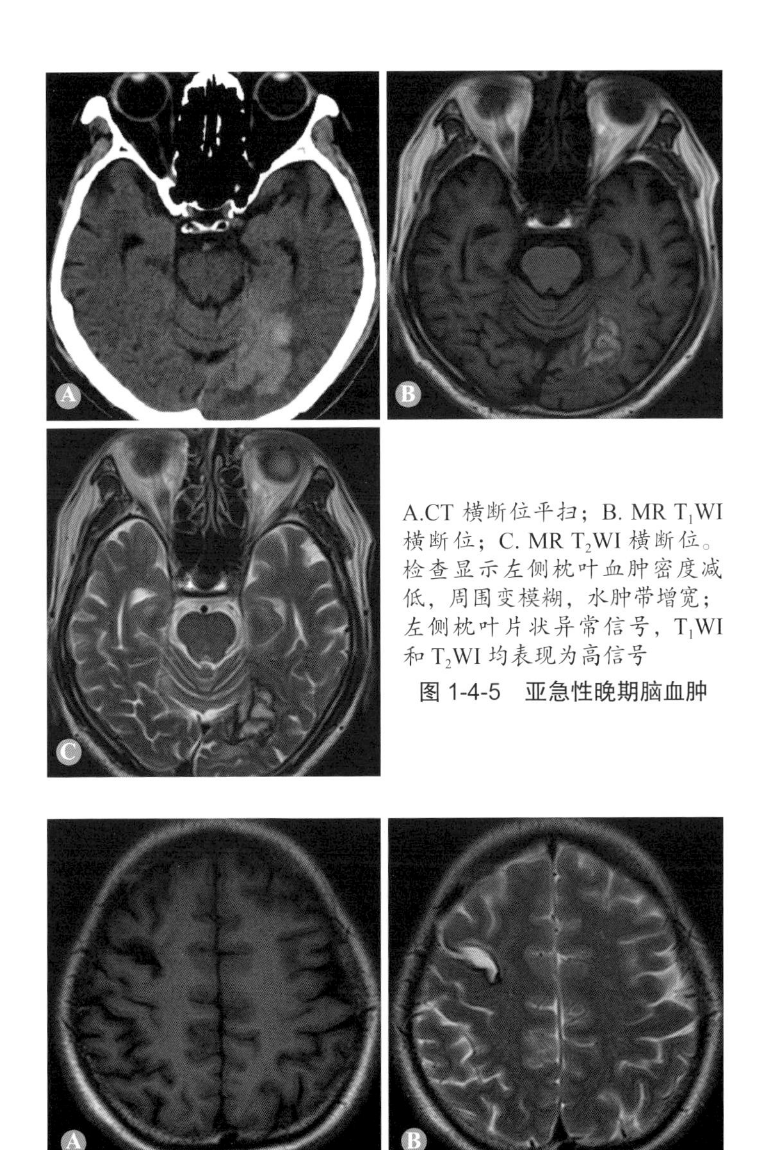

A.CT 横断位平扫；B. MR T_1WI 横断位；C. MR T_2WI 横断位。检查显示左侧枕叶血肿密度减低，周围变模糊，水肿带增宽；左侧枕叶片状异常信号，T_1WI 和 T_2WI 均表现为高信号

图 1-4-5　亚急性晚期脑血肿

A. MR T_1WI 横断位；B. MR T_2WI 横断位。检查显示右侧额叶片状异常信号，呈 T_1WI 低信号，T_2WI 高信号，周边可见低信号环

图 1-4-6　慢性期脑血肿

【鉴别诊断】

1. 颅内动脉瘤：也是引起自发性脑出血的常见原因。因为动脉瘤多发生于大血管，所以动脉瘤破裂的常见出血部位在蛛网膜下腔。确诊有赖于血管造影。

2. 颅内动静脉畸形：颅内动静脉畸形所致出血在 MRI 上可见血肿部位异常流空信号。脑血管数字减影血管造影（digital subtraction angiography，DSA）对其诊断有决定意义。

3. 颅内肿瘤出血：CT 增强和 MRI 上多见不同程度的强化效应。

三、颅内动脉瘤

【临床概述】

颅内动脉瘤是指脑动脉内腔的局限性异常扩大造成动脉壁的一种瘤状突出，颅内动脉瘤多在因脑动脉管壁局部的先天性缺陷和腔内压力增高基础上引起囊性膨出，是造成蛛网膜下腔出血的首位病因。过去人们称之为先天性脑动脉瘤，事实上先天性脑动脉瘤占脑动脉瘤的 70%~80%。

【影像学特点】

1. CT

分为 3 型，Ⅰ型为无血栓动脉瘤，平扫呈圆形高密度区，呈均一性强化；Ⅱ型为部分血栓动脉瘤，平扫中心或偏心性高密度区，中心和瘤壁强化，期间血栓无强化，呈“靶征”；Ⅲ型为完全血栓动脉瘤，平扫呈等密度灶，可见钙化，瘤壁环形强化（图 1-4-7，文后彩图 1-4-7D）。

2. MRI

动脉瘤瘤腔在 T_1WI 和 T_2WI 上呈圆形低信号灶，动脉瘤内血栓则呈高低相间的混杂信号（图 1-4-8）。

3. DSA、CTA 和 MRI

直观地显示动脉瘤、瘤内血栓及载瘤动脉。<5 mm 的动脉瘤容易漏诊。DSA 是确诊颅内动脉瘤的“金标准”。

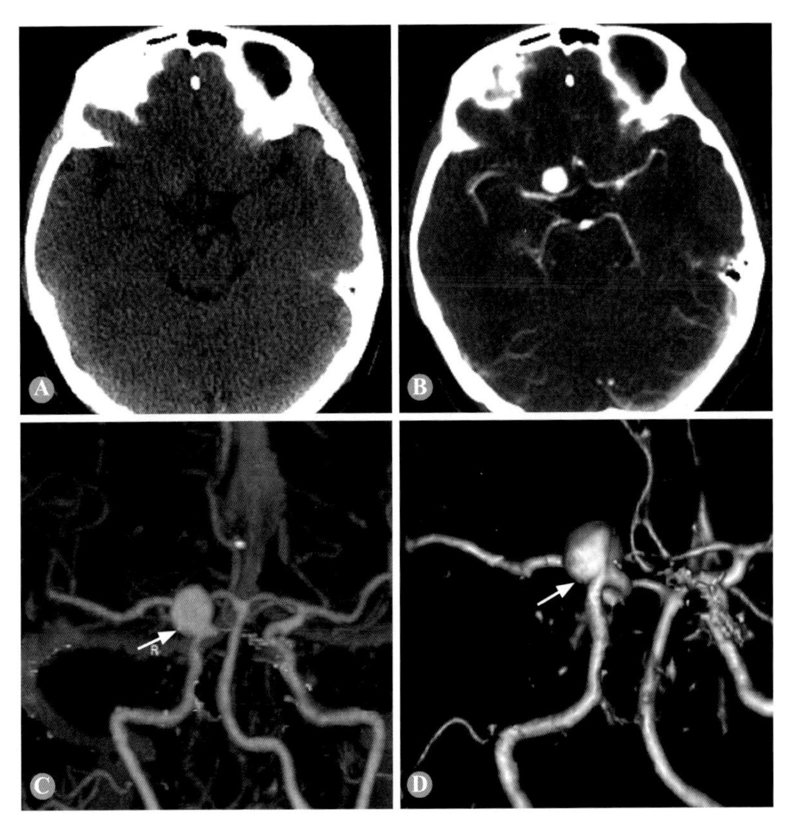

A. CT 横断位平扫；B. CT 横断位增强；C、D. CTA（MIP、VRT）。检查显示右侧额叶片状稍高密度影，呈明显高强化，CTA 直观显示右侧颈内动脉瘤（箭头）

图 1-4-7　右侧颈内动脉瘤

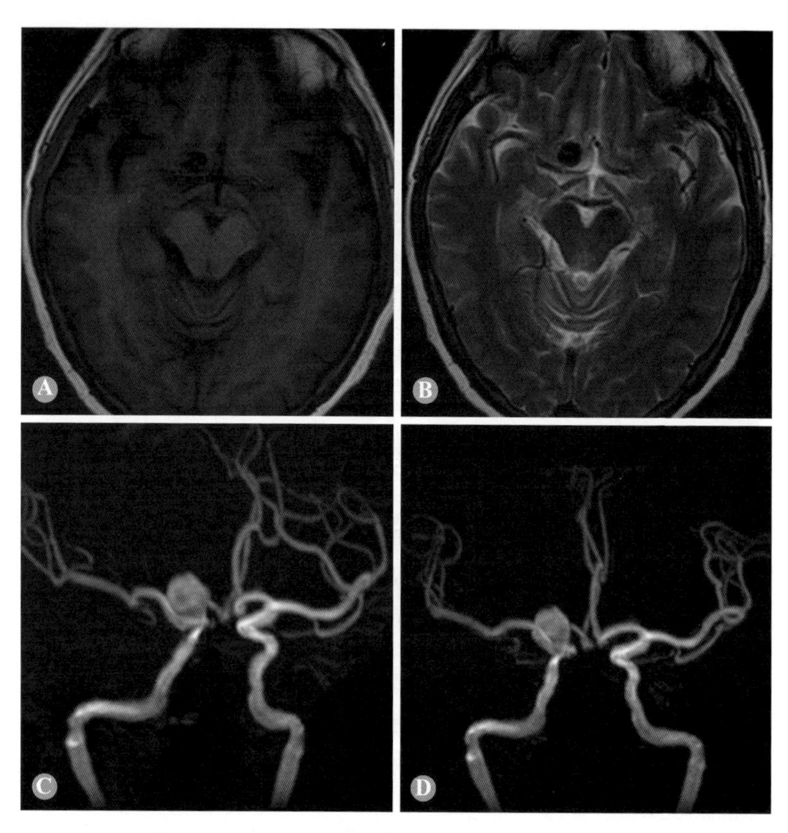

A. MR T_1WI 横断位；B. MR T_2WI 横断位；C、D. MRA。检查显示右侧额叶圆形 T_1WI 低、T_2WI 低信号灶；MRA 直观显示右侧颈内动脉瘤

图 1-4-8 右侧颈内动脉瘤

四、烟雾病

【临床概述】

烟雾病又称为 Moyamoya 病或自发性基底动脉环闭塞症，是一种以双侧颈内动脉末端及大脑前、大脑中动脉起始部动脉内膜缓慢增厚，动脉管腔逐渐狭窄以至闭塞，脑底穿通动脉代偿性扩张为

特征的疾病。临床表现主要有脑缺血、脑出血及癫痫等。本病于1961年发现于日本。因脑血管造影显示的异常细小血管形似烟雾，在日语中“飘浮的烟雾”发音为moyamoya，因此用“moyamoya disease”命名本病。本病多见于儿童与青少年，在一定时期内呈进行性发展趋势，由一侧发展为双侧，当侧支循环充分建立时，停止发展。

【影像学特点】

1. 头颅CT

CT平扫可显示继发的脑梗死、脑萎缩、脑软化或脑出血、蛛网膜下腔出血。增强扫描可查出脑底动脉环，大脑前、中动脉近端变细、显影不清或不显影。在基底节区有纤细的血管及血管团影，以及增粗的侧支循环影像（图1-4-9，文后彩图1-4-9A）。

2. MRI

对上述病变的显示更清晰明确，特别是MRA可显示脑底的烟雾状血管，并有无须注射造影剂的优点（图1-4-9，文后彩图1-4-9B）。

3. DSA

有特殊表现，是确诊的主要根据，主要表现为颈内动脉，大脑前、中动脉的狭窄，闭塞；脑底部烟雾状血管（图1-4-9）。

【鉴别诊断】

1. 脑动脉硬化：脑血管造影表现为动脉突然中断或呈不规则狭窄，一般无异常血管网出现。

2. 脑动脉瘤或脑动静脉畸形：对于烟雾病出血引起的蛛网膜下腔出血时，应与动脉瘤或脑动静脉畸形相鉴别，脑血管造影可显示动脉瘤或有增粗的供血动脉，成团的畸形血管和异常粗大的引流静脉；无颈内动脉狭窄、闭塞和侧支循环等现象，因此须鉴别。

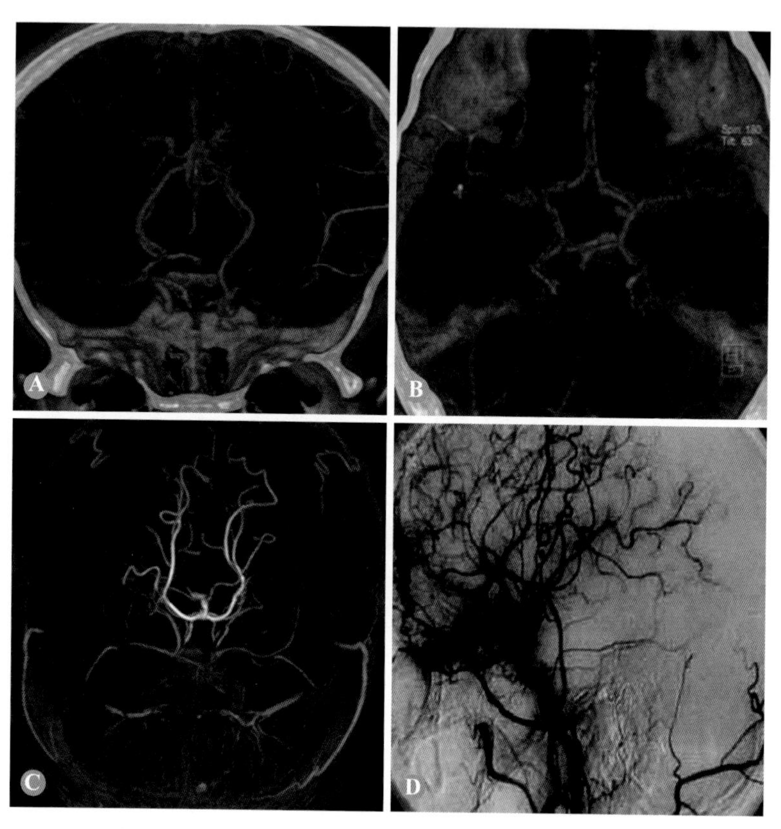

A~C. CTA（VRT）和 MRA 显示双侧大脑中动脉纤细、闭塞、远端分支稀疏；
D. DSA 显示脑部动脉呈“烟雾状”

图 1-4-9 烟雾病

五、脑动静脉畸形

【临床概述】

脑动静脉畸形（arteriovenous malformation，AVM）是脑血管发育异常所致畸形中最常见的一种，占脑血管畸形的 90% 以上。畸形血管是由动脉与静脉构成，有的包含动脉瘤与静脉瘤，脑动静脉畸形有供血动脉与引流静脉，其大小与形态多种多样。本病可发生于脑的任何部位，病灶左、右侧分布基本相等。90% 以上位于小脑幕上，而大多数分布于大脑皮质，约占幕上病灶的 70%。其中以顶、额，颞叶多见，枕叶略少。男性发病率高于女性。

【影像学特点】

1. CT

CT 平扫时未出血的 AVM 呈不规则低、等或高密度混杂的病灶，可呈团块状，亦可点片状，边界不清，其内部高密度可为新鲜小出血点、血栓形成或钙化，一般无占位效应，周围无明显的脑水肿征象。增强扫描后表现为明显的斑点状或团块状强化，病灶周围可出现脑萎缩，脑室扩大或脑积水等（图 1-4-10，文后彩图 1-4-10D）。

2. MRI

MRI 见扩张流空的畸形血管团，邻近脑实质内的混杂或低信号灶为反复出血后改变。

3. DSA、CTA 和 MRA

直观地显示畸形血管团、供血动脉和引流静脉（图 1-4-10，文后彩图 1-4-10D）。

【鉴别诊断】

1. 脑海绵状血管瘤：脑血管造影常为阴性或出现病理性血管团，但看不到增粗的供血动脉或扩张的引流静脉，CT 平扫可表现为蜂窝状低密度区，强化后可见病变轻度增强，但最后需要手术切除及病理检查才能与动静脉畸形相鉴别。

2. 原发性癫痫病：脑动静脉畸形常出现癫痫，并且已发生血栓的动静脉畸形更易出现顽固性癫痫发作，这时脑血管造影常不显影，故常误诊为癫痫病，但原发性癫痫常见于儿童，对于青年人发生癫痫并有蛛网膜下腔出血或癫痫出现在蛛网膜下腔出血之后，应考虑为动静脉畸形。另外，动静脉畸形患者除癫痫外，尚有其他症状体征，

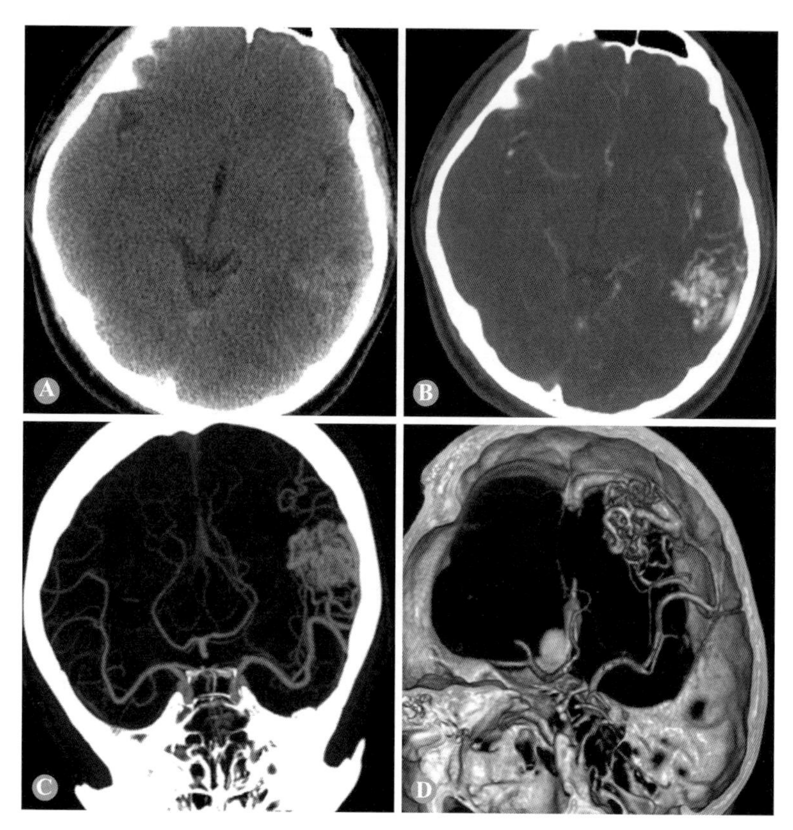

A. CT 横断位平扫；B. CT 横断位增强；C、D. CTA（MIP、VRT）。检查显示左侧颞叶稍高密度混杂影，呈团状强化；CTA 显示左侧颞叶动静脉畸形，左侧大脑中动脉分支供血，引流静脉为左侧乙状窦

图 1-4-10 左侧颞叶动静脉畸形

如头痛、进行性轻偏瘫、共济失调、视力障碍等，CT 扫描有助于鉴别诊断。

3. 脑动脉瘤：蛛网膜下腔出血最常见的原因，发病年龄比脑动静脉畸形大 20 岁左右，即多在 40~50 岁发病，患者常有高血压、动脉硬化史，根据脑血管造影不难鉴别。

4. 静脉性血管畸形：脑血管造影没有明显畸形血管显示，有时仅见有一条粗大的静脉并带有一些引流属支,CT 扫描显示低密度区，强化扫描可见病变增强。

5. 烟雾病：烟雾病脑血管造影表现为颈内动脉狭窄或闭塞，脑基底部有“云雾状”纤细的异常血管团。

6. 血供丰富的脑瘤：脑动静脉畸形尚须与血供丰富的胶质瘤、转移瘤、脑膜瘤及血管母细胞瘤相鉴别，由于这些肿瘤血供丰富，脑血管造影中可见动静脉之间的交通与早期出现的静脉，因此可能与脑动静脉畸形相混淆，但根据发病年龄、病史、病程、临床症状、体征等不难鉴别，CT 扫描可有助于明确鉴别诊断。

六、皮层下动脉硬化性脑病

【临床概述】

皮层下动脉硬化性脑病又称 Binswanger 病、进行性皮层下血管性脑病。本病为老年人在脑动脉硬化基础上，大脑半球白质弥漫性脱髓鞘性脑病。大多发生在 50 岁以上，在老年人中发病率为 1%~5%，男性与女性发病比例相等。主要累及侧脑室周围、半卵圆中心等皮层下脑深部白质，多为双侧性，常伴有腔隙性脑梗死、脑萎缩。临床主要表现为进行性痴呆。

【影像学特点】

1. CT

CT 平扫侧脑室周围及半卵圆中心脑白质可见斑片状低密度影，以侧脑室前角、后角周围最为明显，严重者大脑各叶白质全部明显累及，往往双侧对称分布。增强扫描后白质强化不明显，灰白质密度差别增大。 可伴有不同程度弥漫性脑萎缩改变，脑室系统扩大，脑沟、脑池增宽。常合并有基底节区、丘脑、脑室旁白质单发或多发性腔隙性梗死灶（图 1-4-11）。

2. MRI

在脑室周围白质与半卵圆中心显示散在或融合性病变区，T_1WI呈低信号，T_2WI呈高信号。重度与中度显示脑室扩大，腔隙性脑梗死显影清晰，病灶数目比CT发现的多。FLAIR像上脱髓鞘斑块及腔隙性脑梗死表现为高信号，而脑组织及脑室为低信号，对比明显，病灶显示更清楚，优于T_2WI加权像（图1-4-11）。

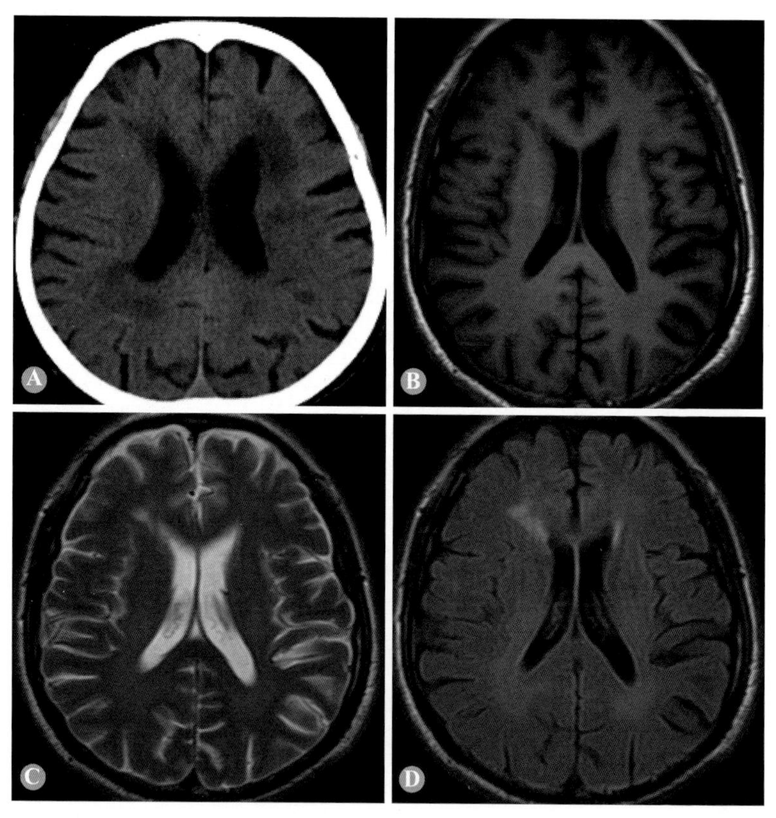

A. CT横断位平扫；B. MR T_1WI横断位；C. MR T_2WI横断位；D. T_2WI FLAIR横断位。检查显示双侧侧脑室前后角片状低密度灶，呈T_1WI低信号、T_2WI高信号、FLAIR高信号

图1-4-11　皮层下动脉硬化性脑病

【鉴别诊断】

1. 多发性硬化（multiple sclerosis，MS）：多见于 20~40 岁，病程较长，进行性加重。MS 异常信号主要见于室管膜下区，约有 30% 患者累及胼胝体。多发性腔隙梗死不多见。

2. 脑积水：二者表现极为相似，均有对称性脑室系统扩大及脑室周围低密灶。脑室系统均匀扩大，脑室周围对称性低密度灶，但脑沟正常或消失，不伴脑萎缩征象，低密度灶与正常白质分界清楚，常累及胼胝体膝部，而较少累及半卵圆中心。

第五节 颅内肿瘤

颅内肿瘤是中枢神经系统常见病，包括所有来源于颅骨、脑膜、血管、垂体、颅神经、脑实质和残留胚胎组织的肿瘤，还包括转移性肿瘤和淋巴瘤。颅内肿瘤发病情况在小儿与成年人之间不同。婴儿及儿童期以幕下肿瘤常见，其中髓母细胞瘤、星形细胞瘤和室管膜瘤发生率较高。成年人中约 70% 的颅内肿瘤位于幕上，中年人最常见为神经上皮肿瘤和脑膜瘤，老年人最常见的为脑膜瘤和转移性肿瘤。临床表现因肿瘤类型和部位不同而不同。常见的神经系统症状为癫痫、偏瘫、头痛、复视及其他颅内压增高的体征。

一、神经上皮组织肿瘤

起源于神经上皮细胞，包括星形细胞瘤、少突胶质细胞瘤、室管膜瘤和髓母细胞瘤等，是最常见的原发性脑肿瘤，占全部颅脑肿瘤的 40%~50%。

（一）星形细胞瘤

【临床概述】

星形细胞瘤为最常见的神经上皮肿瘤，男性多于女性，可发生在任何年龄。星形细胞瘤可发生在中枢神经系统的任何部位，一般成年人多见于大脑，以幕上多见；儿童多见于幕下。临床症状多为局灶性或全身性癫痫。

肿瘤生长缓慢，病程较长，大脑半球的星形细胞瘤会造成定位体征与症状，随后为颅内压增高。小脑的星形细胞瘤较早影响脑脊液通路，多出现颅内压增高。脑干的星形细胞瘤进展快、病程短，早期出现颅神经损伤和锥体束征。星形细胞瘤分为Ⅰ~Ⅳ级，Ⅰ、Ⅱ级分化良好，Ⅲ、Ⅳ级分化不良，恶性度高。

分化良好的星形细胞瘤，多位于大脑半球白质，少数可位于灰质并向白质或脑膜浸润，有时沿白质纤维或胼胝体纤维向邻近脑叶或对侧半球发展。

分化不良的星形细胞瘤，呈弥漫性浸润生长，形态不规则，与脑实质分界不清，半数以上伴囊变，易发生大片坏死和出血。

小脑星形细胞瘤多位于小脑半球，肿瘤一部分为囊性，边界清；实性部分，边界不清。

【影像学特点】

1. X线平片

部分可见点状或弧形钙化，视神经肿瘤可见视神经孔扩大并可导致前床突及鞍结节变形而形成“梨形蝶鞍”。脑血管造影可见血管受压移位。

2. CT

（1）幕上Ⅰ、Ⅱ级星形细胞瘤：多数表现为脑内低密度病灶，边界不清，多无水肿，少数有轻度水肿，增强后Ⅰ级星形细胞瘤多无明显强化，Ⅱ级星形细胞瘤可表现为连续或断续环形强化。

（2）幕上Ⅲ、Ⅳ级星形细胞瘤：平扫密度不均匀，边界不清，瘤周多有水肿，占位效应显著，增强后均有不规则的花环样强化。

（3）小脑星形细胞瘤，多位于小脑半球，少数在小脑蚓部，可为囊性或实性。囊性星形细胞瘤平扫为均匀低密度，边界清，囊壁可有钙化，增强后囊壁残留实质可有不规则强化。实性星形细胞瘤平扫以低密度为主的混杂密度，多伴囊变或坏死，增强后实性部分明显强化。小脑星形细胞瘤多有水肿，第四脑室受压移位、闭塞，上位脑室扩张、脑干受压。

（4）脑干星形细胞瘤：CT 可见脑干增粗，左、右不对称及出现低密度或混杂密度的肿瘤。部分呈等密度，MRI 显示更好。

3. MRI

（1）幕上星形细胞瘤：因肿瘤内可含有出血、坏死、囊变等，信号不均，以略长 T_1WI、长 T_2WI 信号为主（图 1-5-1）。恶性度高的瘤周水肿显著。

（2）小脑星形细胞瘤：小脑星形细胞瘤与幕上星形细胞瘤相比，囊变率高，水肿较轻，边界相对清楚，T_1WI 上为低信号，T_2WI 上呈高信号，增强后实性部分强化（图 1-5-2）。

【鉴别诊断】

1. Ⅰ、Ⅱ级：无钙化少突胶质细胞瘤，脑梗死、局部脑水肿，外伤性局部脑水肿。

2. Ⅲ、Ⅳ级：恶性淋巴瘤、室管膜瘤、单发性转移等。

3. 小脑星形细胞瘤：髓母细胞瘤、室管膜瘤、小脑梗死等。

（二）少突胶质细胞瘤

【临床概述】

少突胶质细胞瘤好发于成年人，是颅内最易发生钙化的肿瘤之一，好发于额叶皮层下白质并向皮层延伸，其次为顶叶和颞叶，部分有侵袭性。生长缓慢，预后较好。临床表现与肿瘤部位有关，50%~80% 有癫痫。

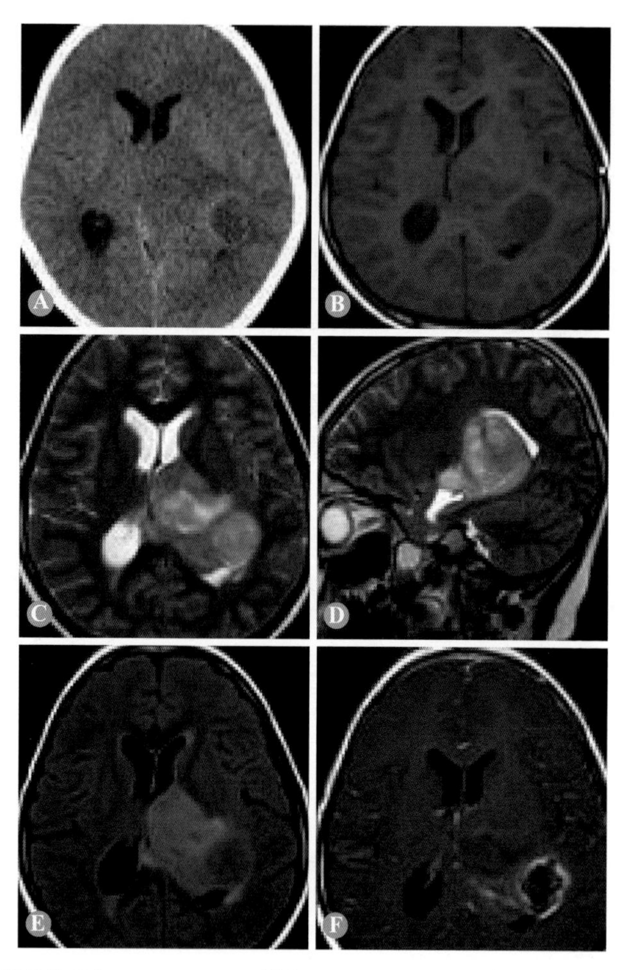

A. CT 横断位平扫；B. MR T_1WI 横断位；C. MR T_2WI 横断位；D. MR T_2WI 矢状位；E. MR T_2WI FLAIR 横断位；F. MR T_1WI 横断位增强。CT 平扫显示左侧侧脑室旁软组织占位；MRI 显示病变呈 T_1WI 低 - 等、T_2WI 等 - 高、T_2WI FLAIR 等 - 高混杂信号，增强后实性成分呈环形强化

图 1-5-1　幕上星形细胞瘤

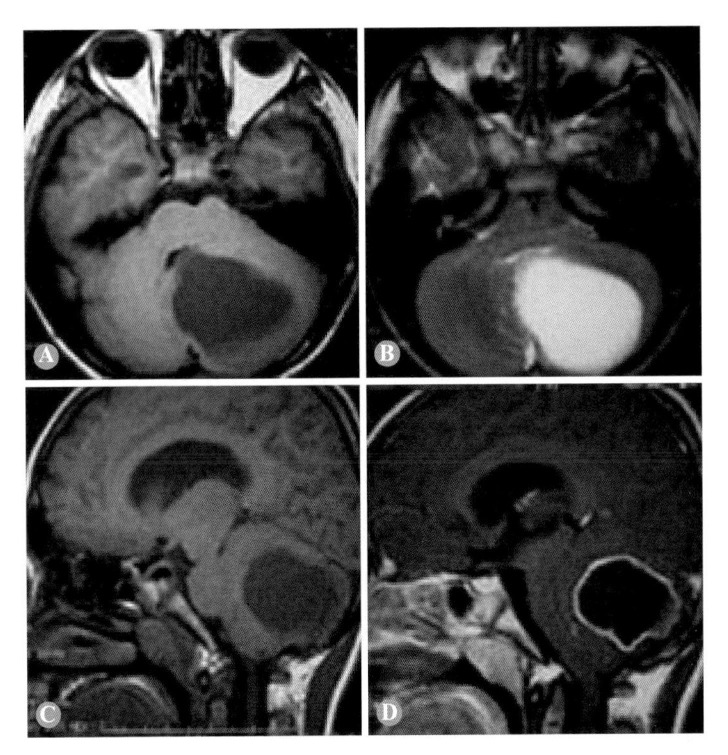

A. MR T_1WI 横断位；B. MR T_2WI 横断位；C. MR T_1WI 矢状位；D. MR T_1WI 矢状位增强。检查显示左侧小脑半球 T_1WI 低、T_2WI 高信号占位性病变，呈环形强化

图 1-5-2　小脑毛细胞星形细胞瘤

【影像学特点】

1. CT

多呈类圆形，混杂密度多见，边界不清，约 70% 有钙化（图 1-5-3），钙化可呈局限点片状、弯曲条索状、不规则团片状、皮层脑回状。水肿轻、强化少。

2. MRI

T_1WI 上为低信号，T_2WI 上为高信号，钙化在 MRI 上为低信号，周围无水肿或仅有轻度水肿，占位征象轻（图 1-5-4）。

【鉴别诊断】

1. 低级别星形细胞瘤：好发于大脑深部，钙化机会比较少。

2. 胚胎发育不良性神经上皮肿瘤：发病年龄在 20 岁以前，好发于颞叶，单发多见，囊性为主，边界清，钙化较少见。

3. 大脑胶质瘤病：呈弥漫浸润性生长，以脑组织肿胀为主，囊变、出血少见，多无明显强化。

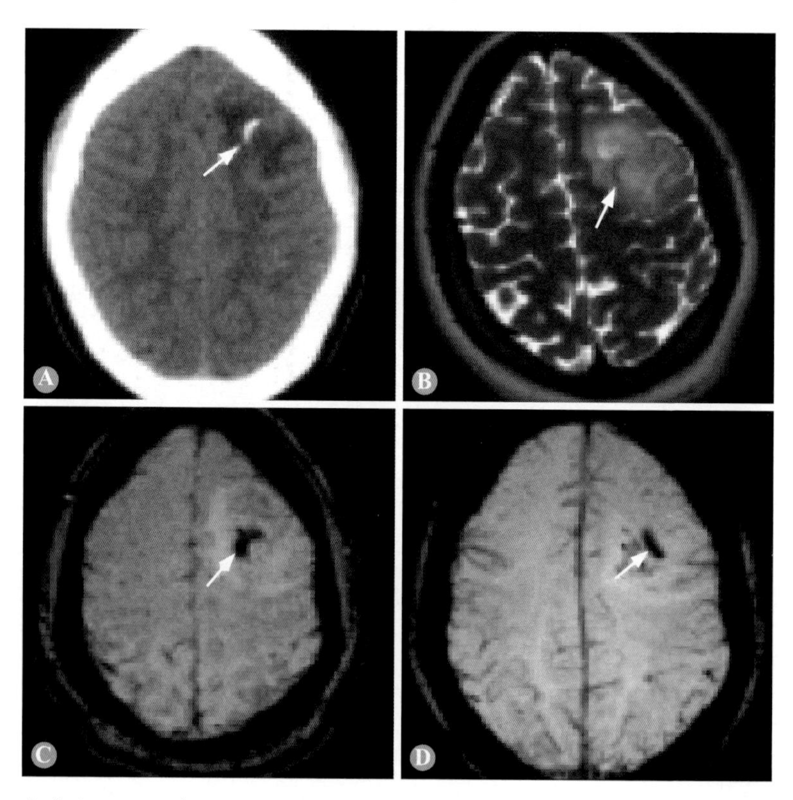

患者女性，23 岁，A. CT 横断位平扫；B. MR T_2WI 横断位；C. SWI；D. SWImIP。CT 检查显示左侧额叶低密度影，边界不清，其内可见条索样钙化（箭头）；病变在 MR T_2WI 上呈稍高信号，周围无明显水肿，钙化区呈低信号；SWI 和 SWImIP 上钙化呈低信号（箭头）

图 1-5-3　少突胶质细胞瘤

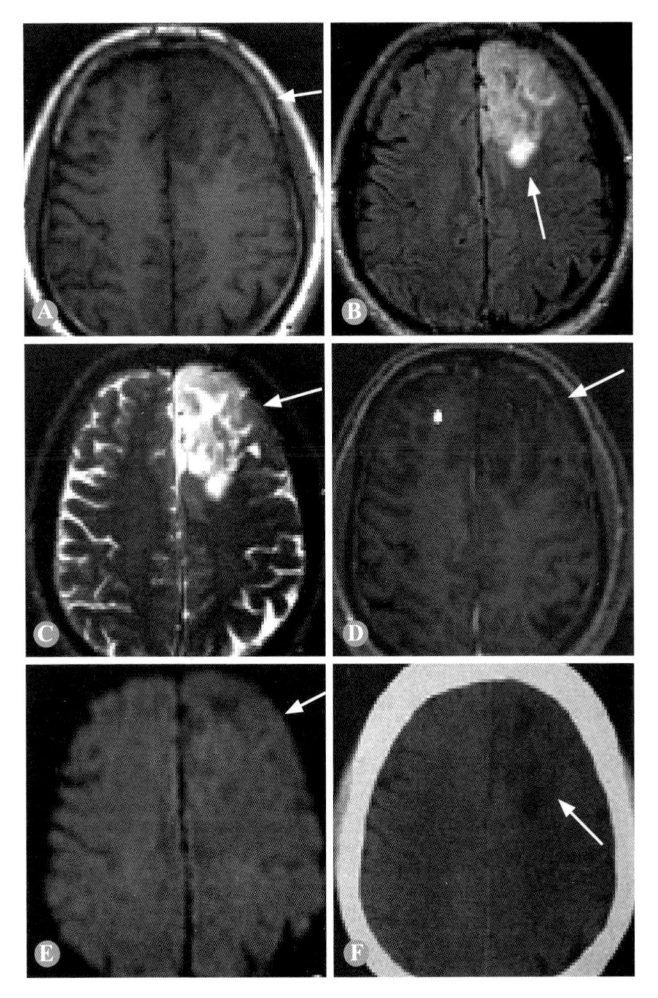

患者男性，51 岁，发作性意识不清 3 个月，左侧额叶皮层及皮层下白质区异常信号，边界不清，MR T_1WI 横断位呈低信号（A，箭头），MR T_2WI FLAIR 相（B，箭头）及 MR T_2WI 横断位（C，箭头）均呈高信号，内见不规则坏死囊变区，MR T_1WI 横断位增强扫描肿瘤未见明显强化（D，箭头），DWI（E，箭头）肿瘤呈等或略高信号，坏死部分呈低信号。CT 横断位平扫（F，箭头）未见明确钙化；病理：少突胶质细胞瘤Ⅱ级

图 1-5-4 少突胶质细胞瘤

图片引自陈涓，陈敏，郭铁．少突胶质细胞瘤的诊断与鉴别诊断．放射学实践，2009(6): 20-24.

（三）间变型少突胶质细胞瘤

【临床概述】

世界卫生组织（world health organization，WHO）分级为Ⅲ级，临床症状同少突胶质细胞瘤。

【影像学特点】

1. CT

多呈稍低密度，钙化少，水肿重，可有囊变、出血、坏死。

2. MRI

T_1WI 多呈低信号，T_2WI 多呈高信号，增强后明显不均匀强化（图 1-5-5）。

【鉴别诊断】

1. 胶质母细胞瘤：发病部位较深，呈“花环样”强化，多有子灶。

2. 单发转移灶：小病灶大水肿，有原发肿瘤病史。

（四）室管膜瘤

【临床概述】

起源于室管膜细胞，生长缓慢的胶质瘤，肿瘤呈膨胀性生长，呈结节或分叶状，肿瘤的形态随其所在空间的形状而变化，可沿脑脊液种植转移。发病高峰年龄为 1~5 岁，可发生于脑室系统的任何部位，以第四脑室最多见。但幕上者 1/3 发生于脑实质内，CT 与 MRI 对幕上肿瘤均有较好的诊断价值，幕下肿瘤可首选 MRI 检查。临床表现有头痛、恶心、呕吐、共济失调等。

【影像学特点】

1. CT

CT 平扫肿瘤呈等密度或稍高密度，其内可见散在低密度囊变区和高密度钙化。增强后实性部分可见强化，囊性部分不强化。

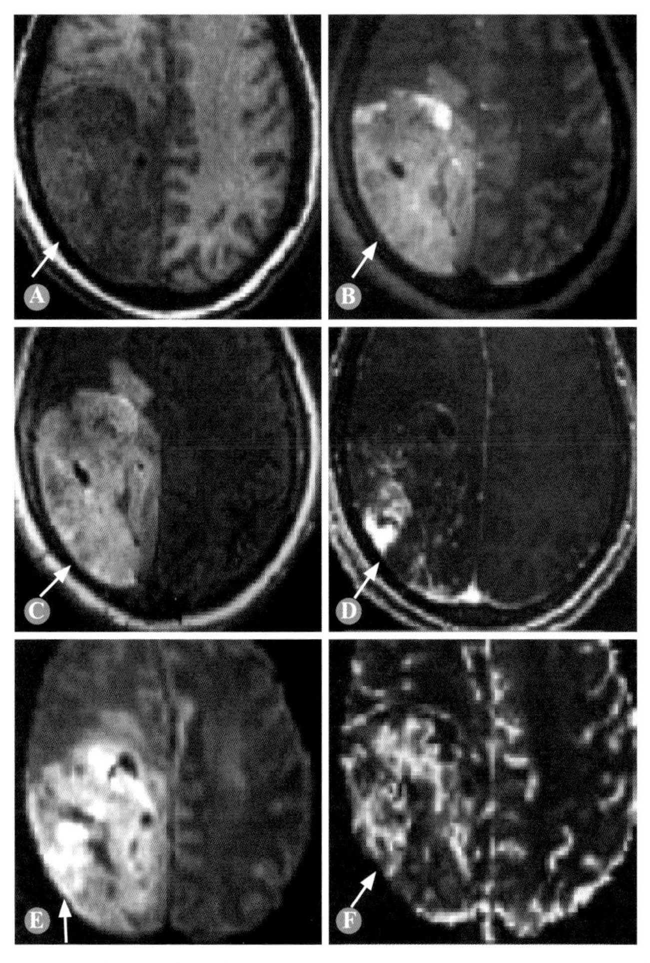

患者女性，54 岁，头晕，步履艰难 6 个月，右顶枕叶肿物，边界较清晰，信号不均匀；MR T_1WI 横断位呈稍低信号（A，箭头），MR T_2WI 横断位（B，箭头）及 T_2WI FLAIR 横断位（C，箭头）呈高信号，肿瘤内可见坏死囊变，中线结构左移，MR T_1WI 横断位增强（D，箭头）显示肿瘤部分区域强化明显；囊变区周围呈环形强化，脑膜部分受累；DWI（E，箭头）肿瘤呈高信号，内见低信号；灌注图显示肿瘤部分区域 rCBV 值明显升高（F，箭头）；病理：间变型少突胶质细胞瘤

图 1-5-5　少突胶质细胞瘤

图片引自陈涓，陈敏，郭铁．少突胶质细胞瘤的诊断与鉴别诊断．放射学实践，2009(6): 20-24.

2. MRI

T_1WI 上呈低信号或等信号，T_2WI 上呈高信号，肿瘤内血管呈低信号影，增强后明显强化，常伴脑积水（图 1-5-6）。

3. 大脑半球间变性室管膜瘤

影像学表现与年龄有关，小儿与青少年这种肿瘤多位于颞顶枕叶相连处和额叶，肿瘤实质部分可发生很大的囊变和钙化。成年人的囊变和钙化少见。

【鉴别诊断】

1. 第四脑室室管膜瘤：髓母细胞瘤、脉络丛乳头状瘤。

2. 侧脑室室管膜瘤：脉络丛乳头状瘤、室管膜下巨细胞星形细胞瘤、室管膜下室管膜瘤。

3. 大脑半球室管膜瘤：星形细胞瘤、神经节细胞瘤、转移瘤。

（五）髓母细胞瘤

【临床概述】

发病年龄多在 20 岁以内，男性与女性之比为（2~3）:1。髓母细胞瘤是一种神经上皮胚胎性恶性肿瘤，主要发生在小脑蚓部，容易突入第四脑室内。此瘤生长迅速，最容易发生脑脊液转移，并广泛种植于脑室系统、蛛网膜下腔和椎管。临床表现为躯体平衡失调、共济失调等。对放疗敏感。

【影像学特点】

1. CT

肿瘤呈浸润性生长，边界不清。平扫多为轻、高密度，肿瘤囊变、钙化、出血较少见，肿瘤增强后均匀强化，增强时肿瘤密度上升快、下降快。

2. MRI

T_1WI 上呈低信号，T_2WI 为等信号或高信号，强化与 CT 相似（图 1-5-7）。

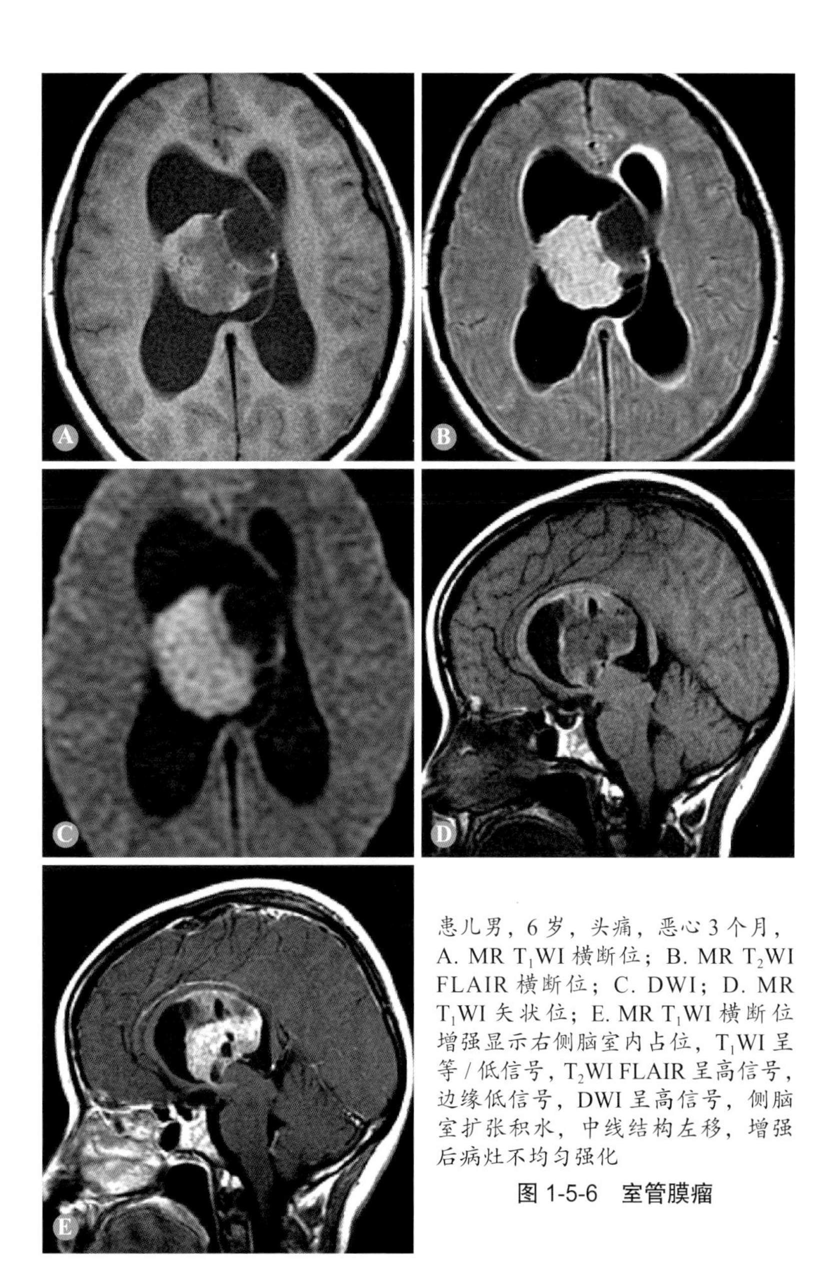

患儿男，6岁，头痛，恶心3个月，A. MR T_1WI 横断位；B. MR T_2WI FLAIR 横断位；C. DWI；D. MR T_1WI 矢状位；E. MR T_1WI 横断位增强显示右侧脑室内占位，T_1WI 呈等/低信号，T_2WI FLAIR 呈高信号，边缘低信号，DWI 呈高信号，侧脑室扩张积水，中线结构左移，增强后病灶不均匀强化

图 1-5-6　室管膜瘤

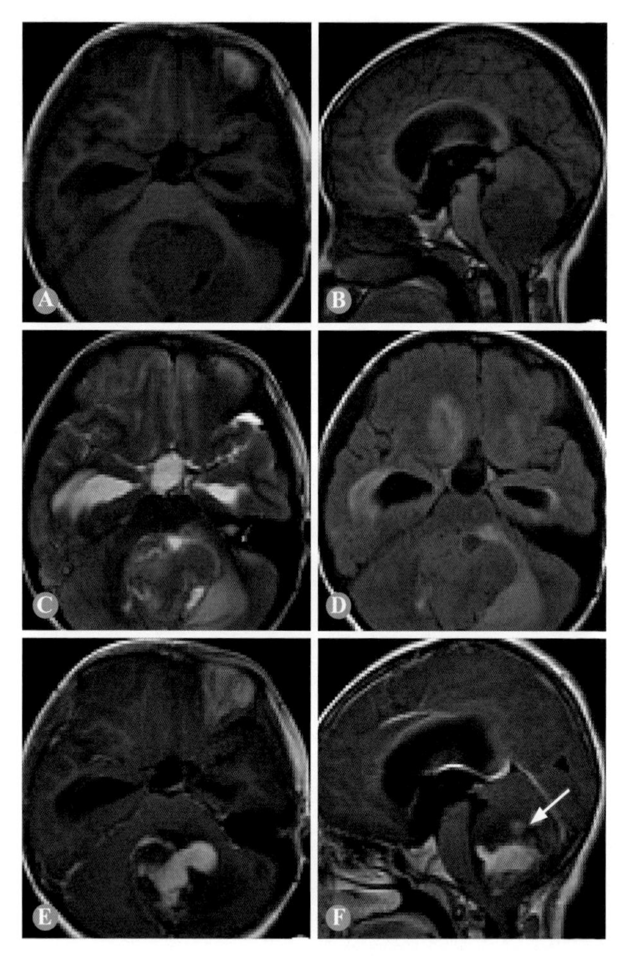

患儿男，5 岁，A. MR T_1WI 横断位显示第四脑室实性占位性病变，呈类圆形 T_1WI 稍低信号；B. MR T_1WI 矢状位显示脑干向前受推压，侧脑室扩张；C. MR T_2WI 横断位显示病变为 T_2WI 等 / 高 信号；D. T_2WI FLAIR 横断位显示病变为等信号，周围可见水肿；E. MR T_1WI 横断位增强和 F. MR T_1WI 矢状位增强显示病变不均匀强化

图 1-5-7　髓母细胞瘤

【鉴别诊断】

髓母细胞瘤须与星形细胞瘤、室管膜瘤相鉴别。

（六）胚胎发育不良性神经上皮肿瘤

【临床概述】

胚胎发育不良性神经上皮肿瘤是一种少见的颅内良性肿瘤，儿童或青少年长期的局部复杂性癫痫发作患者局灶性良性皮质内肿块。诊断主要依赖CT和MRI。

【影像学特点】

1. CT

病变多位于幕上大脑半球灰质内，部分可累及白质。平扫多呈边界清的低密度灶，部分瘤体内可见囊变区，肿瘤钙化和出血少见。

2. MRI

T_1WI呈等或等、低混杂信号，T_2WI呈高信号，FLAIR呈稍高信号，可表现为边缘高信号的“环征”和瘤内分隔（图1-5-8）。冠状位MRI观察部分肿瘤表现为宽基底朝外，尖部向内的三角形，称之为“三角征”或“楔形征”。也可出现“肥皂泡状”脑回结构，增强后无强化。

【鉴别诊断】

1. 神经节细胞胶质瘤：囊实性肿块，增强后实性部分强化。

2. 低级别胶质瘤：主要在脑白质内，周围可有水肿，与周围脑组织分界不清。

3. 少突胶质细胞瘤：多位于额叶，好发于成年人，增强后不同程度强化。

4. 多形性黄色星形细胞瘤：大囊及囊内壁结节，壁结节明显强化。

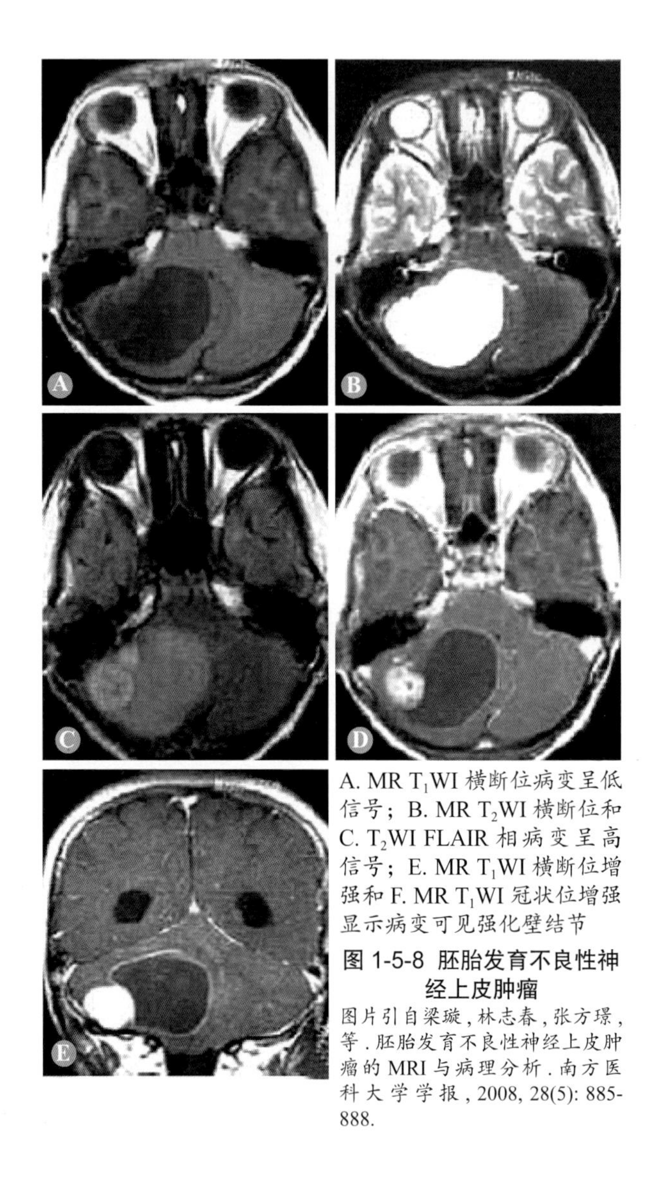

A. MR T_1WI 横断位病变呈低信号；B. MR T_2WI 横断位和 C. T_2WI FLAIR 相病变呈高信号；E. MR T_1WI 横断位增强和 F. MR T_1WI 冠状位增强显示病变可见强化壁结节

图 1-5-8　胚胎发育不良性神经上皮肿瘤

图片引自梁璇，林志春，张方璟，等．胚胎发育不良性神经上皮肿瘤的 MRI 与病理分析．南方医科大学学报，2008, 28(5): 885-888.

二、脑膜瘤

【临床概述】

常见的颅内脑外肿瘤，90% 发生于幕上，矢状窦旁>蝶骨脊>嗅沟>鞍旁。男性与女性之比约为 1:2。肿瘤有包膜，多为结节状或颗粒状，可有钙化或骨化，肿瘤生长缓慢，病程长，症状出现晚。

【影像学特点】

1. CT

肿瘤宽基底靠近颅骨或硬脑膜。典型表现为平扫呈稍高密度，瘤周伴水肿，瘤内钙化占 10%~20%。增强后明显强化。

2. MRI

T_1WI 上多为等信号，T_2WI 上为高信号、等信号或低信号，T_1WI 上脑膜瘤周围低信号环，介于肿瘤与水肿之间，为肿瘤包膜。增强后可出现“硬膜尾征”或“脑膜尾征”（图 1-5-9）。

【鉴别诊断】

1. 硬脑膜转移瘤：可多发，邻近骨质可见破坏。

2. 黑色素瘤：原发硬脑膜黑色素瘤罕见，脑内及脑膜可见转移性黑色素瘤，恶性程度高，骨质破坏明显，常伴出血；密度与信号常与脑膜瘤相当。

3. 血管外皮瘤：可发生于脑外，MRI 上可见血管流空；密度较脑膜瘤低，不均；信号不均，呈长 T_1WI、长 T_2WI 信号。

4. 间变型脑膜瘤：难与其他恶性肿瘤相鉴别。

脑膜尾征还可见于转移瘤性脑膜尾征；硬脑膜炎；硬脑膜血管畸形；多形性黄色星形细胞瘤；结节病等。

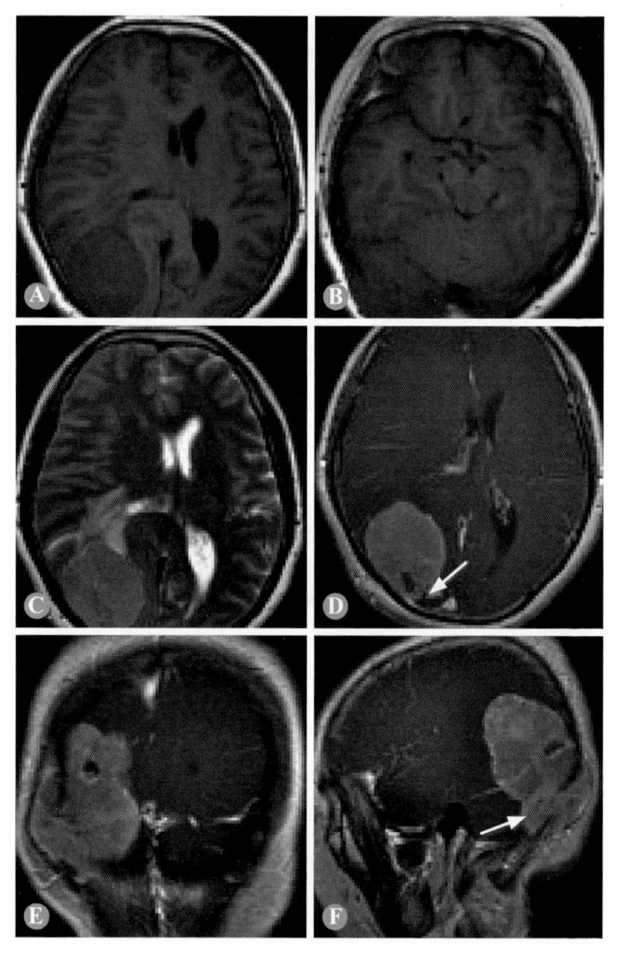

MR T_1WI 横断位（A、B）和 T_2WI 横断位（C）显示病变呈等信号，MR T_1WI 横断位增强（D、E、F）显示病变可见较均匀强化，B、E、F. 可见肿瘤局部隆起，邻近脑膜增厚，并可见脑膜尾征（箭头）

图 1-5-9 右侧颞角区脑膜瘤

三、生殖细胞瘤

【临床概述】

生殖细胞瘤是颅内较少见的一种原发性肿瘤，多源于中线附近，常见于松果体区和鞍上区，可伴脑脊液播散，以儿童及青少年多见，男性多于女性。临床以头痛、视力障碍，尿崩及生长障碍为主。

【影像学特点】

1. CT

多为等或略高密度肿块，血供丰富，不规则明显强化，内结节状及团簇状钙化灶（松果体）。可伴脑积水。

2. MRI

等或稍长 T_1WI、等或长 T_2WI 信号，信号不均，大部分可见囊肿信号（75%）、出血坏死少见。强化与 CT 相近（图 1-5-10）。

【鉴别诊断】

松果体区型

1. 畸胎瘤：囊变、钙化常见，信号混杂，可见多胚层结构信号，良性的脂肪成分多，恶性脂肪成分较少。

2. 松果体肿瘤：松果体母细胞瘤，松果体细胞瘤。

3. 松果体区肿块：脑膜瘤，转移瘤，感染性病变。

4. 还要与胶质瘤、蛛网膜囊肿、表皮样囊肿相鉴别。

鞍区型

1. 郎格汉斯组织细胞增生症。

2. 视神经胶质瘤。

3. 垂体瘤。

4. 颅咽管瘤: 鞍区最常见肿瘤，常见囊变、钙化，不规则明显强化，无种植、转移。

5. 鞍结节脑膜瘤。

6. 胆脂瘤：可沿蛛网膜下腔扩展，无明显强化。

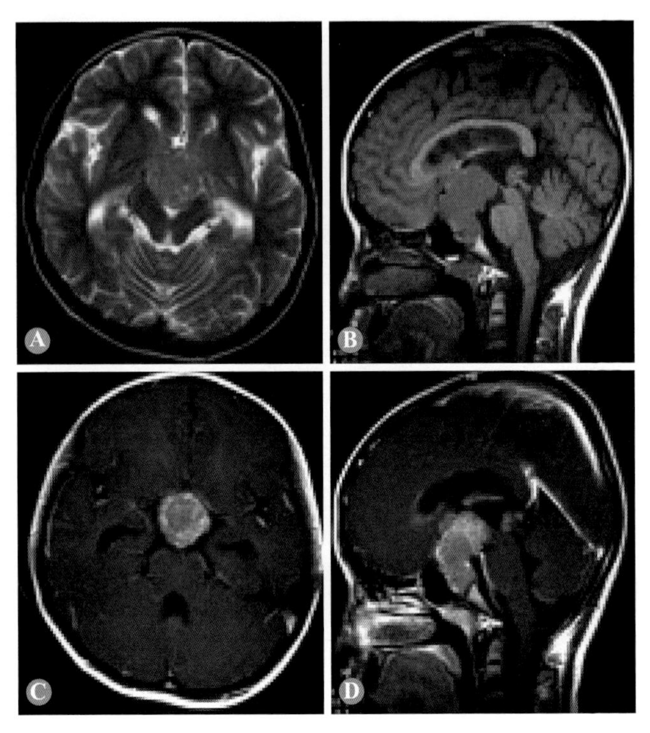

A. MR T_2WI 横断位；B. MR T_1WI 矢状位；C. MR T_1WI 横断位增强；D. MR T_1WI 矢状位增强。检查显示鞍区 T_2WI 等 - 稍高、T_1WI 等信号，增强后呈明显欠均匀强化

图 1-5-10　鞍区型生殖细胞瘤

基底节区型

1. 胶质瘤: 占位效应及瘤周水肿显著，呈不均匀或“花环样”强化。

2. 原发性淋巴瘤：好发于 45~70 岁，可沿侧脑室旁和室管膜下浸润性生长，瘤周水肿明显，占位效应轻。

3. 肿瘤合并出血时与海绵状血管瘤等相鉴别。

四、转移性肿瘤

【临床概述】

颅内较常见的恶性肿瘤，发生率为20%~40%，而肺癌、乳腺癌、黑色素瘤是最常见的原发肿瘤，脑内转移性肿瘤80%见于大脑半球的皮质及皮质下区，好发于顶、枕叶。最常见的症状为急性神经功能障碍。多分布于幕上，主要位于灰白质交界区。

【影像学特点】

1. CT

实质性瘤体伴周边水肿，呈大、小不等圆形、类圆形，CT平扫呈低密度或略高密度，瘤体位于脑室内或旁边者，周围大片水肿，表现为明显占位效应，CT增强后可均匀强化或环形强化。

2. MRI

呈长T_1WI、长T_2WI信号，并可见壁结节影，T_2WI上瘤周可见大片长T_2WI信号水肿，增强后与CT相近（图1-5-11）。

【鉴别诊断】

1. 脑脓肿：多有感染病史，呈圆形或卵圆形，有的有分隔，壁内外缘光滑无结节，环壁均匀强化。

2. 星形细胞瘤：常为单发，环壁为厚薄不均的不规则状，常有壁结节，外壁毛糙，边界不清，增强后不均匀强化。

3. 脱髓鞘疾病。

4. 血肿。

花环状强化可见于恶性胶质瘤、转移瘤、脓肿、恶性肿瘤坏死囊变、结核、囊虫、出血吸收期、真菌感染等。

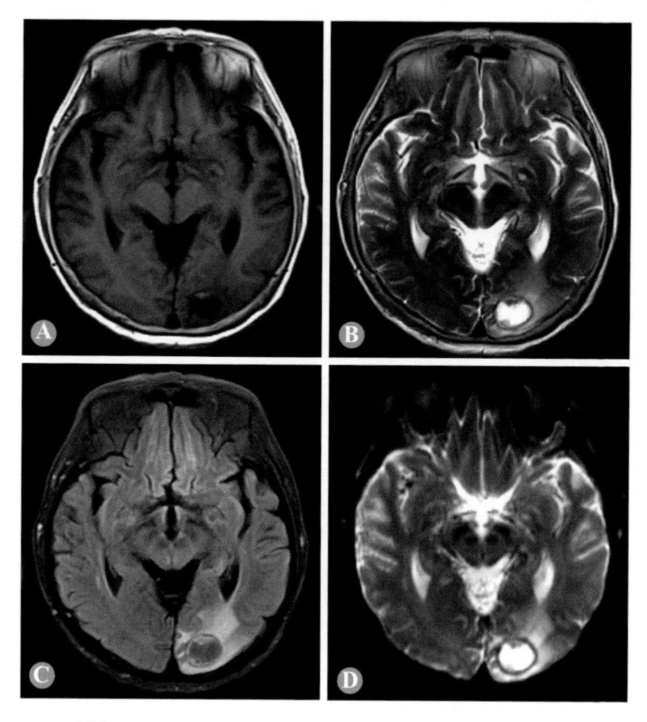

A. MR T_1WI 横断位；B. MR T_2WI 横断位；C. MR T_2WI FLAIR 相；D. ADC 图。检查显示左侧枕叶 T_1WI 低 - 等、T_2WI 等 - 高、T_2WI FLAIR 等 - 高信号，ADC 图上病变大部分呈高信号，壁结节呈低信号

图 1-5-11　脑内转移瘤

五、鞍区及其周围的常见肿瘤

（一）垂体瘤

【临床概述】

垂体瘤为鞍区最常见的肿瘤，根据肿瘤是否分泌激素分为功能性垂体腺瘤和无功能垂体腺瘤，临床常见的症状为压迫症状和内分泌亢进症状。压迫症状：视力障碍，头痛，垂体功能低下等；内分泌亢进症状：乳泌素腺瘤出现闭经、泌乳，生长激素腺瘤出现指端肥大，促肾上腺皮质激素腺瘤出现库欣病等。

【影像学特点】

X 线平片：蝶鞍增大，前后床突骨质吸收、破坏，鞍底凹陷。

1. 垂体微腺瘤

须行冠状位薄层增强扫描。

（1）CT：边界不清的低或等密度影，CT 增强后呈边界清低密度影；间接征象为垂体上缘膨隆，垂体柄偏移，垂体内毛细血管丛受压、移位等。

（2）MRI：T_1WI 上呈低信号，多位于垂体一侧，伴出血时呈高信号；T_2WI 上呈等或高信号，增强后早期低于垂体组织，后期高于垂体（图 1-5-12，文后彩图 1-5-12）。

2. 垂体大腺瘤

（1）CT：冠状位呈“哑铃状”，突向鞍上，平扫呈等或稍高密度、低密度及囊变等，增强后多数强化。

（2）MRI：垂体腺瘤实质部分呈等信号，囊变及坏死区 T_1WI 呈低信号，T_2WI 上呈高信号，增强后实性部分可见强化。垂体大腺瘤可侵犯、破坏周围组织，通常引起蝶鞍扩大、鞍底凹陷；突向鞍

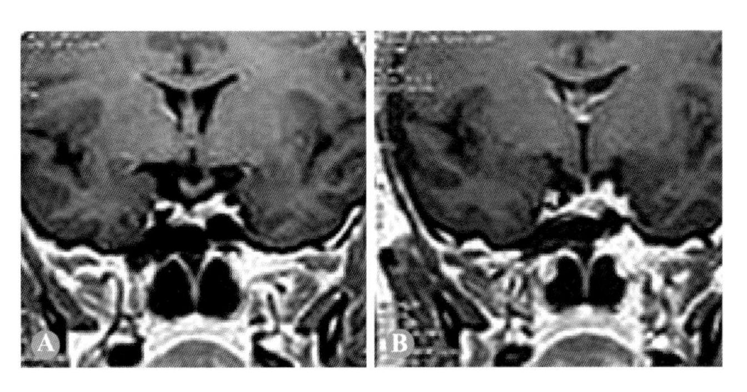

A. MR T_1WI 冠状位；B. MR T_1WI 冠状位增强。检查显示鞍底略下陷，垂体左叶饱满，增强后病变强化低于垂体正常实质

图 1-5-12　垂体左叶微腺瘤

上池，可引起视交叉受挤压；向鞍旁生长可引起颈内动脉海绵窦段血管受包绕；向下可累及蝶窦、斜坡（图 1-5-13）。

【鉴别诊断】

1. 垂体微腺瘤须与垂体囊肿、脓肿、垂体梗死相鉴别。

2. 垂体大腺瘤须与颅咽管瘤、脑膜瘤、表皮样囊肿、蛛网膜囊肿、星形细胞瘤、动脉瘤相鉴别。

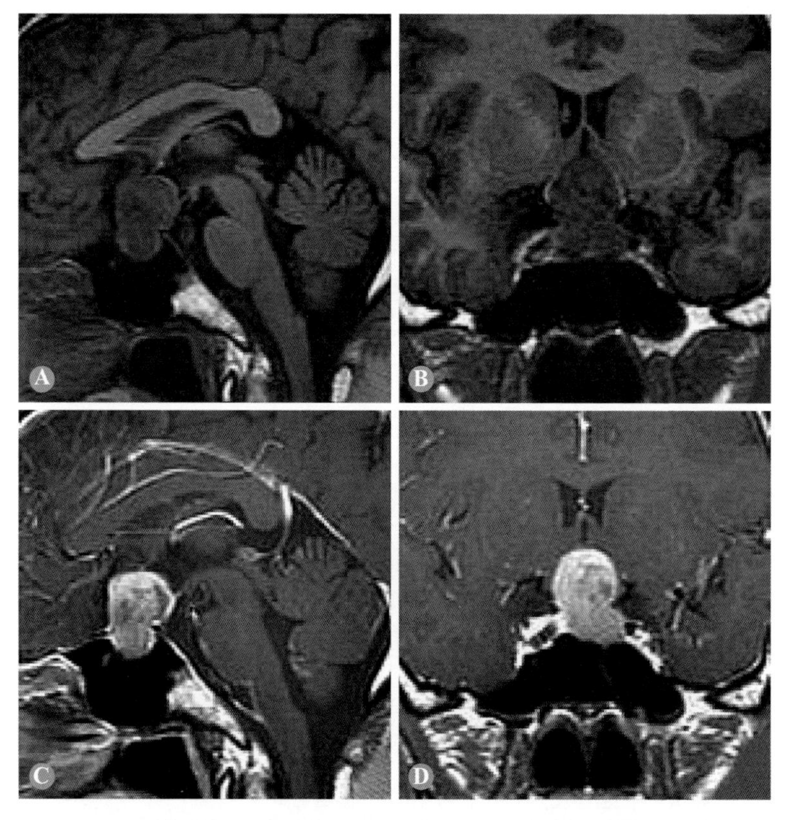

A. MR $T1_1$WI 矢状位；B. MR T_1WI 冠状位；C. MR T_1WI 矢状位增强；D. MR T_1WI 冠状位增强。检查显示病变呈等 / 低信号；病变不均匀强化，肿瘤呈束腰征，突向鞍上池，视交叉受推压移位，鞍底凹陷

图 1-5-13　垂体大腺瘤

（二）颅咽管瘤

【临床概述】

颅咽管瘤是一种缓慢生长的良性肿瘤，不恶变，不转移，多为囊性，少数为实性。囊肿成分复杂，囊壁多发钙化。常发生于鞍上或鞍内，颅咽管瘤有 2 个发病高峰，第一个高峰为 5~10 岁，第二个高峰出现在 40~60 岁，无性别差异。颅咽管瘤分为 3 类，即囊性、囊实性、实性。儿童表现以发育障碍、颅压增高为主；成年人以视力、视野障碍、精神异常和垂体功能低下为主。

【影像学特点】

1. CT

CT 平扫肿瘤以囊性和部分囊性为主，为圆形或类圆形，CT 值变化很大，含胆固醇多则 CT 值低，含钙质或蛋白质的则 CT 值高。实性部分包括囊壁，多表现为等密度，因含有丰富的血管组织，CT 增强后囊壁明显强化，囊性成分不强化。CT 对钙化敏感，以“蛋壳样”弧形周边钙化较为多见，实质内钙化多呈斑片状或小点状。鞍上囊性肿块、钙化及囊壁环形强化是颅咽管瘤较为特征性的表现。

2. MRI

颅咽管瘤 MRI 变多样，T_1WI 上可为低信号、等信号或高信号，T_2WI 上以高信号多见，钙质为低信号，实性部分 T_1WI 上呈等信号，T_2WI 上呈高信号。MRI 增强后实性部分呈均匀或不均匀强化，囊性部分呈“蛋壳样”强化（图 1-5-14）。

【鉴别诊断】

1. 颅咽管瘤呈囊性 ：表皮样囊肿、皮样囊肿，畸胎瘤、蛛网膜囊肿（表 1-5-1）。

2. 颅咽管瘤呈实性：生殖细胞瘤、星形细胞瘤、错构瘤、血管网状细胞瘤等（表 1-5-1）。

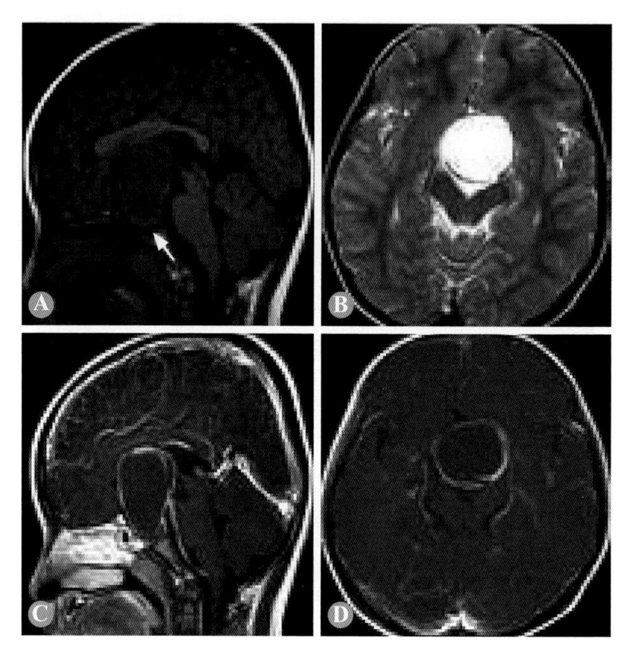

A. MR T_1WI 矢状位；B. MR T_2WI 横断位；C.MR T_1WI 矢状位增强；D. MR T_1WI 横断位增强。检查显示鞍区病变呈 T_1WI 等、T_2WI 高信号，增强后呈环形强化（箭头）

图 1-5-14 颅咽管瘤

六、颅神经肿瘤

（一）听神经瘤

【临床概述】

听神经瘤是颅神经肿瘤中最常见的一种，是成年人最常见的后颅窝肿瘤，好发于中年人，高峰为 30~50 岁，女性多于男性。多起源于听神经前庭支的神经鞘，绝大多数为神经鞘瘤。临床表现为桥小脑角综合征，即病侧听神经、面神经和三叉神经受损及颅压增高等。

表 1-5-1 鞍区常见肿瘤的影像鉴别诊断

特点	垂体大腺瘤	颅咽管瘤	脑膜瘤	动脉瘤	三叉神经瘤
部位	鞍内为主，蝶鞍增大	鞍上为主	鞍内或鞍旁	鞍旁多见	鞍旁为主
形态	束腰征	椭圆形	规则	圆形，光滑	哑铃型
垂体	消失	存在	存在	存在	存在
密度/信号	不均匀	不均匀，多为囊实性	均匀稍高或等密度	均匀等密度或流空信号	均匀，囊变时不均匀
钙化	少见	多见，壳样或斑点状	多见，沙粒样	位于边缘	少见
邻近骨质	鞍底骨质吸收或破坏	部分出现压迫吸收改变	邻近骨质增生硬化	多无明显变化	骨质破坏或吸收
强化程度	明显强化，实质强化较均匀	明显，边缘或实质强化	明显均匀强化，伴硬膜尾征	明显强化，瘤内有血栓时强化不均	均匀强化，伴囊变时呈环形或不规则强化

【影像学特点】

1. CT

肿瘤居岩骨后缘，以内通道为中心向桥小脑角生长。CT 平扫病灶多为均匀等密度或略低密度，极少为混杂密度；CT 增强后明显强化，囊变部分无强化。听神经瘤可有占位效应，病变侧桥小脑角池多闭塞，瘤周水肿轻至中度，第四脑室受压移位。

2. MRI

病变与硬膜囊呈锐角相交，所多呈不均匀长 T_1WI、长 T_2WI 信号，常有囊变。T_2WI 上可显示内听道扩大。MRI 增强后肿瘤实性部分明显强化，囊变部分无强化（图 1-5-15）。

【鉴别诊断】

听神经瘤须与桥小脑角区脑膜瘤、胆脂瘤及三叉神经瘤相鉴别。

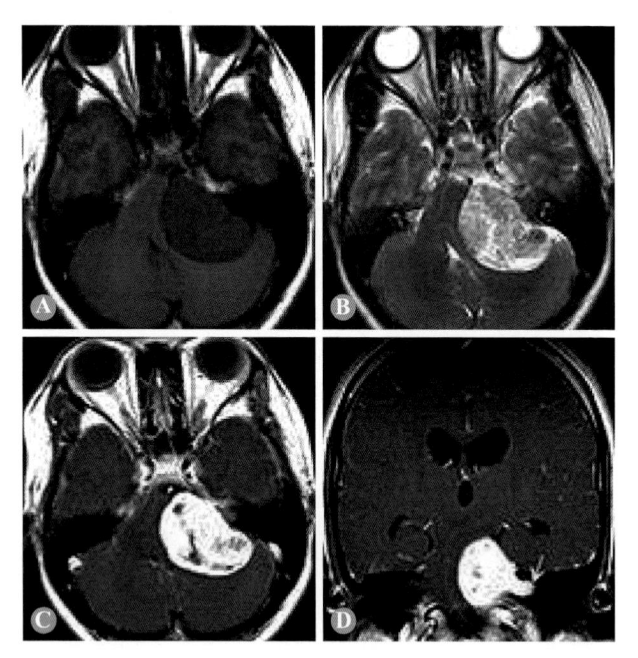

A. MR T_1WI 横断位；B. MR T_2WI 横断位；C. MR T_1WI 横断位增强；D. MR T_1WI 冠状位增强。检查显示左侧桥小脑角区占位，呈 T_1WI 等、T_2WI 等 - 高混杂信号，增强后病变明显不均匀强化

图 1-5-15　左侧听神经瘤

（二）三叉神经瘤

【临床概述】

三叉神经瘤是颅内较少见的良性肿瘤，起源于三叉神经髓鞘的神经膜细胞，好发于30~40岁，女性较为常见，常发生于内听道前方岩骨尖处。临床首发症状为三叉神经刺激或破坏症状，表现为三叉神经分布区疼痛、麻木等。

【影像学特点】

1. X线平片

颅中窝型者显示岩骨尖部骨质吸收或有圆孔或卵圆孔扩大。颅后窝型或哑铃型者表现为岩骨尖部骨质吸收，但内听道无扩大。

2. CT

颅中窝或颅后窝交界处卵圆形或哑铃形，呈等密度或低密度，瘤体周围无水肿；瘤体小者，可无占位效应；颅中窝较大者可压迫鞍上池；颅后窝较大者可压迫第四脑室。骑跨颅中窝、颅后窝病变呈“哑铃状”。CT增强后有强化，囊变者呈环形强化。

3. MRI

骑跨颅中窝、颅后窝病变呈“哑铃状”。T_1WI上为低或等信号，T_2WI上为高或等信号，增强后均匀强化，少数囊变着环形强化，瘤周一般无水肿（图1-5-16）。

【鉴别诊断】

三叉神经瘤须与脑膜瘤、听神经瘤、颞叶和桥脑胶质瘤相鉴别（表1-5-2）。

1. 脑膜瘤：CT多表现为略高密度，其内常见钙化，邻近骨质增生，增强多见明显强化伴脑膜尾征。

2. 听神经瘤：听神经增粗与肿瘤相连，内听道扩大。

3. 颞叶及桥脑胶质瘤。

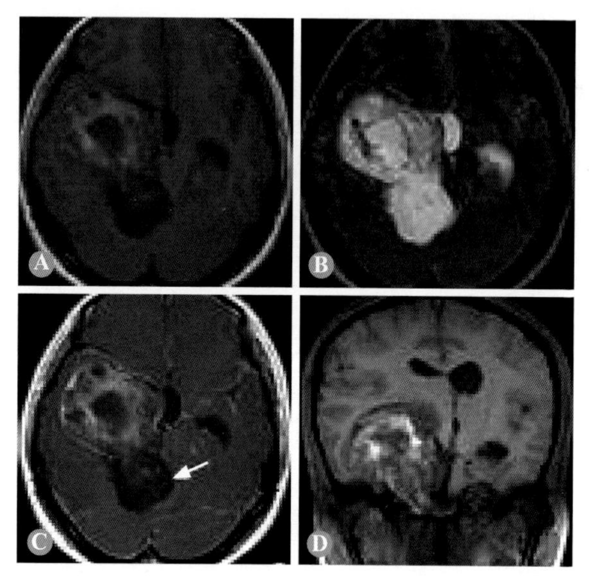

A. MR T_1WI 横断位；B. MR T_2WI 横断位；C. MR T_1WI 横断位增强；D. MR T_1WI 冠状位增强。检查显示右侧颅中窝 T_1WI 低 - 等 - 高、T_2WI 低 - 高混杂信号，增强后呈明显不均匀强化（箭头）

图 1-5-16　三叉神经瘤

表 1-5-2　三叉神经瘤鉴别诊断

特点	听神经瘤	脑膜瘤	胆脂瘤
部位	内听道为中心	桥小脑角区	桥小脑角区
形态	不规则	半球形	圆形或椭圆形
内听道	扩大	一般无扩大	无扩大
密度或信号	不均匀，其内可见囊变、坏死、出血	密度一般均匀	均匀或不均匀，水样或脂肪密度多见
钙化	少见	多见，沙粒样	少见
邻近骨质	内听道骨质吸收	邻近骨质增生改变	无明显变化
强化程度	实性部分明显强化	明显均匀强化，伴硬膜尾征	无明显强化

第六节 脑积水及脑萎缩

一、脑积水

【临床概述】

脑积水是由各种原因引起的脑脊液分泌过多、循环受阻或吸收障碍而导致脑脊液在脑室系统和（或）蛛网膜下腔积聚，使脑室扩大、脑实质相应减少。临床上常伴有颅内压升高。按病因可分为交通性脑积水和阻塞性脑积水。交通性脑积水早期可无临床症状，晚期出现颅内压增高征象。患儿晚期出现营养不良、发育迟缓、智力减退。阻塞性脑积水的主要临床表现为颅内压升高。胎儿先天性脑积水多致死胎。婴幼儿主要在出生后头进行性增大，头颅呈圆形，额部前突，头穹窿部异常增大，前囟扩大隆起，颅缝分离，颅骨变薄，甚至透明。颞额部呈现怒张的静脉，眼球下旋，上巩膜时常暴露（日落征）。成年人表现为头痛、呕吐及视神经乳头水肿，但均不明显。

【影像学特点】

1. 头颅 X 线平片

颅腔扩大、颅骨变薄、颅缝分离，蝶鞍扩大、鞍背骨质吸收变薄，颅骨内板脑回压迹增多、加深；板障静脉、导静脉和蛛网膜粒压迹扩大。

2. CT、MRI

（1）脑室系统扩张：①以侧脑室的角部和第三脑室较为明显，尤其侧脑室的颞角和额角，枕角扩大较晚，一旦出现对脑积水的诊断意义较大；②非交通性脑积水表现为梗阻水平以上的脑室系统扩张，梗阻水平以下的脑室系统无扩张；交通性脑积水表现为所有脑室均不同程度的扩张。

（2）间质性脑水肿：首先从侧脑室前角开始，逐渐累及侧脑室底部周围白质及中线附近额、顶部白质，CT 表现为不规则的低密度，MRI 的 T_1WI 上呈低或等信号，T_2WI 上呈高信号（图 1-6-1）。

（3）脑组织可有不同程度的萎缩。

【鉴别诊断】

婴儿脑积水应注意与下列情况相鉴别。

1. 未成熟儿：头颅增大较快，有些类似脑积水，但脑室不大。

2. 佝偻病：头颅增大多为方形并有其他佝偻病症状。

3. 颅内占位性病变如肿瘤，脓肿等。

在老年人中，脑积水还须与因脑萎缩导致的相对脑室系统扩大相鉴别（见第七节）。

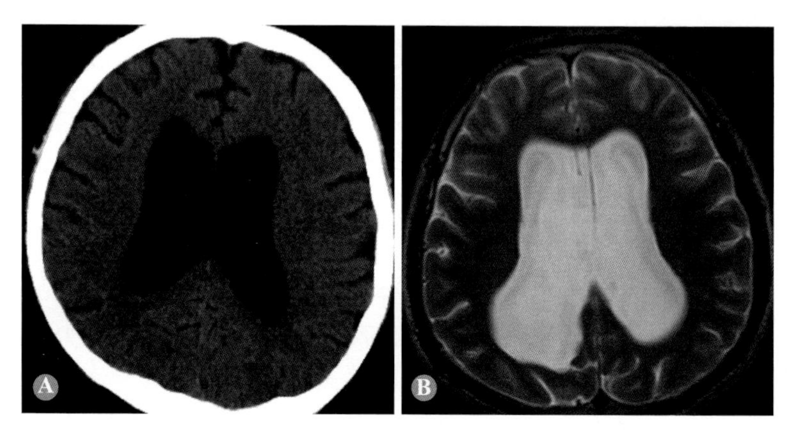

A. CT 横断位平扫；B. MR T_2WI 横断位。检查显示脑室系统扩张

图 1-6-1　脑积水

二、脑萎缩

【临床概述】

脑萎缩是指由于各种原因导致脑组织减少而继发的脑室和蛛网膜下腔扩大。脑萎缩有弥漫性脑萎缩（包括皮层萎缩、小脑萎缩及皮层、小脑、脑干萎缩）及局限性脑萎缩（多见于局限性脑器质性病变后如外伤、血管病、颅内局限性感染后等）。脑萎缩的临床表现可分为大脑机能衰退和痴呆等智能减退两大类，主要与脑萎缩发生的部位及程度有关。脑萎缩症状，其中弥漫性大脑皮层萎缩以痴呆、智能减退、记忆障碍、性格改变、行为障碍为主。有的伴有偏瘫和癫痫发作。局灶性脑萎缩以性格改变为主；小脑萎缩以语言障碍及形体的共济失调和震颤为主。

【影像学特点】

1. CT 和 MRI

脑实质的减少、脑室和蛛网膜下腔的扩大为特征性表现。

（1）侧脑室额角、颞角扩大，侧裂池、额叶脑沟和蛛网膜下腔增宽。

（2）由于脑萎缩所致的脑室扩大是脑室周围脑组织萎缩后向四周牵拉脑室所致，因此脑室形态基本保持正常（图 1-6-2）。

2. 脑萎缩的测量方法

（1）线性测量：对某一选定层面的标志进行线性测量，如最大颅内径，各脑室最大横径，并可计算不同测量数据之间的比例。

（2）容积测量：通过分别测量颅腔面积和脑室面积，然后计算二者比例来分析脑萎缩情况。脑萎缩的程度，根据脑室扩大变形可分为轻、中、重度。

【鉴别诊断】

1. 脑萎缩须与脑积水所致脑室扩张相鉴别。

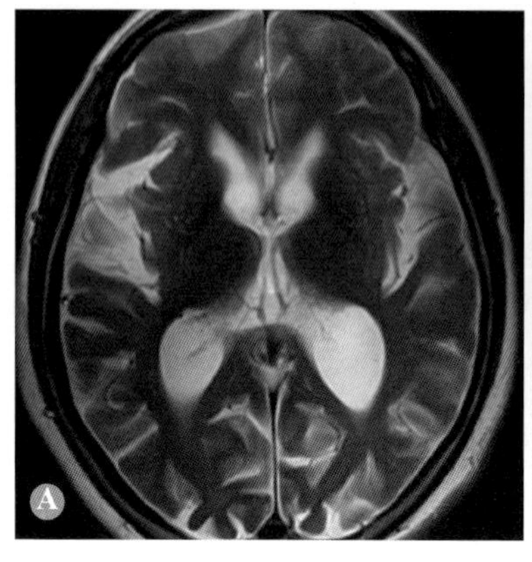

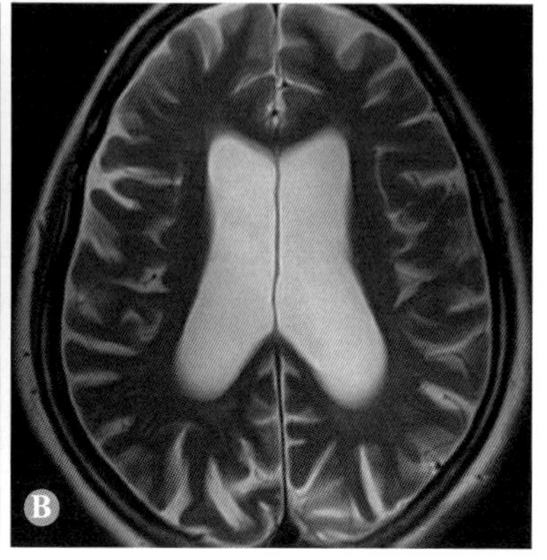

MR T_2WI 横断位（A、B）显示脑室系统扩张，两侧侧脑室顶之间的夹角扩大，脑回增宽，脑沟加深

图 1-6-2 脑萎缩

（1）脑萎缩时，两侧侧脑室顶之间的夹角扩大，第三脑室扩大，不呈球形，前后壁无明显膨隆，视隐窝和漏斗隐窝较尖锐。

（2）脑积水时，两侧侧脑室顶之间的夹角减小，第三脑室扩大，呈球形，前后壁上抬，视隐窝和漏斗隐窝变钝、变浅或消失。

2. 一侧半球脑萎缩与阻塞性脑积水均可造成单侧侧脑室明显扩张，但前者对侧脑室正常，脑室向同侧移位。后者正好相反，脑室向对侧移位。

第七节 脑白质病变

一、肾上腺脑白质营养不良

【临床概述】

肾上腺脑白质营养不良（adrenoleukodystrophy，ALD）是一组隐性遗传性脂代谢病，由于细胞中过氧化物酶体对超长链脂肪酸（very long chain fatty acids，VLCFA）的氧化发生障碍，以致VLCFA在血、脑白质、肾上腺皮质等器官和组织内大量聚积，引起中枢神经系统脱髓鞘和肾上腺皮质萎缩或发育不良。主要累及肾上腺和脑白质，半数以上的患者于儿童或青少年期起病，主要表现为进行性的精神运动障碍，视力及听力下降和（或）肾上腺皮质功能低下等。根据ALD的发病年龄及临床表现分为7类：儿童脑型、青少年脑型、成年人脑型、肾上腺脊髓神经病型（adrenomyeloneuropathy，AMN）、Addison型、无症状型和杂合子型。以儿童脑型最为常见，约占所有ALD患者的35%，多于5~12岁发病，初期表现为注意力不集中、记忆力减退、学习困难、步态不稳、行为异常等，逐渐出现视力和（或）听力下降、构音障碍、共济失调、瘫痪、癫痫发作、痴呆等症状，逐步进展，最终完全瘫痪，失明或耳聋，可有惊厥，甚至出现惊厥持续状态。有的可维持去大脑强直状态数年，有的出现中枢性呼吸衰竭、脑疝、感染等而死亡。多数在首次出现神经系统症状时已有肾上腺皮质功能受损。AMN型约占ALD的27%，常于20~40岁发病，病损主要累及脊髓白质，周围神经受累较轻，不伴炎症性损伤。表现为进行性的下肢痉挛性瘫痪、括约肌和性功能障碍等，瘫痪进展缓慢，可伴有周围神经损害，右肾上腺皮质功能不全表现，并可见原发性性腺发育不全伴睾酮减低，可继发脑部损害而出现不同程度的认知和行为异常，AMN进展较慢，无MS的缓解和复发的特点。

【影像学特点】

1. CT

CT平扫显示两侧侧脑室三角区周围脑白质内有大片对称性低密度，似“蝶翼样”，胼胝体压部密度降低，呈横行带状低密度影，将两侧大脑半球的“蝶翼样”结构连接起来。病灶内可见多个点状钙化灶，多位于三角区周围。CT增强扫描有花边样强化，其将低密度区分隔成中央和周缘区，中央区密度略低于周缘区。随病程发展，可有脑萎缩，以白质为主。

2. MRI

病灶呈 T_1WI 低信号、T_2WI 高信号改变，常经胼胝体压部连接两侧三角区病灶，呈“蝶翼样”形状，病灶的轮廓比 CT 更清晰。MRI 增强扫描的强化表现与 CT 相似（图 1-7-1）。

【鉴别诊断】

ALD 晚期大脑白质普遍出现异常改变、无强化时，仅凭影像学特点很难与其他脱髓鞘疾病相鉴别。

二、肝豆状核变性

【临床概述】

肝豆状核变性（hepatolenticulardegeneration，HLD）又称 Wilson 病（WD）本病于 1911 年首先由 Wilson 报道，此为一种常染色体隐性遗传性疾病，青少年多见，是先天性铜代谢障碍性疾病。

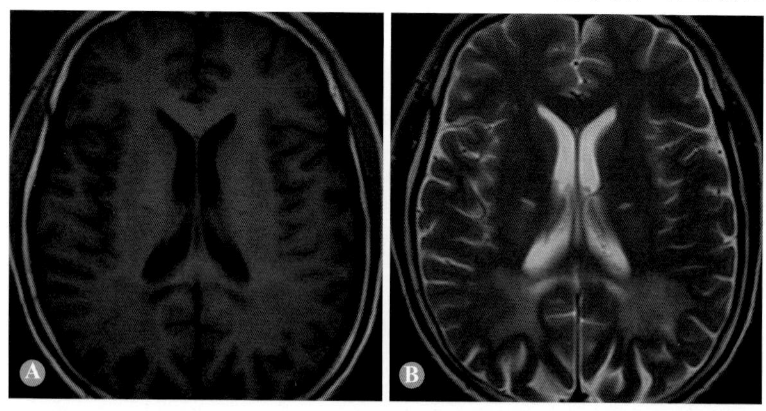

A. MR T_1WI 横断位；B. MR T_2WI 横断位。检查显示双侧侧脑室后角片状 T_1WI 等信号、T_2WI 高信号灶，病灶呈对称性，“蝶翼样”形状，胼胝体压部受累

图 1-7-1　肾上腺脑白质营养不良

由 Wilson 首先报道和描述，是一种遗传性铜代谢障碍所致的肝硬化和以基底节为主的脑部变性疾病。临床上以肝损害、锥体外系症状及角膜色素环等为主要表现。临床上分为 5 型。①潜伏型：又称无症状型、症状前期型；②脑型：最常见，是以中枢神经系统症状为核心；③骨 - 肌型；④内脏型与脑 - 内脏混合型；⑤脊髓型与肝性脑脊髓型。

【影像学特点】

1. X 线平片

骨关节 X 线平片改变是 HLD 潜在的诊断指标。约 96% 患者骨关节 X 线平片异常，双腕关节最常受损，表现骨质疏松、骨关节炎、骨软化、关节周围或关节内钙化、自发性骨折和脊椎骨软骨炎等。

2. 颅脑 CT

无症状的 HLD 及无脑症状的肝型 HLD 患者颅脑 CT 扫描以脑萎缩多见，而脑型 HLD 则以基底节区对称性低密度影为特征。

3. MRI

特征性改变是对称性基底节异常信号，严重时可累及丘脑、小脑和脑干，表现为豆状核（尤其壳核）、尾状核、中脑和脑桥、丘脑、小脑及额叶皮质 T_1WI 低信号和 T_2WI 高信号，或壳核和尾状核在 T_2WI 显示高低混杂信号，还可有不同程度的脑沟增宽、脑室扩大等（图 1-7-2）。

4. 肝 B 超及食管钡剂造影对 HLD 的诊断也可提供帮助。

三、线粒体脑病

【临床概述】

线粒体肌病是指因遗传基因的缺陷导致线粒体的结构和功能异常，引起细胞呼吸链及能量代谢障碍的一组多系统疾病。伴有中枢神经系统症状者称线粒体脑肌病。本病为一组临床综合征。常见

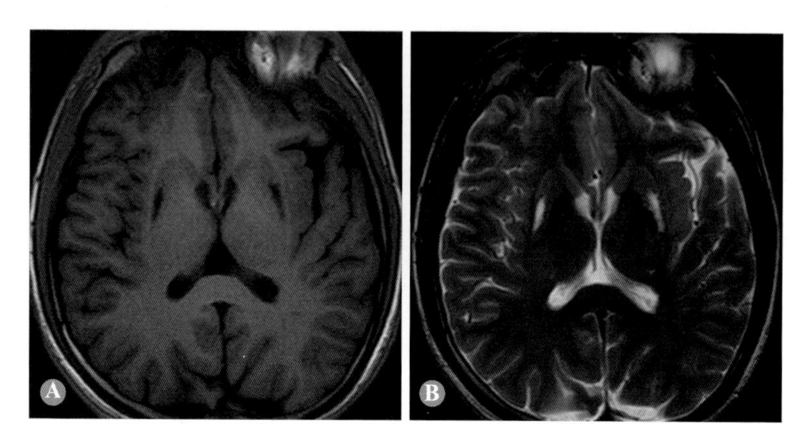

A. MR T_1WI 横断位；B. MR T_2WI 横断位。检查显示呈双侧豆状核异常信号，对称分布，T_1WI 呈低信号，T_2WI 呈高信号

图 1-7-2　肝豆状核变性

的临床综合征：①线粒体肌病主要表现为以四肢近端为主的肌无力伴运动耐受不能；②线粒体脑肌病伴高乳酸血症和卒中样发作综合征（mitochondrial encephalomyopathy，lactic acidosis and stroke-like episodes，MELAS）；③伴破碎红纤维的肌阵挛癫痫（myoclonic epilepsy with ragged red muscle fibers，MERRF）；④ KeArns-SAyre 综合征（KSS）及 PeArson 综合征；⑤慢性进行性外眼肌麻痹（chronic progressive external ophthalmoplegia，CPEO）；⑥ Leigh 又称亚急性坏死性脑脊髓病；⑦ LeBer 遗传性视神经病（Leber's hereditary optic neuropathy，LHON）；⑧ WolfrAm 综合征主要临床表现为青少年发病的糖尿病和耳聋。

【影像学特点】

线粒体脑疾病累及多部位，大脑皮层、基底节区灰质、侧脑室周围、三角区后不白质和皮质下白质。

1. MELAS 型

CT 表现为低密度病灶，其内尚有脑组织结构，多伴有基底节钙化；MRI 表现为大脑半球皮层广泛长 T_1WI、长 T_2WI 信号，常累及一侧或双侧颞叶、顶叶、枕叶、额叶及岛叶，典型的可呈现夹层性坏死样改变，皮层下白质受累较为明显，而深部白质近于正常，脑干脑室系统未见异常。有的病例还可见到血管增多、增粗（图 1-7-3）。

2. MERRF 型

头颅 MRI 显示广泛的脑沟及脑室扩大，小脑萎缩；CT 除上述改变外，尚可见到苍白球钙化。

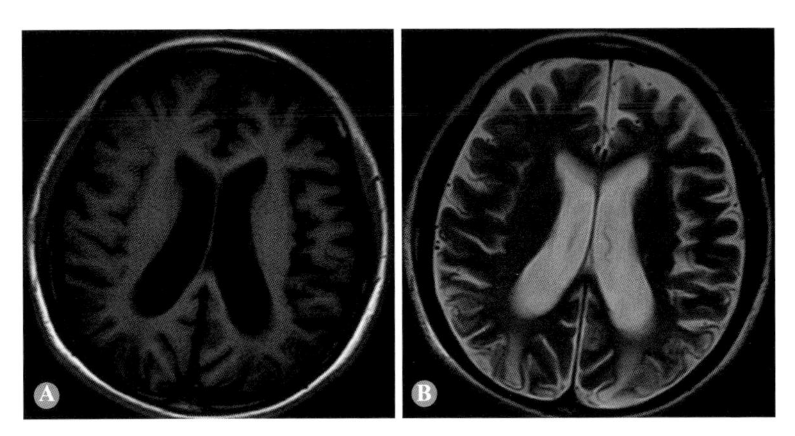

A. MR T_1WI 横断位；B. MR T_2WI 横断位。检查显示双侧枕叶皮层下对称 T_1WI 低、T_2WI 高信号，病灶与正常脑组织分界不清，幕上脑室扩张，脑沟裂池增宽

图 1-7-3　线粒体脑肌病

四、多发性硬化

【临床概述】

多发性硬化（multiple sclerosis，MS）是中枢神经系统脱髓鞘疾病中最常见的一种类型，患者脑和脊髓内发生多灶性脱髓鞘斑块为其主要表现。MS 的病程较长，多呈迁延性、进行性加重的趋势，部分患者的病程表现为反复发作和缓解交替进行。

【影像学诊断特点】

1. CT

急性期或复发加重期，CT 平扫显示侧室周围，尤其在前角和后角旁、皮质下显示多发、数毫米至 4~5 cm 大小不等的低密度斑，大多数病灶无占位效应，少数低密度灶周围有水肿，可引起轻度的占位表现。CT 增强扫描低密度斑多呈均匀强化、少数环状强化。静止期低密度病灶无占位效应，无强化。少数患者平扫无异常。

所见，经大剂量滴注对比剂延迟扫描，可见小强化斑。晚期病例，CT 显示低密度病灶边界清楚、不强化，35%~50% 的病例伴脑室扩大，脑沟增宽，脑回变平等脑萎缩改变。MS 可各期病灶并存，CT 常同时发现低密度和等密度病灶，增强扫描有或无强化，以及脑萎缩等多种表现。

2. MRI

MRI 能清晰显示 MS 病灶大小、形态和分布；T_1WI 见多发斑点状低信号病灶，通常与侧脑室壁垂直排列，与脑室周围白质内小血管的走行方向一致。陈旧性斑块呈等信号。皮质和基底节亦可受累，半卵圆中心的病灶可有占位效应。脊髓病灶呈长条形，与脊髓长轴走行一致，一般脊髓不增粗。T_2WI 病灶呈高信号，边缘清晰。质子密度加权像有利于显示靠近脑室边缘、脑干及小脑 MS 病灶。GD-DTPA 增强扫描 T_1WI 急性脱髓鞘病灶强化，陈旧病灶无强化。MRI 可判断 MS 的分期：MRI 显示病灶大小不变、病灶缩小或数目减少，则提示为缓解期；若病灶增大或数目增多，则提示病情加重。MRI 还可用来随访治疗效果（图 1-7-4）。

【鉴别诊断】

1. 皮层下动脉硬化性脑病：CT 表现为脑室旁和半卵圆中心脑白质密度减低；MRI 为异常信号，围绕侧脑室呈大片状，其边缘多模糊不清，可伴有脑深部腔隙软化灶，无占位效应，增强扫描无强化。

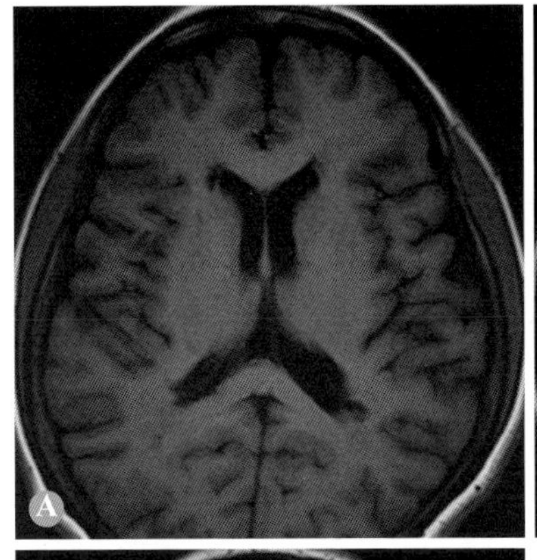

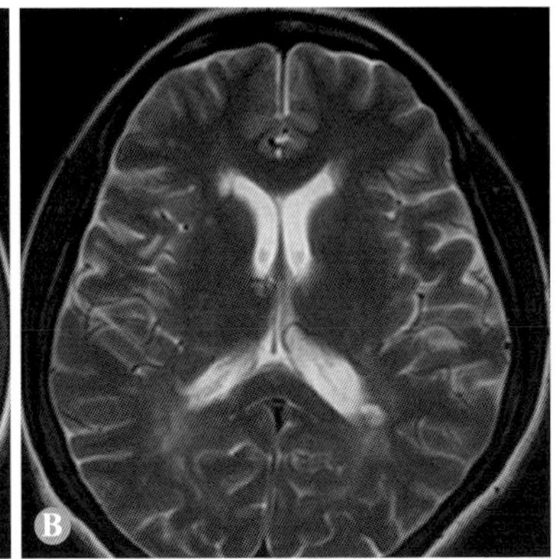

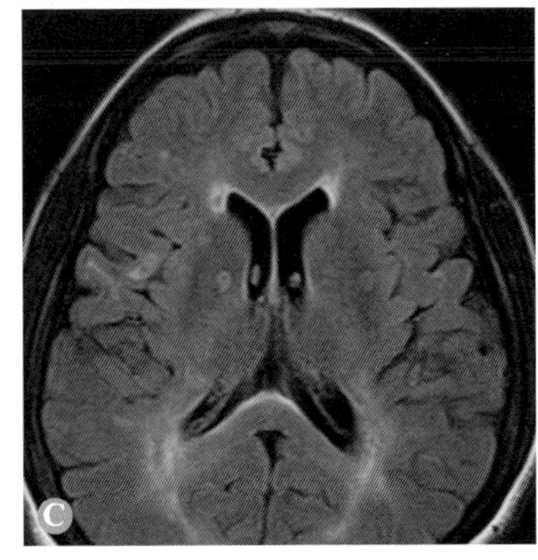

A. MR T_1WI 横断位；B.MR T_2WI 横断位；C. T_2WI FLAIR 横断位。检查显示双侧侧脑室旁异常信号，T_1WI 呈低信号，T_2WI 呈高信号，FLAIR 信号不被抑制

图 1-7-4　多发性硬化

2. 脑炎：可累及脑的任何部位，但以颞叶受累最为常见。CT 平扫为片状低密度，MRI 为异常信号，多为一侧性，病灶周围有水肿带并有占位效应。MRI 增强扫描大部分病灶呈轻度边缘强化，或无明显强化。

五、甲状旁腺功能低下

【临床概述】

甲状旁腺功能减退症（简称甲旁减）是指甲状旁腺激素

（parathyroid hormone，PTH）分泌减少和（或）功能障碍的一种临床综合征。甲状旁腺功能减退症在临床上常见的主要有特发性甲旁减、继发性甲旁减、低血镁性甲旁减和新生儿甲旁减，其他少见的包括假性甲旁减、假 - 假性甲旁减、假性特发性甲旁减等。

PTH 临床上主要表现如下。

（1）神经肌肉应激性增高症群：感觉麻木、刺痛、进而手足搐搦；拇指内收，其他手指并紧、掌指关节屈曲、指间关节伸直，腕及肘关屈曲呈助产士手，Chvostek 征、TrousseAu 征阳性；深呼吸试验：深呼吸 3~5 分钟可诱发呼吸性碱中毒而致手足搐搦。

（2）神经精神症状群：情绪不稳定，烦躁、焦虑、抑郁、妄想、定向力、记忆力减退。

（3）外胚层组织营养变性症群：久病者皮肤粗糙，色素沉着，头发干燥易脱落，指（趾）甲脆软有沟纹。白内障、儿童牙齿钙化不全，且出牙延迟，成年人牙齿提早脱落。

【影像学特点】

颅脑 CT：双侧基底节区、丘脑、小脑齿状核表现为对称性高密度广泛分布的大小不等的钙化灶，双侧额、枕叶质下或皮髓质交界处呈对称性大小不等的片状、弧形及条带状高密度钙化影，内囊区无钙化呈“内囊空白征”，中线结构居中，无占位效应（图 1-7-5）。

【鉴别诊断】

1. Farh 病：又称为对称性、特发性、家族性脑血管亚铁钙沉积症，病因不明，有家族倾向，以青少年好发，实验室检查血清磷、钙水平于正常范围内。

2. 结节性硬化：CT 检查亦可见颅内多发钙化灶，但形态及分布多不规则。

3. 生理性改变：CT 检查钙化灶仅限于纹状体、苍白球和齿状核，以高龄者多见。

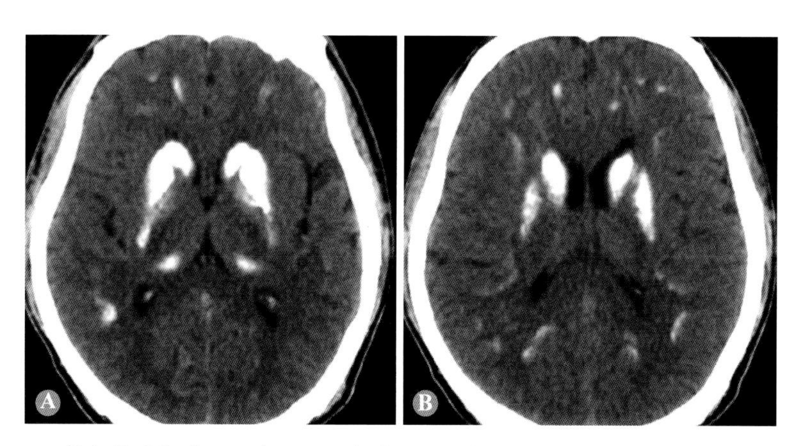

CT 横断位平扫（A、B）显示双侧大脑尾状核、豆状核及大脑半球多发对称性钙化影

图 1-7-5　甲状旁腺功能减退症

第八节　脊髓疾病

【影像学检查方法的选择】

脊髓疾病的检查方法包括 X 线平片、脊髓造影、CT、MRI 等，CT 和 MRI 是目前最常用的检查方法。MRI 是首选的检查方法，MRI 可提供多方向的图像信息，不同的序列可针对不同的部分清晰显示脑脊液、脊髓、神经根、韧带等，对于一些疾病有着特征性的表现。

X 线平片对于诊断骨病变或椎管内病变有帮助，但对于无椎骨改变的病变，几乎没有帮助。脊髓造影对椎管内肿瘤、脊蛛网膜粘连及先天发育异常等有诊断价值。CT 能显示部分脊髓、脊蛛网膜下腔、硬脊膜囊、硬脊膜外腔、椎间盘、小关节和椎体。对比增强扫描用于脊髓肿瘤和血管性病变。CT 脊髓造影扫描是应用非离子型碘对比剂注入脊蛛网膜下腔，然后再行扫描。多数病例都能清晰显示脊蛛网膜下腔。MRI具有骨伪影少、分辨率高、非创伤性等特征。MRI可以直接显示肿瘤、椎间盘突出等病变。脊髓的MRI检查原则上包括T_1WI加权像和T_2WI加权像，但T_1WI加权像上病变与周围组织信号强度的区别有时不明显，有必要做MRI增强检查。此外，为显示脊蛛网膜下腔等部位的病变，也可进行FLAIR成像或重T_2WI加全像（3D-FSE等）。

椎管内肿瘤按生长部位分为脊髓内、脊髓外硬脊膜内和硬脊膜外3种。肿瘤起源可来自脊髓、脊膜、脊神经、椎管内其他软组织和转移瘤。其中以脊髓外硬脊膜内肿瘤最为常见，占60%~75%。其他2类均较少见。90%以上肿瘤为胶质瘤。

一、脊髓内肿瘤

脊髓的髓内肿瘤多数为室管膜瘤和星形细胞瘤。

（一）室管膜瘤

【临床概述】

室管膜瘤来源于脑室与脊髓中央管的室管膜细胞或脑内白质室管膜细胞巢的中枢神经系统肿瘤。男性多于女性，多见于儿童及青年。脊髓室管膜瘤好发于脊髓圆锥和终丝，占儿童脊髓肿瘤的30%，成年人的55%~60%。病理学上分为2类：①细胞性室管膜瘤，好发于颈髓，中年人高发，小儿几乎见不到，主要病变位于脊髓的中央部，界限分明；②黏液乳头状室管膜瘤，以脊髓圆锥、终丝发病为特征。L_2水平处最好发，虽然是髓内肿瘤，但多数情况下表现为髓外硬膜内肿瘤的形状。

【影像学特点】

1. CT

脊髓呈梭形膨大，病变多为低密度，对比增强后可有中央管周围的轻度强化，为特征性改变。

2. MRI

细胞性室管膜瘤表现为病灶处脊髓的膨大，T_1WI 加权像上呈均匀或不均匀的低信号，T_2WI 加权像上呈高信号，若边缘部分有出血可呈低信号。增强后 T_1WI 加权像上呈高信号，能够发现较小的肿瘤，并将肿瘤同周围的水肿和伴发的囊肿区分，增强检查也是确定术后肿瘤复发的重要方法。黏液乳头状室管膜瘤 MRI 表现非特异性。在 T_1WI 加权像上肿瘤信号可同脑脊液信号，难于区别，马尾终丝的肿瘤 T_2WI 像上为高信号，与周围的脑脊液几乎没有对比，难于定位（图 1-8-1）。

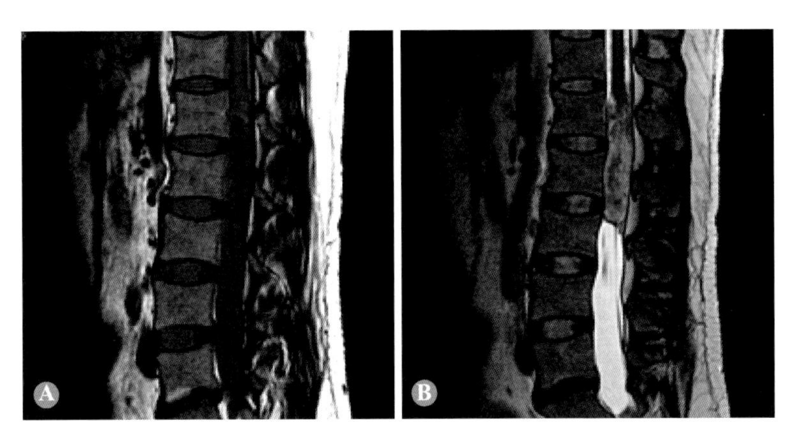

A. MR T_1WI 矢状位上病变呈均匀或不均匀的低信号；B. MR T_2WI 矢状位上病变呈高信号、混杂低信号，考虑为出血

图 1-8-1　腰段室管膜瘤

【鉴别诊断】

细胞性室管膜瘤应与星形细胞瘤相鉴别，鉴别要点为星形细胞瘤界限不清，增强效果差。黏液乳头状室管膜瘤须与马尾发生的神经鞘瘤相鉴别。

（二）星形细胞瘤

【临床概述】

星形细胞瘤是脊髓内仅次于室管膜瘤的高发性肿瘤，其是小儿发病率最高的髓内肿瘤，可发生于脊髓的任何部位，以颈 - 胸段较常见，多数为良性。

【影像学特点】

1. CT

低或等密度，增强后强化不明显且不均一，可囊变。

2. MRI

脊髓梭形肿胀，累及范围通常为 2~3 节脊椎，可更广泛，病变分界不清，分别向上、下方扩展，增强后轻度强化，无特异性。有时伴有囊肿或空洞，小儿还可显示广泛的椎管扩张（图 1-8-2）。

【鉴别诊断】

星形细胞瘤须与室管膜瘤相鉴别，此外各种原因引起的脊髓炎也可显示类似肿瘤样的 MRI 影像，与之鉴别时，临床资料和病程很重要。

二、髓外硬膜内肿瘤

髓外硬膜内肿瘤存在于脊髓和硬脊膜之间，与肿瘤相邻的上下蛛网膜下腔扩大为此类疾病的特征，最具代表性的为神经鞘瘤。

【临床概述】

神经鞘瘤为包括马尾在内的脊神经的神经鞘（Schwann 细胞）发生的良性肿瘤。常发生于脊髓后根，所以在脊髓的背外侧多见，

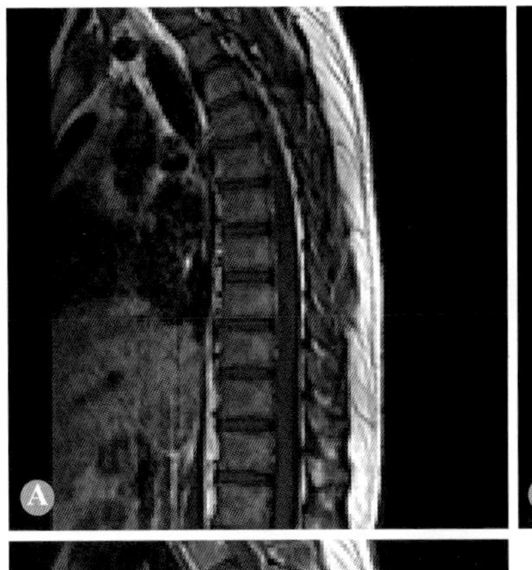

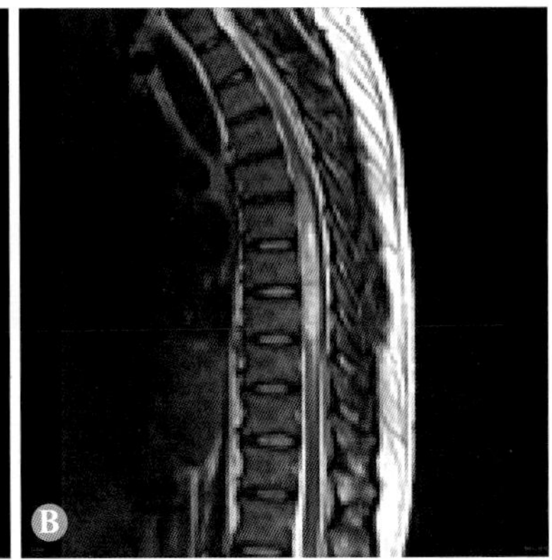

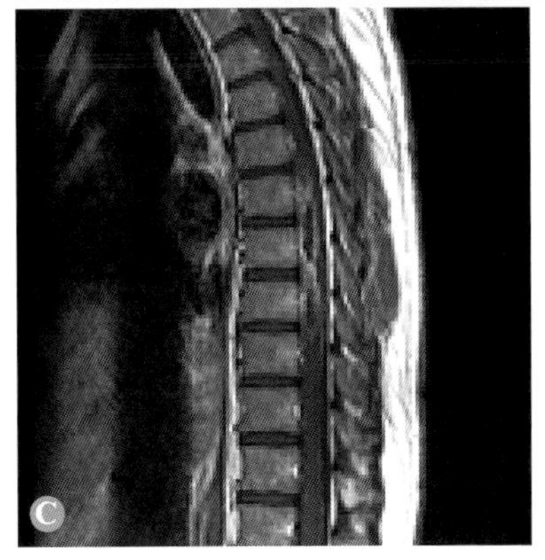

脊髓梭形肿胀，累及范围5节脊椎，病变分界不清；A. MR T_1WI 矢状位病变呈等或略低信号；B. MR T_2WI 矢状位上病变为混杂高信号，内可疑囊变；C. MR T_1WI 矢状位增强显示病变轻度强化

图 1-8-2　胸段脊髓星形细胞瘤

可穿过神经孔呈“哑铃状”。作为发病率最高的髓外硬膜内肿瘤，常有硬膜外成分。

【影像学特点】

1. CT

髓外硬膜内肿瘤形态规则，边缘清楚光滑的肿块，较小者病灶密度均匀，较大者囊变坏死时密度减低，增强后中等强化，囊变坏死区无强化（图 1-8-3）。

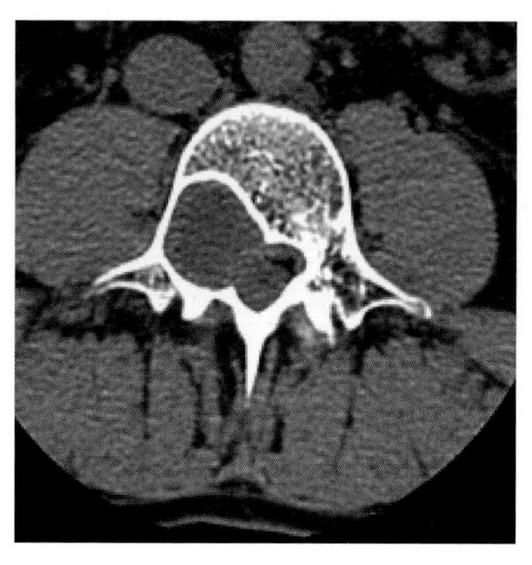

CT 横断位平扫显示腰段脊柱椎管内右侧软组织占位，穿过神经孔呈“哑铃状”

图 1-8-3 神经鞘瘤

2. MRI

信号强度非特异性，边缘光滑，内部由于逐渐增大、变性而呈不均匀信号，增强后可见明显的强化，但囊变坏死区无强化（图 1-8-4）。

【鉴别诊断】

神经鞘瘤与硬膜外肿瘤形态相似，须与之鉴别。

三、脊髓空洞症

【临床概述】

脊髓空洞症是脊髓内存在空洞的总称，为中央管扩张形成的空洞和脊髓实质内出现的空洞。临床上二者很难鉴别，故将二者合并起来，统称为脊髓空洞症。其临床症状表现为分离性感觉障碍，上肢、躯干的肌肉萎缩，神经源性关节病等为特征的疾病。根据空洞

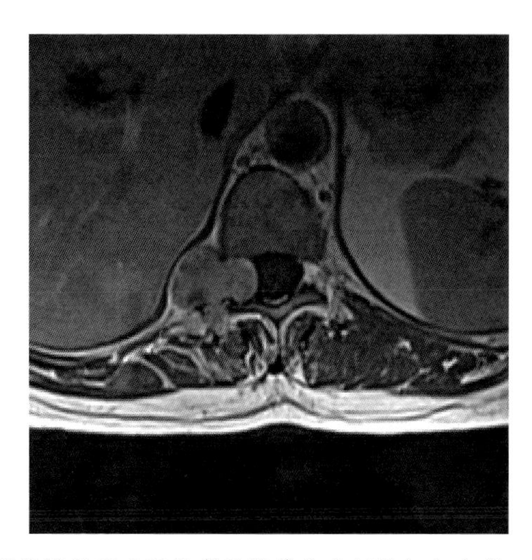

MR T_1WI 横断位增强显示腰段脊柱椎管内右侧软组织占位，穿过神经孔呈“哑铃状”，明显不均匀强化

图 1-8-4 神经鞘瘤

与第四脑室相连续与否分为 2 类，相连者称为交通性脊髓空洞症，后者称非交通性脊髓空洞症，后者合并有 Chiari I 型畸形、髓内肿瘤、蛛网膜炎空洞症及外伤性空洞症。

【影像学特点】

1. CT

CT 平扫见脊髓多发空洞，内液体密度。CT 脊髓造影依脊髓外形分为 4 型：①正常；②增大；③变扁；④萎缩。任何一型髓内都有空洞，CTM 可见对比剂进入空洞内。

2. MRI

交通性脊髓空洞症与 T_1WI 加权像上可见第四脑室扩张，与颈髓内空洞相连续，多可合并 Chiari Ⅱ型畸形。增强后伴有髓内肿瘤者可见强化病灶，且 T_1WI 加权像上空洞内信号比脑脊液信号稍高。如因蛛网膜炎引起的空洞症，可于 T_2WI 加权像上显示蛛网膜粘连肥厚，粘连处上、下两侧均可出现空洞，并伴随出现蛛网膜囊肿形成（图 1-8-5）。

【鉴别诊断】

由于脊髓空洞的特异影像学表现不难确诊，但须注意有无合并其他畸形或肿瘤。

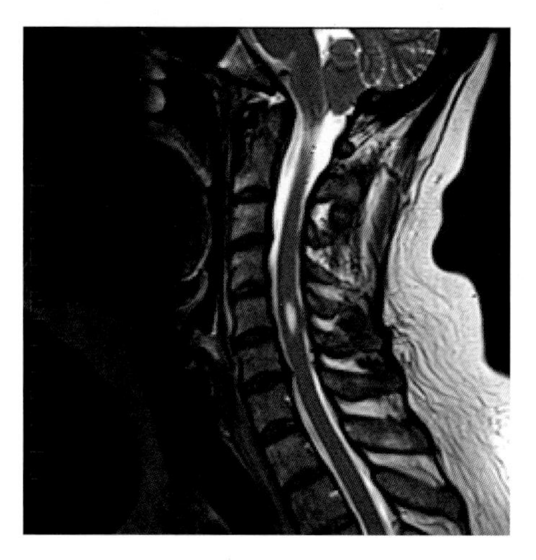

MR T_2WI 矢状位显示颈段脊髓内空洞形成

图 1-8-5　脊髓空洞症

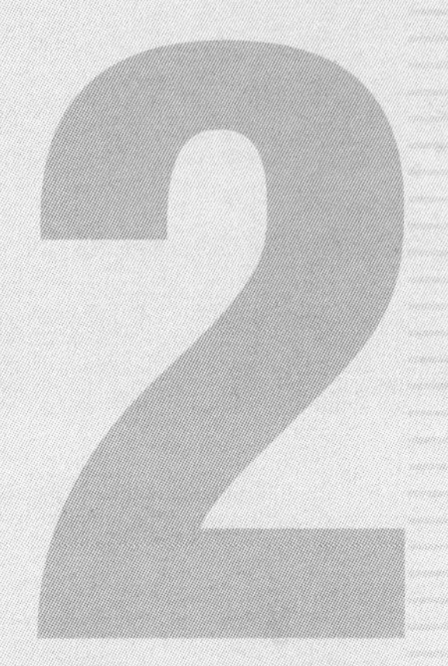

第二章

头颈五官系统疾病

第一节 眼与眼眶常见疾病

【影像学检查方法的选择】

眼部是由眼球、眼附属器和眼眶组成，其结构细致复杂，除眶骨外均为软组织，普通平片多局限于显示眶骨和不透线 X 线平片异物，但图像质量欠佳，对眼球等软组织检查有明显的局限性。CT 可直接显示眼部软组织和骨结构，同时可显示眼眶周结构，因而成为眼眶检查的理想方法之一。

1. X 线平片

主要包括眼眶正位片、侧位片和柯氏位摄片。眼眶正位片用于观察眶骨，侧位片用于了解病变的深度情况，柯氏位摄片用于检查视神经。平片主要用于眼眶骨病变及眼眶内高密度异物的诊断。泪囊泪道造影检查，用于观察泪囊泪道的形态和功能。

2. CT

（1）横断层扫描：扫描面平行于人体基线（外耳道上缘至眶下缘之间的连线），层厚 1~3 mm，层间隔 3 mm，连续扫描。扫描范围要求包括眶上、下壁。

（2）冠状面扫描：扫描平面大致与上颌窦后壁平行，层厚 3~5 mm。层间隔 5 mm，连续扫描，包括全部眼眶。

（3）横断面扫描及图像后处理重建等在观察眼眶骨折、眶内异物准确定位及钙化等方面有其独特优势。除外伤和眼球异物外，眼和眼眶软组织病变一般都应进行平扫和增强扫描。

3. MRI

诊断眼和眼眶软组织、视神经病变、肿瘤性病变、明确病变与邻近血管的关系和早期骨髓受累情况较 CT 敏感，但观察骨折、眼眶异物和钙化方面不及 CT 敏感。

4. 超声

可用以筛查软组织病变，但定性诊断较困难。

一、眼与眶内异物

【临床概述】

眼部异物是一种常见的眼部创伤，眼眶周围有骨壁保护，眶内异物多从正前方进入，多数穿过眼睑或结膜，经眼球与眶壁之间进入眼眶深层，少数经眼球双层穿孔进入眶内。最多是金属异物，其次是植物性异物，偶见石块、玻璃等。根据异物进入眼部的路径、异物存留部位及异物对眼结构损伤的程度而有不同的临床表现。眼球内异物的主要表现有视力障碍、眼球疼痛等；眶内异物若损伤视神经则表现为视力障碍，若损伤眼外肌则可出现复视、斜视和眼球运动障碍等。

【影像学特点】

1. X 线平片

X 线平片可显示金属异物，但对石块、玻璃、塑料及植物性异物均不显影。

2. 超声

超声对球内异物有独到之处，因眼球内玻璃体为无回声区，在这样的背景下，异物阳性率很高。但异物与眼眶脂肪均为强回声体，且对声能衰减，只有近球壁的较大异物或异物周围出血、肉芽肿，有低回声区才能被发现。在临床上植物性异物被超声发现率较低。

3. CT

CT 对眼眶深部或浅部金属异物均能显示。因金属密度远远高于眶内脂肪，反差大，易被发现，常出现放射性伪影，从而影响对异物准确定位。对于邻近球壁的异物确定其在球内或球外有一定困难；对于眶内多个异物，较大异物的伪影可以遮蔽较小异物。植物性异物其CT值为负值，在脂肪也为低密度的背景下内异物显示不明确，甚至异物达2.5 mm×2.5 mm仍不能显示。在异物周围形成肉芽肿或纤维包膜后，其纤维壁CT值高，表现为高密度。如异物较大，周围有出血，肉芽高密度区对比，植物异物显示为低密度区。当异物较小时，由于异物被组织液浸湿和部分溶积效应的影响，很难显示出异物。如木质异物内有其他高密物，如铅笔，则可显示（图2-1-1）。

4. MRI

对眶内非磁性异物，特别是植物性异物的显示优于CT。眶内脂肪为高信号而异物为低信号或无信号，在T_1WI上易被发现。

【鉴别诊断】

详细询问有无外伤史是鉴别诊断的关键。

1. 眼球内钙斑：见于视网膜母细胞瘤、脉络膜骨瘤等，一般在CT上可显示肿块，较易鉴别，钙斑也可见于创伤性病变的退行性改变，它们与无金属伪影的高密度异物很难鉴别。

2. 球后眶内钙化：常见于肿瘤性病变，一般可见明确的肿块影，容易鉴别。

3. 人工晶体及义眼：询问病史有助于诊断。

4. 眶内气肿：眶内木质异物与眼创伤的眶内气肿的CT密度相近，异物具有固定形状有助于鉴别。

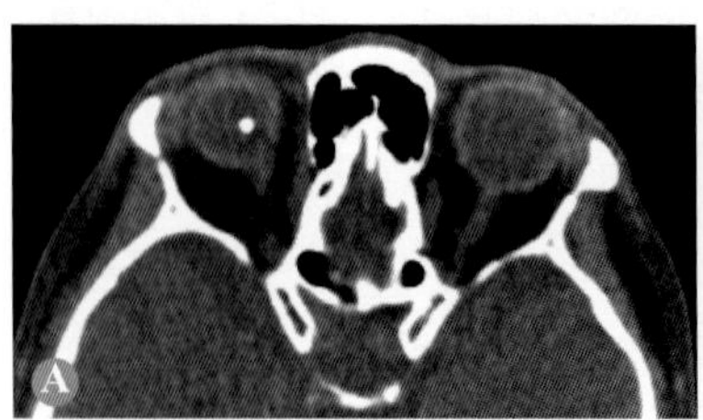

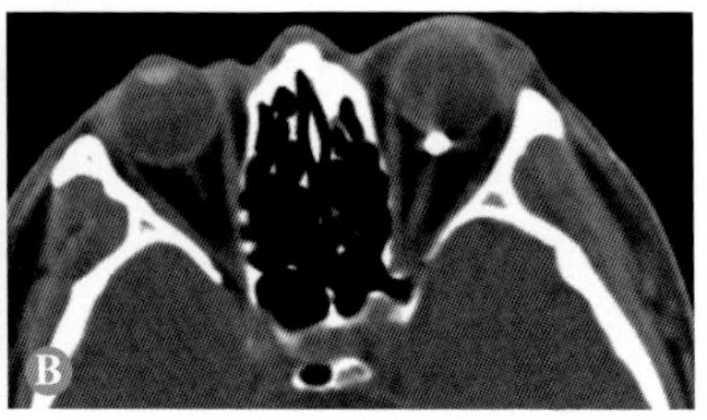

CT横断位平扫（A、B）。检查显示右侧眼球内圆形致密影；左侧眼球后方结节致密影，周围可见放射伪影

图2-1-1　眼球及眶内异物

二、视网膜母细胞瘤

【临床概述】

视网膜母细胞瘤（retinoblastoma，RB）是婴幼儿最常见的眼内恶性肿瘤，对视力和生命有严重的威胁和危害，在婴幼儿眼病中，是性质最严重、危害性最大的一种恶性肿瘤。发生于视网膜核层，具有家族遗传倾向，多发生于5岁以下，可单眼、双眼先后或同时罹患，本病易发生颅内及远处转移，常危及患儿生命，因此早期发现，早期诊断及早期治疗是提高治愈率、降低死亡率的关键。根据视网膜母细胞瘤一般的发展过程，临床可分为4期，即眼内生长期、眼压增高期（青光眼期）、眼外扩展期及全身转移期，由于肿瘤生长部位、生长速度和分化程度不同，临床表现也不尽一致。早期症状不明显，初诊常表现为斜视与白瞳症。晚期可引起继发性青光眼、球外扩散或视神经受侵时导致眼球突出。

【影像学特点】

1. X线平片

RB在眼眶X线平片上可显示出不正常的钙化。

2. 超声

当患儿因斜视或“猫眼”就诊时，瘤体一般较大，超声检查有典型的表现，对诊断有重要意义，肿瘤常有钙化，表现为高反射伴声影，少数肿瘤因生长过快，出现液化、坏死而无钙化，为低反射，眼球可正常或增大，测量眼轴可鉴别眼轴短的白瞳症（原始玻璃体组织增生症），肿瘤可单个或多灶，弥漫型者较少，表面轮廓不规则，无钙化。

3. CT

（1）圆形或椭圆形肿块，密度不均匀，高于玻璃体密度。约95%患者肿块内可见团块状、片状或斑点状钙化，钙化是本病的特征性表现。

（2）常出现视网膜脱离，增强后，脱离的视网膜强化，依靠此征象一般可鉴别肿瘤与视网膜脱离。

（3）可出现玻璃体种植，表现为玻璃体内多个小圆形或不规则较高密度肿块。

（4）CT 增强扫描后，肿块轻至中度的不均匀强化。

（5）可出现周围侵犯，眼球外侵犯表现为眼球外不规则肿块，视神经侵犯表现为视神经增粗，视神经管扩大等。

4. MRI

与玻璃体信号相比，RB 的肿块在 T_1WI 上呈轻至中度高信号，在 T_2WI 上呈明显低信号，MRI 增强后，肿块呈不均匀轻至中度强化。肿块内钙化，在 T_1WI 上呈低信号，肿瘤内坏死，在 T_2WI 上呈高信号（图 2-1-2）。

【鉴别诊断】

1. 原发性持续性玻璃体增殖症：常为小眼球，钙化不多见，整个玻璃体密度增高，增强后玻璃体内异常组织明显强化。

2.Coats 病：常为单侧发病，患儿年龄较大（4~8 岁），MRI 有助于鉴别，T_1WI 和 T_2WI 上均表现为高信号，无明确肿块影。

3. 脉络膜骨瘤：常见于成年人，钙化一般位于脉络膜。

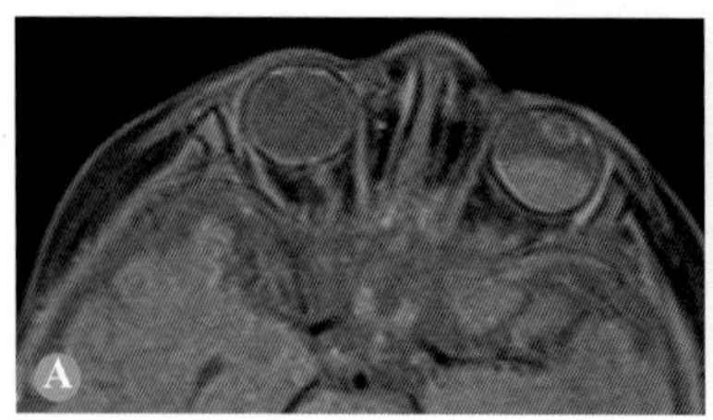

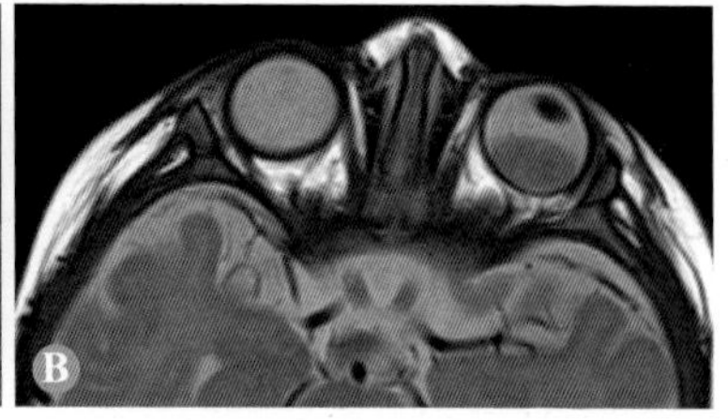

A. MR T_1WI 横断位；B. MR T_2WI 横断位。检查显示肿瘤在 T_1WI 与玻璃体信号相比呈中度高信号，在 T_2WI 呈低信号

图 2-1-2　左侧视网膜母细胞瘤

三、脉络膜黑色素瘤

【临床概述】

脉络膜黑色素瘤像虹膜、睫状体黑色素瘤一样，是由恶性黑色素性瘤细胞组成的肿瘤，其组织发生于脉络膜基质内的黑色素细胞。脉络膜是葡萄膜黑色素瘤最常发生的部位，也是成年人最常见的眼内恶性肿瘤。脉络膜黑色素瘤若位于眼底周边部，早期常无自觉症状；若位于后极部，患者早期常主诉视力减退、视野缺损、视物变形、眼前黑影、色觉改变、持续性远视屈光度数增加等。肿瘤增大并继发视网膜脱离时可出现严重视力下降。整个病程大体上可分为眼内期、继发性青光眼期、眼外蔓延及全身转移期 4 个阶段，但四期演变不一定循序渐进。如有的病例未经青光眼期而已有眼外蔓延或全身转移。临床检查所见与病程的不同，表现也不一样。

【影像学特点】

1. 超声

超声可显示高度 < 2 mm 的肿瘤，不过其特异性明显低于 MRI。肿瘤前缘回声多增强，向后渐衰减，近眼球壁呈无回声。肿块所在脉络膜呈“盘状”凹陷的无回声区。CDFI 显示肿瘤内血流丰富。

2. CT

CT 多表现为向眼内突出的半球形或蘑菇状均质的实性病变，边界清晰，强化后呈较明显的均质强化。较大肿瘤内可出现坏死，呈不均质强化。可继发视网膜脱离。

3. MRI

MRI 脉络膜黑色素瘤组织内含有的黑色素物质具有顺磁作用；在 T_1WI 玻璃体为低信号，肿瘤为高信号；T_2WI 玻璃体为高信号，肿瘤为低信号。无色素性脉络膜黑色素瘤 T_1WI 及 T_2WI 均为低信号。MRI 可发现肿瘤侵犯巩膜及眶内组织。视网膜和脉络膜出血，由于出血后血红蛋白分解产物正铁血红蛋白的铁具有顺磁作用，会造成假象，需警惕避免误诊。强化扫描可有助于鉴别。还有组织坏死，囊样变性等因素对结果也有影响（图 2-1-3）。

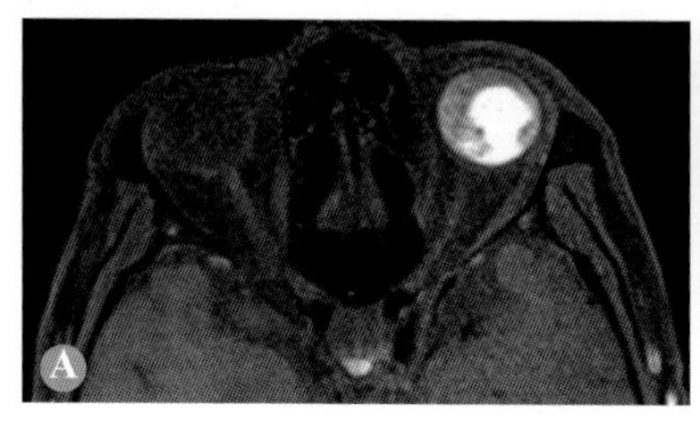

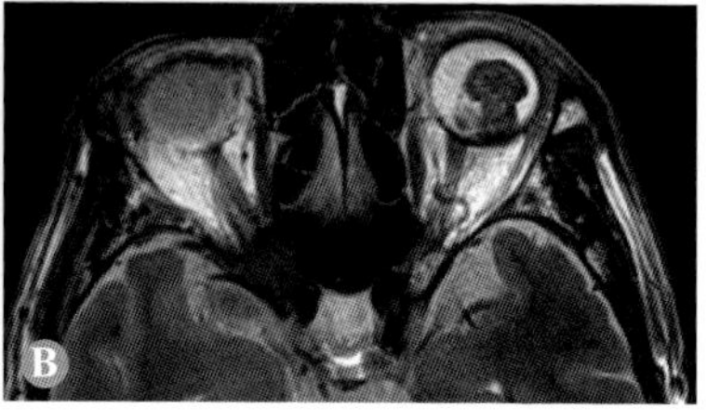

A. MR T_1WI 横断位；B. MR T_2WI 横断位。检查显示肿瘤呈“蘑菇状”，在 T_1WI 上呈高信号，在 T_2WI 上呈低信号

图 2-1-3　左侧脉络膜黑色素瘤

【鉴别诊断】

1. 脉络膜血管瘤：一般呈椭圆形，MRI 的 T_1WI 上表现与脑实质相比呈等信号或低信号，T_2WI 与玻璃体相比呈等信号或略高信号，增强后强化十分明显。

2. 脉络膜转移瘤：少见，MRI 表现多种多样，主要根据眼底镜表现和全身有无原发恶性肿瘤来鉴别。

3. 视网膜下出血或视网膜脱离：MRI 信号多种多样，增强扫描有助于鉴别，黑色素瘤强化而出血或网脱不强化。

四、海绵状血管瘤

【临床概述】

海绵状血管瘤是成年人眶内最常见的良性肿瘤，发展缓慢，大多发生于 20~40 岁。海绵状血管瘤的肉眼形态为椭圆形或有分叶的实性肿瘤，呈暗紫红色，外有薄的纤维膜包裹，切面呈海绵状、多孔。组织病理学显示海绵状血管瘤境界清楚，有纤维性包膜包裹，一般不浸润眼外肌，肿瘤由大小不等的血管腔构成，内有红细胞。临床表现为缓慢进行性眼球突出。视力一般不受影响，少数肿瘤压迫视神经，可有相应的视野缺损。

【影像学特点】

1. CT

海绵状血管瘤大多（约83%）位于肌锥内，其次位于肌锥外，有少数位于眶骨内或眼外肌内。肿瘤呈圆形或椭圆形，部分肿瘤有分叶，边界清楚，大多数海绵状血管瘤与眼外肌等密度，密度均匀，少数肿瘤内可见小圆形高密度钙化，CT动态增强扫描可显示“渐进性强化”征象，即在注少造影剂后立即扫描的CT图像上可见肿瘤边缘有结节状强化，强化明显，在随后扫描的CT图像上可见强化范围逐渐扩大但密度降低。

2. MRI

海绵状血管瘤在T_1WI与眼外肌呈等信号或略低信号，T_2WI呈高信号，与玻璃体信号相等，信号均匀，这主要是由于海绵状血管瘤内流动缓慢的血液和间质内有较多的液体形成，此征象有一定特征。MRI动态增强扫描可明确显示“渐进性强化”征象，即在注入造影剂后立即扫描的第一个序列可见肿瘤内小片状强化，随着时间进展，肿瘤内的强化范围向肿瘤中央逐渐扩大，一般在15~60分钟内肿瘤全部明显均匀强化（图2-1-4）。

3. 海绵状血管瘤诊断的主要依据

（1）肿瘤位于肌锥内，呈椭圆形或类圆形，边缘光滑。

（2）CT显示等密度肿块，MRI显示肿瘤在T_1WI上呈等或低信号，在T_2WI上呈高信号，信号均匀。

（3）B超显示肿瘤内回声光点多且分布均匀，声衰减少，有压缩性。

（4）增强扫描显示“渐进性强化”征象。

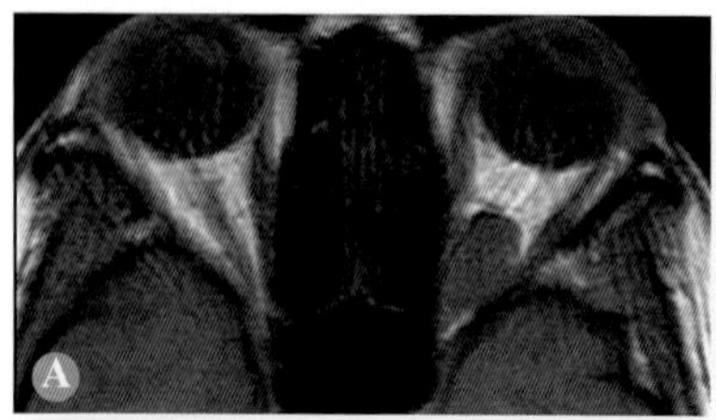

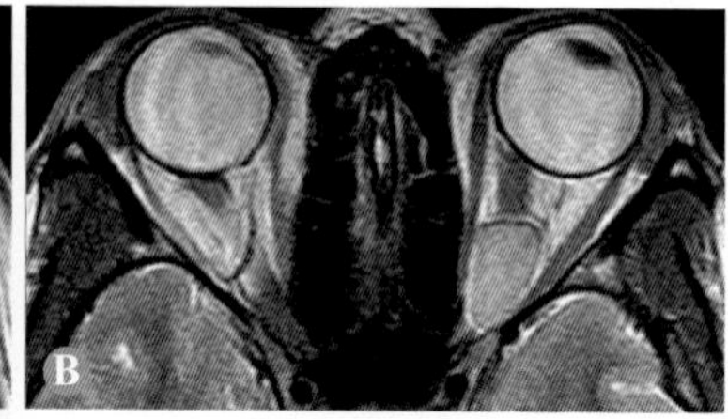

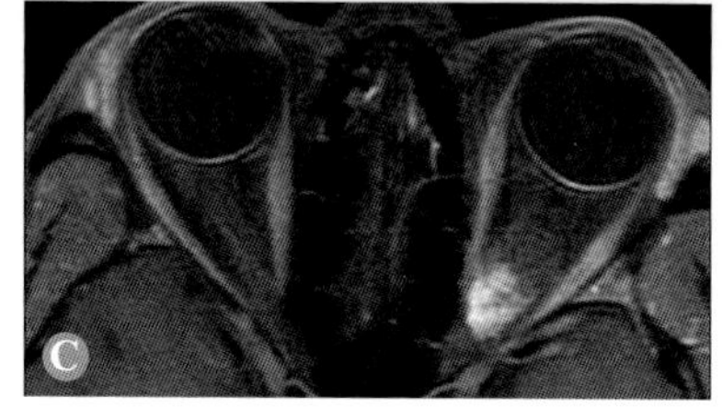

A. MR T_1WI 横断位；B. MR T_2WI 横断位；C. MR T_1WI 横断位增强。检查显示左侧眼眶内占位，T_1WI 呈等信号，T_2WI 呈高信号，与玻璃体信号相等，信号均匀，增强后肿瘤内小片状强化

图 2-1-4　左侧眼眶海绵状血管瘤

【鉴别诊断】

1. 神经鞘瘤：典型的神经鞘瘤密度不均匀，内有囊变或坏死的低密度区，增强后肿瘤立即强化，强化不均匀，内有不强化的低密度区。MRI 更有助于二者的鉴别。

2. 局限性淋巴管瘤：肿瘤内密度不均匀，淋巴管腔内有出血在 CT 上为高密度或由于陈旧出血而表现为低密度，增强后肿瘤立即强化有助于鉴别，有时与血管瘤很难鉴别。

3. 血管内皮细胞瘤：增强扫描后肿瘤立即强化。

五、特发性眶炎症

【临床概述】

特发性眶炎症常被称为炎性假瘤，无已知的眶内局部原因，也无任何明显的全身病变，目前多数学者认为炎性假瘤是一种免疫反应性疾病。炎症表现为急性、亚急性或慢性，可单侧或双侧交替发生。病理：急性期主要为水肿和轻度炎性浸润，浸润细胞包括淋巴细胞、浆细胞和嗜酸性细胞，亚急性期和慢性期，大量纤维血管基质形成，病变逐渐纤维化，炎性细胞为胶原纤维广泛分开，当眶内组织全部纤维化时，眼球完全固定在眶组织内。少数特发性眶炎症在病变开始时就表现为纤维化。根据炎症累及的范围可将特发性眶炎症分为眶隔前炎型、肌炎型、泪腺炎型、巩膜周围炎、神经束膜炎及弥漫性炎性假瘤，弥漫性炎性假瘤还有一个亚型，即硬化性炎性假瘤，是由亚急性炎性假瘤发展的结果或病变开始就表现为纤维化，整个眶内脂肪、视神经、眼外肌和眼球周围均可见纤维化病变。发生于眶尖的炎症可扩散至海绵窦，产生 Tolosa-Hunt 综合征，表现为海绵窦增大。临床表现急性炎性假瘤一般发作急，可有眼周不适或疼痛、眼球转动受限、眼球突出、球结膜充血水肿、眼睑皮肤红肿、复视和视力下降等，症状的出现与炎症累及的眼眶结构有关。亚急性患者的症状和体征可于数周至数月内慢慢发生。慢性病例的症状或体征持续数月或数年。特发性眶炎症对激素治疗有效但容易复发。

【影像学特点】

1. CT

主要表现为病变强化，眶内脂肪浸润影，眼球突出，眼外肌增粗，眶尖脂肪浸润影，眼外肌肌腹增粗，视神经增粗等。眶隔前炎型主要表现为隔前眼睑组织肿胀增厚；肌炎型为眼外肌增粗，典型表现为眼外肌肌腹和肌腱同时增粗，以上直肌和内直肌最易受累；巩膜周围炎型为眼球壁增厚，巩膜与视神经结合部的 Tendon 间隙内为软组织肿块影充填；视神经束膜炎型为视神经增粗，边缘模糊；弥漫型可累及眶隔前软组织、肌锥内外、眼外肌、泪腺及视神经等，典型的 CT 表现为患侧眶内脂肪低密度影为软组织密度影取代，眼外肌增粗，泪腺增大，眼外肌与肌锥内软组织影无明确分界，视神经可不受累而被眶内脂肪浸润影包绕，增强后浸润影强化呈高密度而视神经不强化呈低密度；泪腺炎型表现为泪腺增大，一般为单侧，也可为双侧（图 2-1-5）。

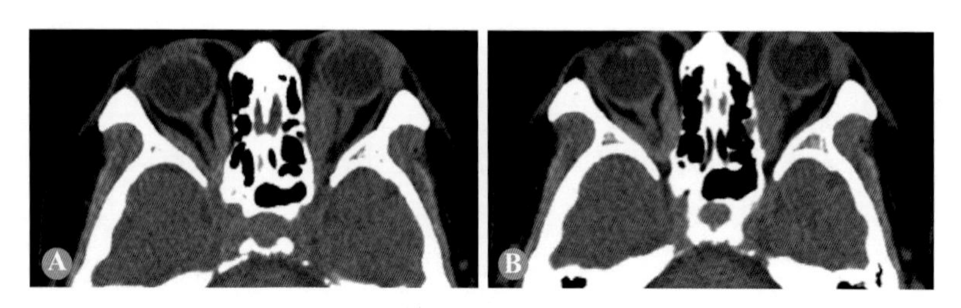

CT 横断位平扫（A、B）显示双侧眼内直肌增粗，左侧为主，左侧眼球略突出，双侧眼球前壁增厚

图 2-1-5　双侧炎性假瘤

2. MRI

炎性假瘤在 T_1WI 和 T_2WI 上一般均呈低信号，增强后中度至明显强化。Tolosa-Hunt 综合征表现为海绵窦增大，可见软组织影，增强后明显强化，在 MRI 增强扫描上显示较清楚，CT 可显示眶上裂扩大。

【鉴别诊断】

1.Graves 眼病：影像学主要表现为眼外肌肌腹增粗而附着于眼球壁的肌腱不增粗，且常是双侧下直肌、上直肌、内直肌肌腹增粗。

2. 动静脉瘘（主要为颈动脉海绵窦瘘）：常有多条眼外肌增粗，眼上静脉增粗，增强后增粗的眼上静脉增强尤为明显，一般容易鉴别，如在 CT 上鉴别困难，可行 DSA 确诊。

3. 转移瘤：眼外肌有时可发生转移瘤，表现为眼外肌呈结节状增粗并可突入眶内脂肪内，如表现不典型，鉴别困难，可行活检鉴别。

4. 淋巴瘤：眼外肌肌腹和肌腱均受累，一般上直肌或提上睑肌较易受累，此肿瘤与炎性假瘤在影像上较难鉴别，活检有助于鉴别。

六、Graves 眼病

【临床概述】

Graves 眼病是一种影响甲状腺、眼眶软组织和四肢皮下组织的自身免疫性病变，可分为 3 类：弥漫性甲状腺肿伴有甲状腺功能亢进症状，甲状腺机能正常和甲状腺机能低下。3 种类型均可伴有眼征，甲状腺机能异常伴有眼征者被称为 Graves 眼病变，甲状腺机能正常者被称为眼型 Graves 病，Graves 眼病大多数伴有弥漫性甲状腺肿。浸润性眼病变为促甲状腺激素性眼球突出症，也称恶性眼球突出症，多发生于甲亢治疗不当或甲状腺机能低下时，甲亢的一般症状虽然消失，但眼球突出症状反而加重。男女均可发病，以中年女性居多。Graves 眼病是最常见的眼眶病变，也是眼球突出的最常见病因之一，有 15%~28% 单侧眼球突出和 80% 的双侧眼球突出是由 Graves 眼病引起，其中 50% 以上的单侧眼球突出在影像上表现为双侧眼眶病变，尽管没有明显的临床症状。病理：病变一般发生在眼外肌的肌腹，大多数由淋巴细胞和浆细胞浸润，有散在的肥大细胞，眼外肌前 1/3 的肌腱部分不受炎症累及；早期炎症发生在肌内膜结缔组织间隔内，肌内膜成纤维细胞受刺激产生黏多糖，黏多糖进一步转变为胶原，晚期眼外肌纤维化和脂肪浸润导致限制性甲状腺眼肌病变。眶内脂肪常增多，并可有充血、炎性细胞浸润甚至纤维化。临床表现为 Graves 眼病发作缓慢，上睑退缩（凝视）、迟落，部分病例产生复视、眼球突出等症状，严重病例眼球明显突出固定，角膜暴露，甚至发生角膜溃疡，视神经萎缩，视力明显减退。伴有甲状腺功能亢进者可有甲亢表现和甲状腺激素异常。

【影像学特点】

Graves 眼病表现为眼外肌增粗，主要为肌腹增粗，附着于眼球壁上的肌腱不增粗，少数也可同时累及眼外肌肌腹和肌腱。Graves

眼病最常累及下直肌，其次为内直肌、上直肌和提上睑肌，偶尔累及外直肌。上直肌和下直肌在冠状面和斜矢状面上显示较清楚，如只行横断面检查，增粗的上直肌和下直肌在横断面上表现为椭圆形肿块，容易误诊为肿瘤，所以，一定要行冠状面 CT 扫描而不能只行横断面，如行 MRI 扫描，则最好加上斜矢状面。急性期和亚急性期增粗的眼外肌在 CT 上呈低密度或等密度；在 MRI 上，T_1WI 呈低信号，在 T_2WI 上呈高信号；晚期眼外肌已纤维化，在 T_1WI 和 T_2WI 上均呈低信号。增强扫描显示早期、中期 Graves 眼病累及增粗的眼外肌轻度至中度强化，到晚期眼外肌纤维化时则无强化。少数 Graves 眼病在 CT 上还可有眶内脂肪内片状密度增高影（为炎性细胞浸润所致）、泪腺增大、眼呛水肿甚至视神经增粗等表现（图 2-1-6）。

【鉴别诊断】

1. 肌炎型炎性假瘤：典型表现为眼外肌肌腹和肌腱同时增粗，上直肌和内直肌最易受累，眶壁骨膜与眼外肌之间的低密度脂肪间隙为炎性组织取代而消失。

2. 动静脉瘘（主要为颈动脉海绵窦瘘）：常有多条眼外肌增粗，

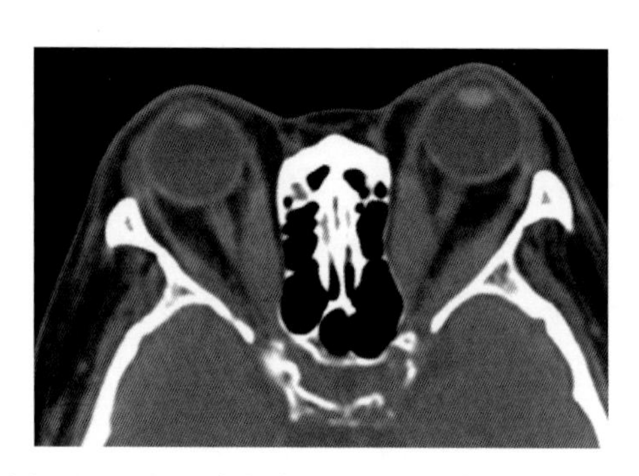

CT 横断位平扫显示双侧眼球突出，双侧眼内直肌及左侧眼外直肌增粗

图 2-1-6　Graves 眼病

眼上静脉增粗，增强后增粗的眼上静脉增强尤为明显，一般容易鉴别，如在 CT 上鉴别困难，可行 DSA 确诊。

3. 转移瘤：眼外肌有时可发生转移瘤，表现为眼外肌呈结节状增粗并可突入眶内脂肪内，如表现不典型，鉴别困难，可行活检鉴别。

4. 淋巴瘤：眼外肌肌腹和肌腱均受累，一般上直肌或提上睑肌较易受累，此肿瘤与炎性假瘤在影像上较难鉴别，活检有助于鉴别。

第二节 耳部常见疾病

【影像学检查方法的选择】

耳部的影像学检查方法包括 X 线平片、CT、MRI，对耳部疾病可以提供重要的形态学和功能学依据。颞骨 CT 扫描是目前首选的耳部影像学检查方法，配合冠状位重建可以获得更加满意的诊断效果。

1. 颞骨 CT

颞骨 CT 扫描能清晰地显示颞骨的细微解剖结构，颞骨 CT 扫描仪不仅可清晰显示颞骨的细微骨性病变，还可显示其中的异常软组织块影。因此，对耳的先天畸形、颞骨骨折、各种中耳炎症、肿瘤等具有较高的助诊价值。颞骨 CT 扫描一般采取横断位（横断面）和冠状位，扫描层厚 1~2 mm。横断位以外耳道口上缘与眶上缘顶点的连线为基线，由下而上逐层扫描。冠状面则与听眦线（外耳道口与同侧眼外眦的连线）相垂直，从外耳道口前缘开始，自前而后逐层扫描。必要时可使用图像多平面重组（multi-planar reformation，MPR），可观察横断面及冠状面不能显示的结构及周围结构关系，更直观地显示正常结构与病变。

2. MRI

MRI 在软组织的显影方面明显优于 CT。颞骨的组织主要以骨质为主，一般情况下，颞骨 CT 检查可以显示颞骨的大部分组织结构，对耳畸形、慢性炎症有较高的诊断价值。但颞骨内的内耳、面神经，颞骨周围的脑组织，颞骨外的神经肌肉组织只有借助 MRI 的显影才能得到清晰的显示。对颞骨肿瘤、颞骨相关的侧颅底肿瘤，主要依靠 MRI 观察其形态、范围及其与周围组织之间的关系。

一、先天畸形

【临床概述及影像学特点】

（一）外、中耳畸形

1. 外耳道畸形：最常见的外中耳畸形，耳廓变形或缺失，外耳道狭窄、变短及闭锁。高分辨计算机断层扫描（high resolution computed tomography，HRCT）显示外耳道狭窄或闭锁，观察狭窄的程度、闭锁的类型，如为骨性闭锁其闭锁板的厚度，可伴有中耳畸形、面神经管走行异常和垂直外耳道形成（图 2-2-1）。

2. 中耳畸形：鼓室畸形（狭小、变形、缺如）、听小骨畸形（关节融合、听小骨缺如等）、骨骼、周围神经、血管发育异常所致畸形等。HRCT 显示鼓室窄小变形的程度、听骨链畸形的程度和方式、邻近结构有无畸形，如乳突、颞颌关节、面神经及内耳。

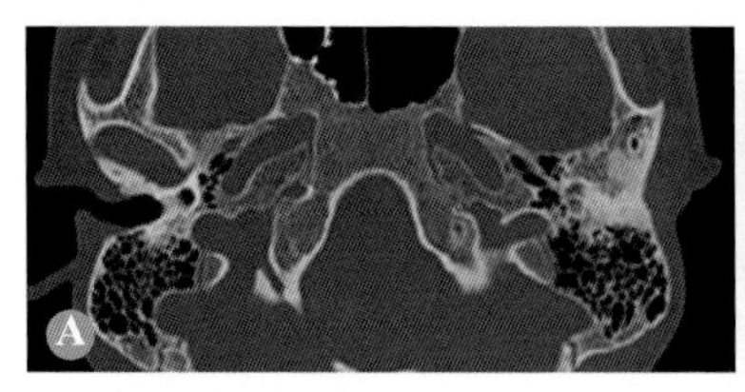

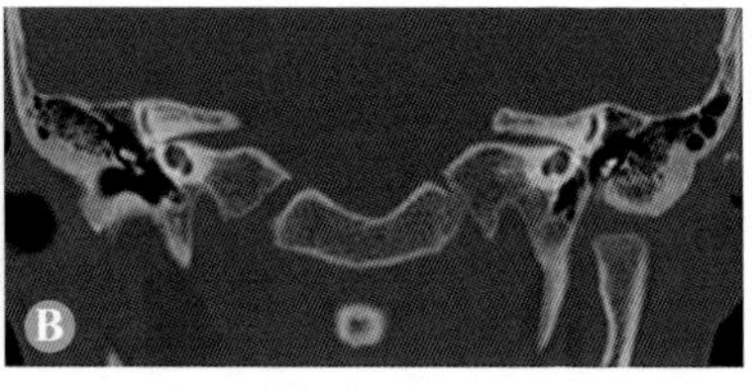

A. 颞骨 CT 横断位；B. 颞骨 CT 冠状位。检查显示左侧耳廓小，外耳道闭塞，听小骨发育可

图 2-2-1　左侧外耳道先天性闭锁

（二）先天性内耳畸形

1. 耳蜗畸形

（1）Mondini 型：耳蜗和前庭直径正常，基地圈和基地蜗轴存在，但耳蜗只有 1.5 圈，中间圈和顶圈没有鼓阶间隔，而是融合成一个囊腔；可伴有大前庭、半规管畸形、前庭水管扩大，此型为最常见的内耳畸形（图 2-2-2）。

（2）Mickel 型：所有耳蜗和前庭结构完全缺如；HRCT 表现为内耳迷路完全是致密骨质，耳蜗和庭结构缺如，可伴有双侧内听道未发育或前庭蜗神经未发育。

（3）耳蜗未发育：双侧或单侧耳蜗完全缺如。HRCT 表现为在内听道前耳蜗区没有耳蜗结构，而是致密骨质。

（4）共腔畸形：有一个代表耳蜗和前庭的囊腔，但耳蜗和前庭内没有任何结构。HRCT 表现为内听道底均有骨质缺损，但 MRI 显示腔与内听道之间有膜将其分开。

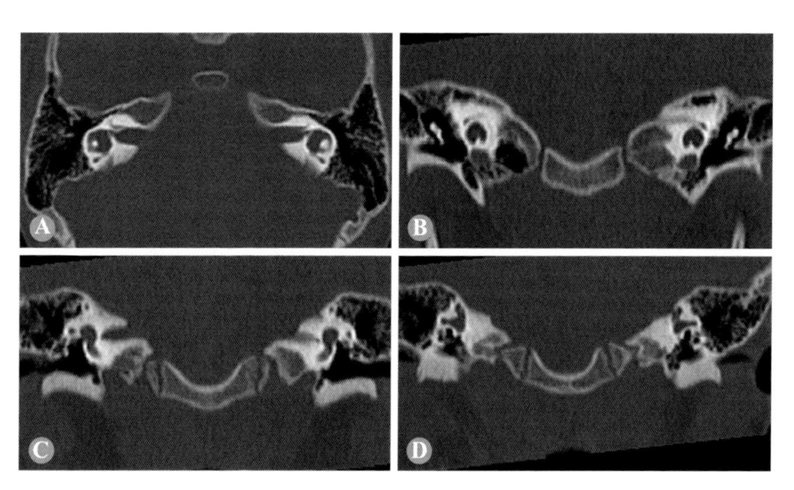

A. 颞骨 CT 横断位；B~D. 颞骨 CT 冠状位。检查显示双侧内耳前庭明显扩大，骨性耳蜗圈数减少

图 2-2-2　双侧 Mondini 畸形

2. 半规管畸形

HRCT 表现为半规管未发育、狭窄或短而粗。

3. 前庭畸形

常与其他内耳畸形同时发生。

4. 内听道畸形

MR T_2WI 在桥小脑角和迷路内液体之间未见脑脊液高信号是内听道闭锁的可靠征象。CT 显示内听道的直径＜ 2 mm 为内听道狭窄。

二、中耳乳突炎

【临床概述】

中耳乳突炎就是中耳炎的进一步发展，病变由中耳腔发展到乳突腔。其实慢性中耳炎的病都有乳突炎症。中耳乳突炎分为浆液性、化脓性与结核性 3 大类，以化脓性最常见。化脓者可并发胆脂瘤。

【影像学特点】

1. 浆液性中耳乳突炎：CT 显示鼓室及乳突含气腔透明度低，呈液体或软组织密度，无骨质破坏。

2. 化脓性中耳乳突炎：除上述改变外，CT 可见骨质破坏，一处或多处，边缘不整，边界不清，或在骨破坏区有死骨碎屑。听小骨可大致完整或部分侵蚀。常见砧骨长脚缺如。残余乳突蜂房间隔增厚。化脓性中耳乳突炎又可分为 3 型。①单纯型：最多见，病变主要局限在鼓室黏膜层，黏膜充血增厚，可有听小骨骨质吸收破坏。HRCT 表现为乳突窦、较大乳突气房黏膜增厚、骨质增生，无骨质破坏（图 2-2-3）。②肉芽肿型：多发生于气化差、板障型及硬化型乳突，此型组织破坏较广泛，炎症侵入骨质深部，造成听骨连、乳突骨质破坏，有肉芽组织或息肉形成，增强见强化。③胆脂瘤型：并非真性肿瘤，主要由角化复层鳞状上皮和胆固醇混合组成。HRCT 表现为上鼓室、乳突窦或乳突入口扩大并可见软组织影；听小骨移位或骨质破坏；普鲁萨克间隙扩大及骨质破坏，鼓室盾板破坏。骨质破坏以压迫吸收为主，周围有硬化缘（图 2-2-4）。

3. 结核性乳突炎：偶见于儿童。骨质吸收较著。患侧乳突密度可低于健侧。破坏区边缘不规则，与正常骨质无明显分界。破坏区内有细小死骨片。

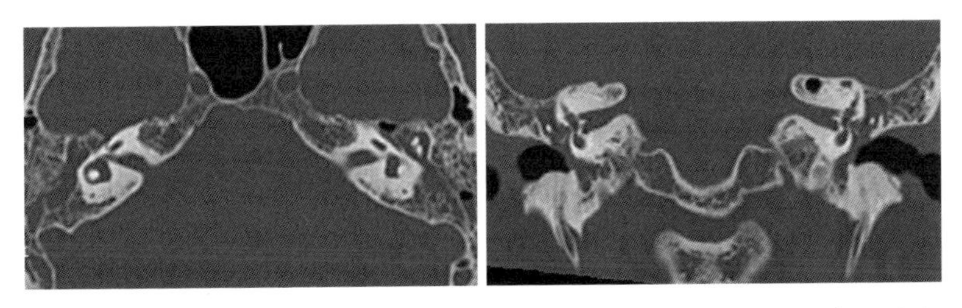

A. 颞骨 CT 冠状位平扫；B. 颞骨 CT 横断位平扫。检查显示双侧中耳鼓室及乳突窦软组织影，听小骨被包绕，左侧听小骨未被破坏，右侧听小骨部分显示不清，双侧乳突蜂房密度增高

图 2-2-3　双侧化脓性中耳乳突炎

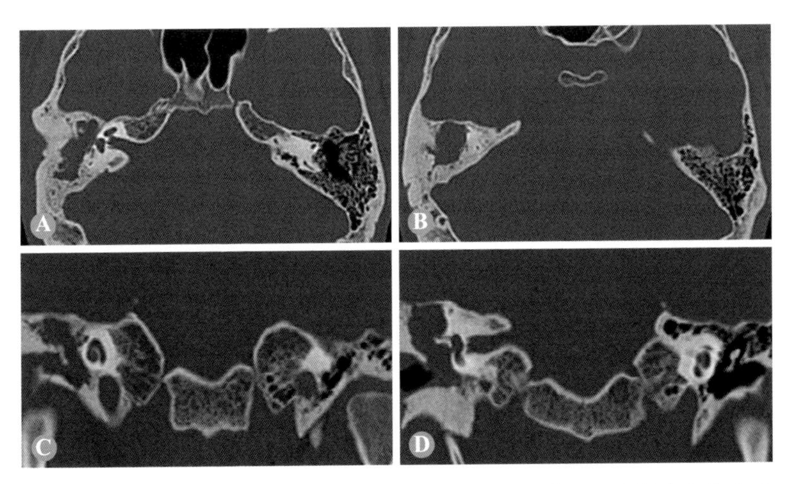

A、B. 颞骨 CT 横断位；C、D. 颞骨 CT 冠状位。检查显示右侧中耳乳突窦内软组织占位，周围骨质破坏，突入鼓室内，包绕听小骨，听小骨形态破坏，右侧乳突小房消失

图 2-2-4　右侧中耳乳突胆脂瘤

三、颞骨骨折

【临床概述】

颞骨骨折是颅底骨折的一部分，其岩部、鳞部和乳突部中以岩部骨折最常见，其原因是岩部含有各种孔隙，管道与气房，较为脆弱，故颅底骨折有 1/3 发生于此。

【影像学特点】

高分辨率 CT 可直接显示颞骨骨折线，根据骨折线的走行可将骨折分为以下 3 类。

1. 纵形骨折：最多见，占 70%~80%，CT 上骨折线与岩锥长轴平行，由于骨折多位于骨迷路前方，并不贯穿骨迷路，故常无内耳损伤，而主要损伤中耳结构，并可合并听小骨的脱位，骨折及面神经管的损伤，本型骨折出现面瘫的机会为 15%~20%，面神经损伤部位多在膝状神经节的远侧段（图 2-2-5）。

2. 横行骨折：骨折线与岩锥垂直，占 10%~20%，该型骨折易累及内耳结构，向外可损伤中耳，此时可见骨折线通过内耳道，耳蜗，前庭或半规管，并常累及面神经管，其中约 50% 的横行骨折可出现面瘫。

3. 混合性骨折：指兼有纵行和横行骨折的复合骨折。另外，CT 上有的骨折既非纵形，也非横形，也可能只局限在岩锥某一局部，因此不能包括在上述 3 种类型之内，由于 CT 图像上无法直接辨认面神经结构，因此对于面神经的识别，只能借助其邻近结构及面神经颞内段的面神经管来识别，鼓室和乳突气房积血可造成鼓室，乳突气房实变，少数情况下，由于骨折轻微或扫描体位的影响，CT 上不能明确显示骨折线，鼓室及乳突气房的实变是颞骨骨折唯一的间接征象。

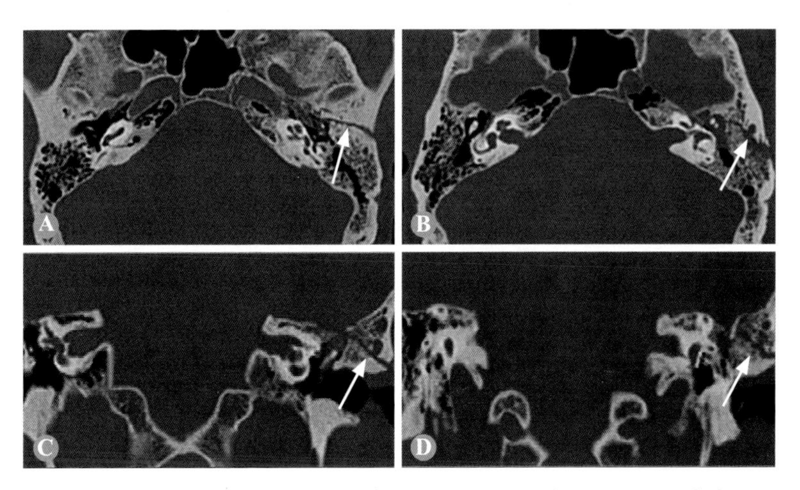

A、B. 颞骨 CT 横断位；C、D. 颞骨 CT 冠状位。检查显示左侧颞骨骨折伴鼓室、乳突积液（箭头）

图 2-2-5　左侧颞骨骨折

四、副神经节瘤

【临床概述】

副神经节瘤是颞骨常见良性肿瘤之一。副神经节瘤是起源于副神经节化学感受器细胞的真正肿瘤，又称为球瘤、非嗜铬性副交感神经节瘤、化学感受器瘤和类颈动脉体瘤。颞骨副神经节瘤沿 Jacobson 神经或 Arnold 神经分布，根据肿瘤的部位，将其分为 3 类：鼓室球瘤（10%）、颈静脉鼓室球瘤（40%）和颈静脉球瘤（50%）。鼓室球瘤是指发生于鼓室内侧壁鼓岬球体的副神经节瘤，沿 Jacobson 神经分布；颈静脉鼓室球瘤是指肿瘤发生于颈静脉孔区的后上部分并通过中耳腔的后壁扩散到下鼓室和中鼓室；颈静脉球瘤是指起源于颈静脉孔的前部和后部球体，局限于颈静脉孔，或向周围呈侵袭性生长，但不累及中耳腔。颞骨副神经节瘤可单发或多发（包括其他部位的副神经节瘤），约 10% 为多发性肿瘤。

【肿瘤分型】

（一）Fisch 分型

A 型（小型）：肿瘤单纯局限于鼓室内；

B 型（中型）：肿瘤阿限于鼓室～乳突区，迷路下无骨质受累；

C 型（大型）：肿瘤破坏骨迷路或颞骨岩尖部；

C1 型：肿瘤侵及颈静脉孔、颈静脉球及颈动脉管垂直段；

C2 型：肿瘤破坏骨迷路并侵入颈动脉管垂直段；

C3 型：肿瘤破坏骨迷路和颞骨岩尖部，同时侵入颈动脉管水平段；

D 型（巨大型）：肿瘤扩展到颅内。

D1 型：颅内扩展≤ 2 cm；

D2 型：颅内扩展＞ 2 cm；

D3 型：颅内扩展广泛，无法手术切除。

（二）Classcock~Jackson 二分法

1. Classcock 分型（鼓室体瘤）

Ⅰ级：肿瘤较小，局限于鼓岬，不超过锥隆突；

Ⅱ级：肿瘤完全充满中耳腔；

Ⅲ级：肿瘤充满中耳腔，并延伸至乳突；

Ⅳ级：肿瘤充满中耳腔，向后延伸至乳突，向外穿过鼓膜充满外耳道，也可能向前扩展到颈内动脉。

2. Jackson 分型（颈静脉球体瘤）

Ⅰ级：肿瘤较小，局限于颈静脉球、中耳、乳突；

Ⅱ级：肿瘤沿内耳道扩展，可能致颅内受累；

Ⅲ级：肿瘤延伸至岩尖，可能有颅内受累；

Ⅳ级：肿瘤范围超过岩尖到达斜坡或颞下窝，可能有颅内侵犯。

【影像学特点】

1. CT

较小的鼓室球瘤位于鼓岬外侧下鼓室，表现为类圆形软组织影，听小骨可正常，较大的可累及到上鼓室、前鼓室、外耳道，导致乳突蜂房、乳突窦积液，表现为透亮度减低、外耳道软组织影。颈静脉鼓室球瘤表现为鼓室和颈静脉窝软组织影，鼓室后下壁（颈静脉窝上壁）骨质破坏；颈静脉球瘤表现为颈静脉孔区软组织影，颈静脉窝扩大，鼓室下壁未见破坏，鼓室内无肿瘤，如鼓室内有肿瘤，则称为颈静脉鼓室球瘤：较大的颈静脉鼓室球瘤可广泛破坏中、外、内耳、岩尖和内听道骨质结构，肿瘤累及颅内（图 2-2-6）。

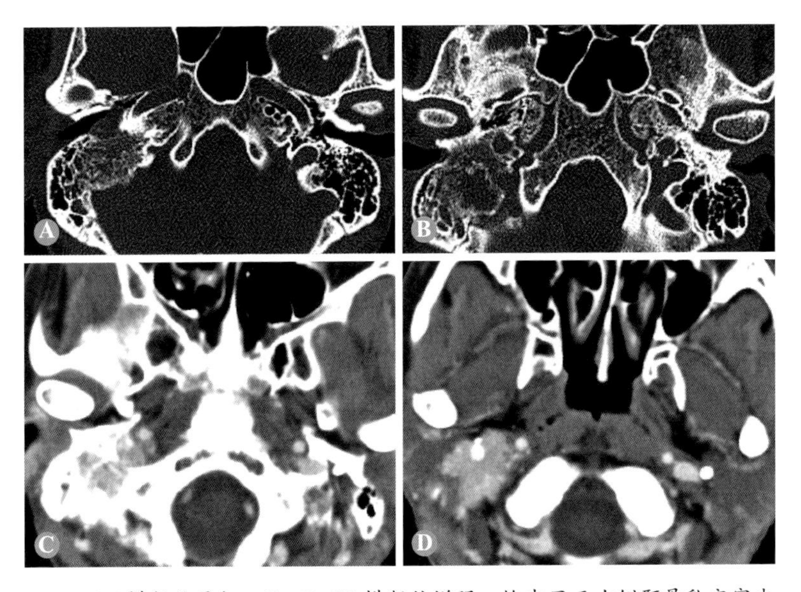

A、B. CT 横断位平扫；C、D. CT 横断位增强。检查显示右侧颞骨乳突窦内软组织影，增强后可见明显强化，周围骨质破坏，右侧颈静脉孔结构不清

图 2-2-6 右侧颈静脉球瘤

2. MRI

较小的肿瘤（＜2 cm）表现为类圆形长 T_1WI、长 T_2WI 信号影，信号略不均匀，隐约可见较小的点状信号流空影，MRI 增强后肿瘤明显强化。＞2 cm 的肿瘤 MRI 平扫时呈特征性的“椒盐征”，“椒”指管状的呈信号流空的血管影；“盐”指亚急性出血，增强后肿瘤明显强化，强化不均匀（图 2-2-7）。磁共振脑静脉系血管成像（magnetic

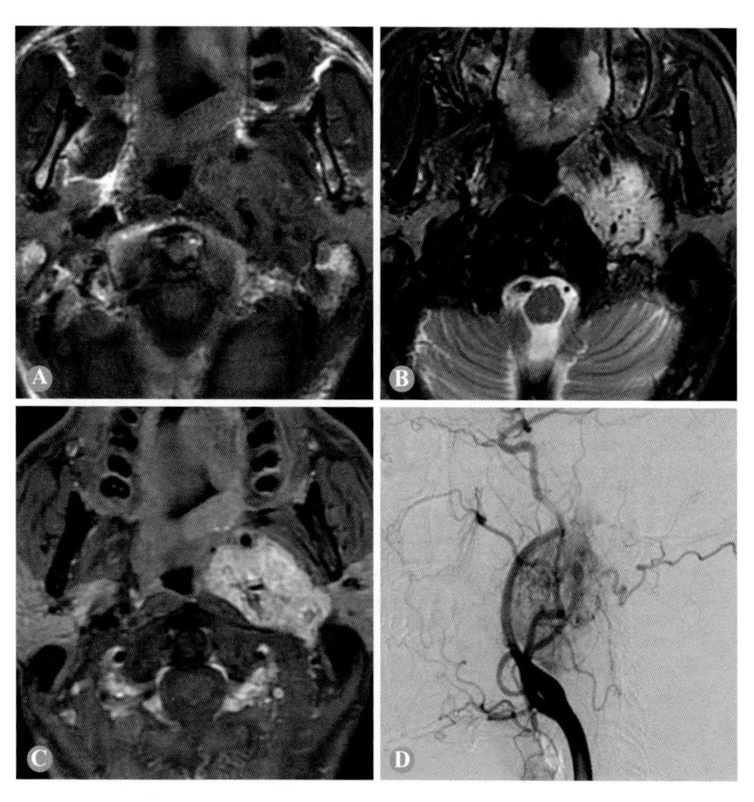

A. MR T_1WI 横断位；B. MR T_2WI 横断位；C. MR T_1WI 横断位增强；D. DSA 。检查显示左侧颈动脉鞘后方软组织团块影，T_1WI 呈等信号，T_2WI 呈高信号，并见血管穿行，病变上至颈静脉孔水平，增强后可见强化，DSA 可见肿瘤染色

图 2-2-7　左侧颈部副神经节瘤

resonance venography, MRV）可显示颈静脉鼓室球瘤和颈静脉球瘤患者的患侧颈内静脉完全未显影或管腔变细，而健侧颈内静脉显影清楚。

3. DSA

DSA 可显示肿瘤的供血动脉、肿瘤染色等情况，并行栓塞治疗，减少术中出血，有助于彻底切除肿瘤（图 2-2-7）。

【鉴别诊断】

1. 鼓室球瘤须与胆脂瘤、胆固醇肉芽肿、中耳炎等相鉴别：MRI 增强扫描显示鼓室球瘤明显强化，有助于鉴别。

2. 颈静脉鼓室球瘤须与中、内耳或内淋巴囊恶性肿瘤相鉴别：较小时各种肿瘤的中心部位有助于鉴别；较大时，MRV 或 DSA 显示颈内静脉腔是否存在有助于鉴别。

3. 颈静脉球瘤须与桥小脑角脑膜瘤、胆脂瘤、颅神经的神经瘤等鉴别：肿瘤的信号、增强表现、发病部位、颈内静脉腔是否正常等有助于鉴别。

4. 颈静脉球瘤须与颈静脉窝高位、血流缓慢的颈内静脉等相鉴别：颈内静脉腔的信号流空影、MRV 或 DSA 显示颈内静脉腔存在是鉴别要点。

第三节 鼻与鼻旁窦常见疾病

【影像学检查方法的选择】

鼻与鼻旁窦的影像学检查方法主要包括 X 线平片、CT 和 MRI 检查。

X 线平片常用体位华氏位、柯氏位，前者主要用于观察上颌窦、鼻腔及后组筛窦、蝶窦；后者主要用于观察前组筛窦及额窦。X 线平片可作为鼻与鼻旁窦一般性炎症、外伤骨折及骨质改变的病变筛查方法，有逐渐被 CT 及 MRI 取代趋势。

CT 检查可进行多方位扫描，且骨窗及软组织窗有利于对不同密度值组织的观察。CT 检查能准确评价鼻腔、鼻旁窦病变部位、范围、骨质破坏情况、病变与周围重要结构的关系及颈部淋巴结情况。CT 增强扫描可了解病灶血供情况，并更清晰地显示病灶范围，对临床制定治疗方案具有重要价值，是目前最常用的检查方法。

MRI 具有较好的软组织分辨率，可多方位成像。MRI 增强扫描有利于发现病变及确定病变范围，可较好区分鼻腔、鼻旁窦炎症、肿瘤和纤维瘢痕组织，尤其对恶性肿瘤的定位、定性极为准确，是鼻腔、鼻旁窦病变最有价值的检查方法，缺点是显示骨质病变和钙化等不及 CT 检查。

一、化脓性鼻窦炎

【临床概述】

化脓性鼻窦炎是鼻窦最常见的炎症，分为急性和慢性 2 类。化脓性鼻窦炎与鼻旁窦的解剖特点有关，其中以上颌窦最多见，筛窦次之，额窦和蝶窦较少见。急性期有发热、畏寒、乏力、头痛、鼻塞与脓涕等。慢性期则为长期鼻塞、脓涕等，可出现嗅觉减退或消失，部分患者视力受影响。

【影像学特点】

1. X 线平片

X 线平片可用于检查急性期化脓性鼻窦炎，在鼻窦内可发现气液平面，鼻窦内密度增高。

2. CT

CT 平扫及三维重建是鼻窦炎症最常用的检查方法。主要表现为鼻甲肥大，鼻黏膜增厚，鼻腔、鼻道狭窄；鼻窦内分泌物潴留，可出现气液平面；黏膜囊肿或息肉；窦壁骨质增厚，常见于慢性化脓性鼻窦炎，一般无骨质破坏。

3. MRI

MRI 表现与 CT 相似，增厚鼻窦黏膜及囊肿表现为 T_1WI 低信号，T_2WI 高信号（图 2-3-1）。

【鉴别诊断】

1. 鼻窦肿瘤：窦腔内实性肿块，增强扫描强化明显，骨质破坏多见，无流涕及分泌物。

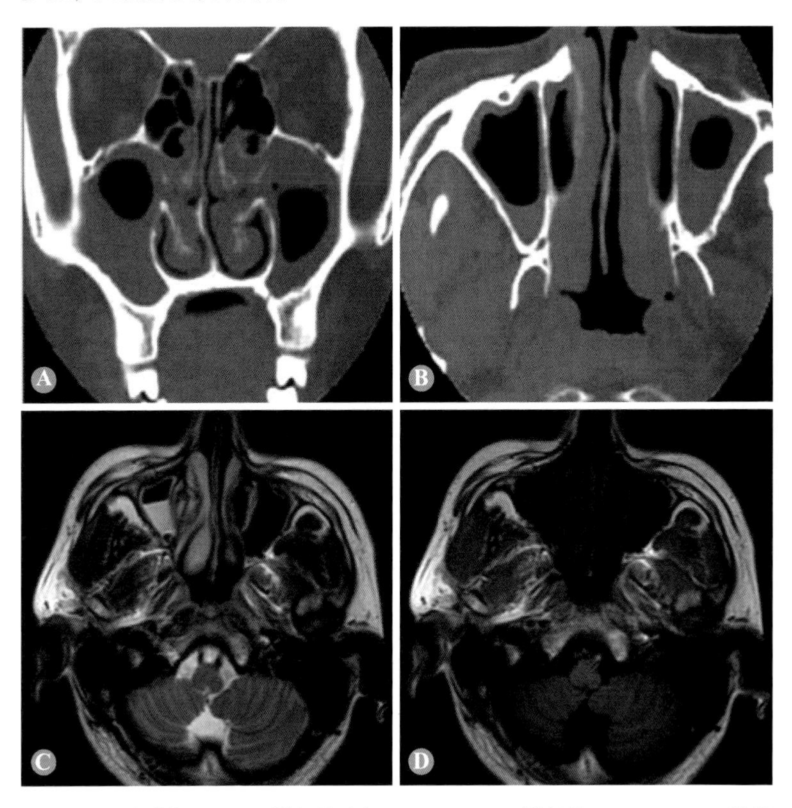

A. CT 冠状位平扫；B. CT 横断位平扫；C. MR T_2WI 横断位；D. MR T_1WI 横断位。CT 检查显示双侧上颌窦黏膜增厚，窦腔内可见气液平，伴双侧下鼻甲肥大；MRI 检查显示右侧上颌窦黏膜增厚，窦腔内可见长 T_1WI、长 T_2WI 信号，伴气液平，右侧下鼻甲肥大

图 2-3-1 化脓性鼻窦炎

2. 真菌性鼻窦炎：病变区斑点状钙化。

3. 鼻窦囊肿：密度均匀，边界清楚，不随体位变化。

二、鼻窦囊肿

【临床概述】

鼻窦囊肿常分为鼻窦黏液囊肿和黏膜下囊肿，早期可无症状，囊肿增大后可出现头痛、眼球突出等压迫症状，蝶窦黏液囊肿压迫眶尖可导致失明、眼肌麻痹、感觉障碍等眶尖综合征，囊肿感染可出现发热、乏力等全身症状。黏液囊肿壁，即囊腔膜，因受压而变薄，纤毛柱状上皮变为扁平形，黏膜上层可见炎性细胞浸润，囊液大多含胆固醇结晶，如有感染则成为脓液。

黏液下囊肿包括黏液腺潴留囊肿和黏膜下浆液性囊肿，前者多发生于上颌窦，蝶窦次之，可单发和多发；后者仅发生于上颌窦，一般为单发。黏液腺潴留囊肿亦称分泌性囊肿，多因黏液腺阻塞、腺体内分泌物潴留所致。此囊肿为腺体立方上皮，内含黄色液体，不含胆固醇结晶，多不凝固。黏膜下囊肿多由炎症或变态反应所致，由毛细血管渗出的浆液流入黏膜下层疏松的结缔组织内，逐渐膨大形成囊肿。此类囊肿无明显囊壁上皮，表层覆以炎症改变的鼻窦黏膜，内含淡黄色血浆，多含胆固醇结晶，易凝固。

【影像学特点】

CT 平扫及三维重建为最常用检查方法，MRI 可作为补充。

1. CT

（1）黏液囊肿：鼻窦腔膨大，窦壁变薄外凸，窦腔内均匀低密度影，边缘光滑呈弧形，可见均匀细薄的稍高密度囊壁，增强后囊壁可有线样强化，囊液无强化。如合并感染，则病变密度不均匀，囊壁增厚，并可见窦腔壁毛糙，有骨质硬化或吸收变薄。若合并感染囊内密度可增高。

（2）黏膜下囊肿：好发于上颌窦，表现为窦腔内均匀低密度影，呈类圆形，边缘光滑、锐利，增强后囊肿无明显强化。

2. MRI

两种囊肿的内容物信号差异很大，与囊肿内蛋白质和水的含量有关。一般在 T_1WI 上呈边缘规则的中等或低信号，在 T_2WI 上呈高信号，包膜薄且均匀（图 2-3-2）。

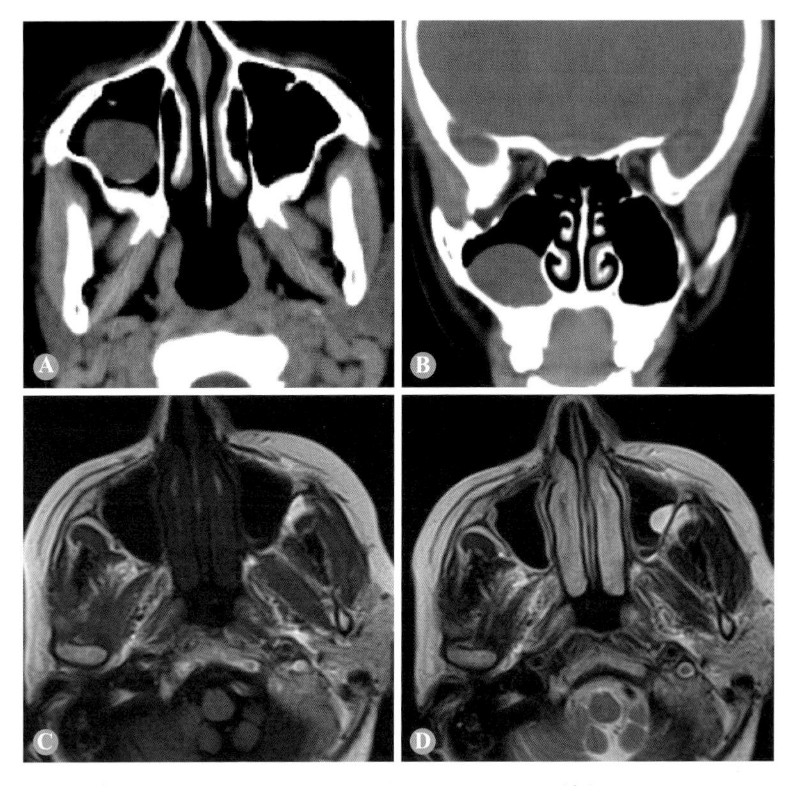

A. CT 横断位平扫；B. CT 冠状位平扫；C. MR T_1WI 横断位；D. MR T_2WI 横断位。CT 检查显示右侧上颌窦底壁类圆形低密度影，边界清；MRI 检查显示左侧上颌窦外侧壁内类圆形长 T_1WI、长 T_2WI 信号

图 2-3-2　上颌窦黏膜下囊肿

【鉴别诊断】

1. 黏液囊肿须与鼻窦恶性肿瘤相鉴别：鼻窦恶性肿瘤骨壁呈侵蚀性破坏，广泛而不规则，窦腔扩大不如囊肿明显。

2. 多发性黏膜囊肿易明确诊断，单发者须与鼻息肉相鉴别。

三、内翻性乳头状瘤

【临床概述】

内翻性乳头状瘤是鼻腔和鼻旁窦内一种少见良性上皮性肿瘤，占鼻腔鼻窦黏膜肿瘤的3%，术后易复发，术前准确定位、定性，明确肿瘤的范围，术中完整切除肿瘤是减少复发的关键。多见于40岁以上，男性多于女性。临床表现常为单侧进行性鼻塞、流黏液脓涕或血涕，上颌窦和筛窦最易侵犯。

【影像学特点】

CT平扫及三维重建为最常用检查方法，MRI可作为补充。

1. 内翻性乳头状瘤多位于鼻腔外侧壁，常沿中鼻甲长轴生长，且多位于鼻腔中后部（图2-3-3）。

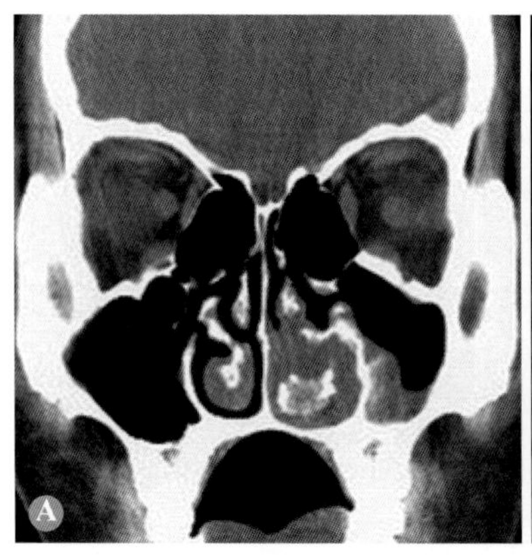

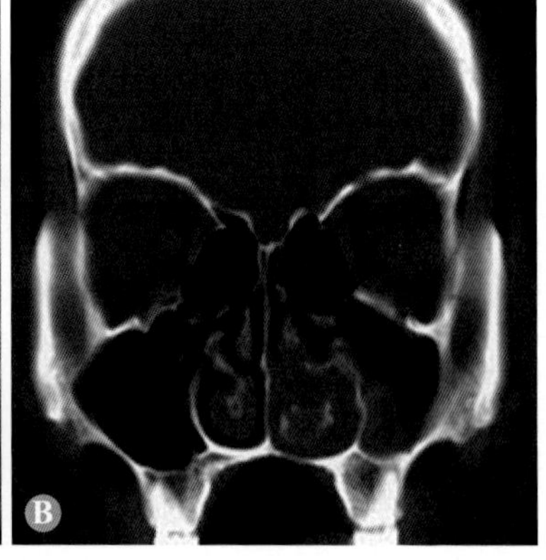

A. CT冠状位平扫软组织窗；B. CT冠状位平扫骨窗。检查显示左侧鼻腔及上颌窦内见软组织肿块影，其内见团状高密度影（考虑除残存的鼻甲外，还应有钙化影），左鼻腔呈膨胀性扩大，鼻腔壁尚光整

图2-3-3　左侧鼻腔内翻性乳头状瘤

2. 肿瘤呈长柱状，边缘规则，CT 平扫呈较高密度的软组织影，可有小低密度区，边界清楚，呈不规则结节状，增强后肿瘤呈轻度强化。在 MRI 的 T_1WI 上呈中等或低信号，与肌肉信号强度相仿，T_2WI 上呈高信号，增强后肿瘤可见强化。

3. 周围骨质可见外压性改变，局部骨质可吸收变薄。

4. 肿瘤恶变时形态多不规则，向周围结构侵犯，边界不清，常伴有明显骨质破坏。

【鉴别诊断】

1. 鼻窦炎及息肉：多双侧发病，一般无骨壁破坏，无强化，息肉密度较低。

2. 鼻血管瘤：增强后强化明显。

3. 恶变后与恶性肿瘤：恶性肿瘤多呈浸润性生长，骨质破坏明显。

四、鼻腔、鼻窦恶性肿瘤

【临床概述】

鼻腔和鼻窦的恶性肿瘤较多见，占全身肿瘤的 1%~2%，分为上皮性、非上皮性恶性肿瘤及转移瘤。好发部位依次为鼻腔、上颌窦、筛窦、额窦和蝶窦，上皮性恶性肿瘤病理上包括鳞状细胞癌、腺癌、腺样囊性癌等，以鳞状细胞癌最常见。临床表现多无特征性，因发病部位、范围不同而表现各异。鼻腔的恶性肿瘤症状早而明显，活检比较及时，而鼻旁窦的恶性肿瘤症状都出现较晚。肿瘤侵犯鼻腔可引起鼻塞、涕中带血。肿瘤侵入眶内可引起眼球突出、眼部运动障碍、视力减退、复视等。肿瘤侵及口腔，可致牙齿疼痛、松动、脱落、牙龈肿胀溃烂。肿瘤侵及周围神经或颅内时可产生相应的神经症状。主要依靠镜检或手术后病理诊断。

【影像学特点】

CT、MRI 的平扫及增强扫描均可用于诊断鼻腔和鼻旁窦恶性肿瘤，但 MRI 显示肿瘤的范围与周围重要结构的关系，鉴别肿瘤复发与治疗后纤维化优于 CT。

1. CT

常表现为鼻腔、鼻旁窦内软组织密度肿物，边缘不规则，肿瘤内部可见低密度坏死，增强扫描多不均匀强化，淋巴瘤强化较均匀。常有同侧或对侧鼻腔、上颌窦、筛窦、眶内、颅内受侵。鳞癌常伴有骨质破坏，但淋巴瘤骨质破坏少见。

2. MRI

鳞癌在 T_1WI、T_2WI 上均为低至中等信号，信号多不均匀，MRI 增强后肿瘤轻至中度强化。淋巴瘤 T_1WI 为中低信号，T_2WI 上呈中高信号，MRI 增强后呈中等强化（图 2-3-4）。

【鉴别诊断】

1. 侵袭性真菌性鼻窦炎：窦壁增生、硬化，窦腔内软组织可见片状高密度影。

2. 非霍奇金淋巴瘤：好发于鼻腔前部，易累及鼻前庭、鼻翼、鼻背等，MRI 可显示病变范围，等 T_1WI、等 T_2WI 信号影，强化轻微。

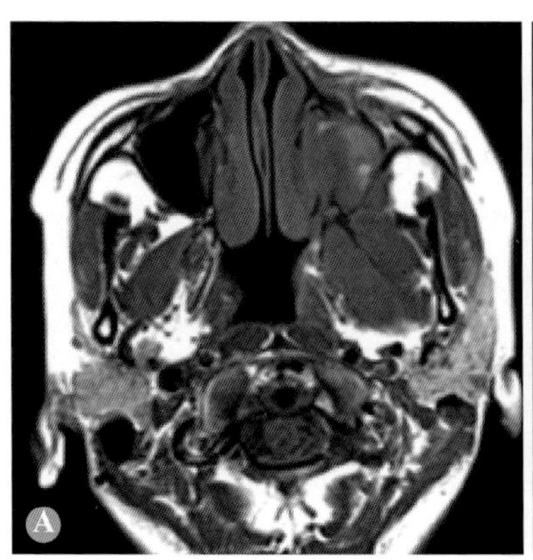

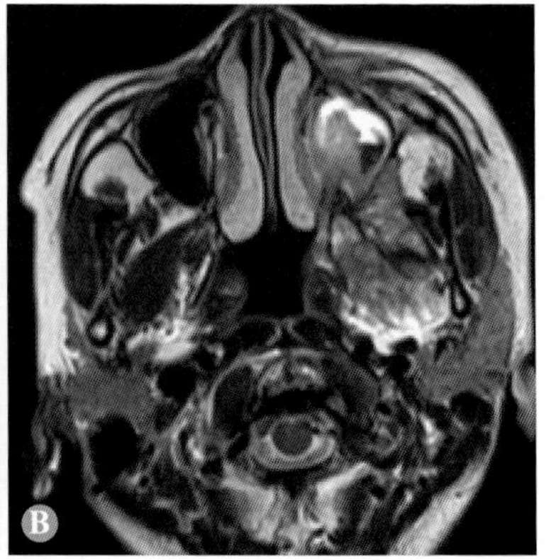

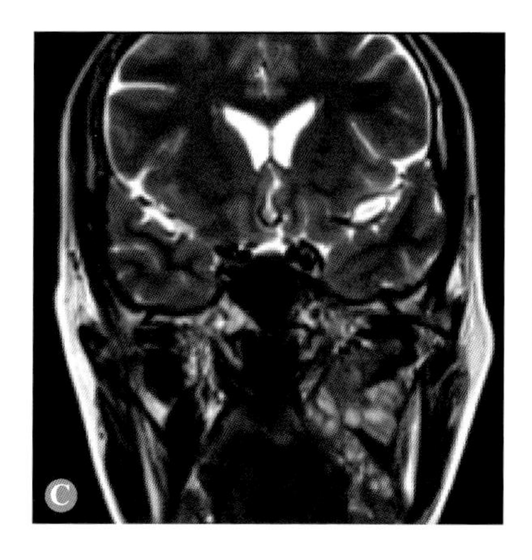

A. MR T_1WI 横断位；B. MR T_2WI 横断位；C. MR T_2WI 冠状位。检查显示左侧上颌窦窦腔团块状异常信号，左侧上颌窦骨质破坏，左侧翼外肌、翼内肌、颊肌、颞肌、咽旁间隙受累

图 2-3-4 左侧上颌窦癌

第四节 咽喉部常见疾病

【影像学检查方法的选择】

咽部的影像学检查方法主要包括 X 线平片、CT 和 MRI 检查。CT 扫描是评价咽部脓肿的常规检查方法。X 线平片侧位片诊断价值不大，MRI 作为 CT 检查的补充，可用于鉴别诊断。

X 线平片检查通常摄取 X 线平片侧位片，可显示鼻咽后壁软组织是否增厚、鼻咽腔是否狭窄等。主要适用于咽部炎症、腺样体肥大等诊断，对于鼻咽部其他疾病诊断价值有限。

CT 检查鼻咽腔横断面扫描范围自硬腭至颅底，冠状面扫描范围自后鼻孔至颈椎。扫描时患者应平静呼吸并避免吞咽动作。怀疑肿瘤时应行平扫和增强扫描。CT 可清晰显示鼻咽部解剖、病变部位、范围及与周围结构关系，有利于治疗方案的制定及随访，故为常用的检查方法。一般不用于检查口咽疾病。

MRI 检查鼻咽部常规行横断面扫描，冠状面和矢状面作为补充，用 SE 序列 T_1WI 和 T_2WI 检查。Gd 对比剂增强检查有利于显示病变的范围和内部结构。扫描时患者平静呼吸并避免吞咽动作。MRI 对咽部及周围组织结构的分辨率强于CT，可清晰显示病变向周围侵犯路径及范围、病变性质等。

喉部的影像学检查方法与咽部相似，主要包括X线平片、CT和MRI检查。

X线平片检查通常摄取侧位片。可大致显示喉部病变的整体外观和范围、声门下区改变、椎前软组织和颈椎骨质改变。

CT扫描配合三维重建技术可正确显示喉部病变范围、部位、有无软骨破坏及向周围侵犯情况，增强检查可了解病变血供及判断有无颈部淋巴结转移，对于疾病定性、治疗方案的制定和预后估计有重大意义，是目前喉部肿瘤重要的影像学检查方法。但CT检查对于喉部早期病变显示及定性方面仍有困难，需要结合喉部内镜及活检等。

MRI检查对于喉部病变定位、定性方面有其独特优势，主要用于喉癌诊断，对于肿瘤与炎症、水肿、瘢痕等鉴别诊断较CT为佳。

一、咽部脓肿

【临床概述】

咽部脓肿主要包括扁桃体周围脓肿、咽后脓肿及咽旁间隙脓肿等。局部症状为一侧咽痛，全身症状为发热、畏寒、全身酸痛等。临床检查病变部位咽壁红肿，脓肿形成后可有波动感，可伴有颌下及颈深组淋巴结肿大。

【影像学特点】

1. X线侧位平片

咽后脓肿表现为椎前软组织肿胀，软组织内可出现“蜂窝状”透亮小区，颈椎正常生理曲度消失。

2. CT

（1）扁桃体周围脓肿：一侧口咽部侧壁明显增厚，密度略高，边界不清。咽旁间隙可有外移、狭窄。当脓肿形成后，肿胀软组织内出现低密度区，增强表现为边缘强化，中央为低密度坏死区。脓肿可超过扁桃体窝进入咽后间隙、咽旁间隙及颌下间隙。

（2）咽后脓肿：表现为咽后壁软组织弥漫性肿胀增厚，呈低密度，增强扫描病灶呈环形强化，可有明显占位效应，咽后壁可明显向前移位，咽后脓肿常可引起相邻椎间隙椎间盘炎和邻近椎体的侵蚀破坏。

（3）咽旁间隙脓肿：表现为咽旁间隙内出现边界不清的低密度区，正常脂肪组织减少或消失，增强后病灶呈环状强化，可有明显占位效应，且可侵蚀颈动脉（图 2-4-1）。

3. MRI

与 CT 表现相似。病灶在 T_1WI 上呈低信号，T_2WI 上呈高信号，脓肿壁在 T_1WI 呈等信号，T_2WI 呈略低信号，增强扫描脓肿壁有强化。

【鉴别诊断】

1. 颈部淋巴瘤：以单发病变多见，CT 平扫表现为均匀软组织

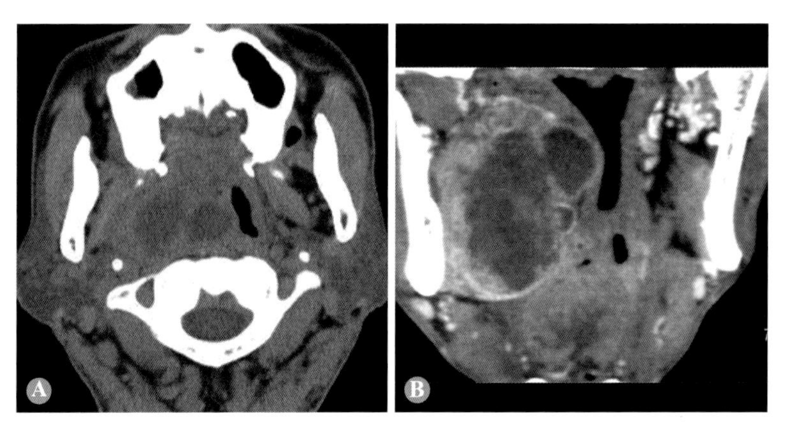

A. CT 横断位平扫软组织窗；B. CT 冠状位增强。检查显示右侧咽腔可见巨大软组织肿块，边缘模糊，内见低密度坏死，环形强化，右侧鼻咽腔受压推移

图 2-4-1 咽部脓肿

密度肿块，边界比较清晰，呈分叶状者常因多个肿大淋巴结融合而成。增强后肿块呈均匀强化，未经治疗的淋巴瘤一般不伴有坏死液化区和钙化斑。MRI 检查显示颈部多组淋巴结肿大。病变淋巴结呈等 T_1WI 和长 T_2WI 信号表现，淋巴结内信号比较均匀。增强后病变淋巴结呈轻至中度均匀强化。

2. 颈部淋巴结结核：多发生于中青年女性。CT 表现亦为多样，可表现为环形强化，病灶中央低密度不强化或均匀强化。病灶可呈融合趋势，并可在周围形成冷脓肿。

二、鼻咽癌

【临床概述】

鼻咽癌有独特的地理分布特征，中国南部及香港的发病率最高。最常发生于中年男性。最常见于鼻咽腔的顶部；其次为侧壁，前壁和底壁较少。早期鼻咽癌临床表现不明显，中晚期鼻咽癌因肿物的侵犯范围不同而表现各异。颈部淋巴结肿大常为首发症状，可出现回吸性血涕、鼻出血等鼻部症状，晚期可有鼻塞、耳鸣、单侧听力减退或丧失等耳部症状。晚期肿瘤侵犯迷走神经可引起声嘶、吞咽困难等咽喉部症状。亦可引起头痛、面麻、舌偏斜、上睑下垂、复视等神经症状。

【影像学特点】

1. CT

CT 对鼻咽癌早期诊断、病变范围、肿瘤发展方向及分期具有重要价值。早期表现为咽隐窝变浅、闭塞，咽侧壁增厚，失去正常对称的外观。中晚期表现为密度均匀的软组织肿物突入鼻咽腔，致鼻咽腔不对称、狭窄或闭塞。肿物与周围组织分界不清。CT 增强扫描肿物轻至中度强化。CT 检查周围结构受累表现如下。

（1）肿瘤向前侵及鼻后孔，突入鼻腔及鼻旁窦内，可引起鼻旁窦炎症。晚期侵犯翼腭窝表现为局部正常的脂肪消失、翼腭窝扩大或周围骨质破坏。从翼腭窝经圆孔进入前颅窝进海绵窦区，经翼状管进入中颅窝颅内，自眶尖再经眶上裂进入颅内，亦可经蝶腭孔进入鼻腔，经翼下颌裂进入颞下窝。

（2）向后方播散侵犯咽旁间隙，再侵犯咀嚼肌间隙，可沿下颌神经周围浸润，进而侵犯颅内。

（3）向后播散侵犯咽后间隙及椎前间隙，偶可见椎体破坏。尤其注意肿瘤是否侵犯颈动脉鞘、颈静脉孔及邻近的舌下神经管。

（4）向下播散可侵犯口咽及软腭。

（5）向上直接侵犯颅底，颅内侵犯常累及海绵窦、颞叶、桥小脑角等。鼻咽癌对颅底骨的侵犯可表现为单纯骨质破坏，或骨质破坏与骨质硬化并存。

颈部淋巴结转移：鼻咽癌常伴有淋巴结转移，可为同侧、双侧性，少数以对侧淋巴结明显。早期常转移至咽后淋巴结，其他常见转移部位为颈静脉链周围及颈后三角区。约 70% 的颈部转移淋巴结边缘规则，内部大多密度均匀，呈轻至中度强化。如边缘不规则强化、内部低密度坏死是典型鳞癌转移淋巴结的征象。

2. MRI

MRI 病变的形态表现与 CT 相一致。病变在 T_1WI 上呈中低信号，T_2WI 呈较高信号（图 2-4-2）。

【鉴别诊断】

1. 鼻咽部淋巴瘤：多见于青壮年，鼻咽癌和鼻咽部淋巴瘤单从肿物形态很难区别，但淋巴瘤侵犯范围广泛，常侵犯鼻腔及口咽，多表现为软组织弥漫性增厚，颅骨破坏少见。颈部淋巴结受侵区域与鼻咽癌相仿，但受侵淋巴结多边缘规则，内部密度均匀，CT 增强扫描多呈较均匀强化。

2. 腺样囊性癌：鼻咽部腺样囊性癌密度多不均匀，可有囊性低密度区，且有沿神经播散蔓延的倾向。但有时仅靠影像表现难于鉴别。

3. 鼻咽部纤维血管瘤：几乎均见于青少年男性，肿瘤多位于蝶骨体、枕骨斜坡及后鼻孔。肿块呈类圆形，CT 增强扫描肿块呈明显强化，CT 值可超过 100 HU，MRI T_1WI 呈等信号，信号可不均匀，

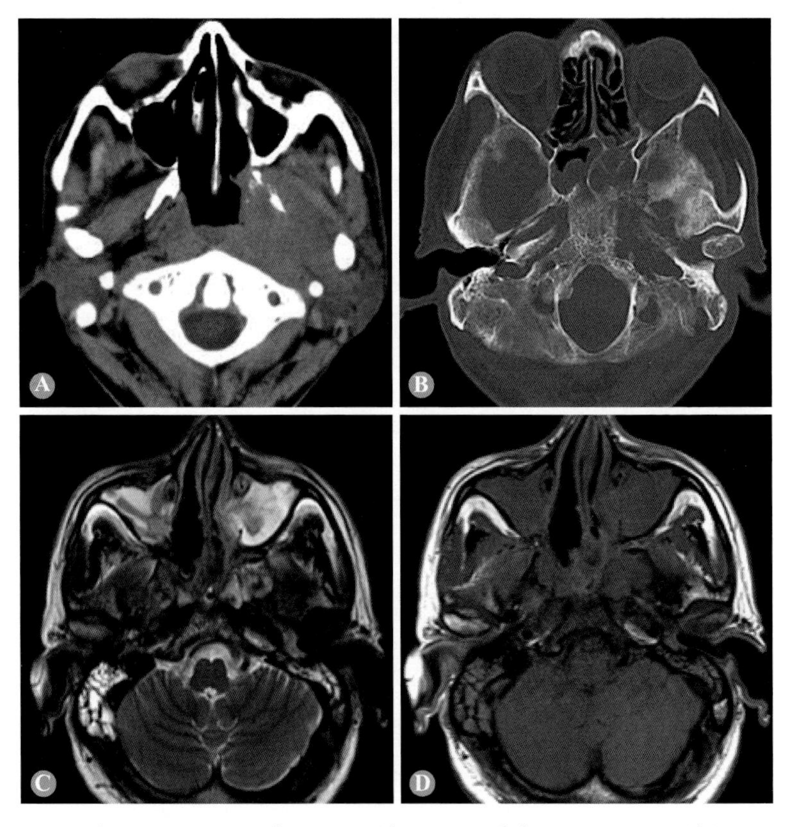

A. CT 横断位平扫软组织窗；B. CT 横断位平扫骨窗；C. MR T_2WI 横断位；D. MR T_1WI 横断位。CT 检查显示鼻咽左侧壁可见软组织肿块，左侧尤著，咽旁间隙及翼腭窝消失，局部骨质破坏；MRI 检查显示鼻咽左后壁混杂信号占位，双侧咽旁间隙、蝶窦、左侧筛窦受累

图 2-4-2　鼻咽癌

T_2WI 呈明显高信号，内部可掺杂低信号的血管基质信号，可呈“胡椒盐样”改变。邻近骨质以受压改变为主。

4. 腺样体增生：多见于儿童，常表现为鼻咽顶壁和后壁软组织对称性增厚，不累及其下方的肌肉，亦无骨质破坏。CT 和 MRI 的 T_1WI 不能鉴别淋巴样组织及其下方的肌肉，T_2WI 淋巴样组织呈高信号，肌肉呈低信号，对比明显易于鉴别。

三、喉癌

【临床概述】

喉癌占耳鼻喉部恶性肿瘤的 12%~22%，仅次于鼻腔、鼻咽部的恶性肿瘤居第三位。好发于 50~60 岁，男性多见，喉癌常见于嗜烟酒者，声带疲劳、慢性喉炎、暴露于粉尘、石棉或电离辐射也与喉癌的发病有关。分为声门上型：早期仅有咽喉部异物感，咽部不适，中晚期咽喉痛、痰中带血、声嘶等症状；声门型：最多见，主要症状为声嘶，肿瘤较大时可有血痰、喘鸣、呼吸困难；声门下型：早期可无症状，中晚期可有血痰、呼吸困难。

【影像学特点】

1. CT

CT 有助于显示肿瘤的原发部位、侵及范围及有无淋巴结转移。表现为会厌、会厌皱襞、真假声带等结构出现软组织增厚或肿物，肿物较大时常侵犯会厌前间隙、咽旁间隙、喉软骨、颈动脉及静脉等。喉软骨受侵常表现为软骨侵蚀、溶解，亦可有软骨硬化表现。可有单侧或双侧淋巴结肿大，呈边缘强化，内部常可见坏死（图 2-4-3）。

2. MRI

病变的形态表现与 CT 相一致，MRI 能更明确地显示肿瘤的范围及侵犯深度，是 CT 检查的必要补充。

【鉴别诊断】

1. 喉水肿：黏膜弥漫性增厚，边缘光滑，两侧对称，增强扫描无异常强化。

2. 声带息肉：与早期局限于声带表面的肿瘤不易区分。息肉多见于一侧声带前中 1/3 交界处，呈小结节状，但基底较窄，可带蒂，喉内其他结构正常。无淋巴结肿大。

3. 乳头状瘤：多见于声带、室带和声门下区，发生于儿童者常多发，呈宽基底；发生于成年人者多单发，可带蒂。

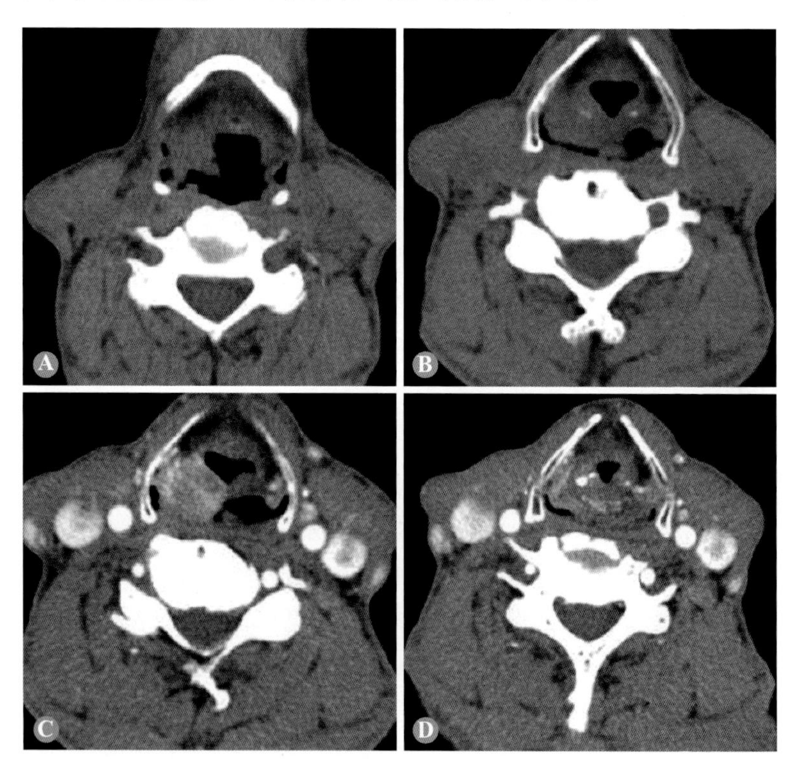

A、B. CT 横断位平扫；C、D. CT 横断位增强。检查显示右侧声门上梨状隐窝及会厌息肉样占位，增强扫描不均匀强化

图 2-4-3　喉癌

第五节 颈部疾病

【影像学检查方法的选择】

颈部疾病的影像学检查方法包括X线平片、CT、超声、MRI和核素显像等，对颈部疾病可以提供重要的形态学和功能学依据。螺旋CT扫描对颈部疾病的诊断有很高的价值。

颈部X线平片检查可见骨质改变及软组织有无增厚和异常密度、气管有无受压移位或变窄。

CT检查发现和诊断颈部血管性病变、颈部间隙病变、甲状腺及甲状旁腺疾病，确定病变的部位、形态、大小、范围、密度，确定恶性病变的侵袭范围及分期、淋巴结转移等，CT增强扫描可帮助病变的诊断，使各间隙显示更清晰。CT后处理技术对于显示骨与颈部血管的改变有重要价值。

超声检查时甲状腺疾病诊断有重要意义，甲状腺位置表浅，超声可发现病变及其血流，有助于鉴别诊断。超声还可用于引导细针穿刺活检。

MRI组织分辨率较高，能够确定脂肪、出血、单纯或富含蛋白的液体等成分，无辐射性，可以多方位观察，对病变的定性诊断很有帮助。在脂肪信号的衬托下，能够显示颈部软组织的轮廓和界限，显示臂丛神经的走行，对于诊断臂丛神经的病变有重要价值。MRI的缺点是费用较高，不能检出钙化，空间分辨率较低，对小病灶的检出逊于CT。

核素显像是一种功能学成像检查方法，检查前给予显像剂，检出恶性肿瘤原发灶的准确性高，显像剂在病变内的分布状态反应病变的功能，尤其在甲状腺及甲状旁腺疾病的应用，可以显示高功能“热”结节、低功能“冷或凉”结节，功能正常的“温”结节。

一、腮腺肿瘤

腮腺良性肿瘤多见，恶性肿瘤较少。良性肿瘤中，以多形性腺瘤最为多见，其次为腺淋巴瘤（Warthin 瘤），其他的血管瘤、淋巴瘤、神经鞘瘤少见。恶性肿瘤中比较常见的有恶性混合瘤、黏液表皮样癌、腺癌等。绝大多数腮腺肿瘤患者在无意中发现以耳垂为中心出现无痛性缓慢增长的肿块。

（一）腮腺混合瘤

【临床概述】

腮腺混合瘤又称多形性腺瘤，为最常见的腮腺肿瘤，可发生于任何年龄，中年人为多，无明显性别差异，呈膨胀性生长，生长缓慢，临床症状不明显，常无意或体检发现腮腺内无痛性肿块，活动，可位于腮腺浅叶或深叶，多呈圆形或椭圆形，直径为 3~5 cm。

【影像学特点】

1. CT

可清晰显示肿瘤存在，混合瘤与正常腮腺组织存在良好对比。混合瘤多呈圆形或椭圆形，病灶边缘清晰，可呈不规则或浅分叶状，密度一般较均一。增强扫描肿瘤实质可见强化，边界与周围间隙、邻近结构显示清晰。腮腺混合瘤发生恶变时，CT 扫描显示无包膜，呈浸润性生长，边界不清，形态不规则，钙化少见。如果混合瘤与周围肌肉脂肪界限消失，见不规则钙化，生长迅速并伴有疼痛，邻近骨质破坏如茎突、乳突破坏，颈部淋巴结肿大时，可考虑有恶变（图 2-5-1）。

2. MRI

混合瘤较小时，信号均匀，T_1WI 呈等信号，T_2WI 上为略高信号或高信号，边界清。囊变时信号不均。T_2WI 上高信号瘤体内可见低信号的纤维间隔和索条，极低信号为钙化。

【鉴别诊断】

腮腺浅叶的混合瘤主要与Warthin瘤相鉴别，Warthin瘤表现为单侧或双侧腮腺内单个或多个实性结节，常见钙化，常有囊变，囊壁薄而光滑，囊腔内可有结节。腮腺深叶的混合瘤须与咽旁肿块鉴别，前者咽旁间隙向内推压，而咽旁肿块与腮腺组织之间有脂肪线分界，且咽旁间隙向前、外推移。还要与神经鞘瘤、副神经节瘤及淋巴来源肿块相鉴别。

（二）腺淋巴瘤（Warthin瘤）

【临床概述】

Warthin瘤是一种生长缓慢的涎腺良性肿瘤，几乎均发生于腮腺，发病仅次于腮腺多形性腺瘤，好发于腮腺浅叶后下方。多为单侧发病，也可双侧，好发于50岁以上中老年男性，有吸烟病史，易继发感染。多数患者无明显症状。

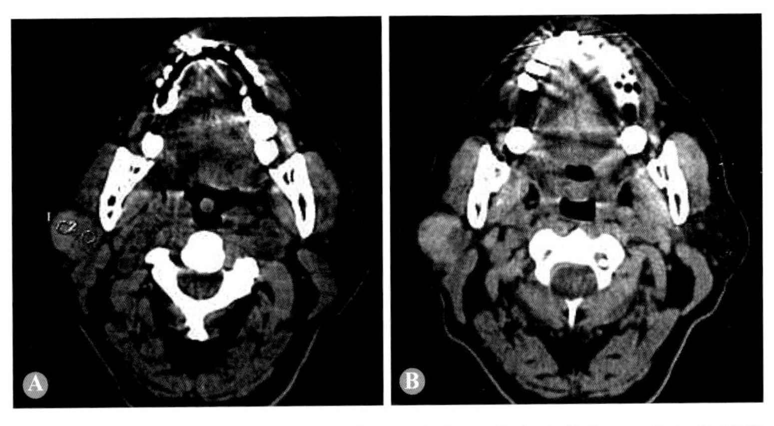

A.CT横断位平扫；B. CT横断位增强。右侧腮腺浅叶病变CT平扫呈稍高密度影伴边缘囊变，增强后实性部分中度强化，囊性部分未见强化

图2-5-1　右侧腮腺浅叶混合瘤

【影像学特点】

1. CT

病变边界清晰，包膜完整，通常呈圆形、卵圆形，平扫密度与大小有关，＞2 cm 的密度多不均匀（图 2-5-2），钙化多见，部分可伴囊变，增强后呈轻至中度强化，无颈部淋巴结肿大。

2. MRI

T_1WI 上为混杂低信号，脂肪抑制 T_2WI 呈高或稍高信号，囊变区 T_1WI 表现为更低信号，T_2WI 为更高信号，强化表现与 CT 相似。

【鉴别诊断】

1. 多形性腺瘤：女性较多，多数密度均匀，囊变较少，钙化少见。

2. 腮腺感染性病变：腮腺淋巴结炎与腺淋巴瘤继发感染临床表现相似，影像学鉴别较难。

3. 腮腺恶性病变：较少见，多伴侵袭性生长，伴淋巴结肿大。

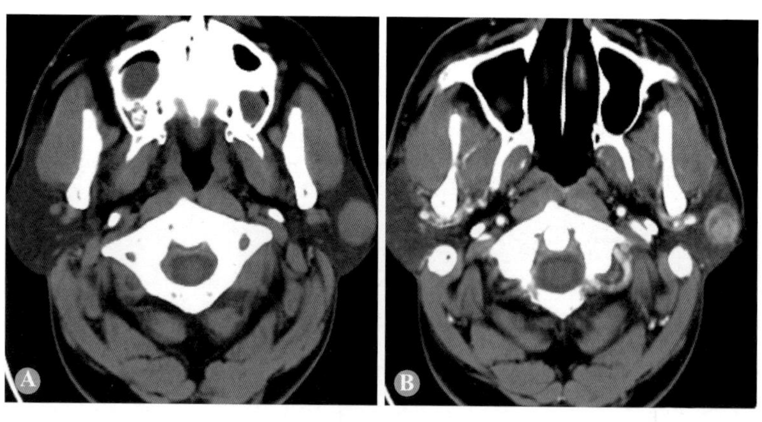

A. CT 横断位平扫；B. CT 横断位增强。CT 平扫显示左侧腮腺类圆形软组织密度影，边界清楚，可见小囊变；增强后实性部分可见强化

图 2-5-2　左侧腮腺腺淋巴瘤

二、甲状腺疾病

（一）甲状腺肿

【临床概述】

甲状腺肿可能由食物中缺碘或甲状腺功能亢进或炎症引起，单纯性甲状腺肿可发展为结节性甲状腺肿。结节性甲状腺肿是甲状腺最常见的良性病变。

【影像学特点】

1. X 线平片

气管受压及甲状腺钙化。

2. CT

单纯性甲状腺肿表现为甲状腺弥漫性增大；多结节性甲状腺肿为甲状腺非对称性增大，伴出血、囊变、坏死或钙化（图 2-5-3）。

3. MRI

T_1WI 上显示病变区出血或胶样物质为高信号，T_2WI 上信号多混杂。

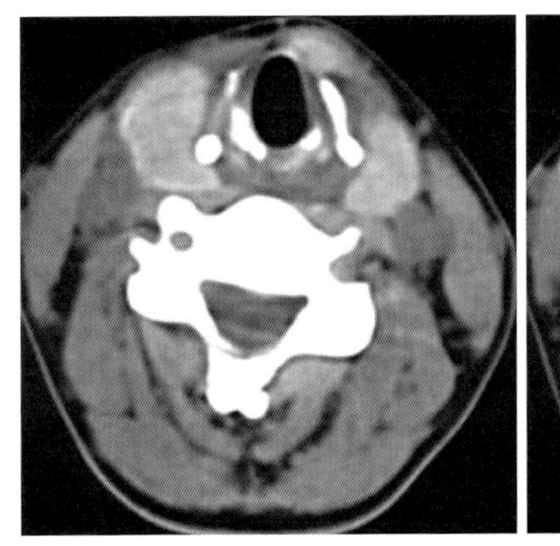
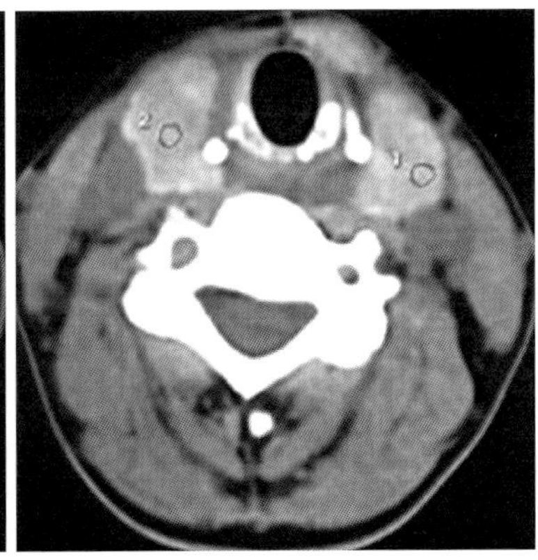

CT 横断位平扫显示甲状腺两叶增大，可见多发稍低密度结节

图 2-5-3 结节性甲状腺肿

【鉴别诊断】

弥漫性甲状腺肿须与桥本甲状腺炎相鉴别：后者甲状侧叶与峡部均增大，质韧，血清中抗甲状腺球蛋白抗体及抗甲状腺微粒体抗体显著增高。

（二）甲状腺肿瘤

【临床概述】

甲状腺肿瘤表现为甲状腺区肿物，可引起声嘶、呼吸困难等。

甲状腺良性肿瘤主要为腺瘤，约占甲状腺肿瘤的60%。好发于女性。甲状腺癌是常见的内分泌腺恶性肿瘤，其中甲状腺乳头状癌发病率最高。

【影像学特点】

1. CT

腺瘤多为类圆形低密度灶，不强化或轻度强化。腺癌多为形态不规则，边界不清占位，可伴囊变、坏死，不均匀强化。间接征象：与周围组织分界不清，颈部淋巴结肿大（图2-5-4）。

2. MRI

腺瘤信号较均匀，癌信号混杂，累及周围组织结构（图2-5-5）。

【鉴别诊断】

甲状腺癌主要与结节性甲状腺肿、甲状腺腺瘤相鉴别。

1. 结节性甲状腺肿多发生于双侧，双侧甲状腺肿大，腺体内可

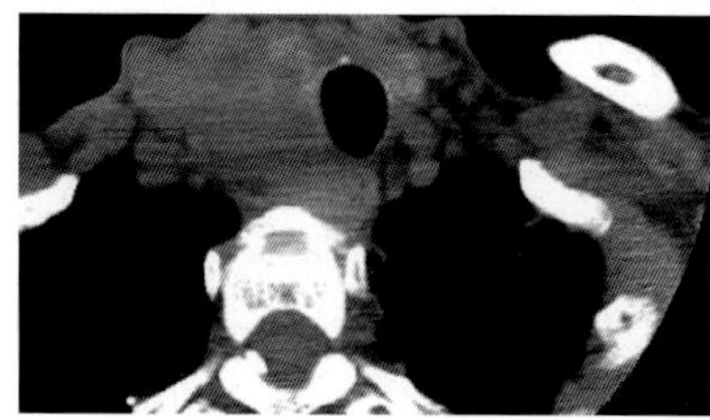
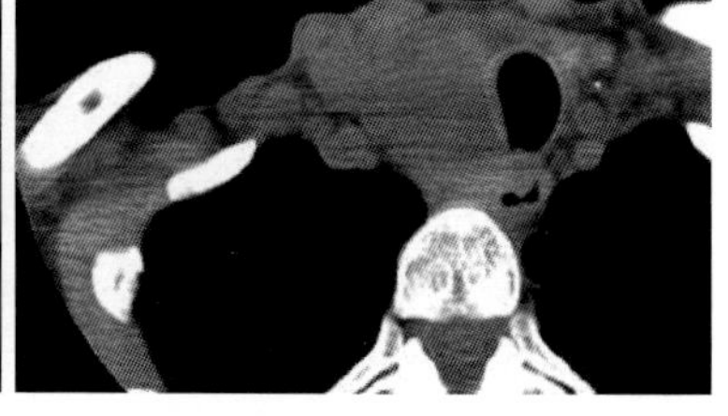

CT横断位平扫显示甲状腺右叶增大，可见边界不清的占位性病变

图2-5-4　甲状腺腺癌

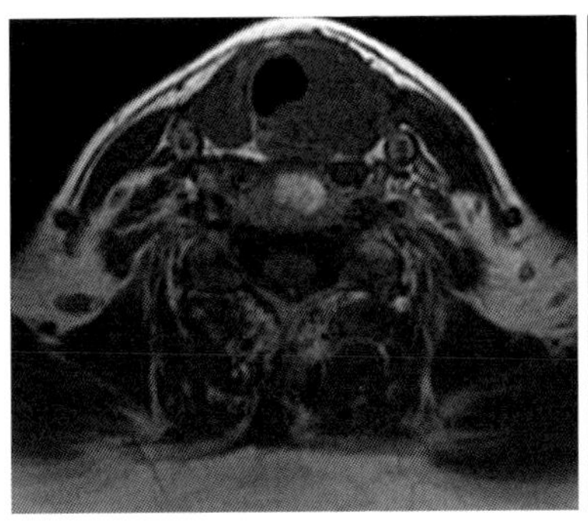
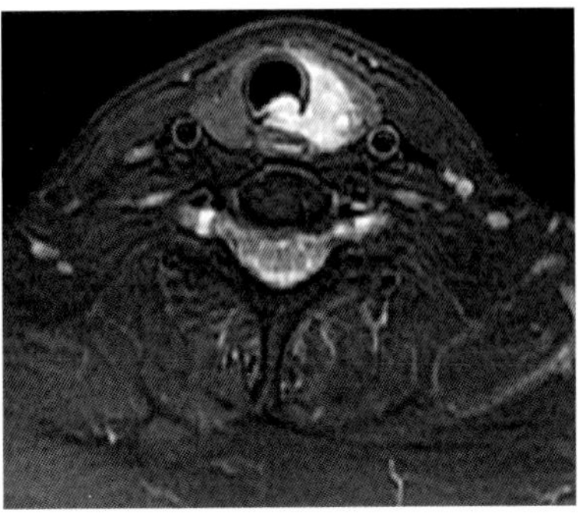

A. MR T_1WI 横断位平扫；B. MR T_1WI 横断位增强。检查显示甲状腺左叶增大，可见 T_1WI 等信号病变，增强后明显强化

图 2-5-5 甲状腺腺癌

见多发结节，边界清，病灶内易发生囊变。甲状腺腺瘤多为单发，病灶多相对较小，呈圆形，增强明显强化或环形强化。

2. 甲状腺癌病灶无包膜，边界不清，周围组织结构受侵犯，颈部淋巴结肿大，增强后病灶呈“强化残圈征”。

三、甲状旁腺疾病

【临床概述】

原发性甲状旁腺功能亢进症主要由甲状旁腺腺瘤所致，少数为甲状旁腺增生或癌造成。超声常为首选检查方法；CT 检查可确切显示病变，并能发现异位的甲状旁腺腺瘤；MRI 对发现甲状旁腺病变也有重要价值。甲状旁腺腺瘤和甲状腺增生多见于 30 岁以上女性。早期症状不典型，但出现甲状旁腺功能亢进的表现后才引起临床注意，如高钙血症引起的全身症状，骨质疏松表现及泌尿结石等。

【影像学特点】

1. X 线平片

X 线平片可见甲状旁腺功能亢进造成的多发肾结石、肾钙化和骨骼的病变。

2. CT

当瘤体直径＞1 cm，CT 不难发现。肿瘤大部分发生于甲状腺下极附近的气管食管旁沟内。异位的甲状旁腺腺瘤可以位于颈根处、前上纵隔或胸骨后。腺瘤在横断面上常为圆形软组织结节，边界清楚，与颈部血管、肌肉、淋巴结的密度相近，故 CT 平扫不易确认。增强扫描腺瘤多有明显强化，较易发现病变（图 2-5-6）。腺瘤很少发生钙化。甲状旁腺腺癌较易发生钙化。

甲状旁腺增生的腺体增大程度多不一致，一般常以某一腺体为主。

3. MRI

与正常甲状腺相比较，甲状旁腺腺瘤 T_1WI 常为等信号或低信号，T_2WI 为高信号。增强扫描后强化明显。

【鉴别诊断】

CT 和 MRI 检查时，甲状旁腺病变须与局部增大的淋巴结及甲状腺外突结节等鉴别。也要注意有无异位的甲状旁腺腺瘤。

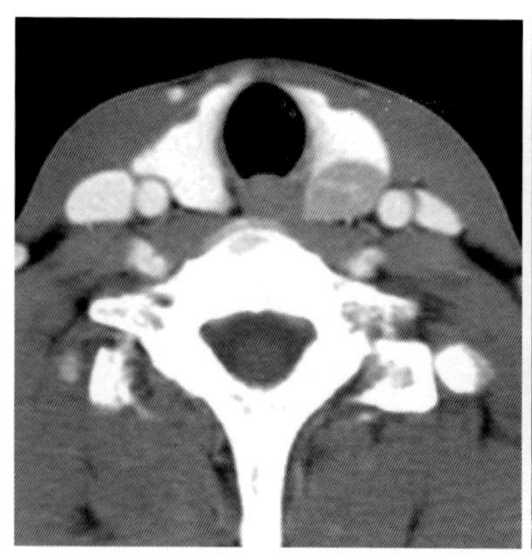

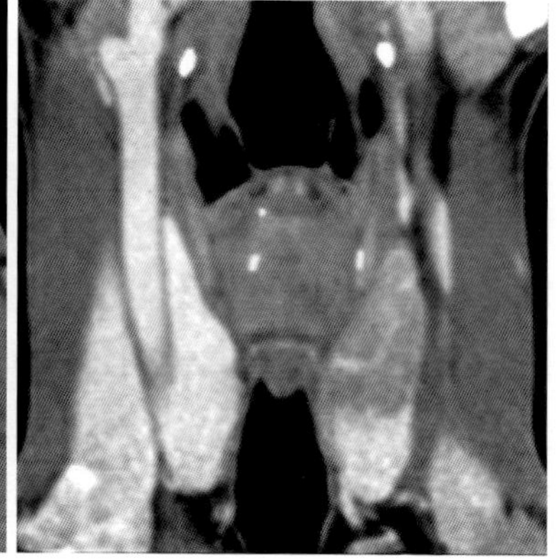

A. CT 横断位增强；B. CT 冠状位增强。检查显示甲状腺左叶上极旁低强化灶，边界清楚

图 2-5-6　左侧甲状旁腺腺瘤

四、颈部淋巴结转移

【临床概述】

颈部淋巴结转移灶约 80% 来源于头颈部恶性肿瘤，且多为鳞状细胞癌，易发生中心坏死。

【影像学特点】

1. CT

多为类圆形软组织密度影，可融合成团块状，增强后轻度强化，中心无坏死者密度及强化均匀，中心坏死者呈环形强化。间接征象：可侵犯周围组织结构，侵犯静脉引起静脉癌栓。

2. MRI

T_1WI 上呈等或稍低信号，T_2WI 上呈等或高信号，中心坏死者信号不均（图 2-5-7）。

【鉴别诊断】

PET-CT 对转移淋巴结诊断有很好的特异性和敏感性。颈部淋巴结转移须与颈部淋巴结结核、淋巴瘤、神经鞘瘤相鉴别。

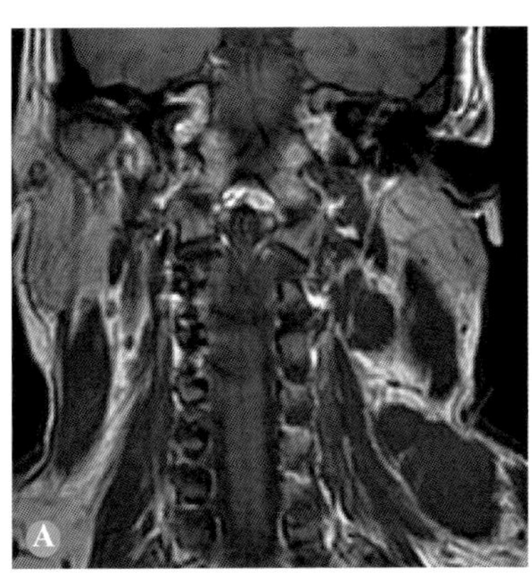

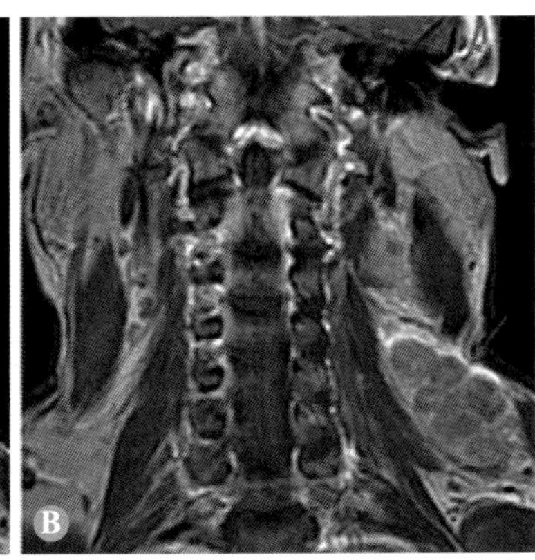

A. MR T_1WI 冠状位；B. MR T_2WI 冠状位。MRI 检查显示 T_1WI 呈等或稍低信号，T_2WI 呈等或高信号，中心坏死者信号不均

图 2-5-7　鼻咽癌颈部淋巴结转移

3

第三章

呼吸系统疾病

第一节 气管、支气管与肺部疾病

一、气管、支气管异物

【影像学检查方法的选择】

深吸气和深呼气胸像能够直接显示金属等不透光异物，但只能通过纵隔摆动、局限性肺气肿、肺不张等间接征象来推断透光异物的部位。胸部 CT 能够直接显示异物。钱币等扁平状异物在气管中多呈矢状位，与声门裂方向一致。

【临床概述】

气管、支气管异物多发生于儿童，较大异物多停留于喉或气管中，小异物多停留在大支气管，尤其是右侧主支气管。

【影像学特点】

1. X 线平片

X 线平片只能发现间接征象，如肺气肿、肺不张、肺实变、纵隔摆动等。

2. CT

（1）直接征象：气管、支气管腔内发现高密度的异物影，边界清晰（图 3-1-1）。

（2）间接征象：异物引起的阻塞性病变。如同侧阻塞性肺气肿、纵隔向对侧移位，阻塞性肺炎、阻塞性肺不张（图 3-1-1）。

二、支气管扩张

【临床概述】

支气管扩张指支气管腔的持久性扩张、变形，多数为肺段以下的第 3~6 级小支气管。少数为先天性，多数为后天性，后天性支气气

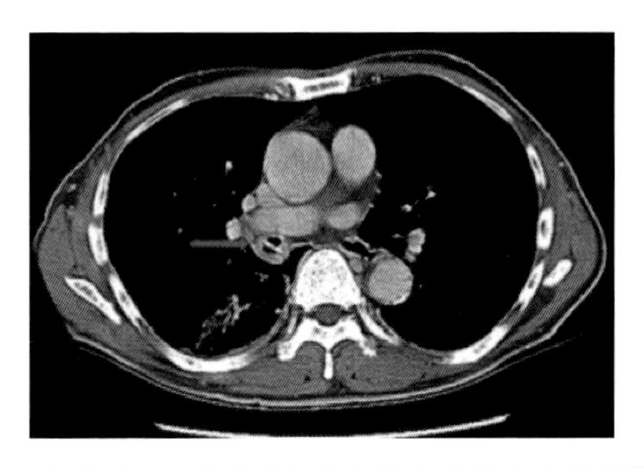

CT 横断位纵隔窗增强显示右肺中间支气管内见高密度线样影，边界清晰

图 3-1-1 支气管异物

管扩张可见于慢性化脓性疾病。临床表现包括慢性咳嗽、咳脓痰、反复咯血是常见的症状。白细胞计数可增高。

【影像学特点】

1. X 线平片

（1）特征性表现：小囊状或“蜂窝状”阴影，囊内可有液平。

（2）非特异性征象：常伴有肺纹理粗乱、肺内小斑片、肺不张等。

2. CT

（1）柱状支气管扩张：多发生于第 3~5 级支气管，表现为支气管的内径＞伴随肺动脉的直径。当柱状扩张的支气管平行于扫描层面时，呈“轨道征”；垂直时，呈“印戒征”。

（2）曲张型支气管扩张：多发生于第 4~5 级支气管，扩张的支气管平行扫描层面时呈“串珠状”，垂直时呈粗细不均的囊柱状扩张。

（3）囊状支气管扩张：多见于第 5~6 级以下或末端支气管，表现为薄壁或厚壁囊腔。合并感染时，其内可出现气液平面。串状囊腔、簇状囊腔可呈“葡萄串样”，称为“葡萄串征”（图 3-1-2）。

3. 常见伴发征象

（1）指套征：表现为扩张的支气管内气体消失，而呈“Y 形”

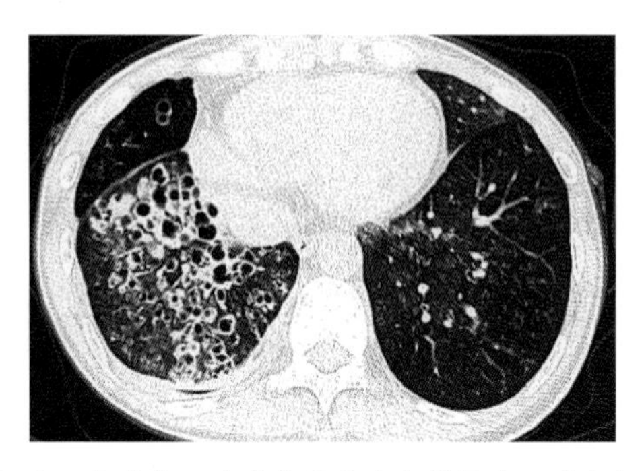

CT肺窗平扫显示右肺中下叶多发囊状支气管扩张，伴支气管管壁增厚

图 3-1-2　囊状支气管扩张

或“V形”高密度影，为分泌物潴留于支气管内形成支气管内黏液栓。

（2）肺实变：支气管感染累及到周围的肺泡及呼吸性细支气管时可伴发。

（3）肺段性肺不张：表现为支气管并拢，相邻肺叶代偿性肺气肿，为支气管周围纤维化引起的瘢痕性不张。

三、肺炎

【临床概述】

肺炎是指终末气道、肺实质和间质的炎症，可由病原微生物、理化因素、免疫损伤、过敏反应及药物等所致。肺炎主要有4种分类法：①按解剖学或病理学主要分为大叶性肺炎、小叶性肺炎、间质性肺炎、细支气管炎；②按病因分为细菌性肺炎（金黄色葡萄球菌肺炎等）、非典型病原体所致肺炎（支原体肺炎等）、病毒性肺炎（腺病毒肺炎等）、真菌性肺炎、原虫性肺炎（肺孢子虫病等）及非感染病因所致肺炎（吸入性肺炎等）；③按病程分为急性肺炎（病程 <1 个月）、迁延性肺炎（病程 1~3 个月）、慢性肺炎（病程 >3 个月）；④按病情分为轻症（除呼吸系统外，其他系统症状轻，无全身中毒症状）、重症（除呼吸系统外，其他系统症状明显，出现全身中毒症状，甚至危及生命）。在临床上肺炎病因若明确则按病因分类，否则按解剖学或病理学分类。

（一）大叶性肺炎

【影像学检查方法的选择】

X线平片胸像是大叶性肺炎最常用的影像学检查方法，胸部CT用于鉴别诊断。

【临床概述】

大叶性肺炎多见于青壮年，突发的高热，咳嗽，胸痛，咳铁锈色痰是大叶性肺炎的典型症状。白细胞计数及中性粒细胞分类明显增高。

【影像学特点】

1. 充血期

（1）X线平片：胸像检查常无阳性征象或仅表现为局限性肺纹理增粗。

（2）CT：边缘模糊的“磨玻璃样”阴影。

2. 红色肝变期和灰色肝变期（实变期）

X线平片与CT表现为大片肺实变，内可见支气管充气征。肺叶实变以叶间裂为界，边缘清楚（图3-1-3，图3-1-4）。

3. 消散期

X线平片与CT表现为肺实变密度减低，呈散在的斑片状实变。每个肺叶的大叶性肺炎在X线平片胸像上各有特点。

大叶性肺炎与肺肿瘤的慢性阻塞性肺疾病、浸润型肺结核鉴别（参照中心型肺癌的鉴别诊断）。

（二）支气管肺炎

【影像学检查方法的选择】

X线平片胸像是肺炎最常用的影像学检查方法，胸部CT用于鉴别诊断。

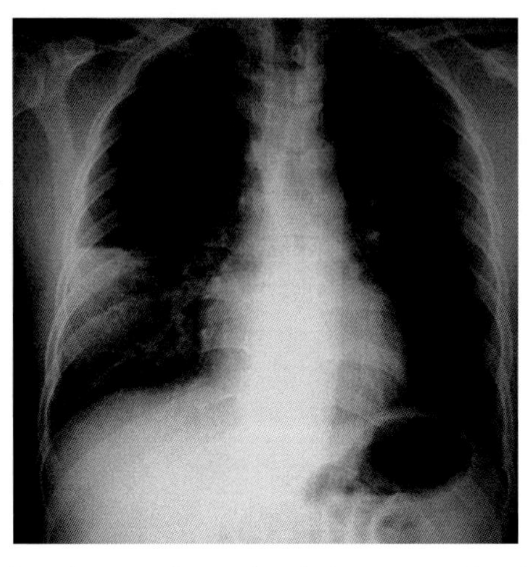

胸部正位X线平片显示右中叶大片肺实变，以叶间裂为界，边缘清楚

图 3-1-3　右中叶大叶性肺炎（实变期）

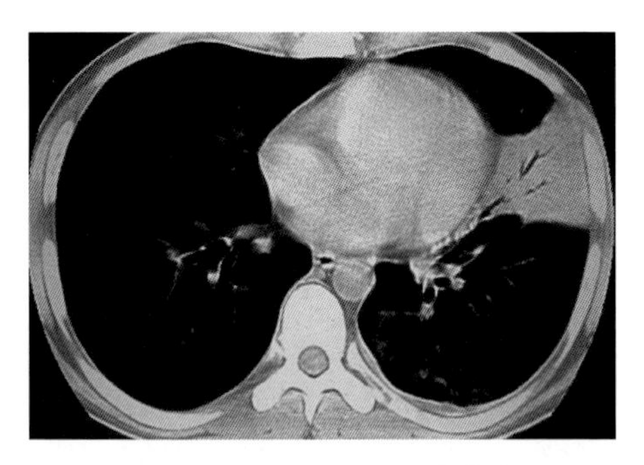

CT肺窗平扫显示左上肺舌段大片肺实变，边缘清楚，内可见支气管充气征

图 3-1-4　左上肺舌段大叶性肺炎（实变期）

【临床概述】

支气管肺炎又称小叶性肺炎。多见于婴幼儿和老年人，常表现为高热，咳嗽，咳泡沫痰或脓痰，常伴有呼吸困难。

【影像学特点】

1. X 线平片（图 3-1-5）

（1）肺纹理增厚、模糊。

（2）常可见散在、密度不均匀、大小为 1~2 cm 的斑片状实变沿着增厚的肺纹理分布，斑片能够融合成大片。

（3）邻近的肺野可见代偿性肺气肿。

（4）好发于双肺中下肺野的中内带。

（5）空洞与肺气囊：常见于金黄色葡萄球菌支气管肺炎。肺气囊表现为斑片影内的薄壁类圆形透亮阴影。

2. CT 与 X 线平片表现相似，斑片状实变内常可见支气管充气征。

（三）机会性肺炎

【影像学检查方法的选择】

肺孢子虫病的诊断须与鉴别诊断首选胸部 CT。

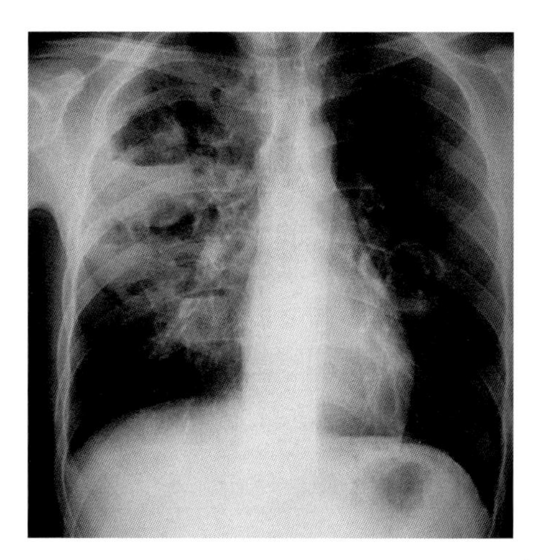

胸部正位 X 线平片显示右上、中肺野不均匀的斑片影内的薄壁类圆形透亮阴影及含气液平面的空洞

图 3-1-5 支气管肺炎

【临床概述】

由于广泛应用免疫抑制剂及对恶性肿瘤患者进行化疗，尤以获得性免疫缺陷病（艾滋病）出现后，机会性肺炎较过去为多见。成年人艾滋病的机会性肺炎以肺孢子虫病（pneumo cystiscarinii pneumonia，PCP）最常见和最严重。

呼吸困难、发绀、干咳、发热为肺孢子虫病的典型症状，但体征轻微。

【影像学特点】

1. 双肺磨玻璃样阴影，主要累及上叶或肺门周围，影像上表现为间质性肺炎。病变可短期内迅速进展，融合成片状、地图状或双侧肺门旁“蝶翼状”阴影（图 3-1-6）。

2. 小叶间隔增厚或网状影可见，为肺泡内物质机化或纤维化所致。

3. 结节或肿块少见，可能与肉芽肿性反应或肺实质破坏有关。

4. 囊腔可见，囊内壁光滑可能与肺大疱形成有关，囊内壁颗粒状可能与组织坏死及空洞形成有关。

【鉴别诊断】

CT 发现肺内病变敏感性高，但仅从影像学上进行诊断存在难度，需结合临床资料。

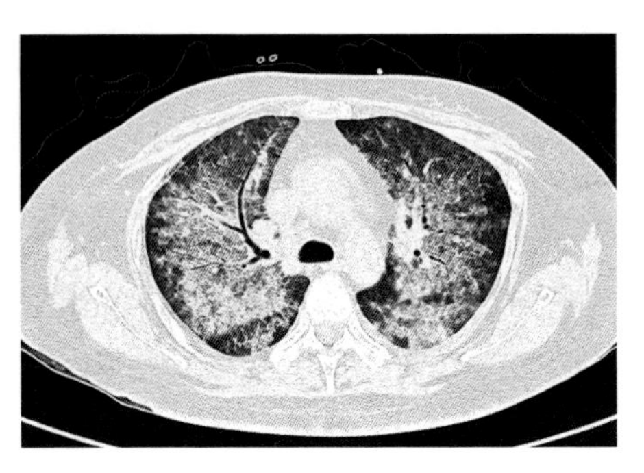

CT 横断位肺窗显示双肺“磨玻璃样”阴影，主要累及上叶或肺门周围

图 3-1-6 肺孢子虫病

四、肺脓肿

【影像学检查方法的选择】

X线平片用于初筛肺脓肿，首选胸部CT。

【临床概述】

肺脓肿是由化脓性细菌引起的肺组织化脓性坏死，分为急性、慢性。发病急，表现为高热、寒战、咳嗽、胸痛。1周后常有大量脓痰咳出。白细胞计数及中性粒细胞分类明显增高。

【影像学特点】

（一）急性肺脓肿

1. 早期肺脓肿X线平片与CT表现为边缘模糊的大片肺实变。血源性肺脓肿表现为双肺多发结节或斑片（图3-1-7）。

2. 坏死物咳出后，在实变内可见厚壁空洞，空洞内壁光滑或不规整，外缘模糊，空洞内常可见气液平。

3. 邻近胸膜明显增厚或有少量胸腔积液。

（二）慢性肺脓肿

X线平片与CT表现为内外壁均较清晰的厚壁空洞，周围可见斑片及纤维索条。

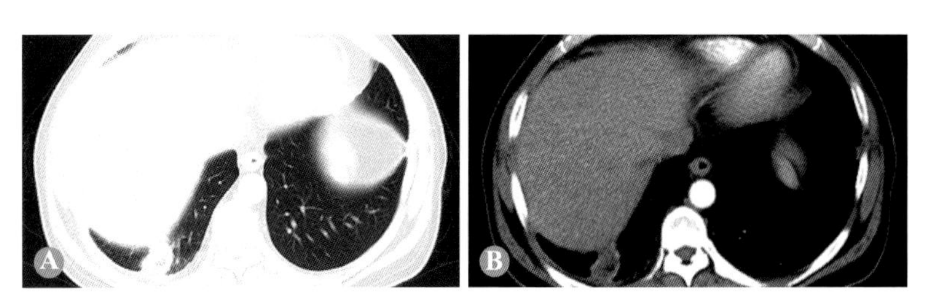

A. CT平扫肺窗；B. CT增强纵隔窗。检查显示右下肺边缘模糊的类圆形肺结节，密度不均匀，增强后边缘可见强化

图3-1-7　肺脓肿

【鉴别诊断】

肺脓肿与下列疾病的影像学特点相似，应进行鉴别诊断（表 3-1-1）。

表 3-1-1　肺脓肿的鉴别诊断

特点	肺脓肿	结核空洞	肺癌空洞
临床表现	高热、寒战、咳嗽、胸痛、咳大量脓痰	低热、盗汗、乏力、咳嗽、咯血、胸痛等	咳嗽、咳痰、咯血、胸痛等
实验室检查	白细胞计数明显增多	结核菌素试验、痰检结核菌阳性	痰检瘤细胞阳性
空洞外缘	模糊	较清晰	分叶征、毛刺征
空洞壁	厚	薄	厚或偏心状
空洞内壁	较光整	较光整	结节状
液平	常有	多无	多无
卫星灶	多无	常有	多无

五、肺结核

【影像学检查方法的选择】

X 线平片用于初步筛查肺结核，胸部 CT 和 HRCT 用于诊断与鉴别诊断。

【临床概述】

肺结核是由结核分枝杆菌引起的肺部感染性疾病，是一种慢性传染病。低热、盗汗、乏力等全身症状，咳嗽，咯血，胸痛等呼吸系统症状。全身中毒症状表现为高热、寒战、咳嗽、神志不清等，见于急性血行播散型肺结核。结核菌素试验、痰检结核菌阳性。

结核病分为以下 5 型。

（一）原发型肺结核（Ⅰ型）

原发复合征及胸内淋巴结结核。

（二）血行播散型肺结核（Ⅱ型）

急性血行播散型肺结核（即急性粟粒型肺结核）及亚急性、慢性血行播散型肺结核。

（三）继发性肺结核（Ⅲ型）

浸润性、纤维空洞及干酪样肺炎等，可以出现增殖、浸润、干酪病变或坏死、空洞等多种病理改变。

（四）结核性胸膜炎（Ⅳ型）

临床上已排除其他原因引起的胸膜炎。

（五）其他肺外结核（Ⅴ型）

按部位及脏器命名。

【影像学特点】

（一）原发型肺结核

常见于儿童和青少年。

1. 原发综合征（图 3-1-8）

具有 3 个典型影像征象。

（1）斑片状或大片实变：多位于中上肺野，邻近胸膜，常呈“云絮样”，边缘模糊。为结核菌引起的肺泡炎，病理改变以渗出为主，是原发病灶。

（2）肺门、纵隔淋巴结肿大：为结核性淋巴结炎。

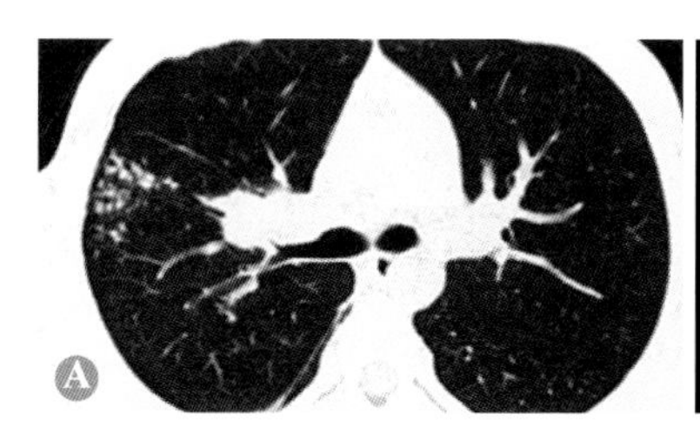

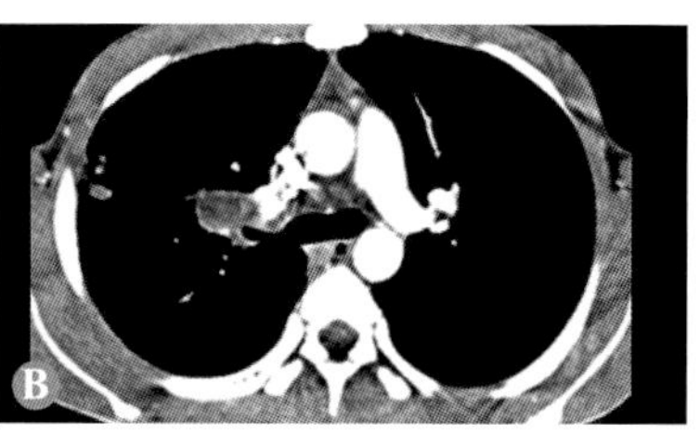

A. CT 平扫肺窗；B. CT 增强纵隔窗。检查显示右肺门淋巴结肿大，右肺上叶斑片影

图 3-1-8　肺结核原发综合征

（3）不规则索条影：位于斑片状实变与肺门之间，较难见到。为结核性淋巴管炎。

2. 胸内淋巴结结核

当原发病灶很轻微或吸收后，影像检查仅见肺门、纵隔淋巴结肿大。淋巴结内可见低密度区（坏死或液化）、钙化，周围常有浸润。

（二）血行播散型肺结核

结核菌经肺动脉、支气管动脉或体静脉系统血行播散的肺结核。

1. 急性血行播散型肺结核，又称急性粟粒型肺结核。

（1）双肺弥漫性“粟粒样”（1~3 mm）结节：病理改变为干酪病灶伴周围炎。

（2）三均特点：结节分布均匀、大小均匀、密度均匀（图 3-1-9，文后彩图 3-1-9）。

2. 亚急性、慢性血行播散型肺结核：常为分布不均（多见于上中肺野）、大小不等、密度不均（软组织密度与钙化均可见）的双肺多发结节，有时可见纤维索条、胸膜增厚。

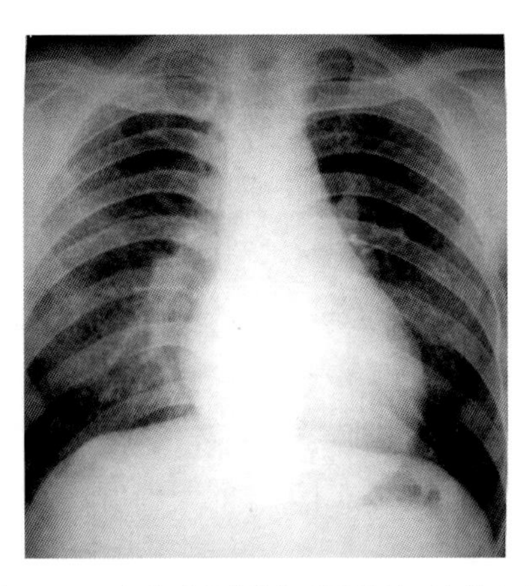

胸部正位X线平片显示双肺弥漫性“粟粒样”结节，结节分布均匀、大小均匀、密度均匀

图 3-1-9　急性血行播散型肺结核

（三）继发性肺结核

1. 浸润型肺结核：外源性再感染结核分枝杆菌或体内潜伏的病灶活动进展，引起的肺结核。X 线平片与 CT 表现多种多样，可以多种征象并存。根据影像学特点可以初步判定浸润性结核是否具有活动性。

（1）活动的浸润型肺结核常见征象

1）斑片状实变：边缘模糊，好发于上叶尖后段、下叶背段。病理改变为渗出。

2）肺段或肺叶实变：边缘模糊，密度不均，可见支气管充气征和（或）空洞，常见于“干酪样”肺炎。病理改变为渗出与“干酪样”坏死。

3）结核性空洞：引流支气管呈索条轨道影与空洞相连。

4）支气管播散：沿支气管分布的斑片实变，病变可融合。为“干酪样”物质经支气管引流时，沿支气管播散。

（2）稳定的浸润型肺结核常见征象

1）间质结节：常排列成“花瓣样”，是肺结核的典型表现。病理改变为增生。

2）结核球：边界清晰的类圆形结节，密度较高，内常有钙化、裂隙样或“新月样”空洞，周围可见卫星灶。病理改变为纤维组织包绕的局限性“干酪样”肺炎。若上述病灶在随访中出现形态、大小、密度的变化，从影像学诊断角度视病灶为活动性（图 3-1-10）。

（3）结核病灶愈合的常见征象：钙化及纤维索条。

2. 慢性纤维空洞型肺结核：浸润型肺结核长期迁延不愈，形成以空洞伴明显纤维病变为主的慢性肺结核。

（1）纤维空洞多位于中上肺野，空洞内壁较光整，周围有大量纤维索条、斑片状实变、小结节、钙化。

（2）病变肺叶萎缩，肺门上移，后前位胸像显示肺纹理呈“垂柳状”。

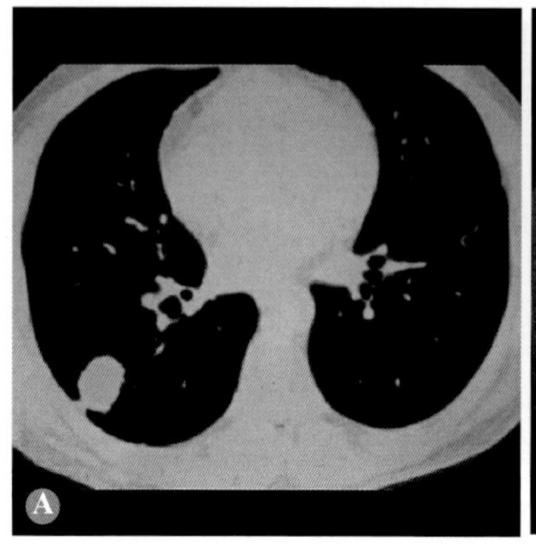
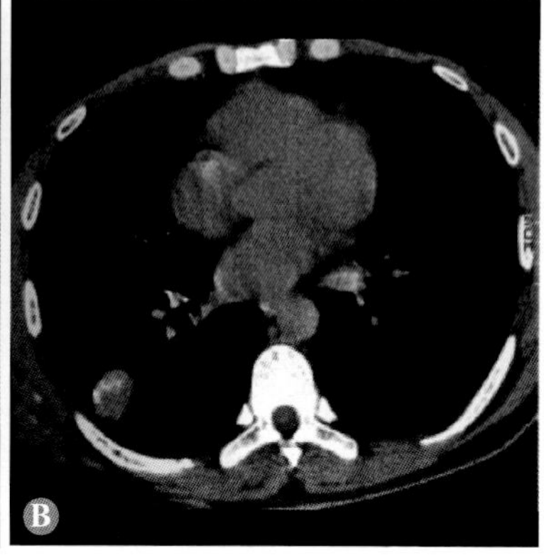

A. CT 平扫肺窗；B. CT 平扫纵隔窗。检查显示右下肺边界清晰的类圆形结节，密度较高，内有钙化，局部胸膜粘连

图 3-1-10　结核球

（3）患侧胸膜增厚粘连。

（4）邻近胸廓塌陷，肋间隙变窄。

（5）健侧肺代偿性肺气肿。

（6）支气管播散常见。

（四）结核性胸膜炎

结核菌及代谢产物引起胸膜变态反应性炎症。分为干性胸膜炎和渗出性胸膜炎。

1. 干性胸膜炎：无异常表现，或仅表现为肋膈角变钝，膈肌活动受限。

2. 渗出性胸膜炎：游离性或局限性胸腔积液，胸膜增厚、粘连、钙化。

【鉴别诊断】

1. 胸内淋巴结结核与下列疾病均可出现胸内淋巴结肿大，需进行鉴别诊断，有时确诊需依靠病理学诊断（表 3-1-2）。

表 3-1-2 引起胸内淋巴结肿大常见疾病的鉴别诊断

特点	胸内淋巴结结核	恶性淋巴瘤	结节病	转移性淋巴结
肺门淋巴结肿大	单侧	双侧	双侧，常不对称	原发灶侧为主
纵隔淋巴结肿大	多位于气管旁	多位于血管前间隙，主动脉弓上	多位于上腔静脉后，主动脉弓旁，气管隆嵴下	多位于气管旁、气管隆嵴下
淋巴结钙化	多见	少见	少见	少见
淋巴结内低密度	多见	少见	少见	少见
CT 增强扫描	周边环状强化	肿瘤包绕血管	环状或均匀强化	均匀强化
结核菌素试验、痰检结核菌	阳性	阴性	阴性	阴性
好发年龄	儿童、青少年	青少年，老年	中青年	中老年

2. 急性血行播散型肺结核与下列疾病均可表现为肺内弥漫小结节，须进行鉴别诊断（表 3-1-3）。

3. 原发综合征、浸润型肺结核的鉴别诊断请分别参照肺炎、周围性肺癌的诊断与鉴别诊断。

4. 结核性胸膜炎、恶性胸膜间皮瘤与胸膜转移瘤的鉴别诊断：以上三种病症均可表现为胸腔积液、胸膜增厚，但后二者常表现为结节状或肿块状胸膜增厚伴大量胸腔积液。结核性胸腔积液的糖及氯化物减少，淋巴细胞比例增高，腺苷脱氨酶（adenosine deaminase，ADA）升高，γ-干扰素（interferon-γ，IFN-γ）、肿瘤坏死因子-α（tumor necrosis factor-α，TNF-α）常显著高于恶性胸腔积液（表 3-1-2）。

表 3-1-3　肺内弥漫小结节性疾病的鉴别诊断

特点	急性血行播散型肺结核	结节病	癌性淋巴管炎	肺血行转移瘤
分布	均匀	不均匀（胸膜下、支气管血管束周围）	不均匀（胸膜下、支气管血管束周围）	不均匀（肺外周多见）
密度	均匀	均匀	均匀	均匀
大小	一致	不一致	不一致	不一致
肺间质病变	无	有	小叶间隔增厚呈串珠样	无
胸内淋巴结肿大	无	有	可有	无
原发肿瘤	无	无	有	有

六、支气管肺癌

【影像学检查方法的选择】

1. 筛查肺癌

首选胸部低剂量 CT。

2. 胸部 CT

诊断肺癌的首选影像检查方法。应用薄层 CT 观察肺癌的细微结构，多层螺旋 CT 的 MPR 可用于多方位观察肺癌，CTVE 用于初步观察中央型肺癌的气管、支气管病变，CT 引导肺穿刺活检可用于周围型肺癌的定性诊断。CT 增强用于鉴别肺门周围的肺结节与血管断面、判断淋巴结转移及大血管受累情况。CTA 也用于判断大血管受累情况。动态 CT 增强用于难以定性肺结节的鉴别诊断。

3. 胸部 MRI

一般不用于筛查、诊断肺癌。

4. PET

应用较少，可用于肺癌的鉴别诊断、疗效评估与复发判断。

5. DSA

目前偶用于原发性肺癌的支气管动脉灌注化疗。

【临床概述】

肺癌，即支气管肺癌，是世界上常见的恶性肿瘤之一。早期肺癌无症状，往往在X线平片胸像体检时偶然发现。中央型肺癌出现临床症状稍早于周围型肺癌。呛咳、无痰或偶有少量白色黏液痰是最常见的症状。间断性出现的痰中带有少量血丝为早期肺癌的常见表现。神经系统副肿瘤综合征多由肺小细胞癌引起；肺性骨关节病等多见于肺鳞癌。肿瘤累及胸膜、胸壁、肋骨、肋间神经等，可引起憋气、呼吸困难和胸痛；累及心包，可引起心悸、胸闷；累及上腔静脉，可引起上腔静脉综合征（出现气短、头颈部浮肿和颈静脉怒张等）；累及喉返神经、臂丛神经、迷走神经等，出现相应的症状；肿瘤累及颈交感神经的，可出现霍纳综合征。肿瘤出现远处转移时，可出现相应症状和体征。

大多数支气管肺癌起源于各级支气管黏膜上皮，少数起源于肺泡上皮及支气管腺体。常见的组织学类型包括鳞状细胞癌、小细胞癌、腺癌、大细胞癌4种。细支气管肺泡癌在最新的病理组织分型中已经取消。

按照大体病理类型分为3类。

1. 中央型肺癌：指发生于肺段或肺段以上的支气管，主要为鳞状细胞癌、小细胞癌和大细胞癌。肿瘤向支气管腔内生长，沿支气管壁浸润性生长，都可引起支气管壁增厚、狭窄或阻塞。若肿瘤穿破支气管外膜生长，则可形成支气管周围肿块。

2. 周围型肺癌：指发生于肺段以下的支气管，见于各种组织学类型的肺癌。大体病理形态为肺内结节或肿块。肺上沟瘤发生在肺尖部的周围型肺癌。

3. 弥漫型肺癌：指癌组织沿肺泡管、肺泡弥漫性生长，主要为细支气管肺泡癌及腺癌。大体病理形态可为多发结节、斑片，或为单叶、数叶及两肺多发的肺实变。

肺癌的扩散途径

1. 转移

（1）淋巴转移：最常见，先转移到支气管肺淋巴结，再至肺门、纵隔淋巴结等，常引起淋巴结肿大。

（2）血行转移：常转移至脑、肾上腺、骨、肝等。肺癌转移到肺内形成单发或多发结节。

2. 直接蔓延

肺癌侵犯纵隔、血管、胸膜、胸壁等。

【影像学特点】

（一）中央型肺癌

1. 早期中央型肺癌

X 线平片胸像常无异常表现，胸部 CT 能够显示支气管管腔或管壁的异常。

2. 阻塞性改变

不具有特征性。X 线平片胸片及胸部 CT 能够显示阻塞性肺气肿、阻塞性肺炎、阻塞性肺膨胀不全或不张等，而胸部 MRI 显示不佳。

3. 肺门肿块

肿瘤向管壁外生长，与转移的肺门淋巴结均可在肺门区形成肿块。X 线平片胸像、胸部 CT 及 MRI 均能够显示。X 线平片胸像上右肺门肿块与右上叶不张相连构成反 S 征，见于右上叶支气管肺癌（图 3-1-11）。

4. 支气管管腔内肿块、管壁增厚、壁外肿块、管腔狭窄或闭塞胸部 CT 显示清晰，而 X 线平片胸像、胸部 MRI 显示不佳。

5. 纵隔淋巴结转移与纵隔结构浸润

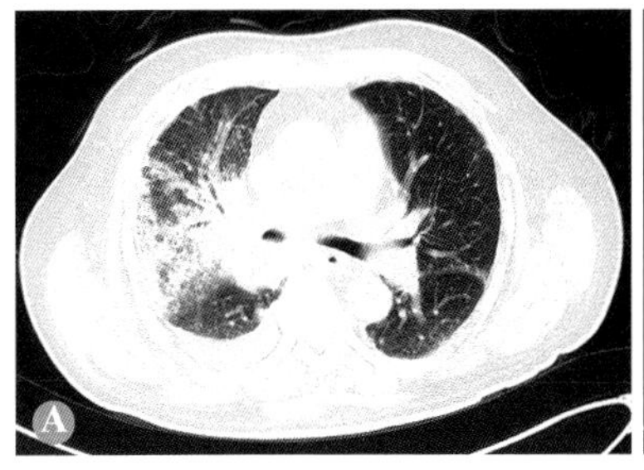

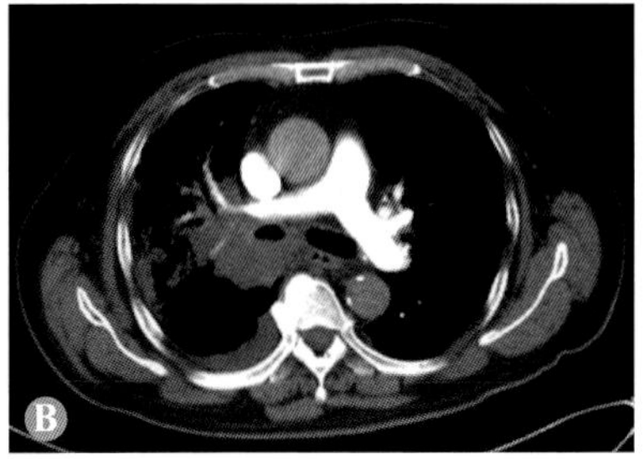

A. CT 平扫肺窗; B. CT 增强纵隔窗。检查显示右肺门肿块，右肺支气管狭窄，右肺门多发肿大淋巴结，右肺上叶阻塞性膨胀不全，右侧胸腔积液

图 3-1-11 中央型肺癌

纵隔淋巴结＞15 mm 常提示转移。纵隔结构浸润的胸部 CT 显示为肿瘤与纵隔间脂肪间隙消失、肿瘤与纵隔结构分界不清，胸部 MRI 显示为纵隔结构周围脂肪高信号带消失。腔静脉瘤栓胸部 MRI 显示为腔内结节状中等信号。

（二）周围型肺癌

周围型肺癌多表现为肺内结节或肿块，部分结节呈“磨玻璃样”影。常合并肺门及纵隔淋巴结肿大。肺内结节或肿块可具有以下征象。①形态：类圆形或不规则形；②边缘：可见细小而深的分叶、浓密的细短毛刺；③月晕征（halo sign）：结节周围环以“磨玻璃样”影，病理为出血性肺梗死、肿瘤细胞浸润；④支气管充气征；⑤癌性空洞：多可见壁结节（mural nodule）；⑥钙化：1%~14% 的肺结节出现；⑦支气管血管集束征；⑧病灶的胸壁侧小片状浸润；⑨胸膜凹陷征：以腺癌多见；⑩ CT 及 MRI 增强后病变呈轻、中度均匀或不均匀强化（增强后密度比平扫时增加 15~20 HU），部分病变呈边缘不规则的环状强化。少数周围型肺癌表现为密度较低或呈“磨玻璃样”的肺叶、段实变，内可见不规则的、“枯树枝样”的支气管充气征，增强后在实变内可见血管分支影。少数周围型肺癌表现为网状结节影或“蜂窝状”或多发结节或斑片（图 3-1-12）。

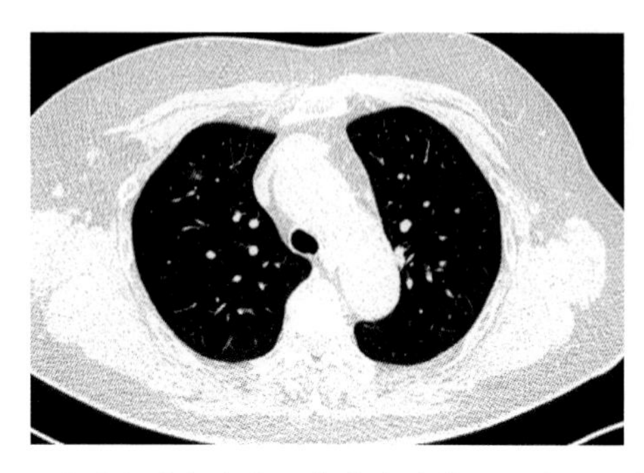

CT 平扫肺窗显示右肺上叶部分实性密度结节影，边界可见浅分叶，密度不均匀

图 3-1-12　肺癌孤立结节

【鉴别诊断】

1. 中央型肺癌须与下列疾病具有相似的影像学特点，须进行鉴别诊断，必要时行经支气管镜活检以确诊（表 3-1-4）。

2. 周围型肺癌须与下列疾病均可表现为肺内结节，须进行鉴别诊断，有时需要依靠病理检查以确诊（表 3-1-5）。

【附录】

肺结节随访原则

A. 55~74 岁，正在吸烟或者戒烟＜ 15 年，且吸烟指数＞ 30 包年。

B. 年龄＞ 50 岁，吸烟指数＞ 20 包年，且合并下列情况之一：肿瘤病史；肺病史；家族中有肺癌患者；住所氡暴露和致癌物质的职业性暴露（包括砷、铬、石棉、镍、镉、铍、二氧化硅和柴油烟气）。

以上肺癌高危人群建议每年行低剂量螺旋 CT（low-dosecomputedtomography, LDCT）检查，最少 3 年（最佳持续年限尚不清楚），其他中、低危人群不推荐常规 LDCT 检查。

根据 CT 检查结果不同，采取不同的处理措施（表 3-1-6）。

表 3-1-4　中央型肺癌及相关疾病的鉴别诊断

类型	相似征象	鉴别要点
中央型肺癌	支气管内壁不光滑，管腔狭窄或闭塞，可引起支气管阻塞性改变等	病变累及范围局限，常有管腔外壁肿块，常有肺门、纵隔淋巴结肿大。抗感染治疗效果不佳
支气管结核	支气管内壁不光滑，管腔狭窄或闭塞，可引起支气管阻塞性改变等	病变累及范围大，无管腔外壁肿块，无肺门、纵隔淋巴结肿大
浸润型肺结核	大片肺实变	常合并空洞、索条、钙化、卫星灶，肺段支气管通畅，无肺门、纵隔淋巴结肿大。抗感染治疗无效
肺段肺炎	大片肺实变	肺段支气管通畅，无肺门、纵隔淋巴结肿大。抗感染治疗有效
支气管腺瘤	支气管腔内息肉样肿块，管腔狭窄或闭塞，可引起支气管阻塞性改变	肿块边缘光滑，管壁增厚与壁外肿块较少见

七、肺转移性肿瘤

【影像学检查方法的选择】

X 线平片胸像常用，但容易漏诊 5 mm 以下的转移结节。胸部 CT 最佳。

【临床概述】

多数患者表现为原发肿瘤症状，少数表现为咳嗽、胸痛、咯血等呼吸道症状。恶性肿瘤可通过血行、淋巴、直接蔓延等途径转移到肺。

表 3-1-5 肺内结节性病变的鉴别诊断

特点	肺癌	结核球	炎性假瘤	肺错构瘤	肺局灶机化性肺炎
形态	类圆形	类圆形	类圆形	类圆形	多边形或楔形
边缘	不规则	边缘整齐	边缘光滑	边缘光滑	锯齿状
分叶征	有	少	无	无	无
毛刺	细短毛刺	长毛刺	无	无	粗长毛刺
密度	均匀	不均匀	均匀	不均匀，有脂肪样低密度	不均匀，支气管充气征
钙化	少	斑块状或弧形	少	斑点状、爆米花状	少
结节周围	胸壁侧小片状浸润	卫星灶	清晰	清晰	索条
胸膜病变	胸膜皱缩征	胸膜皱缩征	无	无	增厚粘连
肺门、纵隔淋巴结肿大	有	无	无	无	无
CT 增强	轻度强化	无强化	均匀强化	强化	不均匀强化
随诊观察	增长较快	很少变化	缓慢增长	很少变化	很少变化

【影像学特点】

（一）血行转移

CT与X线平片表现相似，均表现为多发的“棉球样”或“粟粒样”结节，边界清晰，密度均匀，大小不一，多位于双肺中下肺野。空洞少见，钙化 / 骨化可见于骨肉瘤的肺转移结节（图 3-1-13）。

表 3-1-6 不同类型结节对应的处理措施

结节类型	CT 随访	补充
实性结节		
≤ 4 mm	如为低风险患者，无随访建议	
4~6 mm	如为高风险患者，在 12 个月时随访。如为低风险患者，在 12 个月时随访，如无变化，下次在 18~24 个月时随访	
6~8 mm	如为低风险患者，在 6~12 个月时随访；若无变化，下次在 18~24 个月时随访。如为高风险患者，在 3~6 个月时随访；若无变化，下次分别在 9~12 个月、24 个月时随访	
＞ 8 mm	无论高、低风险患者均于 3 个月、9 个月及 24 个月时随访	可以考虑进行对比 CT 增强，PET-CT 和（或）活检
孤立性“磨玻璃样”结节		
≤ 5 mm	无随访建议	1 mm 层厚图像上确认为纯的“磨玻璃样”结节
＞ 5 mm	在 3 个月随访，如果仍存在，然后进行年度随访至少 3 年	FDG-PET 价值有限，并不推荐
孤立性部分实性结节	在 3 个月随访，如果仍存在，且实性成分＜ 5 mm，继续检测 3 年。如果实性成分≥ 5 mm，建议活检或手术切除	对于结节＞ 10 mm，可考虑 PET/CT
多发“磨玻璃样”结节		
≤ 5 mm	建议第 2 年、第 4 年随访	

续表

结节类型	CT 随访	补充
＞5 mm	在 3 个月随访，如果仍存在，然后进行年度随访至少 3 年	FDG-PET 价值有限，并不推荐
多发结节且主要结节为实性结节或部分实性结节	在 3 个月随访，如果仍存在，建议活检或手术切除，特别是直径＞5 mm 的实性结节	

摘自《2005 版 Fleischner 协会指南》《2013 版 Fleischner 协会指南》

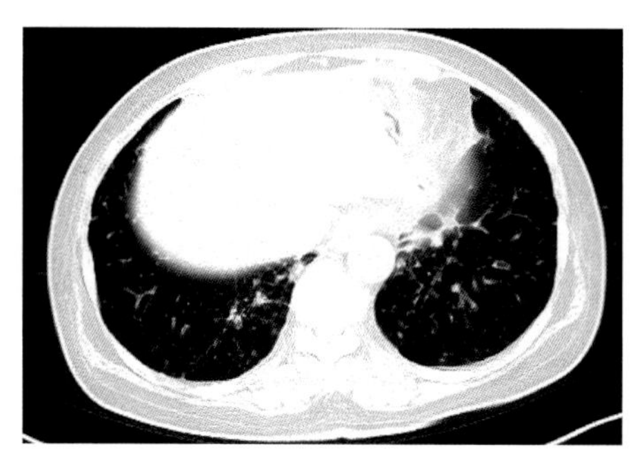

CT 平扫肺窗显示双下肺多发小结节和“粟粒样”微结节，边界清晰，大小不一，部分结节互相融合

图 3-1-13 血行肺转移瘤

（二）淋巴转移

淋巴转移包括淋巴结转移和淋巴管转移。

1. X 线平片

肺门和（或）纵隔淋巴结肿大。自肺门向外的索条影，肺内网状影或网状结节影。

2. CT

肺门和（或）纵隔淋巴结肿大。支气管血管束增粗，小叶间隔增厚，可呈“串珠状”或结节状。

【鉴别诊断】

表现为肺多发结节的转移瘤鉴别诊断不难，可参考临床病史。表现为肺单发结节的转移瘤鉴别诊断困难，须与表现为肺内结节的多种疾病进行鉴别（参照周围性肺癌的诊断与鉴别诊断内容）。

八、肺间质病变

【临床概述】

肺间质病变是以弥漫性肺实质、肺泡炎症和间质纤维化为病理基本病变，以活动性呼吸困难、X 线平片胸像弥漫性浸润阴影、限制性通气障碍、弥散功能降低和低氧血症为临床表现的不同种类疾病群构成的临床—病理实体的总称。间质性肺炎、结缔组织病、肺尘埃沉着病、肺水肿、癌性淋巴管炎、慢性炎症、肺结核等可引起肺间质病变，病理改变可以是渗出或漏出液、炎性细胞浸润、纤维结缔组织增生、肉芽组织增生和肿瘤细胞淋巴管浸润等。

【影像学特点】

1. X 线平片

（1）肺纹理增粗、模糊。

（2）不同于正常肺纹理的、密度增高的、僵直索条影。

（3）网状影或网状小结节阴影、“蜂窝状”阴影。

（4）间隔线：多见于肺间质水肿、肺静脉高压，肺小叶间隔内有液体或组织增生，可表现为 A、B、C 间隔线。

1）A 间隔线：位于肺野中带，自外周引向肺门，长约 4 cm 细线，与肺纹理走行不一致。

2）B 间隔线：长约 2 cm，垂直于胸膜，水平走行的细线，常位于肋膈角附近。

3）C 间隔线：网状细线，位于下肺野。

2. CT

（1）支气管血管束周围的间质增厚

1）界面征：支气管血管束周围的间质增厚在肺实质与肺门旁血管、支气管间形成不规则界面。

2）印戒征：支气管管壁增厚，管腔呈柱状、囊状或“串珠状”扩张，且较邻近的肺动脉分支粗大，形似印戒。反映肺间质纤维化使肺组织扭曲变形引起的牵引性支气管扩张。

（2）次级小叶异常

1）小叶间隔增厚：垂直于胸膜、长 1~2 cm 的僵直细线或多角形网，反映肺间质异常。常见于肺水肿、癌性淋巴管炎、肺泡蛋白沉着症、结节病、硅沉着病等疾病（图 3-1-14）。

2）长索条：长 2~5 cm，不同于正常肺纹理的、向胸膜下延伸的僵直索条。反映广泛的间隔增厚或支气管血管束周围的纤维化。

3）小叶中心结构增粗：小叶内支气管血管束的间质异常，HRCT 显示小叶中心血管增粗，直径＞ 2~3 mm。细支气管周围间质增厚或细支气管扩张，HRCT 显示小叶内细支气管呈小环状、轨道样、分枝状等。当细支气管内充填有分泌物或炎性渗出时，HRCT 显示

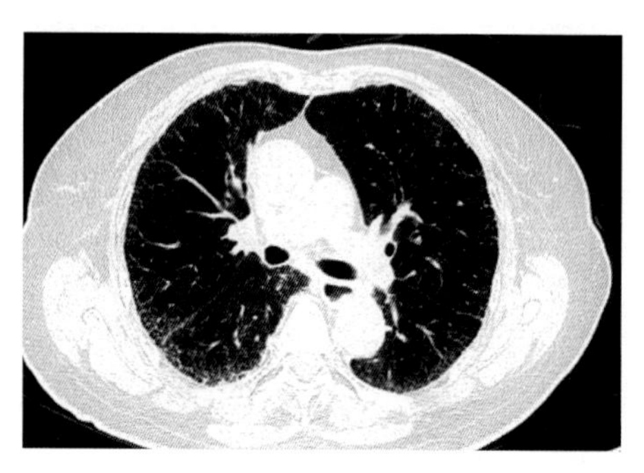

CT 平扫肺窗显示双肺胸膜下多发僵直细线或多角形网格影

图 3-1-14　小叶间隔增厚

为胸膜下树枝样小细线伴 3 mm 左右的小结节，称为“树芽征”。常见于弥漫性全细支气管炎、肺结核的支气管播散等疾病（图 3-1-15）。

4）胸膜下线：位于胸膜下 1 cm 以内，长 2~5 cm，与胸膜平行的弧形细线。由相邻增厚的小叶间隔相连而成。常见于石棉沉着病、硬皮病等。

5）“蜂窝征”：多个聚集、大小不等、壁厚且清晰的囊腔，多分布于胸膜下。由肺弥漫性纤维化合并肺组织破坏所致。常见于特发性肺间质纤维化、石棉沉着病等（图 3-1-16）。

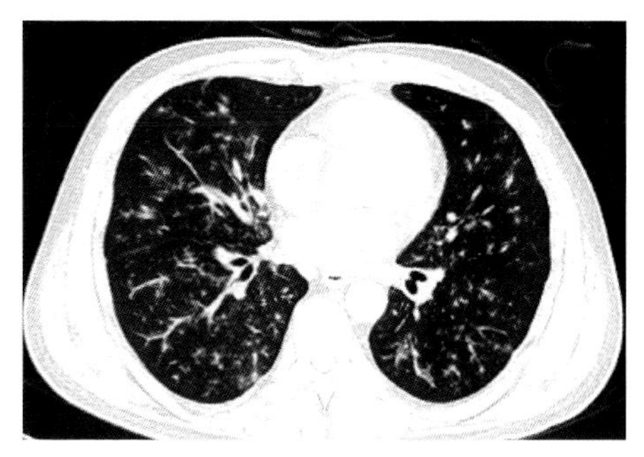

CT 平扫肺窗显示两肺外带弥漫分布直径 3 mm 左右的小结节与分支状影相连，形成“树芽征”

图 3-1-15 “树芽征”

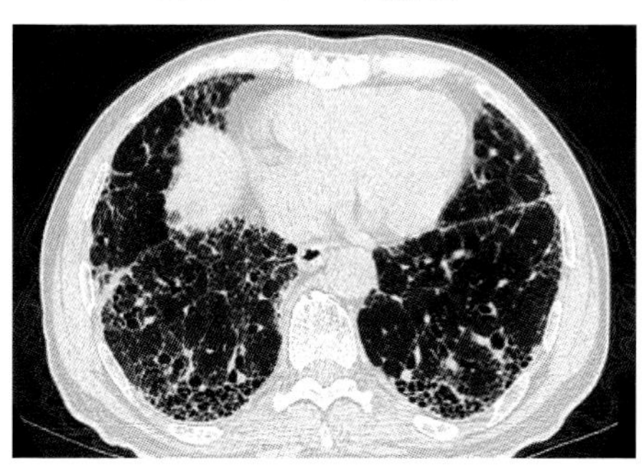

CT 平扫肺窗显示双肺多发聚集、大小不等、壁厚且清晰的厚壁囊腔，多分布于胸膜下，伴有小叶间隔增厚

图 3-1-16 “蜂窝征”

（3）结节影

1）间质结节：病理改变为肉芽肿、肿瘤、纤维组织、淀粉样变等。常见于结节病、肺尘埃沉着病、癌性淋巴管炎、血行播散型肺结核等疾病。HRCT 表现为直径 1~2 mm，边缘清晰的软组织密度结节，多分布于肺门旁支气管血管束周、小叶中心间质、小叶间隔及胸膜下。"串珠状"或结节状间隔增厚指小叶间隔增厚呈光滑结节状或"串珠状"，多由恶性肿瘤的淋巴管播散所致。

2）气腔结节：细支气管周围的气腔实变（而非腺泡实变），也称腺泡结节。病理改变为肉芽组织、肿瘤、血管炎、渗出、出血及水肿等。常见于外源性变应性肺泡炎、嗜酸细胞肉芽肿等疾病。HRCT 表现为边缘模糊，密度均匀，CT 值低于邻近血管的结节，多位于小叶中心，在肺外周多见。

3）聚结肿块：位于肺中央或肺门旁，包绕支气管、血管的较大肿块，被包绕的支气管常聚集并扩张。由纤维组织构成，常见于结节病。

（4）"磨玻璃样"影：肺内密度略增高的模糊影，其内的肺纹理可见。反映微小间质增厚或气腔病变，病理改变为肺泡腔内渗液、肺泡壁肿胀或肺泡隔炎症。该征象常代表进展性、活动性、潜在可治愈性的过程，如肺水肿、肺泡炎、特发性间质性肺炎等。

第二节　胸壁与胸膜疾病

一、胸壁外伤（肋骨骨折）

【影像学检查方法的选择】

胸部外伤怀疑肋骨骨折时首选 X 线平片检查，患者伤情较轻，可自主站立时首选患侧肋骨正斜位相，若患者伤情较重，床旁 X 线平片检查也可评估是否存在肋骨骨折。若 X 线平片发现肋骨骨折，必要时应进一步行胸部和（或）腹部 CT 检查，以排除合并相应的大血管和实质脏器损伤。

【临床概述】

胸壁钝性外伤占胸部外伤的 90% 以上，主要原因是车祸伤和摔伤。胸壁外伤最常见的形式是肋骨骨折，但肋骨骨折的并发症包括血气胸和脾损伤等，往往比肋骨骨折本身后果更为严重。胸片常易漏诊断端未移位或仅轻微移位的骨折，但由于临床处理方法并无不同，通常不建议为了检出肋骨骨折而加照多体位的 X 线平片肋骨相。

肋骨骨折的部位常提示潜在的其他器官损伤。第 1~3 肋骨折常伴有大气道、脊柱、主动脉及其分支，以及臂丛神经的损伤。第 8~10 肋的骨折常提示脾、肝和肾损伤的可能性，若临床有相应提示，则应进一步行腹部 CT 增强评估以上实质器官的受损情况。多根（5 根以上）连续肋骨损伤可导致连枷胸，临床出现呼吸困难，胸壁反常运动。肋骨骨折还常伴有胸壁血肿。

【影像学特点】

1. X 线平片

肋骨相（前后位、斜位） 可见肋骨骨质中断，可有断端移位。同时应着重观察有无其他重要的胸部脏器损伤征象，如张力性气胸等。

2. CT

后处理重建技术对于肋骨骨折的检出更有优势。容积漫游成像技术（volume rendering technique，VRT）能够显示胸廓组成骨的立体三维结构，对于细微骨折检出率明显高于 X 线平片。CT 增强有利于检出或排除胸部大血管的损伤。

二、胸膜间皮瘤

【影像学检查方法的选择】

胸部 X 线平片对胸膜间皮瘤诊断价值有限。胸部 CT 是胸膜间皮瘤检出和分期的最佳模态，对于胸膜增厚、叶间胸膜结节、胸腔积液、肺容积减小、胸膜钙化和胸壁侵犯等征象的检出敏感度均较高。MRI 对于肺尖和膈肌的受累有补充价值。FDG-PET 通常间皮瘤表现为高摄取，因而与胸膜良性疾病相鉴别，诊断特异性较高，但 FDG-PET 分辨率不及 CT，对微小病灶的检出率有限，敏感度较低。

【临床概述】

胸膜间皮瘤是最常见的胸膜原发恶性肿瘤，发病率为 7~13/1 000 000 人 / 年。诱因包括既往石棉暴露史（13%~100%），硅氯酸钠暴露史、肺部慢性炎症和射线接触史等，而与吸烟无关。40%~80% 患者有职业石棉暴露史，而 5%~10% 的石棉接触工人最终发病（可延迟 20~45 年），与正常人群相比，相对危险度为 30:1。发病高峰为 50~70 岁，男性与女性之比为 4:1。

临床症状包括胸痛、呼吸困难、发热、寒战、咳嗽、体重减轻等，常有血性胸水。胸膜活检可见石棉小体。血清间皮素相关蛋白升高。疾病发展包括直接蔓延、淋巴转移和血行播散，最常转移至肺、肝、肾和肾上腺。诊断后的平均生存期为 5~12 个月。

胸膜间皮瘤的 Butchart 分期如下。

IA 期：单侧壁层胸膜或膈胸膜受累；

IB 期：单侧胸膜 + 脏层胸膜，肺及心包受累；

Ⅱ期：胸壁 / 纵隔器官（食管、心脏、对侧胸膜）受侵犯或胸部淋巴结转移；

Ⅲ期：穿透膈肌，侵犯腹膜或胸外淋巴结；

IV 期：远隔血行转移。

【影像学特点】

1. CT

CT可见胸膜增厚，叶间裂增厚，胸腔积液，约半数患者可见受累侧肺牵拉、压缩，伴有患侧肋间隙变窄、膈面抬高和纵隔向患侧移位。约20%患者可见钙化的胸膜斑。

2. MRI

MRI可见病灶本身相对于胸壁肌肉呈T_1WI稍高信号、T_2WI高信号。

3. PET-CT

主要用于检出或排除远隔转移。

【鉴别诊断】

感染性病变（结核、真菌、放线菌等）所致的胸膜纤维化、脓胸、腺癌胸膜转移等。

三、外伤性气胸/胸腔积液/积血

【临床概述】

胸部损伤由车祸、挤压伤、摔伤和锐器伤所致的损伤，根据损伤暴力性质不同，胸部损伤可分为钝性伤和穿透伤；根据损伤是否造成胸膜腔与外界沟通，可分为开放伤和闭合伤。

胸膜腔内积气称为气胸。气胸的形成多由于肺组织、气管、支气管、食管破裂，空气逸入胸膜腔，或因胸壁伤口穿破胸膜，胸膜腔与外界相通，外界空气进入所致。根据胸膜腔压力情况，气胸可以分为闭合性气胸、开放性气胸和张力性气胸3类。游离胸膜腔内积气都位于不同体位时的胸腔上部。当胸膜腔因炎症、手术等原因发生粘连，胸腔积气则会局限于某些区域，出现局限性气胸。

胸膜腔积血称为血胸，全部胸部损伤中70%有不同程度的血胸，与气胸同时存在称为血气胸。常合并肋骨骨折、胸骨骨折、肺损伤、气管和支气管损伤、心脏及纵隔、膈肌损伤等。患者一般有呼吸困难，重者烦躁、意识障碍、大汗淋漓、发绀，面色苍白、脉搏细速、血压下降等休克症状，为外科急症。

【影像学特点】

1. X 线平片

X 线平片是诊断气胸及胸腔积液的重要方法和常规手段，若临床高度怀疑气胸而后前位胸片正常时，应该进行侧位胸片或侧卧位胸片检查。气胸胸片上大多有明确的气胸线，为萎缩肺组织与胸膜腔内气体交界线，呈外凸线条影，气胸线外为无肺纹理的透光区，线内为压缩的肺组织。大量气胸时可见纵隔、心脏向健侧移位。局限性气胸在后前位 X 线平片检查时易漏诊，侧位胸片可协助诊断，X 线平片透视下转动体位也可发现。若围绕心缘旁有透光带应考虑有纵隔气肿。就气胸容积而言，很难从 X 线胸片精确估计，一般而言，肺组织压缩超过 50%，需要闭式引流处理（图 3-2-1）。

合并胸腔积液或积血时可见气液平面，积液量＜ 200 ml 时，X 线平片也难做出诊断。积血量＞ 500 ml 时，肋膈角变钝，合并气胸时可见肋膈角区有液平面。卧位摄片常被遗漏，应行直立位摄片，并定时（损伤后 6、24 小时）做 X 线平片随访。积血量在 1000 ml 左右时，积液阴影达到肩胛下角平面。积血量超过 1500 ml 时，积液阴影超过肺门水平，甚至显示为全胸大片致密阴影和纵隔移位（图 3-2-1）。

X 线平片还可观察到肋骨骨折、胸骨骨折、膈下积气等并发症表现。

2. CT

CT 可精确定位气胸范围及气胸的容量。另外，CT 扫描还是气胸与某些病例相鉴别的有效手段。如复杂性囊性肺疾病有可疑性肺大疱等。CT 对于局限性气胸、局限性胸腔积液或积血的定位、心

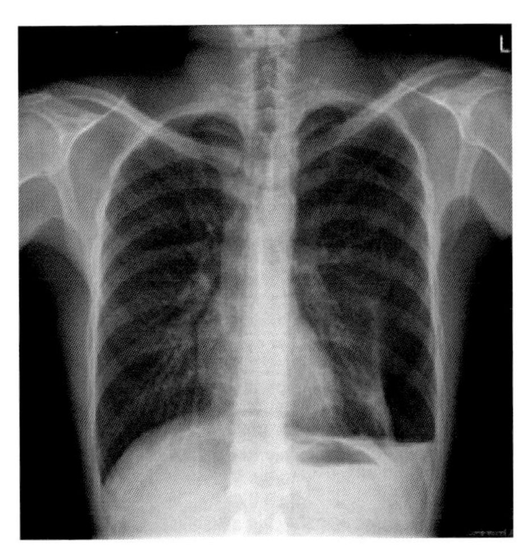

胸部正位X线平片显示左侧中等量气胸，并可见胸膜线及液平面

图 3-2-1　气胸及胸腔积液

脏损伤、气道损伤、纵隔损伤等的显示均有优势。通过密度测量可分辨胸腔积液与积血。三维骨重建可反映出胸廓骨外伤的全貌。增强扫描可帮助寻找活动性出血部位。

【鉴别诊断】

根据外伤史、临床症状，X线平片或CT上见到胸膜线及无肺纹理区，以及气液平面，不难确诊。

第三节　纵隔疾病

一、胸骨后甲状腺肿

【影像学检查方法的选择】

如果肿物较小，普通X线平片检查难以观察；超声对软组织分辨率较高，因其操作简单、价格便宜，被广泛应用；CT增强有典型的表现，多可明确诊断，并且观察肿物范围和邻近气管受压状况；对于少数不能确诊者可行 MRI 和核医学检查，其中核医学检查敏感性和特异性均较高。

【临床概述】

胸骨后甲状腺肿常起源于颈部甲状腺一侧或两侧的下极或峡部，随着甲状腺肿大或肿块生长，在吞咽、重力等作用下进入胸腔。该病 50 岁以上女性多见，大部分位于前、中纵隔气管旁一侧或气管偏前方，少数伸向气管、食管、血管和神经等器官，引起相应症状。

【影像学特点】

1. CT

瘤体光滑或分叶，有蒂或直接与颈部甲状腺相延续，多数伴有纵隔内血管和气管受推压移位，病变平扫时多高于胸壁肌肉密度，可伴有出血和囊变，良性病变中多见钙化，可呈点状或斑片状。增强扫描后，实性成分明显强化，接近血管密度，且增强快而持久。CT 冠矢状位重建可以充分显示病变与颈部甲状腺的关系。但是依靠 CT 鉴别良恶性病变有一定困难，如果肿块边界不清，其周围脂肪间隙消失、纵隔淋巴结肿大则提示恶性病变。钙化也可见于恶性甲状腺肿瘤，多见于乳头状癌和滤泡状癌，恶性钙化通常呈细点状（图 3-3-1）。

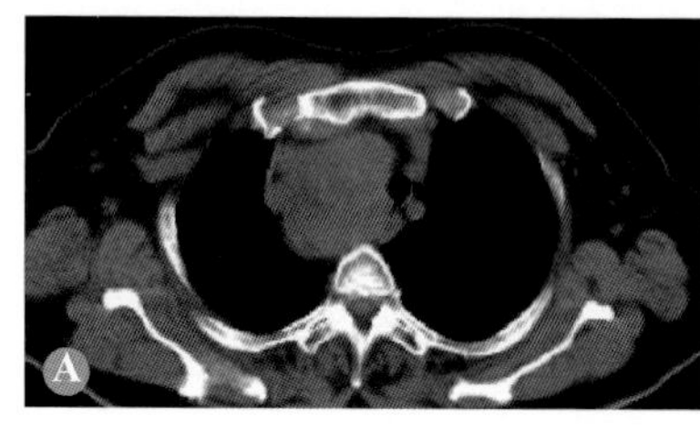

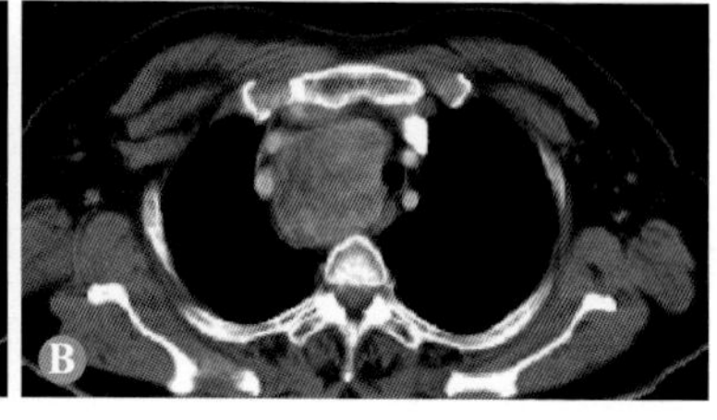

A. CT 横断位平扫；B. CT 横断位增强。CT 平扫显示气管右缘软组织团块影，气管受压向左侧移位；CT 增强显示病变呈不均匀强化

图 3-3-1　胸骨后甲状腺肿

2. MRI

胸廓内甲状腺肿在 T_1WI 上略低于正常甲状腺信号，在 T_2WI 上呈高信号，信号不均匀。肿块内多见囊变和钙化。囊变在 T_1WI 上为更低信号，T_2WI 上呈边界清晰的高信号。增强后，病变不均匀强化。

【鉴别诊断】

大多数病例因病变位置、与甲状腺的关系、CT 或 MRI 特点等，并不难于诊断。少数病例位于后纵隔，须与一些纵隔肿物鉴别，如气管支气管囊肿，食管平滑肌瘤，神经源性肿瘤相鉴别。

二、胸腺瘤

【影像学检查方法的选择】

较小的胸腺瘤在正侧位胸片上不能显示或容易漏诊，而在 CT 上则可以清楚地观察到。目前，CT 是公认的早期检出及诊断胸腺瘤的最佳方法。MRI 在判断胸腺瘤是否出现血管侵犯及心脏大血管受侵的程度时具有显著优势，在放疗后行 MRI 检查可以对残余肿瘤做出较为明确的诊断。

【临床概述】

胸腺瘤是胸腺肿瘤中最常见的一种，也是前纵隔最常见的肿瘤，约占成年人前纵隔肿瘤的 50%。患者一般发病年龄较大，以 40~50 岁最常见。较大的胸腺瘤可压迫和侵犯邻近纵隔结构，从而产生胸闷、胸痛、呼吸困难和咳嗽等症状，除此之外，胸腺瘤患者常伴有许多免疫或非免疫介导的副瘤综合征，最常见的有重症肌无力、单纯红细胞再生障碍及低丙种球蛋白血症。确定胸腺瘤的良恶性不是根据其组织学表现，而是依据肿瘤的侵犯范围，故将胸腺瘤分为非侵袭性和侵袭性 2 种。

【影像学特点】

1. CT

胸腺瘤多发生在前纵隔内主动脉弓至心脏大血管交界水平，一般表现为圆形、椭圆形或分叶状软组织密度肿块，大小不一，小的仅有 1~2 cm，大的可达 10 cm 以上。非侵袭性胸腺瘤边界清晰，多数密度均匀，也可发生囊变、钙化。大部分肿瘤生长不对称，居于前纵隔的一侧，直径＜ 2 cm 的胸腺瘤可仅表现为正常胸腺边缘局部隆起，肿瘤 - 心脏 - 大血管接触面类型多为凸出型、平坦型或凹陷型，增强扫描仅有轻度强化（图 3-3-2）。侵袭性胸腺瘤多呈较大分叶状或形态不规则肿块影，边界不清，密度不均匀，易发生囊变与坏死，少数肿瘤内可见点状钙化。肿瘤 - 心脏 - 大血管接触面类型多为灌铸型，增强扫描实性部分明显强化。提示侵袭的征象：①侵犯胸膜，可见胸膜增厚、胸腔积液；②侵犯肺，可见瘤 - 肺界面有毛刺影；③侵犯心包，可见肺栓塞；④胸膜种植；⑤大血管受侵时表现心脏大血管被挤压、推移或包绕；⑥侵犯其他部位 - 膈神经受累，心膈角出现软组织块影，另可见腹腔内淋巴结增大、粘连及融合等（图 3-3-3）。

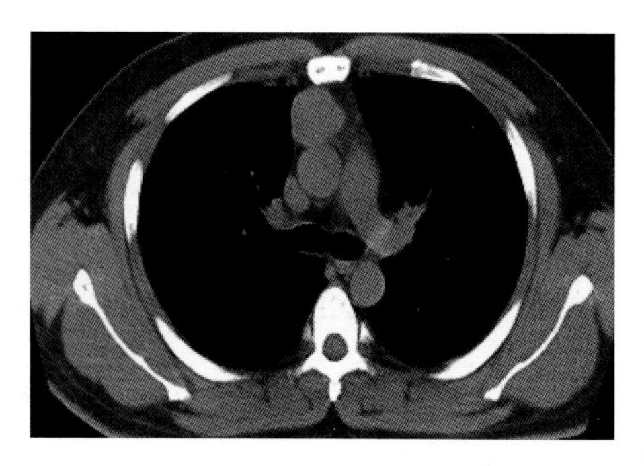

CT 横断位平扫显示主动脉前方类圆形软组织影

图 3-3-2　胸腺瘤

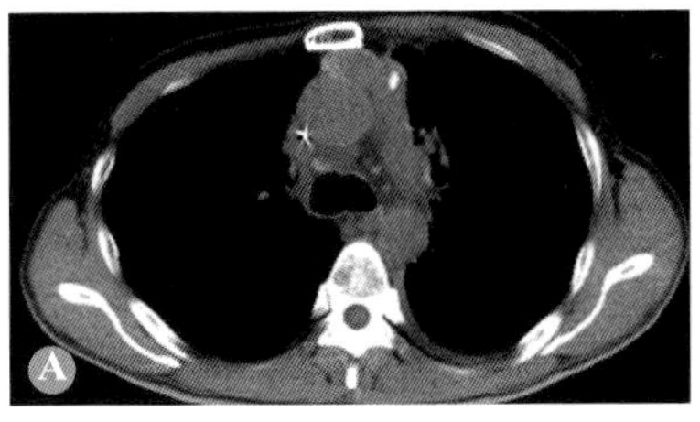
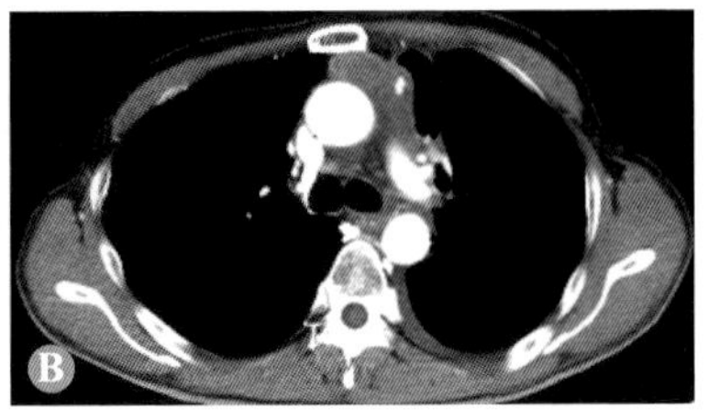

A. CT 横断位平扫；B. CT 横断位增强。检查显示前纵隔左侧不规则形软组织影，CT 平扫时病灶内可见结节状钙化灶，内部密度欠均匀；CT 增强呈不均匀强化

图 3-3-3　侵袭性胸腺瘤

2. MRI

胸腺瘤典型 MRI 表现为 T_1WI 加权像上为低或中等信号，T_2WI 加权像上呈高信号的前纵隔肿块。肿瘤内部发生囊性变或出血时，信号不均匀。部分胸腺瘤可见多个结节状或分叶状肿瘤间相对低信号的纤维分隔。增强扫描后瘤灶强化，显示更明确。

【鉴别诊断】

许多肿瘤可发生在胸腺，胸腺瘤须与胸腺类癌及其他胸腺肿瘤相鉴别。除此之外，尚须与胸腺增生、发生在前纵隔的淋巴瘤等相鉴别。

三、畸胎类肿瘤

【影像学检查方法的选择】

肿物较小，普通 X 线平片检查难以发现；畸胎瘤的 CT 表现具有一定的特征性，多可明确诊断，并可观察肿瘤大小及周围组织受压情况；MRI 对瘤灶内钙化的显示不如 CT。

【临床概述】

畸胎类肿瘤一般认为是由于胚胎时期第三、第四对鳃弓发育异常，主要为部分多潜能组织、细胞迷走脱落，并随心血管的发育进入纵隔所致，为纵隔生殖细胞肿瘤中最常见者。习惯上将畸胎类肿瘤分为以外胚层组织为主的皮样囊肿及为三胚层组织所组成的畸胎瘤。皮样囊肿又称囊性畸胎瘤，囊壁由纤维组织和表皮样组织构成，囊内容物可为清亮的浆液至黏稠的皮脂样物，囊肿可为单房或多房。畸胎瘤内可出现人体内各种不同脏器的组织成分，包括骨、软骨、牙齿、钙化物、脂肪、毛发等。按其分化程度可分为成熟型、未成熟型和恶性畸胎瘤。患者多较年轻，多数患者不超过 40 岁。肿瘤较小时无症状，肿瘤较大时则可产生相应的压迫性症状。

【影像学特点】

1. CT

畸胎类肿瘤绝大多数位于前纵隔中上部，个别可位于脊柱旁沟区。因肿瘤组成成分的不同，肿块的密度可有较大的差异。典型的畸胎瘤多呈混杂密度，包括软组织密度、水样密度、脂肪密度及钙化和骨骼，可同时具有上述几种成分，或有 2~3 种。囊性畸胎瘤多表现为厚壁囊肿，内容多为密度偏低（–5~15 HU）均匀一致的液体，亦可出现液 - 液平面或脂肪 - 液平面。畸胎类肿瘤特征性表现为单囊或多囊状，含有脂肪密度和钙化或骨骼，当出现脂肪 - 液体平面时更具有特征性。恶性畸胎瘤边缘常不规则，与周围结构界面不清楚或明显浸润邻近结构，对周围大血管呈全包绕或大半包绕状态（病变与血管的接触面达血管周径的 3/4 以上），与良性畸胎瘤相比，恶性畸胎瘤更多表现为实性肿块，增强扫描时，软组织成分可呈轻至中度强化（图 3-3-4，图 3-3-5）。

2. MRI

MRI 能显示典型畸胎瘤内的多种成分，瘤灶多呈混杂信号，短 T_1WI、长 T_2WI 的脂肪信号，长 T_1WI、长 T_2WI 的液体信号和软组织信号，钙化的显示 MRI 不如 CT。MRI 显示恶性畸胎瘤与邻近组织结构的关系及受侵的情况，特别是大血管和心包受累的情况较好。

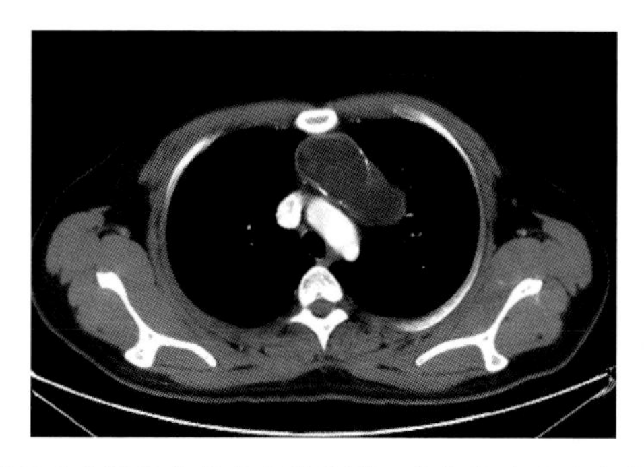

CT 横断位增强显示前纵隔内低密度肿块影，内部散在脂肪密度影，壁可见多发钙化

图 3-3-4　畸胎瘤

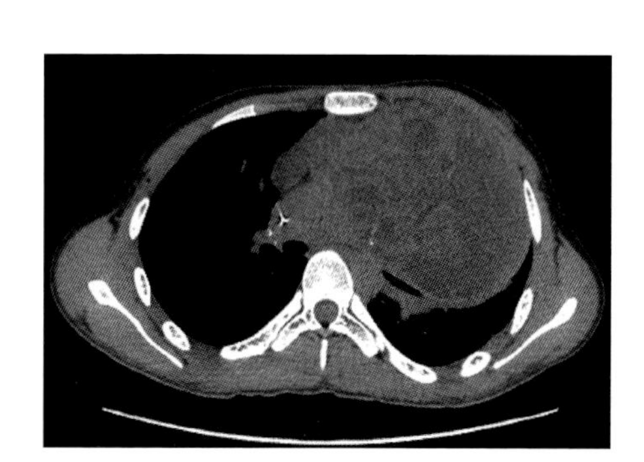

CT 横断位平扫显示前纵隔内偏左侧巨大软组织团块影，内部密度不均，多发低密度影，并见钙化灶，左主支气管受压移位，管腔变窄

图 3-3-5　畸胎瘤

【鉴别诊断】

位于前纵隔内的典型畸胎瘤，密度不均匀，瘤灶内常含有钙化、骨骼或牙齿及脂肪等多种组织成分，影像学表现典型，多可明确诊断。少数病例位于后纵隔，表现不典型，诊断较困难，须与一些纵隔肿物相鉴别。

四、淋巴瘤

【影像学检查方法的选择】

一般患者就诊时纵隔内肿块常较大，在胸部正侧位X线片上表现为纵隔影增宽，以上中纵隔为主，边缘清楚，呈分叶状，当肿瘤较小时亦可漏诊。胸部CT检查可显示纵隔内肿大的淋巴结，MRI在显示淋巴结受累情况方面与CT相仿，在监测淋巴瘤治疗效果和肿瘤复发方面优于CT。

【临床概述】

淋巴瘤是发生与淋巴结或结外淋巴组织的全身性恶性肿瘤。纵隔淋巴瘤可为全身恶性淋巴瘤的一部分，亦可为纵隔的原发病变，中纵隔为其好发部位，亦可发生于前纵隔。肺亦是淋巴瘤易于侵犯的器官，然而多数肺淋巴瘤为全身病变的一部分，原发于肺的淋巴瘤非常少见，其中最常见的组织学类型就是起源于支气管黏膜相关淋巴结组织的边缘区B细胞淋巴瘤，但仍不到所有肺肿瘤的1%。

【影像学特点】

1. CT

淋巴瘤在胸部CT上的主要表现为纵隔淋巴结肿大或肿大的淋巴结融合而形成的不规则肿块，后者常表现为以中纵隔区为主的、包绕心脏大血管（可使其变细拉长）的不规则融合团块影，肿块较大时中心可发生坏死，增强扫描可见轻度强化。纵隔肿大淋巴结的分布以前纵隔和支气管旁组最常见，其次是气管与支气管组和隆突下组。淋巴瘤可侵犯胸膜、心包及肺组织，表现为胸腔积液、心包积液、肺内浸润病灶，纵隔内结构亦可受压移位。原发的纵隔大B细胞型淋巴瘤典型表现为前纵隔巨大分叶状肿块，常伴有坏死（图3-3-6）。起源于支气管黏膜相关淋巴结组织的边缘区B细胞淋巴瘤，即MALT淋巴瘤，其影像学改变缺乏特异性而常出现误诊，其影像学表现形式多样，常为 4 种形式：①结节、肿块型：最常见。多为单发病灶且边界迷糊，直径 1~10 cm。> 1 cm 的病灶内可见支气管气象，部分病灶内可见空洞及液气平。②肺炎或肺泡型（图 3-3-7）：表现为沿肺段或叶分布的模糊斑片，内可见支气管气象，偶见空洞。③间质型：最少见，表现为弥散的细或粗糙网状结构或网状小结节，或呈“磨玻璃样”变。④粟粒型：表现为直径 < 1 cm 的多发小结节，边界粗糙，内无支气管气象。

2. MRI

MRI 能明确显示肿大淋巴结的分布，肿大的淋巴结在 T_1WI 加权成像上表现为低信号，在 T_2WI 加权成像上呈中、高信号，或伴有散在低或更高信号的混杂信号。

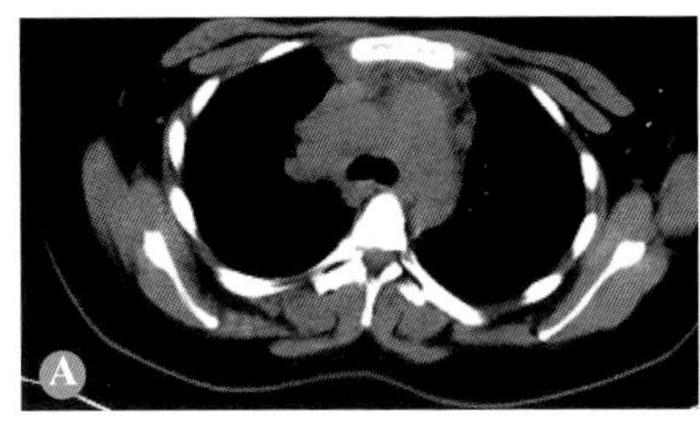

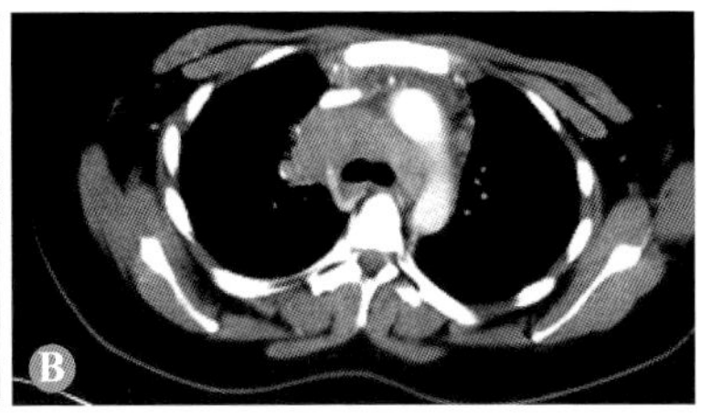

A. CT 平扫纵隔窗；B. CT 增强纵隔窗。CT 平扫显示气管前腔静脉后不规则软组织影，其边界不清，与支气管、血管关系密切；CT 增强后可见均匀强化

图 3-3-6　淋巴瘤

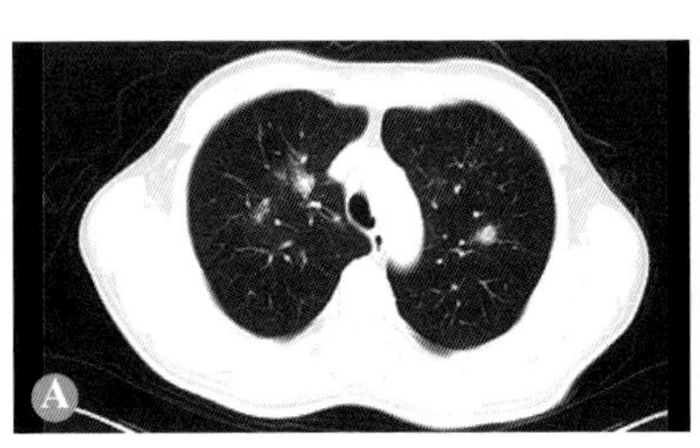

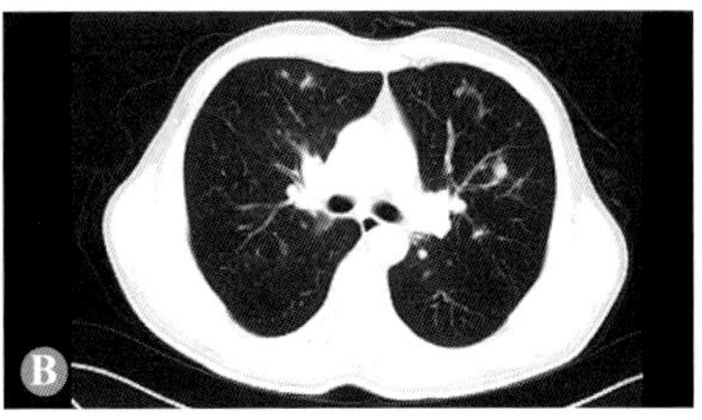

CT 平扫肺窗（A、B）显示双肺受累，可见双肺多发斑片、结节影

图 3-3-7　淋巴瘤

【鉴别诊断】

淋巴瘤主要与引起纵隔广泛淋巴结增大的其他病变相鉴别，如结节病，局限在前纵隔的淋巴瘤要注意与侵袭性胸腺瘤相鉴别。

五、支气管囊肿、心包囊肿、食管囊肿

【影像学检查方法的选择】

X 线平片胸像用于初步筛查病变，但易漏诊。胸部 CT 平扫及增强、胸部 MRI 能清楚显示纵隔囊肿及其与纵隔内大血管、胸膜、心包的关系。

【临床概述】

支气管囊肿、心包囊肿及食管囊肿为先天性疾病。支气管囊肿壁有呼吸道上皮结构，极少与支气管腔相通。心包囊肿属于间皮囊肿，内壁为间皮细胞。食管囊肿壁有消化道上皮结构(黏膜层、肌层)。此类病变多无明显症状，常在体检中发现。支气管囊肿与气道相通可继发感染，囊肿较大可出现邻近结构的压迫症状。

【影像学特点】

1. CT

支气管囊肿多位于中纵隔气管分叉以上的气管旁，气管或主支气管可轻度受压（图 3-3-8）；食管囊肿多位于后纵隔前部或食管旁（图 3-3-9）；心包囊肿多位于心隔角区，右侧多见（图 3-3-10）。CT 检查病变多表现为类圆形，边缘光滑清晰，部分边缘模糊，多呈均匀水样密度，增强扫描无强化。

2. MRI

MRI 信号强度特点取决于囊肿成分，若为浆液成分，则有水样信号特点，即 T_1WI 上为低信号，T_2WI 上为高信号。若液体内蛋白成分多或有胆固醇类结晶，T_1WI 上表现为高信号。

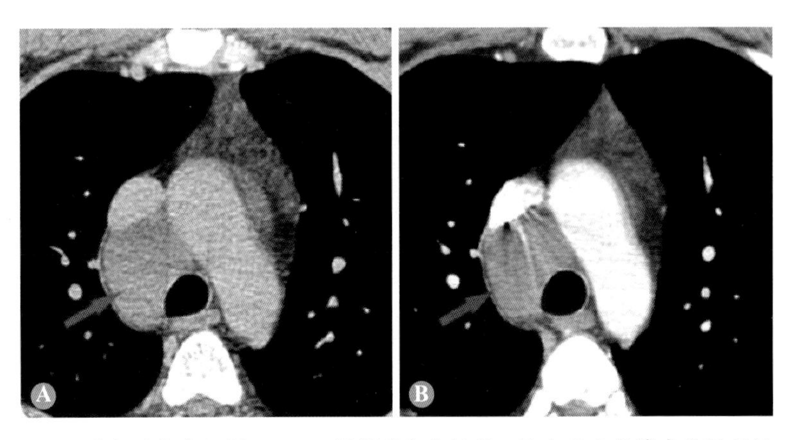

A. CT 平扫胸部中纵隔；B. CT 增强胸部中纵隔。检查显示气管旁类圆形低密度影，边界光滑清楚，增强扫描未见强化（箭头）

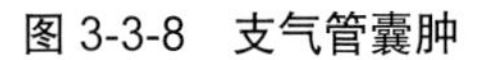

图 3-3-8　支气管囊肿

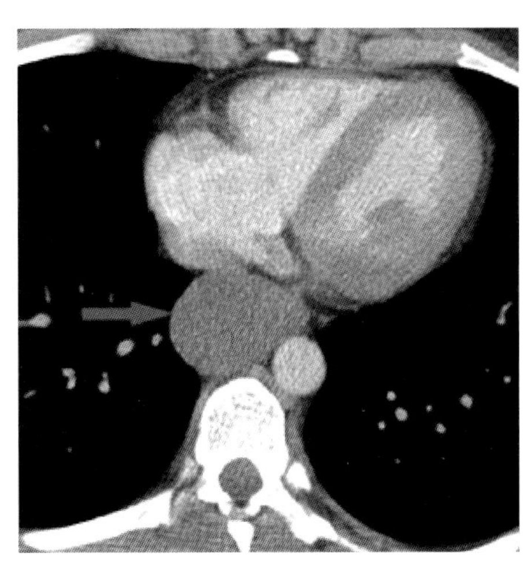

胸部 CT 增强显示后纵隔前部、食管旁肿块，边界光滑，密度均匀（箭头）

图 3-3-9　食管囊肿

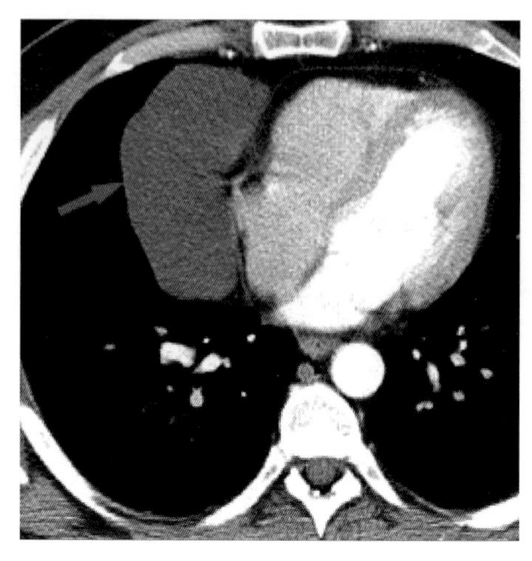

胸部 CT 增强显示右侧心隔角区囊性低密度影，边界清楚、光滑（箭头）

图 3-3-10　心包囊肿

【鉴别诊断】

此类疾病根据发病部位，病变密度均匀、无强化，边缘光整，结合临床，可做出诊断。有时须鉴别支气管囊肿和食管囊肿，心包囊肿须与心包憩室相鉴别。

六、神经源性肿瘤

【影像学检查方法的选择】

X 线平片胸像用于初步筛查肿瘤，但易漏诊。平扫、胸部 CT 增强横断位、冠状位及矢状位重建图像能够清楚显示纵隔肿瘤及其所致的纵隔内大血管、胸膜、心包受累。平扫及增强胸部 MRI 是后纵隔神经源性肿瘤的最佳影像检查方法，MRI 对骨质破坏的显示不如 CT，但对瘤体与椎管的关系及脊髓是否受压等显示明显优于 CT。

【临床概述】

神经源性肿瘤是常见的纵隔肿瘤，占全部纵隔肿瘤的 14%~25%，其中 90% 位于后纵隔椎旁间隙。临床上多无明显症状及体征，常偶然发现，肿瘤较多时出现压迫症状。神经源性肿瘤可起源于周围神经、交感神经或副交感神经。神经鞘瘤、神经纤维瘤、神经节细胞瘤为良性肿瘤；恶性神经纤维瘤、神经母细胞瘤为恶性肿瘤。副神经节瘤多发生于靠近心脏底部的前上纵隔。

【影像学特点】

1. CT

病变可位于椎管内或脊柱旁，后者呈“哑铃状”，类圆形，边缘清晰光滑，平扫多呈均匀的稍低密度，可伴囊变或钙化，增强扫描病变可见强化（图 3-3-11）。神经母细胞瘤内可见大量钙化。良性者压迫邻近肋骨或脊椎可出现骨质吸收、骨质增生、压迹光整，哑铃状肿块常使椎间孔扩大。恶性者呈浸润性生长，边界不清，内部密度不均，邻近肋骨或脊椎可出现溶骨性骨破坏及侵犯胸膜等征象。

2. MRI

病变呈长 T_1WI、长 T_2WI 信号，瘤内囊变呈更长 T_1WI、长 T_2WI 信号。增强扫描病变可明显强化。

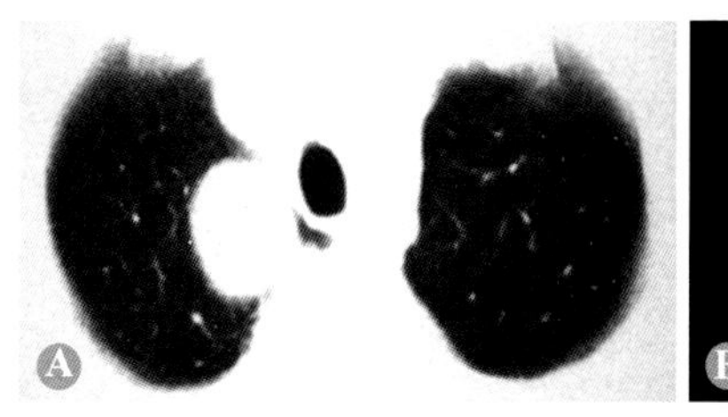

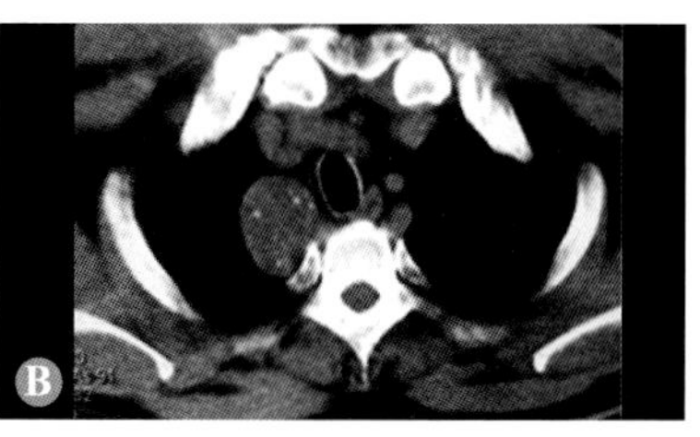

A. 胸部 CT 肺窗；B. 胸部 CT 纵隔窗。CT 肺窗显示右侧胸腔内占位；纵隔窗显示右侧后纵隔均匀软组织密度肿块，边界光滑，内可见点状钙化

图 3-3-11　神经鞘瘤

【鉴别诊断】

神经源性肿瘤发病年龄常较小，病变多位于后纵隔，可见椎间孔扩大，邻近椎体破坏等特点，不难做出诊断。须与椎旁脓肿、脑脊膜膨出相鉴别。

七、纵隔气肿

【影像学检查方法的选择】

X 线平片胸像可以发现纵隔内透亮气体，做出初步诊断，但少量积气有可能漏诊。胸部 CT 可以准确诊断纵隔气肿，作为首选检查。MRI 对于发现纵隔气肿不敏感。

【临床概述】

纵隔内气体积聚称为纵隔气肿。患者临床表现为突然胸骨后闷胀、疼痛且向颈部放射，严重时出现气急、发绀、上腔静脉淤积、脉搏细频、血压下降、吞咽困难、声音嘶哑。颈部及锁骨上窝外形饱满，触之有捻发音。外伤、手术、支气管或食管破裂、肺部或腹腔积气均可引起纵隔气肿。

【影像学特点】

CT 可直接观察到纵隔内气体密度影，同时显示胸壁及颈部有无皮下与深部组织间的气肿存在（图 3-3-12）。

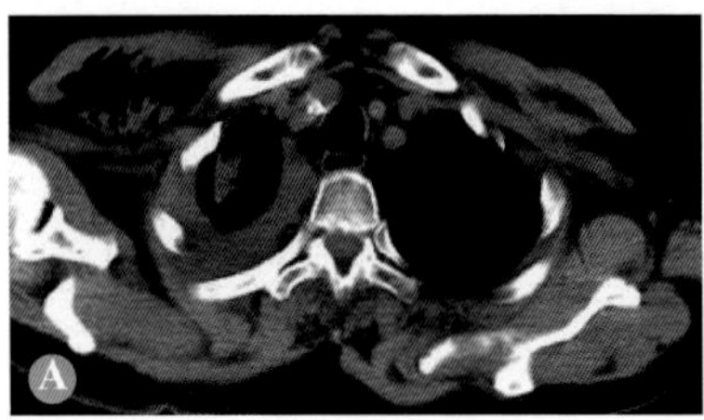

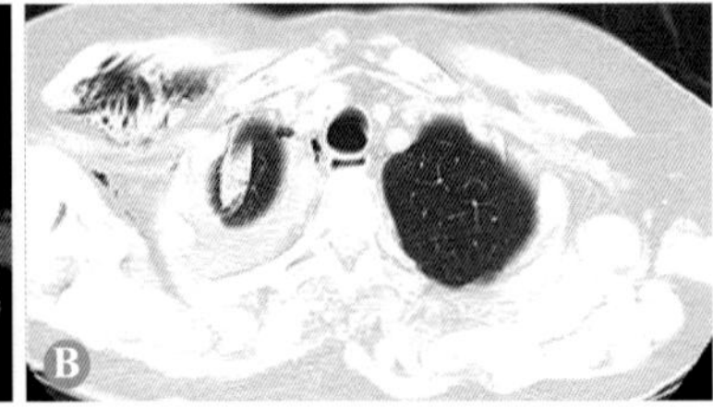

A.CT 纵隔窗；B. CT 肺窗。检查显示纵隔及前胸壁内见气体影

图 3-3-12　纵隔气肿

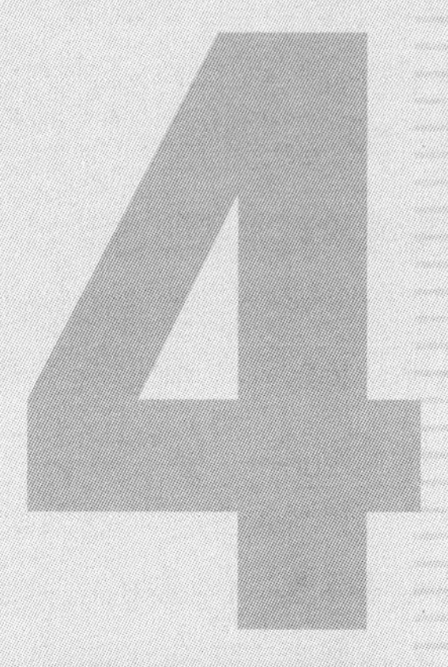

第四章

循环系统疾病

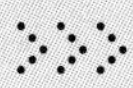

第一节 先天性心脏病

【影像学检查方法的选择】

心脏的影像学检查方法包括超声、X 线平片、CT、MRI 和血管造影等。X 线平片胸像为常规的影像学检查方法。超声是最佳的影像学检查方法，可定性和定量分析先天性心脏病缺损部位、数量、大小，测定各心室、心房及肺循环血流量等血流动力学情况。CT 和 MRI 检查主要用于明确或排除肺动静脉、主动脉及腔静脉的合并畸形。心血管造影及右心导管检查仅用于检查合并肺动脉高压或其他畸形的疑难病例及介入治疗。

一、房间隔缺损

【临床概述】

单发的房间隔缺损（atrial septal defect，ASD）是最常见的先天性心脏病之一。多数患者一般到青年时期才表现有气急、心悸、乏力等。40 岁以后绝大多数患者症状加重，并常出现心房纤颤、心房扑动等心律失常和充血性心力衰竭表现，也是死亡的重要原因。其典型体征表现为胸骨左缘第 2、3 肋间闻及Ⅱ～Ⅲ级收缩期“吹风样”杂音，伴有第二心音亢进和固定分裂，收缩期杂音为肺动脉瓣血流速度增快所致，少数患者还可扪及收缩期震颤。分流量大者三尖瓣区可听到三尖瓣相对狭窄产生的舒张期“隆隆样”杂音。如右心室抬举感增强，肺动脉瓣区收缩期杂音减弱，但第二心音更加亢进、分裂，提示存在肺动脉高压。病变晚期将发展为充血性心力衰竭，颈静脉怒张、肝增大。

【影像学特点】

1. 胸部X线平片

主要表现有肺野充血、心影轻至中度增大和肺动脉段突出，左心室和主动脉正常或比正常稍小，呈“二尖瓣”型（图4-1-1）。

2. 超声

右心房和右心室增大、室间隔与左室后壁同向运动等右心负荷过重表现，房间隔中部连续性中断，并可测量缺损大小。彩色多普勒可以明确血液分流方向、速度并估计分流量。

3.CT增强或MRI

左、右心房间隔组织连续中断，有对比剂连通（图4-1-2）。

【鉴别诊断】

根据上述典型的体征，结合胸部X线平片和心脏超声检查，诊断房间隔缺损一般并无困难。须与房间隔缺损相鉴别的病症主要有卵圆孔未闭、单纯肺动脉瓣狭窄、原发性肺动脉扩张。

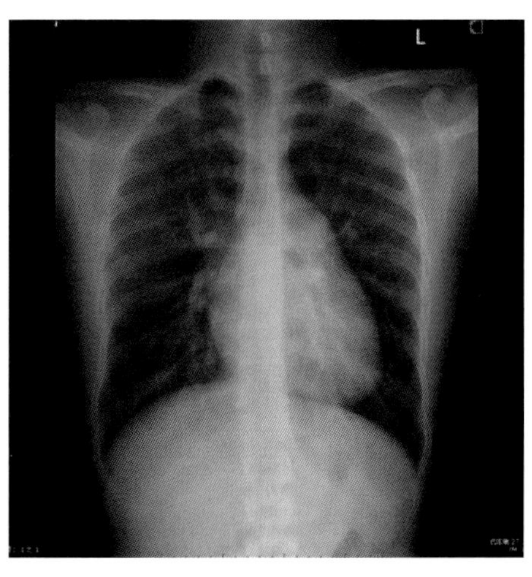

胸部X线平片显示心影中度增大，肺动脉段突出，呈“二尖瓣”型

图4-1-1　房间隔缺损

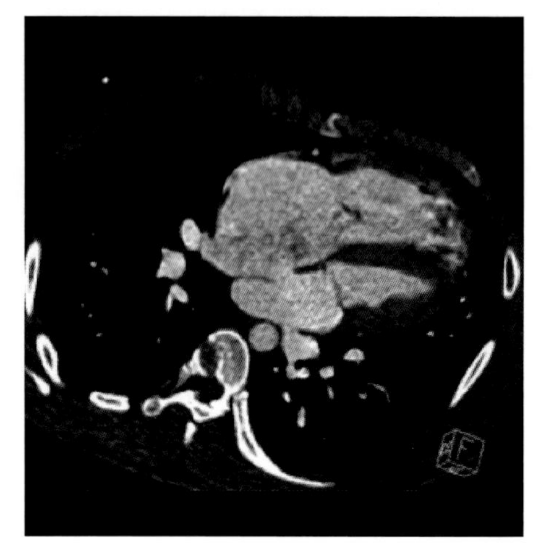

CT 横断位增强显示左、右心房间隔组织连续中断，有对比剂连通

图 4-1-2　房间隔缺损

二、室间隔缺损

【临床概述】

室间隔缺损（ventricular septal defect，VSD）是常见的先天性心脏病，临床症状取决于缺损大小。缺损小者可无症状，部分可自行闭合；缺损大者，肺循环血流量明显增多，回流入左心房室，使左心负荷增加，左心房室增大，长期肺循环血流量增多导致肺动脉压增加，右心室收缩期负荷也增加，右心室可增大，最终进入阻塞性肺动脉高压期，可出现双向或右至左分流。典型体征为胸骨左缘Ⅲ～Ⅳ肋间有Ⅳ～Ⅴ级粗糙收缩期杂音，向心前区传导，伴收缩期细震颤。若分流量大时，心尖部可有功能性舒张期杂音，肺动脉瓣第二音亢进及分裂。当有严重的肺动脉高压时，肺动脉瓣区有相对性肺动脉瓣关闭不全的舒张期杂音，原间隔缺损的收缩期杂音可减弱或消失。

【影像学特点】

1. 胸部 X 线平片

心影呈“二尖瓣”型，主要累及左、右心室，多以左心室更显著，或伴有轻度左心房增大。左心缘向左向下延长，肺动脉段突出，主动脉结变小，肺门充血（图 4-1-3）。

2. 超声

可有左心房，左、右心室内径增大，室间隔回声连续中断，可明确室间隔各部位的缺损。多普勒超声由缺损右心室面向缺孔和左心室面追踪可测到湍流频谱。

3. CT 增强或 MRI

左、右心室间隔组织连续中断，有对比剂连通（图 4-1-4）。

【鉴别诊断】

根据上述典型的体征，结合胸部 X 线平片和心脏超声检查，诊

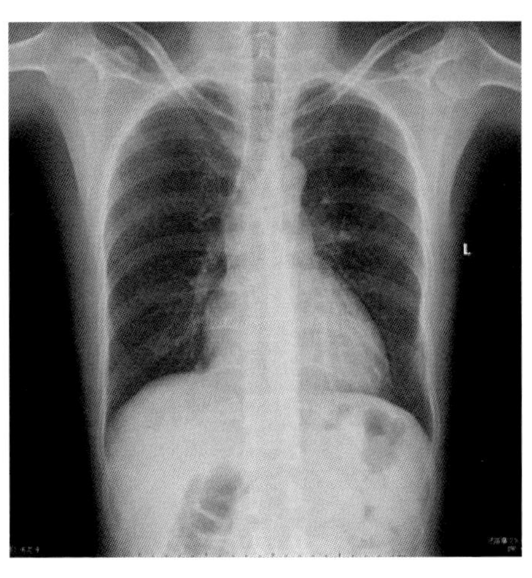

胸部 X 线平片显示心影呈“二尖瓣”型，主要累及左、右心室，多以左心室更显著，左心缘向左向下延长，肺动脉段突出

图 4-1-3　室间隔缺损

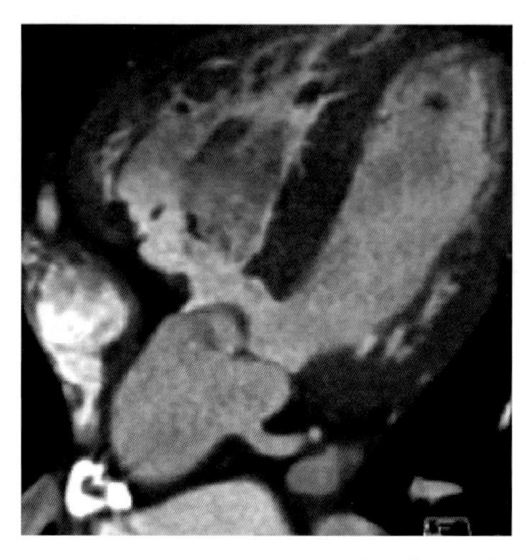

CT 横断位增强显示左、右心室间隔组织连续中断，有对比剂连通

图 4-1-4　室间隔缺损

断室间隔缺损一般并无困难。须与室间隔缺损相鉴别的病症主要有主动脉窦瘤破入右心室。

三、动脉导管未闭

【临床概述】

动脉导管未闭（patent ductus arteriosus，PDA）的临床表现主要取决于主动脉至肺动脉分流血量的多少及是否产生继发肺动脉高压和其程度。轻者可无明显症状，重者可发生心力衰竭。常见的症状有劳累后心悸、气急、乏力，易患呼吸道感染和生长发育迟缓。晚期肺动脉高压严重，产生逆向分流时可出现下半身发绀。典型的体征是胸骨左缘第二肋间闻及响亮的连续性机器样杂音，伴有震颤。分流量较大者，在心尖区尚可闻及因二尖瓣相对性狭窄产生的舒张期杂音。

【影像学特点】

1. 胸部X线平片

心影增大，早期为左心室增大，晚期时右心室亦增大。升主动脉和主动脉弓阴影增宽，肺动脉段突出。肺动脉分支增粗，肺野充血。

2. 超声

左心房、左心室增大，肺动脉增宽；如存在肺动脉高压，右心室亦可增大，在主动脉与肺动脉分叉之间可见异常的管道交通；彩色多普勒显示降主动脉至肺动脉的高速双期分流；连续多普勒可测得双期连续高速血流频谱。

3. 升主动脉造影

左侧位连续摄片显示升主动脉和主动脉弓部增宽，峡部内缘突出，造影剂经此处分流入肺动脉内，并显示出导管的外形、内径和长度。

4. CT增强

连通肺动脉与主动脉之间的通道（图4-1-5）。

【鉴别诊断】

PDA应与其他心底部分分流畸形相鉴别，如冠状动脉瘘、主动脉窦瘤破裂，尤其是主动脉-肺动脉间隔缺损。

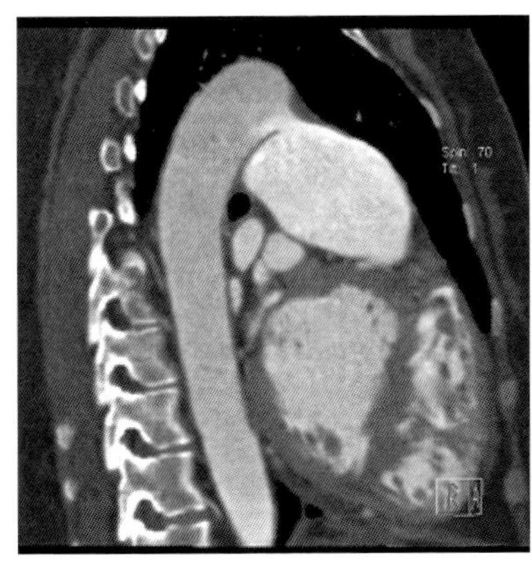

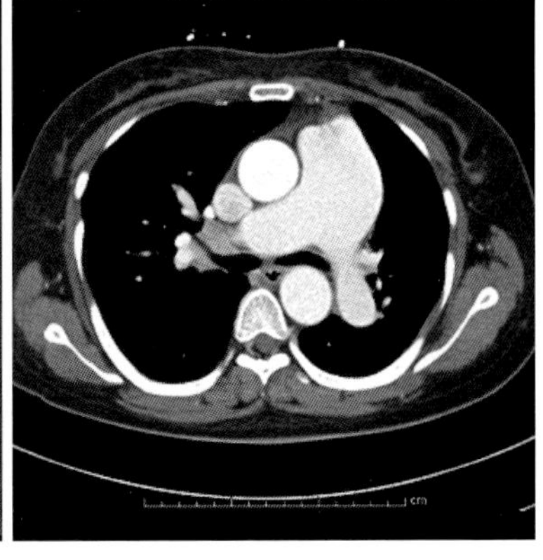

CT横断位增强显示左肺动脉与降主动脉之间有对比剂连通，肺动脉增宽

图4-1-5 动脉导管未闭

四、法洛四联症

【临床概述】

法洛四联症（tetralogy of fallot，TOF）居发绀先天性心脏病首位。患儿发育较迟缓，常有发绀，多于出生后 4~6 个月内出现，可有杵状指、趾，易气短，喜蹲踞，易缺氧性晕厥等。典型体征为胸骨左缘第 2~4 肋间可闻及粗糙的喷射样收缩期杂音，常伴收缩期细震颤。

【影像学特点】

1. 胸部 X 线平片

左心腰凹陷，心尖圆钝上翘，主动脉结突出，呈“靴状心”。肺野血管纤细（图 4-1-6）。

2. 超声

可从不同切面观察到室间隔缺损的类型和大小，主动脉骑跨于室间隔之上，肺动脉狭窄部位和程度，二尖瓣大瓣与主动脉瓣的纤维连续性。彩色多普勒可显示右心室至主动脉的分流，测量左心室容积和功能等。

3. MRI

是 TOF 重要的辅助检查方法，其对于左、右肺动脉的观察优于超声。

4. 心导管及心血管造影

右心导管检查能了解右室流出道和肺动脉瓣狭窄情况。右心室造影可显示肺动脉狭窄类型和程度、室缺部位和大小，以及外周肺血管发育情况。左心室造影可显示左心室发育情况。

【鉴别诊断】

TOF 应与三尖瓣闭锁、VSD 合并肺动脉闭锁及合并肺动脉狭窄的右室双出口等相鉴别（图 4-1-7）。

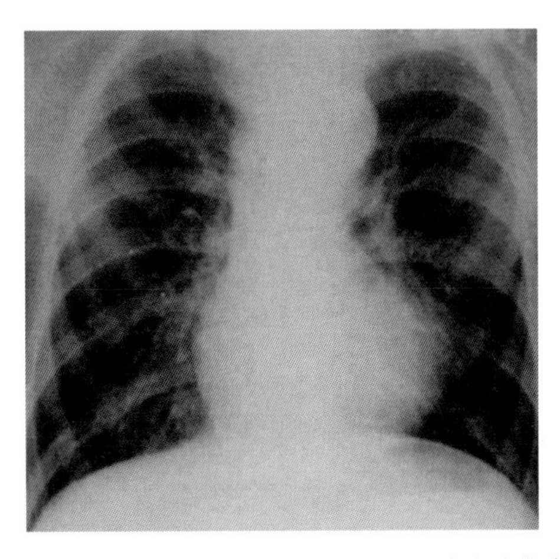

胸部X线平片显示左心腰凹陷，心尖圆钝上翘，主动脉结突出，呈“靴状”心。肺野血管纤细

图 4-1-6 法洛四联症

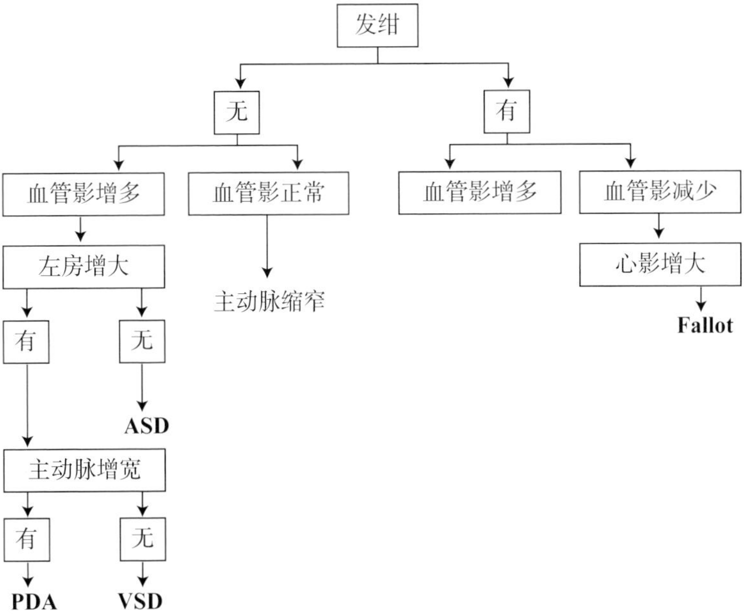

- 发绀
  - 无
    - 血管影增多
      - 左房增大
        - 有
          - 主动脉增宽
            - 有 → **PDA**
            - 无 → **VSD**
        - 无 → **ASD**
    - 血管影正常 → 主动脉缩窄
  - 有
    - 血管影增多
    - 血管影减少
      - 心影增大 → **Fallot**

图 4-1-7 先天性心脏病鉴别诊断图

第二节　风湿性心脏病

一、二尖瓣狭窄

【临床概述】

二尖瓣狭窄（mitral stenosis，MS）是风湿性心脏瓣膜病中最常见的类型，其中40%患者为单纯性MS。罕见其他病因包括老年性二尖瓣环或环下钙化、先天性狭窄及结缔组织病等。临床症状包括呼吸困难，早期多在运动、发热、妊娠等心排血量增加时出现。随病程进展，轻微活动，甚至静息时即可出现呼吸困难。阵发房颤时心室率增快亦可诱发呼吸困难、咯血，与长期肺静脉高压所致的支气管小血管破裂有关。体征为心脏心尖区第一心音增强，舒张期“隆隆样”杂音及开放拍击音（开瓣音）为MS的典型体征。

【影像学特点】

1. 胸部X线平片

（1）心脏增大，典型表现为左心房明显增大，左心缘变直，右心缘双房影，左主支气管上抬。肺动脉干、左心耳及右心室均增大时，后前位心影呈“梨状”，称为“二尖瓣”型心脏（图4-2-1，图4-2-2）。

（2）主动脉球缩小。

（3）二尖瓣环钙化。

（4）肺淤血和肺间质水肿。

2. 超声

确诊MS首选无创性检查，可直接观察瓣叶活动、测量瓣口面积、房室腔大小及左房内血栓，或测算血流速度、跨瓣压差及瓣口面积。是确诊本病和评估病情的精确方法。

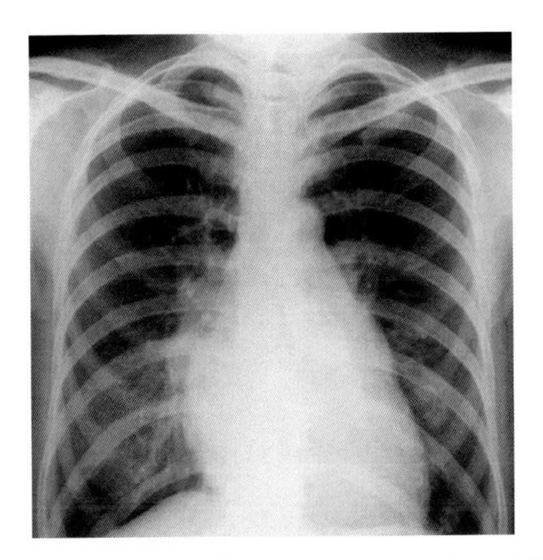

胸部X线平片显示左心房明显增大，左心缘变直，右心缘双房影，呈“二尖瓣”型心脏

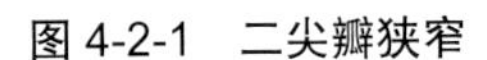

图 4-2-1　二尖瓣狭窄

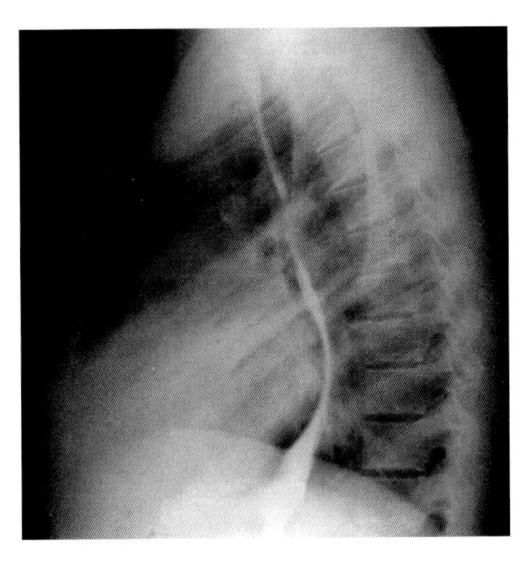

胸部侧位食管吞钡造影显示左心房增大，食管受压向后移位

图 4-2-2　二尖瓣狭窄

【鉴别诊断】

各种原因引起的二尖瓣口血流速度增加、主动脉瓣关闭不全相对性 MS（Austin-Flint 杂音）、左房黏液瘤均可引起心尖区舒张期杂音，应注意鉴别。老年性二尖瓣环或环下钙化、先天性 MS 及结缔组织病等。

二、二尖瓣关闭不全

【临床概述】

二尖瓣关闭不全（mitral insufficiency，MI），慢性发病，风湿热造成的瓣叶损害所引起者最多见，占全部 MI 患者的 1/3，且多见于男性。约有 50% 患者合并 MS。轻度 MI 患者可长期没有症状。当左心功能失代偿时，患者出现乏力、心悸、胸痛、劳力性呼吸困难等因心排血量减少导致的症状。随后，病情加重，出现端坐呼吸、夜间阵发性呼吸困难，甚至急性肺水肿，最后导致肺动脉高压，右心力衰竭。体征为心尖部明显的收缩期“吹风样”杂音，可传至腋中线。

【影像学特点】

1. 胸部 X 线平片

左心房、左心室扩大，肺淤血，间质肺水肿征。可见二尖瓣环和瓣膜钙化。

2. 超声

脉冲多普勒和彩色多普勒可确诊并评估二尖瓣反流程度。可观测房室大小、瓣叶形态及运动，明确病因。

【鉴别诊断】

应注意鉴别三尖瓣关闭不全、室间隔缺损、主动脉狭窄、左、右室流出道梗阻等。

第三节 高血压所致心血管改变

【影像学检查方法的选择】

心脏超声是目前临床评价高血压相关的左心室肥厚程度、左心室舒张功能及射血分数的首选方法，其实行便捷，费用相对低廉。超声检查可用于高血压相关较大动脉粥样硬化程度的评价，继发高血压的肾动脉、肾上腺病变的诊断。

心脏磁共振（cardiac magnetic resonance，CMR）软组织分辨率高，与心脏超声相比，对心脏结构及功能的评价具有更高的准确性与可重复性，可准确计算左心室心肌质量（left ventricular mass，LVM），不受超声声窗限制，可行任意层面成像，注入对比剂后的心肌延迟强化及最新的 T_1WI mapping 技术有助于测量高血压相关的心肌内纤维化，但费用相对昂贵，操作较复杂，目前主要作为心脏超声的补充检查方法。

CT 可显示心腔大小、室间隔及心室壁的厚度，CTA 对于显示主动脉、大动脉病变的全貌，评价较大动脉狭窄程度具有重要意义。

血管造影用于检查继发性高血压的病因，有助于手术及介入治疗的选择。

放射核素检查对肾、肾上腺和肾血管病变引起继发性高血压的病因诊断有一定价值，并可用于评价心肌的灌注异常。

X 线平片胸像可同时观察心脏、大血管及肺循环的改变，对某些继发性高血压的病因诊断有所帮助。

【临床概述】

高血压是一种以体循环动脉压升高为主要特点的常见、多发的系统性疾病，西方发达国家成年人患病率较高，多达 20% 以上。高血压按病因分为原发性高血压与继发性高血压，前者占全部高血压患者的 95% 以上。继发性高血压的主要原发病包括慢性肾炎、肾盂肾炎、多囊肾等肾疾病；引起肾缺血的各种肾血管病；嗜铬细胞瘤、醛固酮增多症、库欣综合征等内分泌异常；先天性主动脉缩窄、大动脉炎所致的主动脉缩窄综合征等。

收缩压≥ 140 mmHg 和（或）舒张压≥ 90 mmHg 的成年人可诊断为高血压，高血压临床症状常不特异，病程后期发生心脑肾等靶器官受累及并发症时出现相应症状。

高血压直接相关的心血管改变主要包括高血压性心脏病（hypertension heart disease，HHD）、主动脉疾病（主动脉瓣环扩张、AD 及主动脉瘤）、较大动脉的动脉粥样硬化及小动脉的脂肪玻璃样变性、微小动脉瘤等病变。本节着重讨论 HHD：HHD 常首先表现为左心室舒张功能减退，继而出现左心室肥厚（left ventricular hypertrophy，LVH），末期可出现心肌纤维化及小血管病变相关的心肌缺血，其中 LVH 是严重影响心血管疾病预后的独立危险因素。

【影像学特点】

1. 超声

左心室舒张功能障碍，室间隔及左心室各室壁对称性肥厚，末期可出现左心室射血分数减低。

2. MRI

心电门控电影序列用于观察心脏室壁运动、心腔大小、测量室壁厚度，显示左心室舒张功能障碍，室间隔及左心室各室壁对称性肥厚，LVM 增加；心肌灌注检查可显示心肌灌注异常，与冠状动脉狭窄所致的按冠状动脉供血区域分布的局灶灌注缺损相比，更多表现为弥漫短时间的灌注减低。部分患者注入对比剂后心肌出现斑片状延迟强化。

3. CT

心腔大小、室间隔及心室壁的厚度，CTA 可显示主动脉、大动脉相应病变的全貌，并可显示继发性高血压相关的肾及肾上腺病变。

4. X 线平片

轻者仅表现为左心室圆隆，重者可有不同程度肺淤血及间质性肺水肿，左心室增大，主动脉纡曲、延长及扩张；应注意有无先天性主动脉缩窄、大动脉炎及胸内嗜铬细胞瘤的相关征象。

5. 核素

检查 HHD 可表现心肌的灌注异常，但并不特异，空间分辨率较低。

【鉴别诊断】

诊断原发性高血压的患者应首先排除继发性高血压，相应影像学检查占有重要地位，应着重观察（图 4-3-1）。高血压所致心肌肥厚须与肥厚型心肌病鉴别：高血压引起的心肌肥厚为室间隔及左心室各室壁的对称性肥厚，心脏超声中心肌回声通常正常。肥厚型心肌病通常表现为左心室及室间隔不对称性肥厚，室间隔厚度与左心室后壁厚度比值＞1.5，梗阻型合并左室流出道狭窄，超声下心肌回声呈颗粒状，回声紊乱，CMRI 中心肌内多发斑片状延迟强化更为多见。

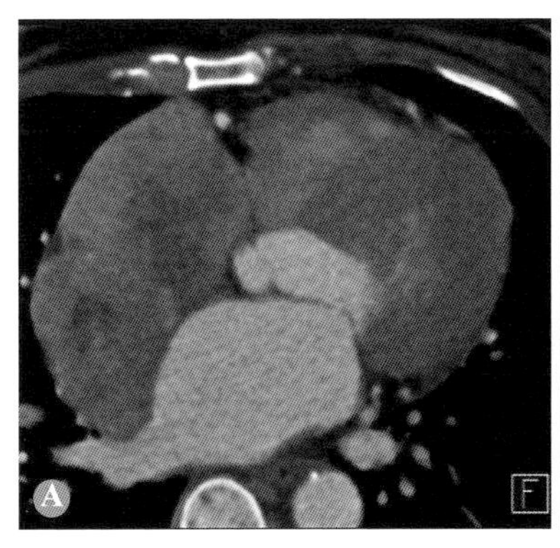

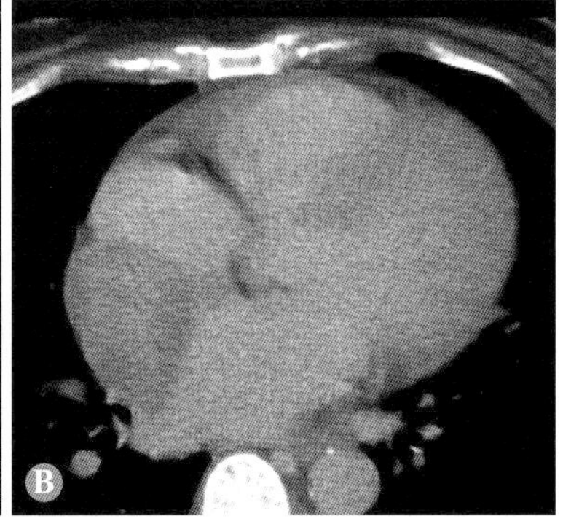

患者女性，48 岁，发作性高血压，A. CT 横断位增强显示左、右心房间软组织密度占位，动脉期明显不均匀强化；B. CT 横断位增强显示病变延迟期呈较均匀的延迟强化

图 4-3-1　心脏嗜铬细胞瘤

第四节　冠状动脉粥样硬化性心脏病

【影像学检查方法的选择】

冠状动脉造影是明确冠状动脉狭窄程度、部位及范围的首选检查方法，是冠状动脉疾病诊断的“金标准”，在造影的同时可以对狭窄病变进行介入治疗，但其是一种有创性检查，操作相对复杂，具有一定风险。

心脏多层螺旋CT增强已广泛应用于冠心病的筛选诊断，其能够测定冠状动脉钙化程度，准确显示冠状动脉斑块的形态、组成及管腔狭窄程度，判断冠状动脉介入治疗（percutaneous coronaryintervention，PCI）及冠状动脉搭桥术（coronary anery bypass grafting，CABG）后支架及桥血管的通畅程度，可用于分析左心室整体及节段的运动功能，对左心室收缩/舒张末容积、射血分数及心肌重量等参数进行定量分析，应用CT灌注（CT perfusion imaging，CTP）技术可定量评价心肌静息/负荷状态下的血流灌注，实现对冠状动脉狭窄病变从形态到功能的“一站式”评估。但CT检查放射剂量相对较大，且对于严重钙化的管腔及支架内管腔的评价存在一定限制。

SPECT心肌灌注显像及负荷试验对冠心病心肌缺血、梗死的检测，冠心病的预后评估及治疗方案选择均具有一定临床价值。其可以动态观察左心室心肌血流的恢复情况及狭窄所致的心肌缺血。^{18}FDG-PET心肌代谢显像是鉴别存活心肌与坏死心肌的“金标准”。

心脏超声是冠心病的辅助检查方法，可以显示心脏的结构及室壁运动情况，动态、反复评价冠心病患者的心功能变化。介入下的血管内超声成像（intravascular ultrasound，IVUS）可以显示冠状动脉斑块的形态、结构、管壁和管腔的病变并直接测定冠状动脉血流。

CMRI 目前临床应用较少，但其无放射性，软组织分辨率高，可同时评价心脏的结构及功能。MRI 电影序列能够动态显示心脏室壁运动状态，定量评价心脏功能；心肌黑血序列在清晰显示心肌结构的同时，可以提供更多病变组织成分的信息；增强后的心肌静息/负荷灌注显像已被证实与心肌核素显像具有相似的诊断准确性，且空间分辨率更高；Gd-DTPA 增强后心肌延迟强化显像能够准确显示梗死及纤维化的心肌病灶，并进行定量分析；冠状动脉 MRA 能够显示冠状动脉三主支的近中段。

X线平片一般不用于检查冠心病，但对左心力衰竭、心脏室壁瘤、室间隔破裂和（或）乳头肌断裂的诊断及心肌梗死病情和预后的估计有一定价值。

【临床概述】

冠状动脉粥样硬化性心脏病简称冠心病（coronaly heart disease，CHD），是一种严重危害健康的常见病、多发病，我国冠心病的发病率有逐渐增高的趋势。动脉粥样硬化斑块是引起CHD的基本病变，其引发血管狭窄或阻塞，造成心肌缺血、缺氧以致坏死。冠状动脉管腔狭窄＞50% 时可诊断 CHD。部分患者于运动等情况下出现心肌缺血及相应症状，心肌缺血严重时发生心肌梗死，若缺血或梗死面积较大、累及乳头肌或室间隔时可引起室壁瘤、乳头肌断裂或室间隔破裂等严重并发症。

【影像学特点】

1. 冠状动脉造影

冠状动脉管腔边缘不规则，不同程度偏心性狭窄及完全阻塞；冠状动脉痉挛；冠状动脉瘤样扩张或动脉瘤形成；冠状动脉血栓、栓塞及阻塞再通；侧支循环形成。

2. CT

钙化斑块为沿冠状动脉走行分布的斑点状、条索状高密度影，通常认为 CT 值> 120 HU 的斑块为钙化斑块，CT 值< 50 HU 的斑块为软斑块，应用软件可进行钙化积分的计算及斑块成分分析，当血管钙化严重时，CTA 对冠状动脉管腔狭窄的评价往往受限。MPR、MIP、VRT、CPR 等 CT 图像重建技术有助于冠状动脉 CTA 对冠状动脉管腔狭窄的判定，可显示冠状动脉血管的立体结构，CTA 评价冠状动脉管腔狭窄程度通常分为轻（< 50%）、中（50%~70%）、重度（> 70%），与冠状动脉造影结果吻合度高（图 4-4-1）。

3. 核素

心肌缺血表现为负荷 / 静息灌注显像的可逆性心肌灌注缺损，心肌梗死或顿抑表现为负荷 / 静息灌注显像的不可逆性心肌灌注缺损。

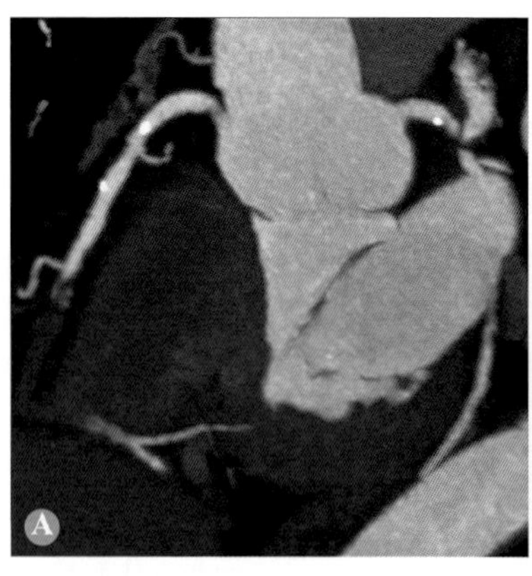

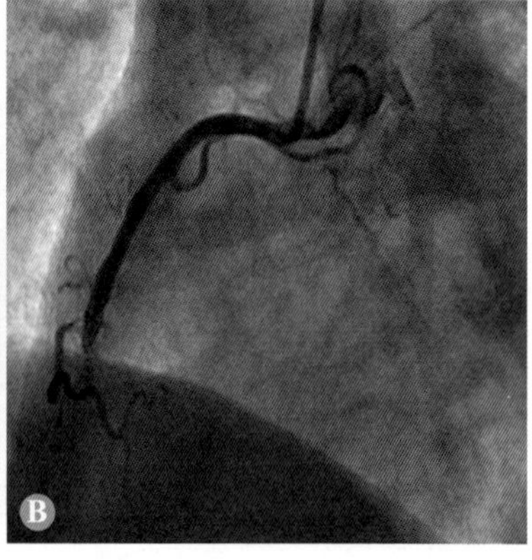

A. 冠状动脉 CTA MIP 图像；B. 冠状动脉造影。冠状动脉 CTA MIP 图像显示右冠状动脉中远段闭塞，与冠状动脉造影结果相吻合

图 4-4-1　冠心病

4. 心脏超声

心肌缺血时可见心脏局部室壁运动异常（运动减弱、无运动和矛盾运动），左心室收缩功能减低；可见室壁瘤形成、室间隔破裂及左心室附壁血栓形成。IVUS 可见冠状动脉管壁回声不均匀、不规则、不对称，管腔狭窄或闭塞。

5. MRI

病变多按相应病变冠状动脉供血区域呈节段性分布，可表现为心肌变薄、运动异常、心肌内脂肪变性，心肌灌注显像可见节段性心肌灌注缺损，梗死心肌在延迟强化扫描中表现为心内膜下分布或透壁的心肌延迟强化。

6. X 线平片

可无明显异常改变，心肌梗死患者可出现心影增大，以左心室为主，出现不同程度的继发于左心力衰竭的肺水肿征象，如出现室壁瘤表现为左心室局限性膨隆，不自然增大，室间隔破裂患者可出现心影短时间内增大及肺水肿征象。

【鉴别诊断】

冠心病须与扩张型心肌病相鉴别，二者均可表现为心室扩大，心肌变薄及心脏收缩功能的减低，但通过多种影像检查手段可以检出在冠心病患者中明确的冠状动脉病变及与之相匹配的呈区域性分布的心肌缺血性病变，而扩张型心肌病患者通常无明确冠状动脉病变，多表现为全心受累。

第五节 肺动脉栓塞

【影像学检查方法的选择】

多排螺旋 CT（multi-detector CT，MDCT）和双源 CT（dual-source CT，DSCT）肺动脉增强扫描是肺动脉栓塞首选而有效的无创诊断技术，敏感性（83%）和特异性（95%）均很高，可直接显示至肺段血管内的栓子，尤其适合于急诊危重患者，有助于临床诊断、鉴别诊断及治疗后的随诊观察，CTPA 阴性者随访 3 个月的肺动脉栓塞发生率＜ 2%。同时可观察肺部病变及相应心脏的情况。

超声和放射性核素显像在对肺动脉栓塞的诊断上各有其重要作用。二维超声可发现肺动脉主干的栓子、初步诊断肺心病；多普勒超声可评价肺动脉高压情况及右心负荷情况；同时血管超声可检查下肢深静脉有无血栓。肺血流灌注和通气显像结合对评估肺动脉血流受损程度有重要作用，特异性高，尤其适合于肺动脉段以下的肺动脉栓塞，但敏感性不如 CT。

X 线平片检查可作为诊断肺动脉栓塞的初步或筛选方法，但 X 线平片出现典型肺梗死的情况较少，因此正常的 X 线平片不能除外肺动脉栓塞的诊断。

MRI 可显示肺动脉大分支内的栓子及相关肺动脉高压征象，但一般适合于慢性肺动脉栓塞或病情稳定的患者。不需要对比剂及无辐射为其优势。

肺动脉栓塞是指内源性或外源性栓子阻塞肺动脉引起肺循环障碍的临床和病理生理综合征。发病率占常见心血管疾病第三位，仅次于冠心病和高血压。栓子类别包括血栓、脂肪、羊水、空气、瘤栓等，其中 99% 是血栓栓子。

【临床概述】

主要表现为劳累后呼吸困难，可有胸痛、烦躁不安、咳嗽、咯血、晕厥及心悸等症状。体检患者表现为呼吸急促、发绀、发热，肺内可闻及哮鸣音和（或）干、湿性啰音或胸膜摩擦音。可有下肢深静脉血栓或外伤、手术、介入治疗术后或制动的病史。妊娠也是主要病因之一。

依照病程发展又可分为急性肺动脉栓塞和慢性肺动脉栓塞。急性肺动脉栓塞常表现为呼吸困难、胸膜性胸痛、咳嗽、端坐呼吸、下肢肿痛、咯血或晕厥。慢性肺动脉栓塞症状可不典型，表现为继发于肺动脉高压的进行性呼吸困难。

【影像学特点】

1. CT

肺动脉栓塞的直接 CT 征象为腔内充盈缺损和（或）附壁充盈缺损，以及肺动脉主干及分支的狭窄和阻塞。充盈缺损周边呈线状对比剂充盈者，即“双轨征”为典型征象，多提示新鲜血栓。间接征象为主脉动脉及左、右肺动脉扩张，右心扩大，血管断面细小，肺内灌注不均，呈“马赛克征”、肺梗死灶及胸膜改变等（图 4-5-1，图 4-5-2）。

2. 核素

肺动脉栓塞的主要征象为按肺叶、段分布的灌注显像缺损。一般两个肺段或一个肺段和多个亚段缺损，而无相应的通气显像异常，

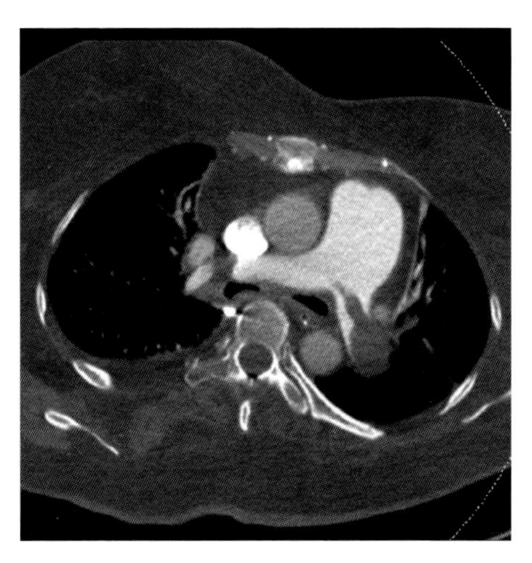

CT 横断位增强显示左、右肺动脉主干可见大量充盈缺损，主肺动脉增宽

图 4-5-1 肺动脉栓塞

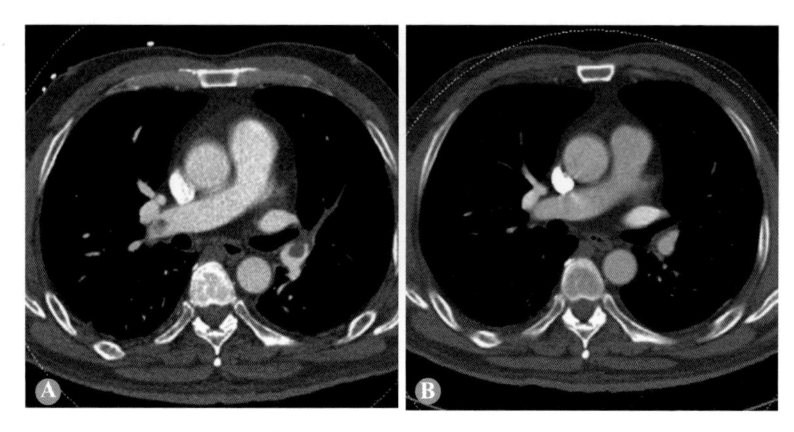

A. 治疗前；B. 治疗后。CT 横断位增强可见充盈缺损明显消失、减少

图 4-5-2 肺动脉栓塞

即肺血流灌注和通气显像不匹配。如果肺通气和灌注显像均正常，可排除症状性肺动脉栓塞。

3. 超声

（1）二维和 M 型超声：可见位于主肺动脉或分叉及左、右肺动脉主干内的大块栓塞，可发现右心房增大，左心室缩小，室壁运动异常及评价有无肺动脉高压及其程度。

（2）彩色多普勒可评价肺动脉高压的程度及右心负荷情况。

4. X 线平片

表现大多不特异，少部分可出现典型肺梗死征象：基底位于胸膜、尖端指向肺门的楔形阴影，伴或不伴胸腔积液。慢性肺动脉栓塞表现为典型肺动脉高压征象：右心室增大、肺动脉段凸出、肺门动脉扩张等。

【鉴别诊断】

急性肺动脉栓塞的临床症状与急性冠状动脉综合征及急性主动脉综合征相似，须与之相鉴别，CT 增强及核素通气 / 灌注扫描有利于鉴别；肺动脉栓塞所致的肺动脉高压须与继发左向右分流先天性心脏病所致的肺动脉高压相鉴别，超声及右心导管检查和（或）心血管造影有助于确诊。

第六节 心肌病

【影像学检查方法的选择】

心肌病的影像学检查方法包括X线平片、超声、CT、MRI、核素显像及心血管造影等。

超声简便、易行，具有初步筛选作用，对于心肌病的诊断仍为首选的检查方法，可直接显示心肌和心腔的形态变化及其功能动态改变。

MRI具有良好的空间分辨率、高度的组织特异性、任意层面成像及大视野等特点，可对心脏进行全面观察，尤其对心尖及左心室游离缘的显示优于B超，对节段性室壁运动异常分析更为准确。心脏MRI扫描包括电影序列、黑血序列、首过灌注及延迟增强扫描等，可综合评价心脏解剖结构、心脏功能等，特别是心肌延迟强化，可将心肌的病理特点进行宏观显示，借以分析心肌病原因，对心肌病的危险度进行分级，指导治疗并跟踪随访。

CT增强扫描检查为心肌病的辅助检查方法，可显示室壁、室间隔厚度及病变范围。

X线平片对于扩张型心肌病诊断具有初步筛选的作用。

心脏放射性核素显像主要包括心肌灌注显像、心肌代谢显像、门控心血池显像等，可以从心肌血流灌注、代谢、心脏功能等方面解释心脏疾病的病理生理变化，在心肌病的诊断、治疗及预后评价中有较好的临床价值。

心肌病指非冠状动脉疾病、高血压、瓣膜病和先天性心脏缺陷导致的心肌结构和功能异常的心肌疾病，主要由遗传因素介导，可局限于心脏本身，亦可为全身系统性疾病的部分表现，常致心力衰竭或死亡。诊断主要依靠超声和心脏 MRI，必要时行基因筛查，治疗的主要目的是改善症状和预后，防治室性心律失常及猝死。

《2007 年中华医学会心血管病学分会制定的心肌病诊断与治疗建议》《2008 年欧洲心脏学会制定的心肌病分类》，都将原发性心肌病分为肥厚型心肌病、扩张型心肌病、限制型心肌病、致心律失常型右心室心肌病及为未定型心肌病。

一、扩张型心肌病

扩张型心肌病（dilated cardiomyopathy，DCM）特征为左或右心室或双侧心室扩大，并伴有心室收缩功能减退，伴或不伴充血性心力衰竭。室性或房性心律失常多见。病情呈进行性加重，死亡可发生于疾病的任何阶段。

【临床概述】

多见于中青年，以男性居多。症状以充血性心力衰竭为主，其中以气短和水肿最为常见。患者常感乏力。右心力衰竭时可有肝大、下肢水肿、胸腹腔积液等。心电图显示左心室或双室肥厚、心律失常、传导阻滞或异常 Q 波等，且具有多样性和多变性。

【影像学特点】

1. X 线平片

多有不同程度的肺淤血，间质性肺水肿。心脏呈“普大”型或“主动脉”型，心脏扩大为突出表现，以左心室扩大为主，伴以右心室扩大，也可有左心房及右心房扩大。

2. 超声

（1）M 型超声：心腔扩大；室间隔及左心室后壁变薄；二尖瓣开放幅度减小，呈“钻石样”。

（2）二维超声：全心腔扩大，左心为主；室间隔及左心室后壁运动幅度普遍减低，收缩期室间隔增厚率下降，为＜ 30%（正常人40%~60%）；二尖瓣前后叶开放幅度明显缩小，呈“钻石样”改变，但EF斜率正常。彩色多普勒可见左心室明显扩大，左室流出道扩张，室间隔及左心室后壁搏动幅度减弱。不同程度的房室瓣关闭不全。

3. MRI

心脏增大，以左心室扩张为主，室壁和基部间隔厚度正常或稍变薄；进展性DCM心肌可明显变薄，电影序列可见左心室整体收缩功能减弱以至消失。由于心肌运动明显减弱、血流淤滞，在左心房或左心室内可有附壁血栓形成。对比剂延迟增强扫描有时可见不均匀强化，主要累及室间隔，提示心肌间质纤维化。MRI电影序列还有助于显示继发的MI，表现为无信号血流呈“喷射状”进入左心房（图4-6-1，图4-6-2）。

【鉴别诊断】

DCM无特异性临床、心电图和影像学特征，属于“排除性”诊断。

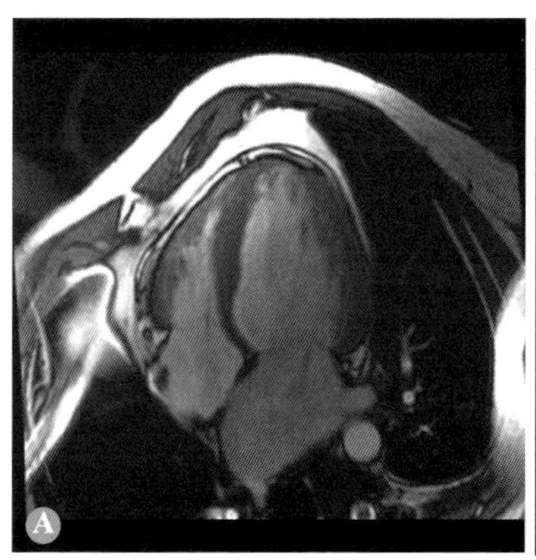

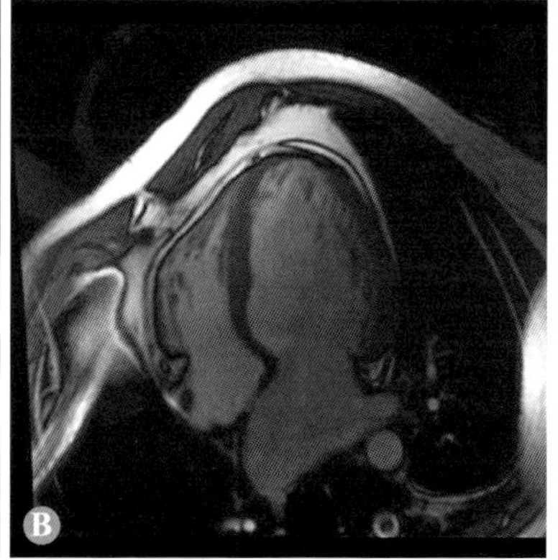

A. MRI电影序列；B. MRI电影延迟强化序列。MRI电影序列及延迟强化序列显示左心室明显扩大，室壁变薄，LVEF为11.2%，可见左心室心肌中膜弥漫性线样延迟强化

图4-6-1 早期扩张型心肌病

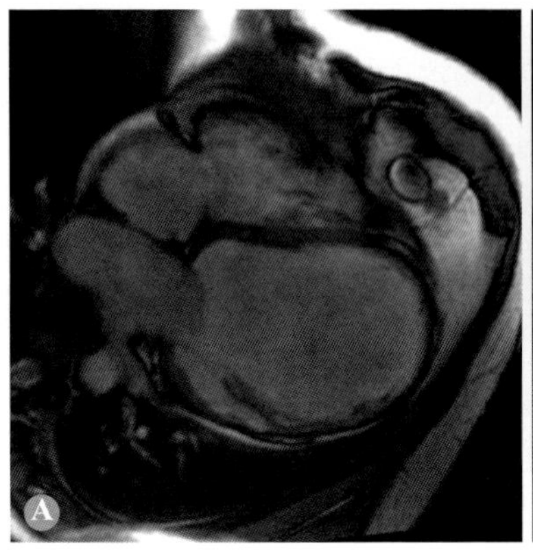

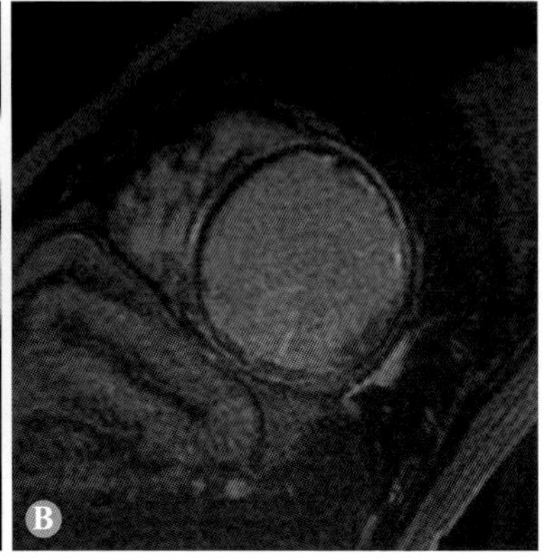

MRI 电影序列（A）及延迟强化序列（B），左心室明显扩大，室壁变薄，LVEF 为 11.2%，可见左心室心肌中膜弥漫性线样延迟强化

图 4-6-2　扩张型心肌病

DCM 须与冠心病或高血压心脏病相鉴别：根据病史、心电图及影像学检查（包括冠状动脉造影）多可做出正确诊断。

二、肥厚型心肌病

肥厚型心肌病（hypertrophic cardiomyopathy，HCM）特征为心室壁肥厚，常侵及室间隔，心室内腔变小，左心室血液充盈受阻，左心室舒张期顺应性下降。根据左室流出道有无梗阻分为梗阻性及非梗阻性肥厚型心肌病，可能与遗传等有关。肥厚型心肌病有猝死风险，是运动性猝死的原因之一。

【临床概述】

以青壮年多见、常有家族史。可以无症状，也可以有心悸、劳力性呼吸困难、心前区闷痛、易疲劳、晕厥甚至猝死，晚期出现左心力衰竭的表现。梗阻性肥厚型心肌患者胸骨左缘可出现粗糙的收缩中晚期喷射性杂音，可伴震颤。心电图显示左心室或双室肥厚、传导阻滞、ST-T 改变和异常 Q 波等。

【影像学特点】

1. 超声

（1）M 型超声：室间隔增厚；二尖瓣前叶收缩期向前移动；左室流出道狭窄，左心室腔缩小；左心舒张功能与顺应性降低，二尖瓣前叶 EF 斜率减慢及 CD 段异常向前突出等。

（2）二维超声：室间隔增厚及运动减弱（室间隔非对称性肥厚最常见，与左心室后壁厚度之比＞ 1.5，病变心肌回声增强，呈“毛玻璃样”或斑点状强弱不等，病变心肌收缩性减弱或消失）；心腔变小，致左室流出道内径变窄，多数患者＜ 20 mm。

2. MRI

室间隔肥厚，异常肥厚的心肌呈均匀的中等信号；异常肥厚的心肌收缩期增厚率减低，正常的心肌收缩功能正常或增强；对比剂延迟增强扫描于肥厚心肌处可出现斑片状或条带样增强，且与冠状动脉所对应的区域无关，多分布于心肌中层（图 4-6-3）。

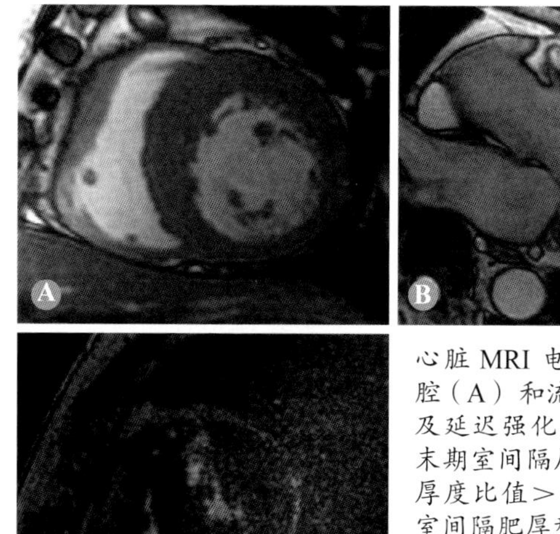

心脏 MRI 电影序列短轴两心腔（A）和流入 - 流出道（B）及延迟强化序列（C），舒张末期室间隔厚度 / 左心室后壁厚度比值＞ 1.5，属非对称性室间隔肥厚型，收缩末期左室流出道狭窄，肥厚心肌可见斑片样延迟强化

图 4-6-3 肥厚型梗阻性心肌病

3. X 线平片

对肥厚型心肌病的诊断限度较大，一般心脏不大或仅可见左心室肥厚为主的轻度增大。

4. CT

可见室间隔肥厚，其与左心室后壁厚度之比＞ 1.5，非对称性室间隔肥厚最常见（图 4-6-4）。

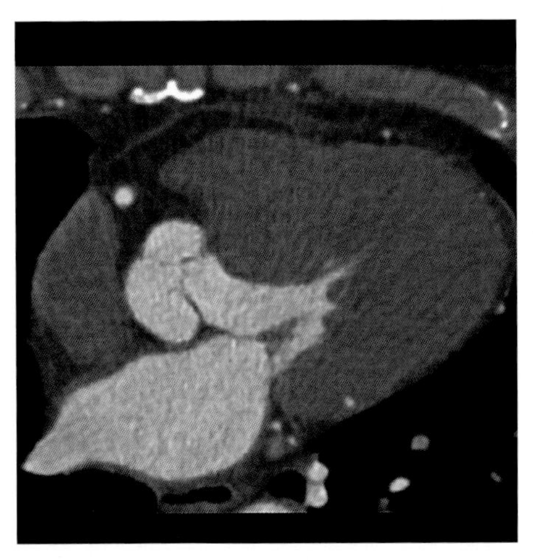

CT 横断位增强显示左心室心肌弥漫增厚，左心室腔变小，左室流出道狭窄

图 4-6-4　肥厚型梗阻性心肌病

5. 心血管造影

仅用于肥厚型左室流出道狭窄介入或手术治疗适应证的选择。其可见左室流出道呈倒锥形狭窄；心室腔缩小、变形；不同程度继发的 MI；冠状动脉及其分支正常或轻度扩张。

【鉴别诊断】

1. 主动脉瓣狭窄：本病收缩期杂音位置高，向颈部传导，改变心肌收缩力及周围阻力的措施对杂音影响不大，主动脉瓣第二音减弱。超声有助于发现主动脉瓣病变。

2. 高血压性心肌肥厚：目前认为高血压患者心肌肥厚＞ 2.5 cm时，才可以诊断高血压合并肥厚型心肌病；否则，应考虑高血压引起的心肌肥厚。但具体到患者应根据高血压的时间和程度而定。

3. 冠心病：发病年龄多在中年以上，一般无胸骨左缘杂音，超声和冠状动脉 CTA 或冠状动脉造影有助于诊断。

三、限制型心肌病

限制型心肌病（restrictive cardiomyopathy，RCM）是以心内膜及心内膜下心肌纤维化，引起舒张期难于舒展及充盈受限，心脏舒张功能严重受损，而收缩功能保持正常或仅轻度受损的心肌病。本病主要指在热带地区发生的心内膜心肌纤维化和温带地区多见的嗜酸性粒细胞增多性心肌病。

【临床概述】

本病多发生于热带和温带，热带稍多于温带，且多见于儿童和青少年。心室功能障碍表现右心室或双心室病变者常以右心力衰竭为主，临床表现似缩窄性心包炎（constrictive pericarditis，CPC）。左心室病变者因舒张受限，尤其在并存 MI 时，可出现明显的呼吸困难等严重左心力衰竭的表现及心绞痛。

血管及心脏方面的异常体征，常见的有颈静脉怒张、Kussmaul征、奇脉。心界正常或轻度扩大，第一心音低钝，P2 正常或亢进，可闻及奔马律和收缩期杂音。

【影像学特点】

1. 超声

右心室型：右心室心尖部心内膜回声增强增厚，心尖部心腔闭塞；右室流出道增宽；三尖瓣叶增厚、变形，失去关闭性能；右心房明显增大；肺动脉细。左心室型：左心室心尖部变钝，伴不同程度的 MI 及左心房增大，肺动脉扩张。双室型：常以右心病变为主。

2. MRI 和 CT

右心室型：右心室腔变形，心尖闭塞，流出道扩张；右心房明显扩张，呈中高信号；三尖瓣中重度关闭不全。左心室型：左心室心腔尖变形、圆隆或闭塞；左心房扩张，伴或不伴二尖瓣轻度关闭不全。双室型：为上述 2 型征象的组合，常以右心损害表现为主（图 4-6-5）。

3. X 线平片

右心室型：心脏呈高度普遍增大或呈球形，常伴巨大右心房，上腔静脉可有扩张；肺血减少；左心缘上段搏动正常或增强。左心室型：心脏和左心房增大程度较轻，或心脏不大；肺淤血。双室型：为上述 2 型征象的组合。

【鉴别诊断】

一般情况下，RCM 的症状和体征均较明显，误诊机会很少。

右心型限制型心肌病须与 CPC 相鉴别：根据病史、心电图及超声多可做出正确的诊断（表 4-6-1）。

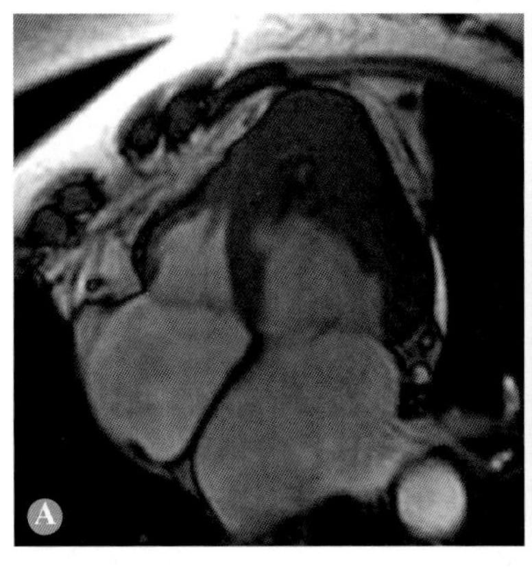

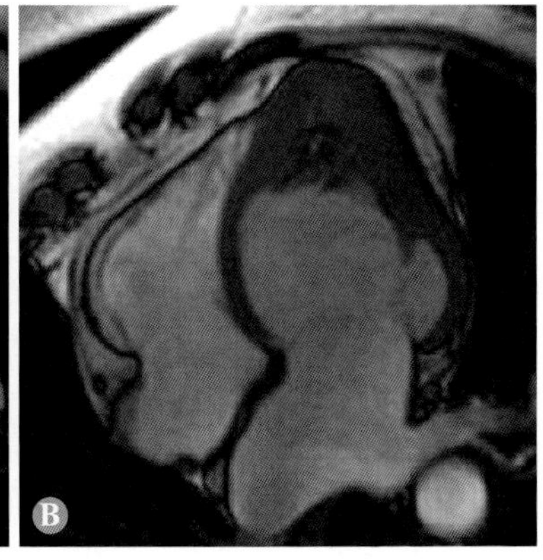

心脏 MRI 电影序列，四心腔收缩期（A）及舒张期（B），左心房显著增大，左心室内径变小，左心室心尖部内膜增厚，左心室舒张功能受限

图 4-6-5　限制型心肌病（累及左心室型）

表 4-6-1　右心型限制型心肌病与缩窄性心包炎

特点	右心型限制型心肌病	缩窄型心包炎
心脏外形	球形，高度普遍增大	类三角形，正常或轻中度增大
心脏房室增大	右心房明显增大	少见，可有左、右心房增大
心室内膜增厚	有	无
心尖部闭塞	右心室心尖部闭塞	无
心包增厚钙化	无	有
心功能	病变区舒缩功能消失	舒张功能障碍
肺循环	肺血减少	肺淤血

四、系统性疾病所致心肌受累

（一）淀粉样变性

【临床概述】

淀粉样变时由于淀粉样蛋白沉淀于组织器官的细胞间，造成组织器官结构和功能改变，引起相应临床表现的一组疾病。其中原发性淀粉样变常由于免疫球蛋白轻链作为一种不可溶纤维样基质沉淀于心脏造成心脏结构 - 功能的改变，表现为浸润型心肌病样改变。心脏受累常预后极差，尤其发展为右心力衰竭后病情进展性恶化，常短期内死亡。而继发性淀粉样变则很少累及心脏。

淀粉样蛋白沉积于心脏，临床表现取决于其沉积部位。淀粉样蛋白沉积于心肌细胞间，随其范围的扩大可造成心肌细胞的萎缩。而间质间沉积的淀粉样蛋白增多可导致心室顺应性的减低，表现为典型的“僵硬心脏综合征”和充血性心力衰竭。

【影像学特点】

1. 超声

心脏淀粉样变患者超声的典型表现为二维超声上可见增厚的左心室游离壁及间隔呈颗粒闪光点回声。当超声高度怀疑心脏淀粉样变时，应进一步注意其他脏器的淀粉样变症状和体征。

2. MRI

大多表现为心肌向心性肥厚，主要为室间隔增厚和左心室后壁增厚，伴或不伴房间隔和瓣膜增厚；其次为左心室功能受损（LVEF < 50%），延迟强化扫描可见心肌弥漫性强化。另外，还可存在明显瓣膜病变，如主动脉瓣、MI 或狭窄。心室大小可在正常范围，亦可成扩张型心肌病样改变（图 4-6-6）。

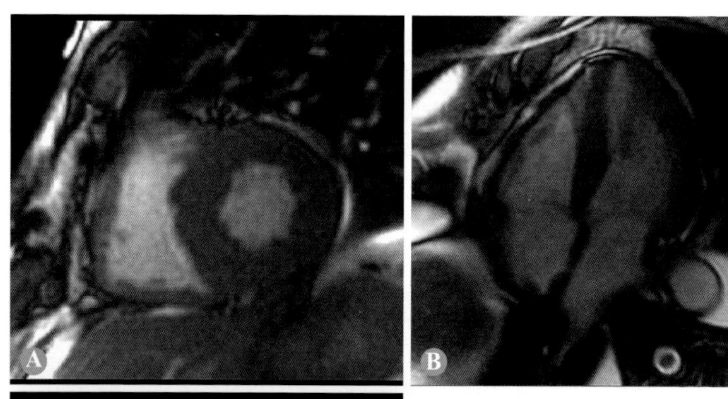

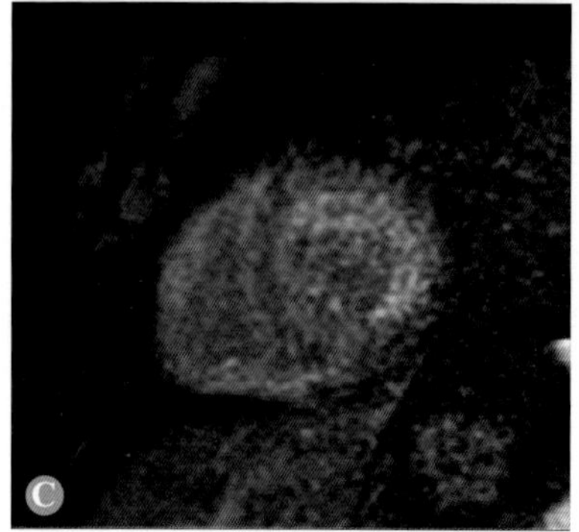

心脏 MRI 电影序列短轴两心腔（A）及四心腔（B），延迟强化序列（C），左、右心室心肌弥漫增厚，心功能减低，双侧胸腔积液，延迟强化扫描可见心肌弥漫性延迟强化

图 4-6-6　原发性淀粉样变性心肌受累

（二）结节病

【临床概述】

结节病是一种多系统的，以器官和组织肉芽肿样病变为特征的疾病。病因尚不完全清楚。结节病主要发生于肺组织和淋巴结，也可累及心脏、脾、肝等。

心脏结节病的症状和体征因心脏受累的部位和程度而不同。轻者可无任何症状和体征，或仅有心电图改变。常见的临床表现包括心力衰竭、心律失常、肺动脉栓塞等，严重者可发生猝死。病变可累及心脏的任何部位，包括心包、心肌和心内膜，以心肌最为常见。左心室游离壁和室间隔最常受累，右心室和心房受累亦较常见，瓣叶和冠状动脉较少累及。

【影像学特点】

心脏 MRI 可显示局限性室壁运动异常、局限性室壁增厚或变薄等，心肌结节病在 T_2WI 加权像上表现为高信号；MRI 增强检查可早期发现心肌的信号异常改变。

（三）血色病

【临床概述】

血色病最常见的病因是遗传因素，为常染色体隐性遗传。心肌血色病因广泛性铁沉积导致室壁增厚、心室扩张和心脏功能减低，左心室充血性心力衰竭，可出现猝死。铁沉积最常见于心外膜下层的心肌细胞胞浆内，其次见于心内膜下层，少见于心肌的中层。心肌功能异常和铁在心肌的沉积量成正比。

【影像特点】

MRI：左心室壁增厚、顺应性降低，左心室收缩及舒张功能减低。由于铁离子具有十分强的顺磁性特性，血色病在 MRI 上可有特征性的表现。心肌在 T_1WI 加权像上表现为广泛的信号丢失，在 T_2WI 加权像上亦呈明显的低信号。无功能心肌的局灶性信号丢失，如果合并有肝内的弥漫性低信号，就可以做出血色病累及心肌的诊断（图 4-6-7）。

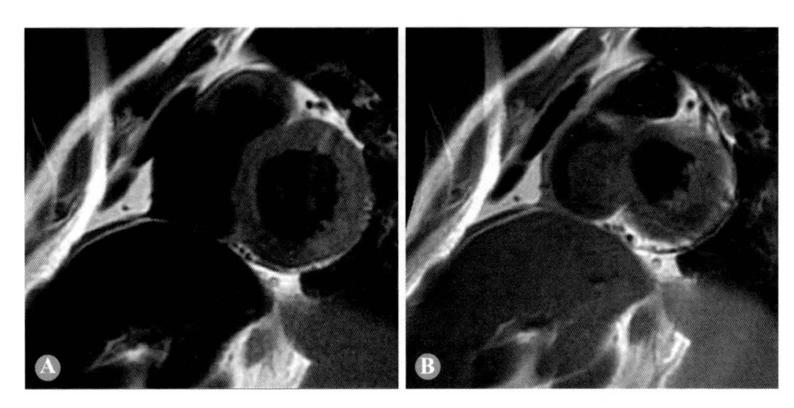

心脏 MRI 黑血序列，T_1WI（A）及 T_2WI（B），左心室侧后壁片状低信号，肝信号明显减低

图 4-6-7　血色病心肌受累

第七节　心包疾病

【影像学检查方法的选择】

超声可在床边进行检查，是一种简便、安全和灵敏的无损伤性检查手段，是诊断心包疾病首选和最重要的影像学方法，其可显示心包增厚、心包积液、评价心功能。

X 线平片可显示心包钙化和体、肺循环淤血等情况，对评估病变有一定帮助。

MRI 和 CT 是诊断心包疾病的辅助方法，二者均可直接显示心包结构，CT 对检测钙化敏感，MRI 可观察心腔形态及运动功能。

心包疾病一般包括急性心包炎、心包积液和缩窄性心包炎。三者也可以为同一疾病的不同阶段。心包疾病的治疗与预后视病因及治疗的早晚而不同，及早明确病因并采取恰当的治疗措施是成功的关键。心包疾病几乎都是全身疾病的一部分，全身病因的去除与治疗极为重要。

一、心包积液

【临床概述】

心包积液指心包腔内的液体超过 50 ml，是心包病变的一部分。按起病方式分为急性和慢性；按原因可分为感染性和非感染性；按积液性质可分为浆液性、浆液血性、血性、化脓性、浆液纤维蛋白性、乳糜性等。常见的有结核性、化脓性、病毒性及非特异性心包炎。也可伴随全身疾病发生，如风湿热、结缔组织病、尿毒症、黏液性水肿、低蛋白血症、心肌梗死后综合征、胸导管损伤、出血性疾病、放射性损伤、穿透性损伤和心包的原发或继发肿瘤。

患者可有乏力、发热、心前区疼痛等症状，疼痛仰卧时加重，坐位或俯卧位减轻。急性者积液量短时间内迅速增加，出现心包填塞症状，如呼吸困难、面色苍白、发绀、端坐呼吸等。体征有心界向两侧扩大，心音遥远、颈静脉怒张、静脉压力升高、肝大、水肿、腹水。

【影像学特点】

1. B 超

少量心包积液：于房室沟及左心室后壁心外膜与壁层心包膜间液性暗区＜ 15 mm。中、大量心包积液：左心室后壁液性暗区厚度分别在 15~20 mm 之间及＞ 25 mm，且于心脏的外侧、前和后方均可见带状分布的液性暗区。舒张末期右心房塌陷和舒张期右心室游离壁塌陷是诊断心脏压塞的最敏感而特异的征象。

2. X 线平片

心包积液在 300 ml 及以上者 X 线平片才有异常改变。典型者表现为心影短期内迅速增大而肺野清晰，心脏向两侧扩大，呈“烧瓶样”或“球状”，上腔静脉增宽，主动脉变短。透射可见心脏搏动明显减弱而主动脉搏动正常（图 4-7-1）。

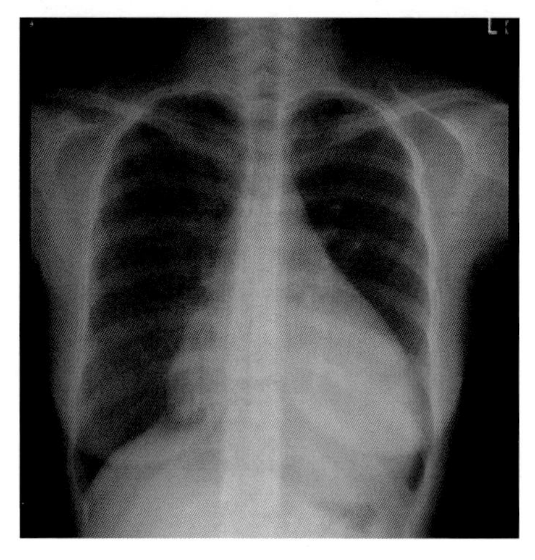

胸部正位 X 线平片显示心影向两侧扩张，呈“烧瓶样”改变

图 4-7-1　大量心包积液

3. CT

少量心包积液多位于左心室后侧壁或右心房侧壁的外方；中量心包积液除上述部位外，多位于右心室前壁前方或左心室心尖部下外方。CT 平扫见心包脏、壁层间距增宽，心包积液为沿心脏轮廓分布，紧邻脏层心包脂肪层的环形低密度带。增强扫描可清楚地显示心包积液（图 4-7-2）。

4. MRI

心包脏、壁层间距增宽；积液因性质不同，在 T_1WI 上信号各异，在 T_2WI 上呈高信号（图 4-7-3）。

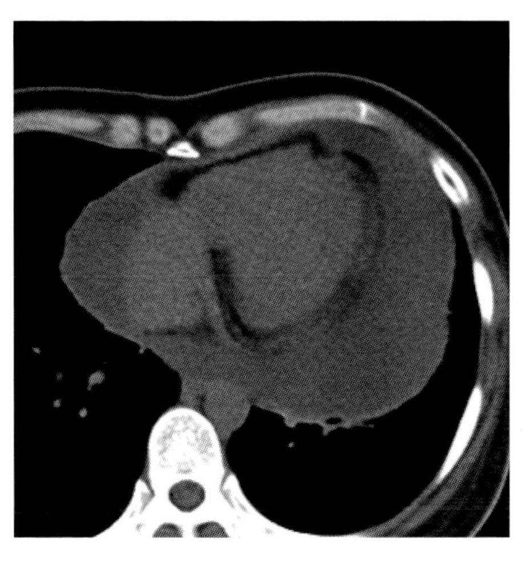

胸部CT平扫显示心包内环绕大量低密度影（与图4-7-1为同一病例）

图4-7-2　大量心包积液胸部

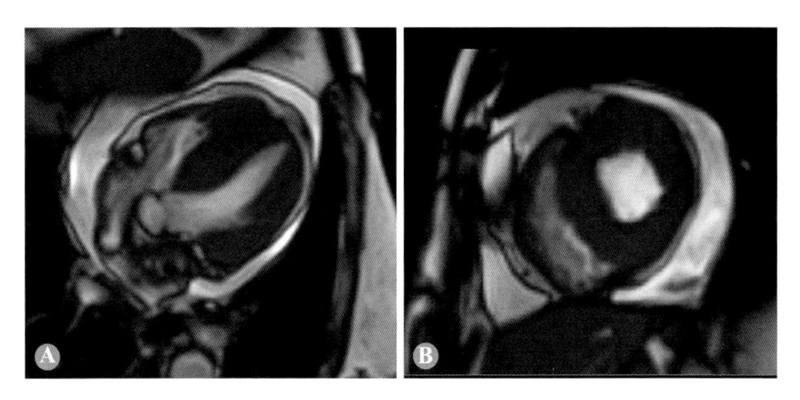

MRI电影序列四心腔（A）及短轴两心腔（B），心包内大量高信号心包积液

图4-7-3　心包积液

【鉴别诊断】

左侧胸腔积液合并心包积液时难以鉴别，大量心包积液时应与扩张型心肌病、三尖瓣下移畸形相鉴别。

二、缩窄性心包炎

【临床概述】

缩窄性心包炎（constrictive pericarditis，CPC）是比较常见的心血管疾患之一。心包脏层与壁层粘连，出现不同程度的增厚，一般以心室面为主。CPC 继发于急性心包炎，其病因在我国仍以结核性最常见，其次为化脓性和创伤性心包炎后演变而来。

CPC 的心包异常增厚，首先限制心脏的舒张功能，使体、肺静脉压力升高，静脉回心血量下降，心排血量降低。患者临床表现有呼吸困难、腹胀和（或）浮肿伴心悸、咳嗽、乏力、胸闷等。体检可发现颈静脉怒张、腹水、奇脉、心音低钝和静脉压升高等。心电图显示肢体导联 QRS 波群低电压。

【影像学特点】

1. B 超

（1）M 型超声：左心室后壁舒张早期速率增快，中晚期活动平直；室间隔运动异常；心包壁层回声增宽，厚度长＞3 mm。

（2）二维超声：心室舒张受限，双心房扩大；室间隔不规则左、右摆动；心包缩窄部位回声浓密，可出现杂乱回声。

2. X 线平片

心脏大小正常或轻度增大；两侧或一侧心缘僵直，各弓分界不清，心外形常呈三角形或近似三角形；透视下观察显示心脏博动减弱甚至消失；部分患者心包可见“蛋壳样”、带状、斑片状钙化，多分布于右心室前缘、膈面和房室沟区；多数患者可见上腔静脉和（或）奇静脉扩张，肺淤血和间质性肺水肿常见；胸腔积液和不同程度的胸膜增厚、粘连。

3. CT

CT 平扫可见心包不规则增厚（＞4 mm），脏壁层分界不清，部分可见钙化灶。增强扫描可见左、右心室内径缩小，室间隔僵直，心室内径收缩舒张期变化幅度明显下降；部分患者出现腔静脉扩张，左、右心房扩张和继发的肝、脾肿大、腹水及胸水等征象（图 4-7-4）。

4. MRI

MRI 作用基本与 CT 相似，但是不能直接显示钙化灶。另外，MRI 电影序列可显示舒张受限、室间隔摆动。

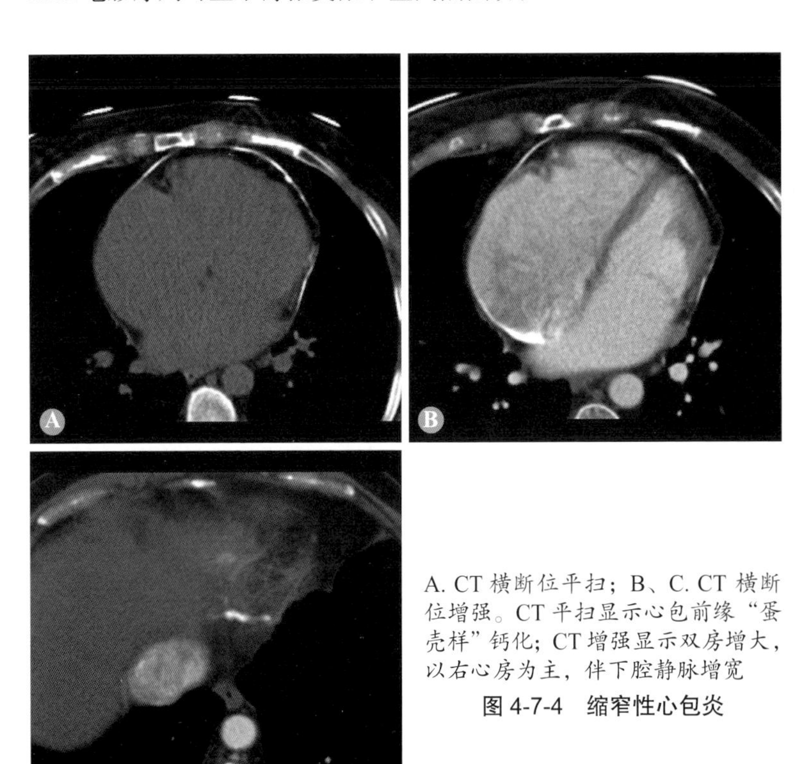

A. CT 横断位平扫；B、C. CT 横断位增强。CT 平扫显示心包前缘“蛋壳样”钙化；CT 增强显示双房增大，以右心房为主，伴下腔静脉增宽

图 4-7-4 缩窄性心包炎

【鉴别诊断】

典型 CPC 根据临床表现及实验室检查诊断并不困难。临床上常须与肝硬化、充血性心力衰竭相鉴别。

限制型心肌病的临床表现和血流动力学改变与 CPC 很相似，MRI 可观察心腔形态和室壁运动，有助于二者鉴别。

第八节　大血管病变

【影像学检查方法的选择】

CT 增强、MRI 和心脏超声是大血管疾病影像学诊断的首选检查方法，有助于手术适应证的选择与术后或保守治疗后的随诊观察。CT 增强可以显示主动脉瘤及夹层的累及范围、夹层的真、假腔、破口部位及数量、有无附壁血栓、主动脉主要分支情况，尤其有助于壁内血肿的确诊，应用 CT 重建技术可以多角度观察病变。磁共振 SE 和快速成像 GRE 序列可以从不同体位显示主动脉的疾病形态、类型、范围、破口情况、附壁血栓及与周围组织结构的关系，还可以显示血流的动态变化。CT 增强检查空间分辨率高，扫描速度快，临床应用更加广泛，MRI 检查无放射性，但检查时间较长，受呼吸及主动脉搏动伪影影响较大，心脏超声检查简单方便，对胸主动脉和腹主动脉夹层有一定提示作用，但不能显示主动脉全貌。

血管造影用于外科手术前需除外冠心病患者主动脉夹层介入治疗的患者。

X 线平片可作为诊断胸主动脉夹层或动脉瘤的初步筛选方法，亦可用于大血管病变的随访。

一、主动脉夹层

【临床概述】

主动脉夹层（aortic dissection，AD）是指主动脉腔内血流通过内膜撕裂的破口进入主动脉中层而形成的血肿，常见撕裂部位位于主动脉瓣上方或主动脉峡部，夹层远端常见一个或多个内膜再破口，出血回至主动脉腔内，起到自然减压作用，形成真、假双腔结构，少数夹层未见内膜破口，亦称为不典型夹层，中膜内出血或破口为血栓闭塞所致。AD 病理基础为中膜退行性改变或囊性坏死，高血压为其常见诱因，占 AD 的 1/2~2/3，以老年人多见，马凡综合征可合并 AD，以青年人多见。该病起病急，以胸背痛、腰腹痛、气短、咳嗽等为常见症状，部分患者可出现双上肢血压不对称或下肢动脉搏动减弱、消失等体征。

主动脉夹层常用分型有 DeBakey 分型与 Stanford 分型。DeBakey 分型分为 3 型：I 型夹层破口位于升主动脉，广泛累及至降主动脉或更远；Ⅱ型破口位于升主动脉，夹层范围局限于升主动脉；Ⅲ型破口位置位于左侧锁骨下动脉以远降主动脉，病变范围不累及升主动脉。Stanford 分型分 2 型：A 型病变系升主动脉受累，不管破口位于何处；B 型为升主动脉不受累（图 4-8-1，文后彩图 4-8-1）。

【影像学特点】

1. CT 增强与 MRI

（1）主动脉呈真、假双腔结构并见内膜片沿主动脉长轴延伸：真腔血流速度快，多较小，于 MRI 上呈低或无信号；假腔血流速度较慢，常较大，在 MRI 上呈低或中等信号，CT 增强中造影剂通过延迟；内膜破口表现为内膜连续性中断；假腔内血栓多位于假腔后侧壁，CT 上呈无明显强化低密度，MRI 呈中高信号（图 4-8-2，文后彩图 4-8-2B）。

（2）主动脉分支受累，常表现为受压移位、狭窄、闭塞或夹层。

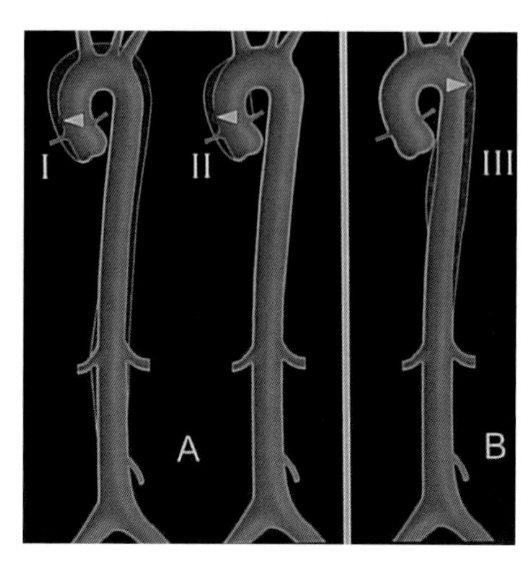

DeBakey 分型Ⅰ～Ⅲ型及 Stanford 分型 A、B 型，箭头指示主动脉内膜破口位置

图 4-8-1　主动脉夹层分型图

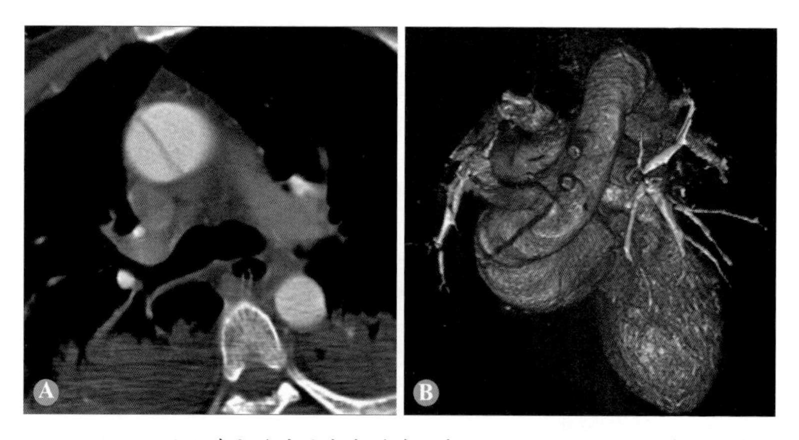

A. CTA MPR 显示升主动脉腔内内膜片形成；B. CTA VRT 显示升主动脉夹层向上累及主动脉弓

图 4-8-2　升主动脉夹层

2. 心脏超声

主动脉夹层内膜片表现为位于低回声血管腔内的片状强回声，随心动周期有不同程度摆动，内膜片将血管腔分为真、假腔，可并发主动脉瓣关闭不全及心包积液。经食管超声对主动脉瓣是否受累的诊断准确性极高。

3. X 线平片

（1）急性主动脉夹层：①两上纵隔或主动脉弓降部明显增宽、扩张，并于短期内进行性加重；②主动脉壁内膜钙化内移＞ 4 mm；③如发生主动脉瓣关闭不全可出现左心室及心脏增大；④心包及胸腔积液（血），胸腔积液多位于左侧。

（2）慢性主动脉夹层：①主动脉普遍扩张，边界清晰；②升主动脉高度扩张；③病变部分搏动消失或减弱。

4. 血管造影典型征象

主动脉真腔显影同时，假腔内亦有对比剂充盈或充盈延迟，一般真腔变窄，假腔扩张。若对比剂外溢或进入邻近组织，提示夹层破裂。内膜片表现为对比剂充盈的双腔间线条状充盈缺损。内破口表现为主动脉内膜片局部对比剂喷射、外溢或龛影样突出。假腔内血栓表现为假腔内充盈缺损。

【鉴别诊断】

主动脉夹层应与胸主动脉纡曲、扩张等鉴别，CT 增强及 MRI 通常可明确诊断。

二、主动脉瘤

【临床概述】

主动脉瘤（aortic aneurysm，AA）是指主动脉壁局部或弥漫的异常扩张，以对周围器官组织的压迫和侵蚀为主要症状，瘤体破裂为其主要危险。一般认为动脉管径的扩张或膨出＞正常动脉管径的

50% 以上为动脉瘤，通常升主动脉直径＞ 4 cm，弓部及降主动脉直径＞ 3.5 cm，腹主动脉直径＞ 3 cm 为异常。按病理解剖 AA 分为真性动脉瘤和假性动脉瘤，前者瘤壁由全层主动脉壁结构组成，后者瘤壁系血肿与周围组织粘连，形成纤维包裹。真性动脉瘤以主动脉管壁结构受损为病变基础，病因包括动脉粥样硬化、感染、大动脉炎、先天发育异常、遗传因素等。假性动脉瘤为各种原因导致的主动脉破裂后，在血管周围形成的纤维包裹性血肿，多与外伤相关。

【影像学特点】

1. CT 增强

（1）真性主动脉瘤：①主动脉腔径增宽；②瘤体形态不一，囊状动脉瘤有瘤颈及瘤体，位于主动脉一侧，梭形或混合型动脉瘤与主动脉腔延续；③管壁不规则增厚，可伴钙化及附壁血栓；④累及分支血管并压迫侵蚀周围器官；⑤瘤体穿通破裂时可见心包、胸腹腔积液及造影剂外溢（图 4-8-3，文后彩图 4-8-3）。

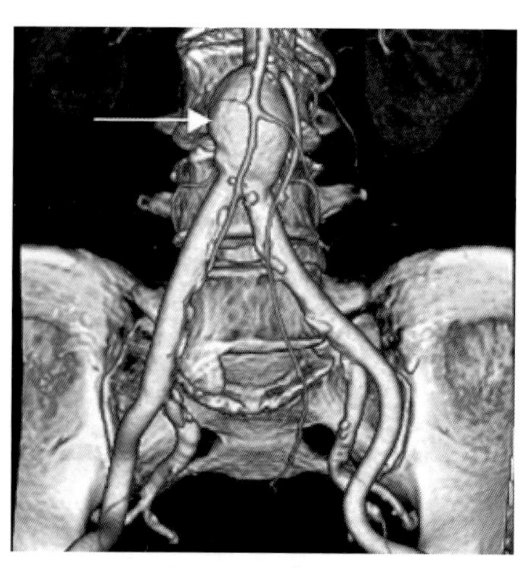

CTA 显示腹主动脉远端梭形扩张

图 4-8-3　腹主动脉梭形动脉瘤

（2）假性主动脉瘤表现为主动脉壁旁“肿块”，内部见造影剂充填，管壁不规则，呈大量血栓征象，病史长者可形成不规则钙化。

2. MRI

与 CT 增强表现相似，于 SE 黑血图像中，梭形动脉瘤瘤腔多呈流空信号，囊状动脉瘤及混合型动脉瘤可表现出湍流信号，结合脂肪抑制序列的 T_1WI 及 T_2WI 能够进一步评价瘤壁结构的组织特性，如粥样硬化斑块和附壁血栓等。

3. X 线平片

主动脉局部扩张，心肺相应改变等间接征象，具有一定提示作用。

【鉴别诊断】

CT 增强或 MRI 通常可明确诊断。

三、大动脉炎

【临床概述】

大动脉炎即高安动脉炎（Takayasu arteritis），好发于亚洲及中东地区，以青年女性多见，30 岁前发病约占 90%，病因不明，一般认为是感染引发的免疫损伤所致。大动脉炎是一种以血管中膜损害为主的非特异性全层动脉炎，动脉管壁呈全层或不规则的增厚和纤维化，引起主动脉及其主要分支的狭窄、阻塞，亦可引起管腔的扩张及动脉瘤。其特点为多发性、主要侵犯胸、腹主动脉及其主要分支，有 1/3~1/2 病例肺动脉及分支同时受累，部分病例可累及主动脉瓣及冠状动脉。急性期患者常有周身不适、发热、多汗、血沉升高等表现，慢性期主要表现为不同部位动脉狭窄、阻塞或瘤样扩张等所致的相应症状及体征。临床可将其分为 4 型：Ⅰ型（头臂动脉型）、Ⅱ型（腹主 - 肾动脉型）、Ⅲ型（混合型，为Ⅰ、Ⅱ型的组合）、Ⅳ型（肺动脉型，合并肺动脉受累）。

【影像学特点】

1. CT 增强及 MRI

主要表现为动脉狭窄或阻塞，多累及开口部或近心段；部分病例见管腔扩张样改变，病变广泛、多发，受累动脉管壁增厚，呈向心性或“鼠尾状”闭塞，与动脉粥样硬化性狭窄不同。CT 增强可见增厚主动脉壁呈“双环征”，“内环”为主动脉内膜面因黏液样或凝胶状水肿呈低密度；“外环”指主动脉中膜和外膜因血管增生等炎性改变，增强扫描呈高密度。肺动脉受累者以肺内叶、段分支狭窄为主，如病变广泛可引起肺动脉高压，继发性右心增大（图 4-8-4，文后彩图 4-8-4A）。

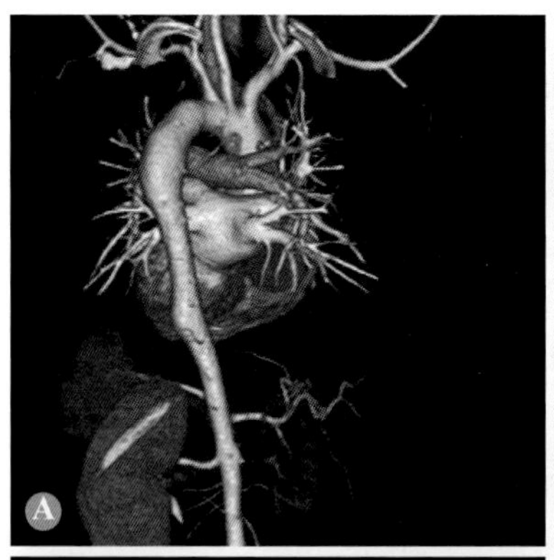

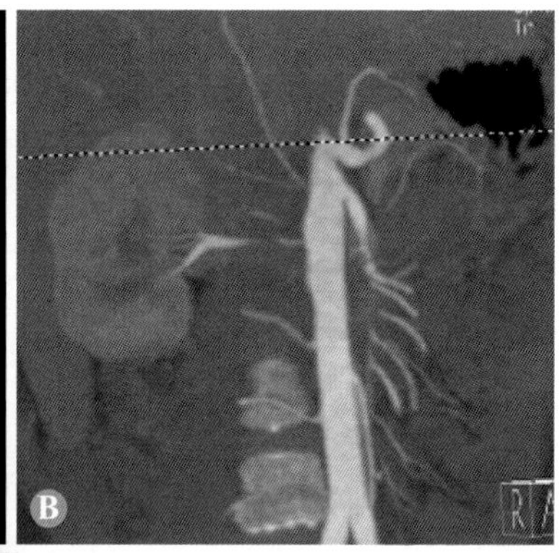

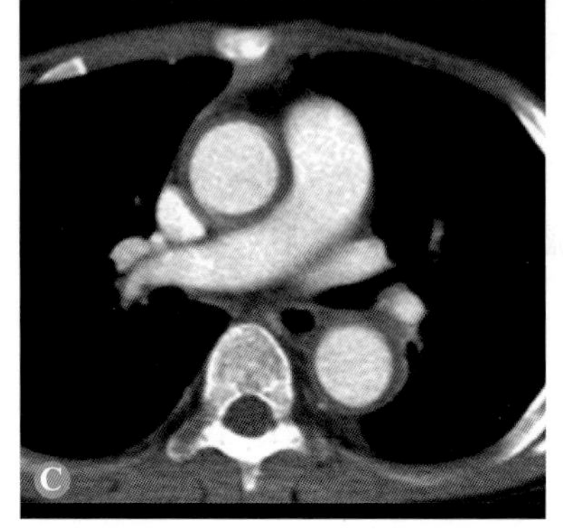

患儿男，15 岁，主动脉 VRT（A）及腹主动脉 MIP（B）显示左侧锁骨下动脉近段、胸主动脉管腔局部轻度狭窄，右肾动脉重度狭窄，CT 横断位增强图像（C）显示升主动脉及降主动脉管壁均匀增厚

图 4-8-4　大动脉炎

2. X线平片

有时能够进行初步提示，主要用以显示心脏大小，肺血管纹理、降主动脉狭窄或扩张等。肺动脉受累可显示区域性肺缺血，或合并肺动脉高压。

3. 血管造影

对显示侧支循环等细节更有帮助。

【鉴别诊断】

通常典型动脉狭窄和（或）阻塞性病变的影像学所见，结合病变多发性及患者临床病史，可做出定性诊断。单发病变时，须与以下情况鉴别。

1. 巨细胞性动脉炎（颞动脉炎）：早期血管壁炎症细胞浸润，随后出现中等大小血管闭塞，解剖分布与大动脉炎不同，多累及颅内血管，锁骨下动脉，老年女性比青年女性更为多见，临床表现包括发热、头痛、视力改变、风湿性多肌痛等。

2. 血栓闭塞性脉管炎（Buerger病）：多发于年轻男性，所有患者几乎都有大量吸烟史，主要侵犯周围动脉，特别是下肢动脉，血管壁炎性浸润，管腔内血栓形成，断端动脉间断性突发闭塞；大动脉炎一般不累及下肢动脉。

3. 纤维肌性发育不良：好发于年轻女性，主要累及肾动脉，部分病例同时累及腹主动脉中段，典型者肾动脉呈“串珠样”狭窄，一般不累及头臂动脉及肺动脉。

4. 动脉粥样硬化性病变：以中老年男性患者多见，表现为不规则管腔狭窄、扩张及“串珠样”动脉瘤，偏心狭窄多见，常合并钙化。

5

第五章

消化系统疾病

第一节　急腹症

一、胃肠道穿孔

【临床概述】

胃肠道穿孔是胃肠道溃疡、癌肿、炎症等疾病的严重并发症，在临床上以胃及十二指肠溃疡穿孔最常见。典型的临床症状为突发性剧烈腹痛。

【影像学特点】

1. 腹部X线平片

在立位腹平片上，膈下游离气体为主要X线平片征象，表现为膈下线条状或“新月状”透光影，边界清楚，其上缘为光滑整齐的双侧膈肌，下缘分别为肝、脾上缘。在左侧卧位水平片上，游离气体聚积在右侧腹壁与肝右叶外缘之间，呈长带状透亮影。在仰卧位片上，十二指肠后壁穿孔时，气体可进入小网膜囊内及右侧肝下间隙内，表现为右上腹肝、胃之间或右肾上方椭圆形或三角形透亮影，位置较固定（图5-1-1）。

2. CT与MRI

可清楚地显示气腹，包括游离气腹、腹腔内、腹膜后及网膜囊的气腹。游离气腹表现为仰卧位扫描时，与前腹壁与脏器之间有一带状极低密度或低信号气体影，当气体与液体并存时，可见气液平面。其他几种气腹则表现为在相应区域出现气体影（图5-1-1）。

【鉴别诊断】

一旦确定游离气体存在，即可确诊胃肠道穿孔，但如果没有发现游离气体，则须与造成急腹症的其他疾病进行鉴别。此外，游离气体还要与胃泡影、间位结肠等含气管腔影相鉴别。

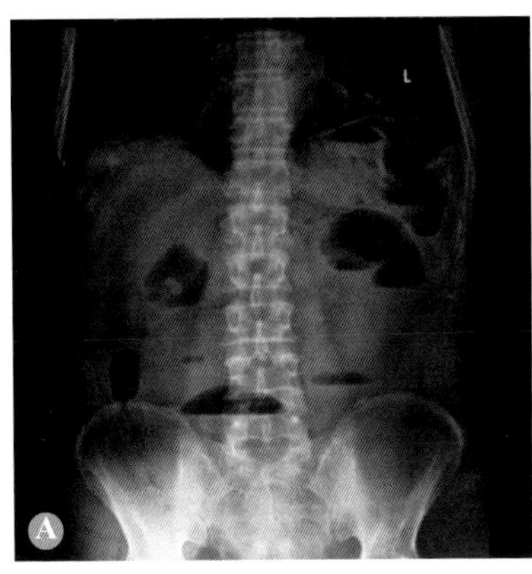

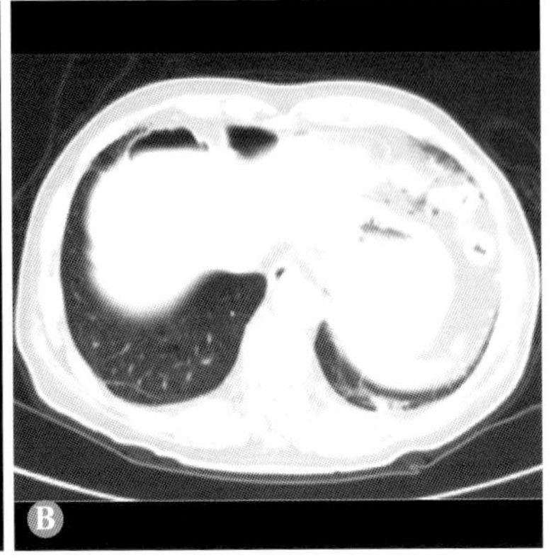

A. 腹部 X 线平片；B. 腹部 CT 平扫。腹部 X 线平片显示膈下游离气体；腹部 CT 平扫肺窗显示肝前缘、膈肌下方见气体密度影

图 5-1-1　胃肠道穿孔

二、肠梗阻

【临床概述】

肠梗阻是由于肠粘连、炎症、肿瘤、腹腔手术后等因素所致肠腔部分性或完全性阻塞而引起的肠内容物通过受阻，是外科常见的急腹症之一。目前临床上有几种常见的分类方法。按照病因可分为机械性肠梗阻、动力性肠梗阻、血运性肠梗阻；按照肠壁血循环可分为单纯性肠梗阻、绞窄性肠梗阻及麻痹性肠梗阻；按照梗阻程度可分为完全性肠梗阻和不完全性肠梗阻；按照梗阻部位可分为高位小肠梗阻、低位小肠梗阻。

【影像学特点】

1. 腹部 X 线平片

（1）单纯性小肠梗阻：梗阻以上的肠腔扩大积气积液，立位或水平侧位可见气液平面，梗阻以下肠腔萎陷无气或仅见少量气体。可表现为以下典型征象：阶梯状液面征、大跨度肠襻（通常是低位梗阻。卧位腹平片上可见充气肠曲跨越距离超过整个腹腔横径的一半以上。液面长度大都在 3 cm 以上）、“鱼肋征”（空肠梗阻的重要 X 线平片征象）、“驼峰征”等（图 5-1-2，文后彩图 5-1-2A）。

（2）绞窄性小肠梗阻：既有梗阻以上肠腔扩大积气积液表现，还有以下几个较为特征性征象：假肿瘤征、咖啡豆征、小跨度蜷曲肠襻、小肠内长液面征和空回肠转位征（图 5-1-2）。

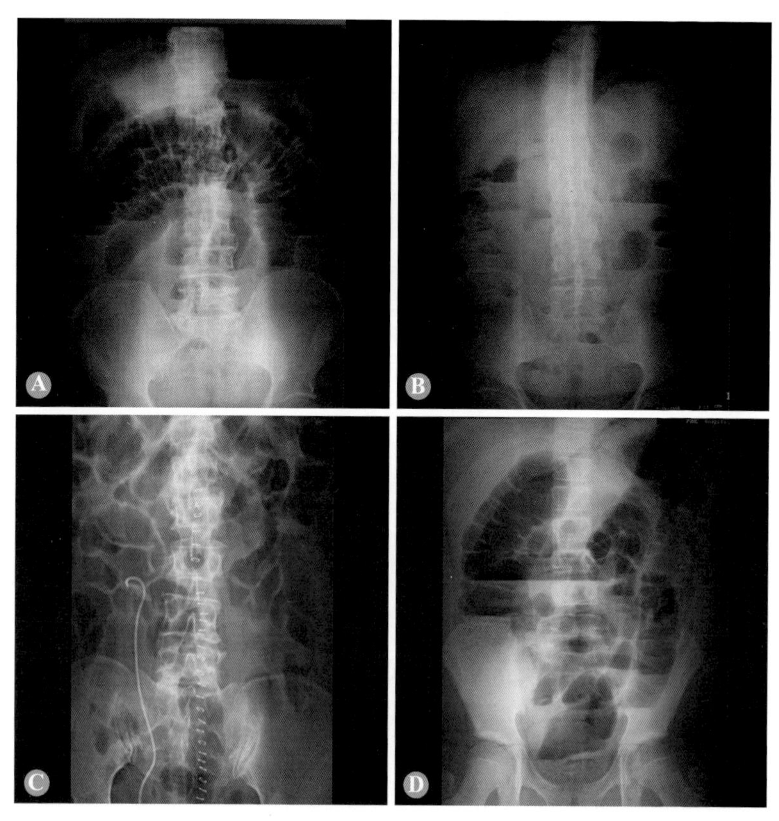

腹部 X 线平片显示单纯性肠梗阻（A）、绞窄性肠梗阻（B）、麻痹性肠梗阻（C）及结肠梗阻（D）

图 5-1-2　肠梗阻

（3）麻痹性肠梗阻：仰卧位腹平片上表现为整个胃肠道普遍性扩张，胃、小肠和结肠均见轻到重度扩大、胀气，尤以结肠胀气明显；立位腹平片上表现为小肠和结肠内可见宽窄不等的气液平面，分布范围较广（图 5-1-2）。

（4）结肠梗阻：卧位腹平片上表现为梗阻部位以上结肠充气扩张，被液体所填充，位于腹部周围，立位腹平片可见结肠内宽大的液平。部分患者由于回盲瓣不能抵抗结肠内的压力，其内的气体和液体可反流入小肠内（图 5-1-2）。

2. 碘剂造影

（1）单纯性小肠梗阻：一般在口服造影剂 3 小时之内到达梗阻部位且不能通过梗阻点，梗阻上段肠曲扩张。如 6 小时以后造影剂仍未通过梗阻点，提示为完全梗阻。如在梗阻以下肠曲见少量造影剂显影，考虑为不完全性梗阻。

（2）绞窄性小肠梗阻：表现同单纯性小肠梗阻。

（3）麻痹性肠梗阻：造影剂能够到达盲肠，但通过时间延迟。

3. CT

小肠和结肠梗阻主要表现为梗阻点近端的肠腔扩张、积气、积液和气液平面及肠管变薄。CT 对于显示闭襻性肠梗阻和绞窄性肠梗阻颇有价值。小肠闭襻性肠梗阻的征象包括 U 形肠袢、积液肠袢呈放射状分布、肠系膜血管向梗阻点集中、梗阻点出现漩涡征等征象。小肠绞窄性肠梗阻的 CT 征象包括轻度局限性肠壁增厚、肠壁密度增高、靶征、肠气囊征、肠系膜结构模糊、大量腹水形成（图 5-1-3）。

【鉴别诊断】

肠梗阻主要须与梗阻部位、梗阻类型相鉴别。

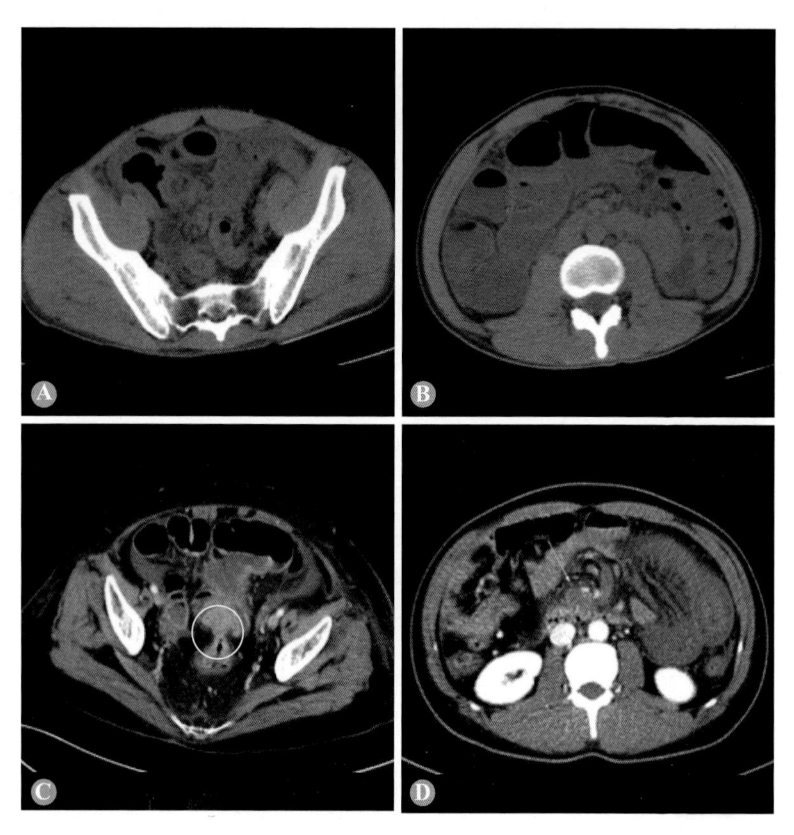

A、B. 低位小肠梗阻：梗阻位于第六组小肠（白圈），腹部 CT 可见肠腔局部狭窄，其近段肠管扩张，管腔宽约 4.2 cm；C. 结肠梗阻：梗阻位于乙状结肠，腹部 CT 可见肠壁增厚，肠腔狭窄（白圈）。术后证实为结肠癌；D. 绞窄性肠梗阻：腹部 CT 可见肠系膜上静脉及其分支血栓形成（白箭头），供血肠管扩张，肠壁增厚伴强化异常

图 5-1-3 肠梗阻

【肠梗阻的诊断流程】（图 5-1-4）

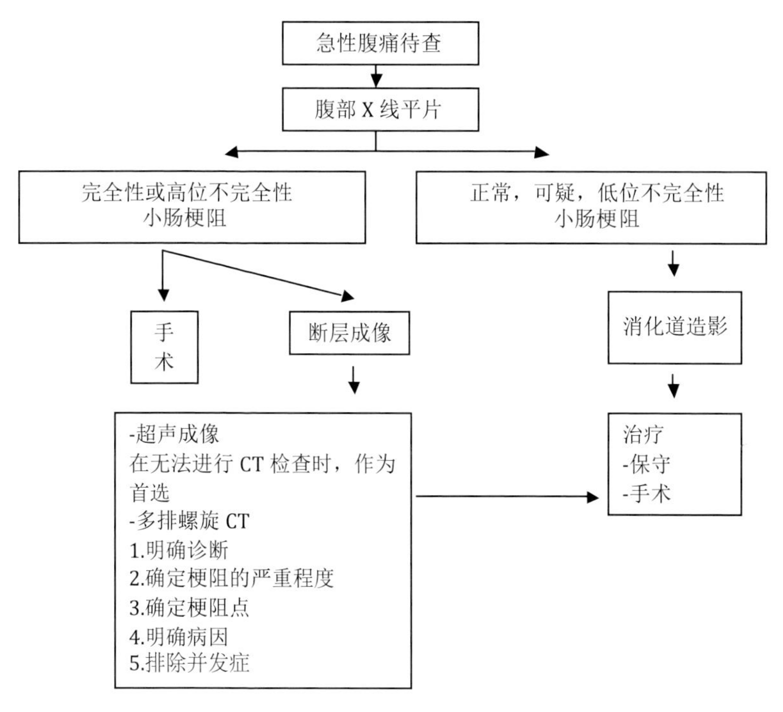

图 5-1-4　肠梗阻的诊断思路流程图

三、肠套叠

【临床概述】

肠套叠是指一段肠管套入邻近的肠管内，是常见的急腹症之一，也是引起肠梗阻的重要原因之一，以婴幼儿发病率最高。主要表现为腹痛、便血、腹部包块三联征。

【影像学特点】

1. 钡剂灌肠

主要用于诊断结肠套叠。当钡剂到达套叠头部时，钡柱突然停止前进，在钡柱前端出现杯口状充盈缺损，在适当加压下，钡剂向前推进，杯口加深呈“钳状”；当钡剂进入套鞘部与套入部之间时，可见“套袖状”、平行状或“弹簧状”表现。

2. 钡剂造影

适用于小肠型肠套叠。主要表现为套叠部位钡剂通过受阻，小肠排空时间延长。阻塞端肠腔呈“鸟嘴状”狭窄，狭窄的套入部肠腔延长呈线条状。

3.CT

表现为具有三层同心圆环的软组织密度影，同心圆的最内层代表套入部的内层，外层为陷入的肠系膜，最外层是套入部的外层和鞘部（图 5-1-5）。

4. 超声

在肠套叠处可探及肿块回声，其内可见大环套小环的同心圆征或靶环征。在纵切面上可见多层套管状结构，称为“双重三明治征”。

【鉴别诊断】

典型影像学表现即可确诊肠套叠，如果影像学表现不典型，则需要和其他造成急腹症的病因进行鉴别，如急性出血性肠炎、肠道肿瘤或肠道缺血所致的肠梗阻、阑尾炎等。

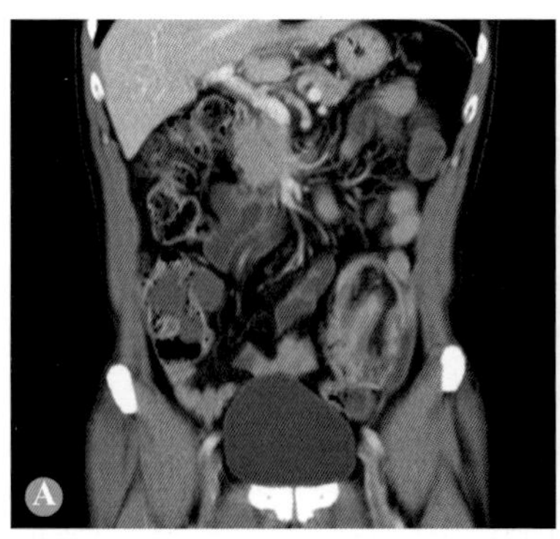

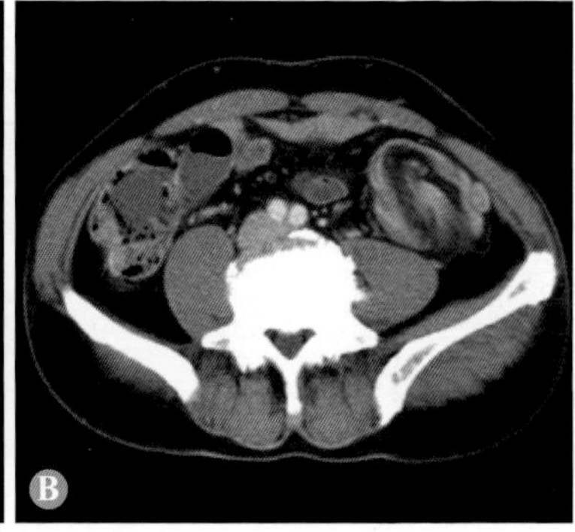

A. CT 冠状位增强；B. CT 横断位增强。检查显示左下腹降结肠处出现肠道套叠

图 5-1-5　肠套叠

四、肠扭转

【临床概述】

肠扭转以小肠扭转居多，占 80% 以上，其次为乙状结肠扭转，二者均是导致绞窄性肠梗阻的主要原因。小肠扭转在临床上表现为突发性剧烈腹痛，伴频繁呕吐、腹胀及停止排气、排便等肠梗阻症状。乙状结肠扭转表现为左下腹痛，其压痛和反跳痛亦位于左下腹。

【影像学特点】

1. 腹部 X 线平片

小肠扭转在仰卧位 X 线平片上可表现为肠曲排列形式的变化；立位腹平片表现为阶梯状排列的气液平面。乙状结肠扭转在卧位腹平片可见乙状结肠高度扩大，直径常超过 10 cm，呈“马蹄状”肠曲；立位 X 线平片可见宽大气液平面（图 5-1-6，文后彩图 5-1-6）。

2. 钡剂灌肠

用于诊断乙状结肠扭转，表现为钡剂通过受阻，梗阻端呈“鸟嘴状”，有时可见螺旋状黏膜皱襞。

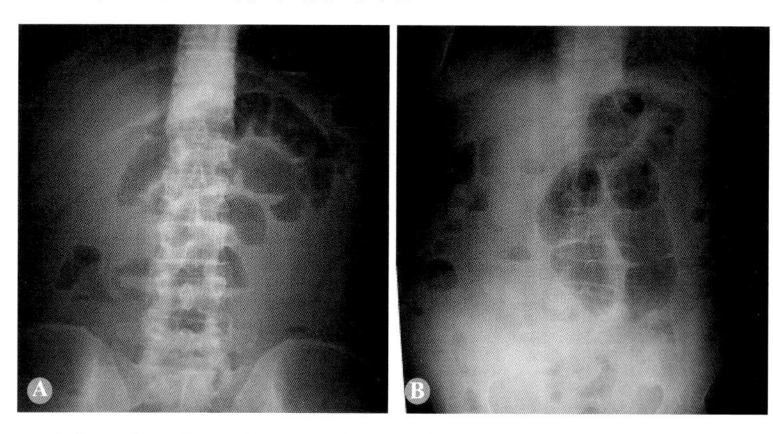

A. 腹部 X 线平片显示空肠位于左上腹，提示小肠扭转；B. 腹部 X 线平片显示左腹部“马蹄样”扩张积气肠管，提示乙状结肠扭转

图 5-1-6 肠扭转

【鉴别诊断】

典型影像学表现即可确诊肠扭转，如果影像学表现不典型，则须与其他造成急腹症的病尤其是造成肠梗阻的各种病因相鉴别。

第二节 食管疾病

【影像学检查方法的选择】

食管的影像学检查方法包括X线平片钡剂造影、CT、MRI和仿真内镜检查等，对食管疾病提供重要的诊断依据。食管钡剂造影检查是常规首选的食管影像学检查方法。

X线平片钡剂造影检查，操作简单易行，能清晰显示食管黏膜皱襞及病变范围，且同时能显示食管的舒张和收缩功能，易于发现管壁浸润和僵硬的现象。是食管疾病常规首选检查方法。不足之处不能显示食管病变对邻近器官的侵犯及淋巴结转移情况。

CT检查具有较高的密度分辨率，增强扫描可显示不同病变的局部血供与血运情况。CT检查主要用于判断食管疾病对周围器官的影响、有无纵隔淋巴结及远处脏器的转移等，对准确判断食管癌分期和预后有重要价值。

MRI检查可多方位成像，能够显示食管的全貌，可较清楚地显示食管病变范围、肿瘤向腔外生长情况及对周围组织和结构的侵犯情况。但因食管MRI扫描时间较长，食管易受心脏搏动、呼吸运动等影响而产生伪影，故食管的MRI不如CT和食管造影清晰。

CT、MRI均可通过后处理程序进行仿真内镜成像，其优点在于可从不同角度、位置观察食管内病变，比食管镜灵活。CT仿真内镜在扫描过程中食管位置固定不动，有利于病变的部位、范围、大小的准确判断，且可显示食管壁及腔外侵犯情况，有助于对食管癌的分型、分期及外科手术的选择。不足之处食管中下段常处于收缩状态，不利于食管病变腔内部分的观察，导致其临床应用受限。

一、反流性食管炎

【临床概述】

反流性食管炎是最常见的食管炎症病变，可发生于任何年龄组，是胃食管反流的常见并发症。主要由于食管下端括约肌功能低下，膈食管韧带松弛，有一定腐蚀能力的胃内容物反流入食管，使食管产生炎症，若反流持续存在，可形成瘢痕导致管腔狭窄。典型症状为发作性胸骨后烧灼感、反胃和疼痛，后期可出现吞咽困难。

【影像学特点】

钡餐造影为主要检查方法。典型表现：胃食管反流；食管下段痉挛性收缩，管腔稍窄，后期管腔狭窄明显，呈管状或“漏斗状”，狭窄两端与正常食管逐渐移行；黏膜粗糙，食管下段弥漫分布颗粒样小结节（图 5-2-1）；不规则或网格状龛影；可合并食管裂孔疝。

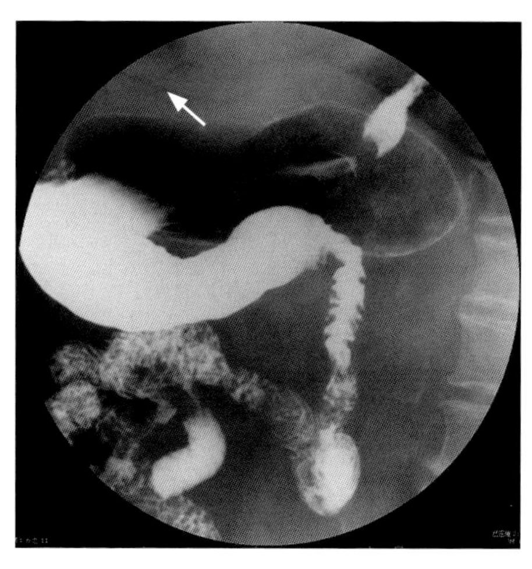

钡餐造影显示胃食管反流，食管下段黏膜粗糙（箭头），弥漫分布颗粒样小结节

图 5-2-1　反流性食管炎

二、食管癌

【临床概述】

食管癌是消化道最常见恶性肿瘤之一，男性多于女性，二者之比为3:1~8:1，发病年龄多在40岁以上，尤以60岁以上者居多。发病一般认为与饮食、饮食习惯、遗传和反流性食管炎有关。早期症状不明显，偶有进食哽噎感、胸骨后疼痛或闷胀不适。进展期主要表现为进行性、持续性吞咽困难、胸闷或胸背痛、声嘶、呼吸困难或进食呛咳。晚期出现穿孔、贫血、消瘦及恶病质。

【影像学特点】

1. 钡餐造影

可发现大部分早期食管病变，能确诊中、晚期食管癌，为首选检查方法。早期病变表现为病变部位黏膜皱襞纡曲增粗，部分黏膜中断，边缘毛糙，可有小龛影、小充盈缺损及局部功能异常(图5-2-2)。中晚期病变典型表现为局部黏膜皱襞中断、破坏、消失，腔内锥形或半月形龛影和充盈缺损，病变管壁僵硬和蠕动消失（图5-2-3）。

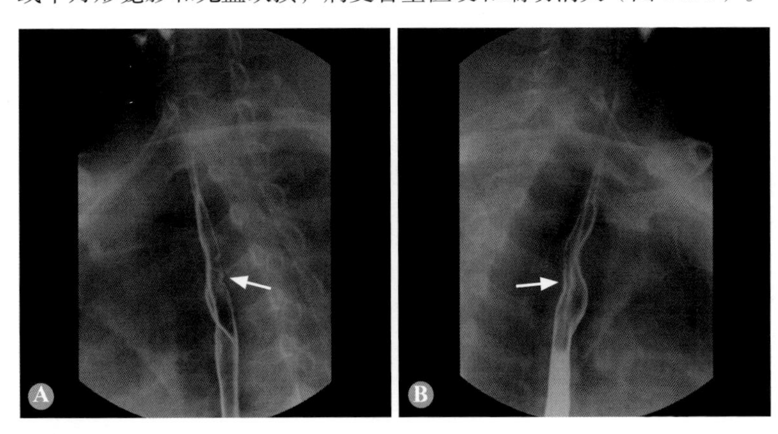

钡餐造影左前斜位（A，箭头）、右前斜位（B，箭头）显示食管上段后壁局部黏膜破坏

图5-2-2　早期食管癌

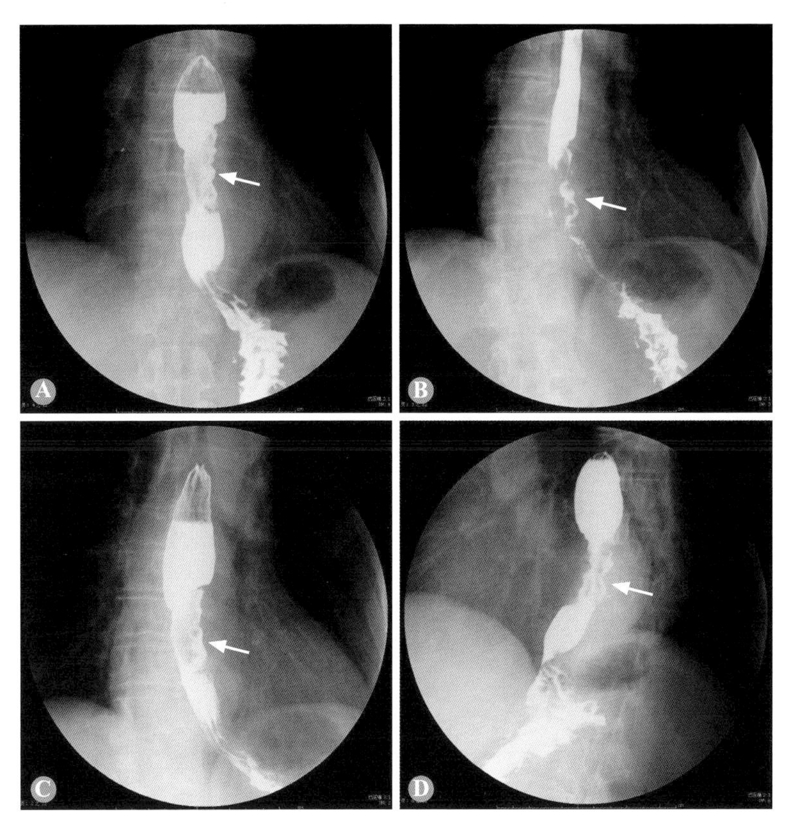

钡餐造影食管正位（A，箭头）、食管右前斜位（B、C，箭头）及左前斜位（D，箭头）显示食管下段轮廓不规则，可见充盈缺损，边缘不光整，黏膜破坏，管腔变窄，病变长约 5.5 cm，钡剂通过尚顺利

图 5-2-3　晚期食管癌

2. CT 及 MRI

主要用于了解食管癌管壁的浸润程度、周围组织器官累及范围和淋巴结转移情况，为临床手术提供依据。病变表现为食管壁全周环形或不规则增厚或局部增厚，管腔狭窄；也可表现为向腔内生长肿块（图 5-2-4）。食管周围脂肪层模糊、消失，提示食管癌已外侵。

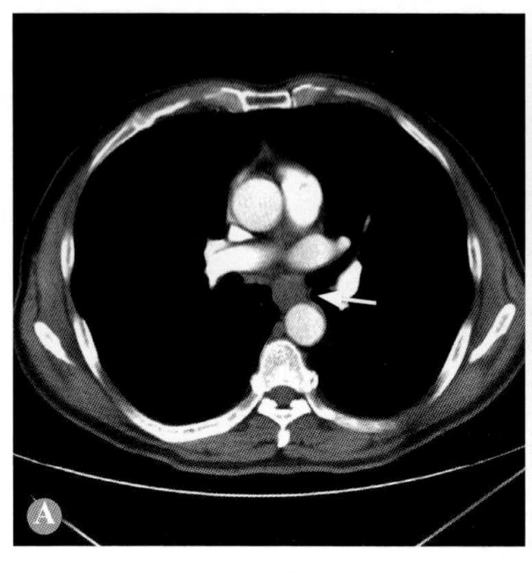
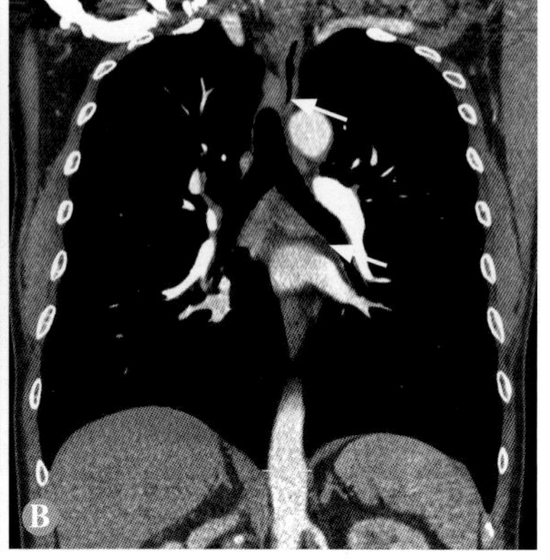

A. CT 横断位增强显示食管中段管壁环周不规则增厚，管腔狭窄，纤维膜面毛糙（箭头）；B. CT 冠状位重建显示右侧气管食管沟、隆突下多发转移淋巴结（箭头）

图 5-2-4 晚期食管癌

周围组织器官受累最常见为气管、支气管，其次为心包、主动脉等。淋巴结转移以纵隔、肺门及颈部淋巴结多见。增强扫描瘤体呈轻度强化，较大瘤体因坏死表现为不均匀强化。

三、食管贲门失弛缓症

【临床概述】

食管贲门失弛缓症是食管神经肌肉障碍性疾病，病因尚未完全明了，可能与贲门及食管下段壁内神经丛的神经节细胞变性、减少甚至消失有关。可发生于任何年龄，但以 20~50 岁多见，女性多于男性。主要表现为吞咽困难、胸骨后胀满疼痛、梗阻感、反流及纵隔内邻近器官压迫症状。

【影像学特点】

1. X 线平片

轻度者无明显异常。重度者食管高度扩张延长，内存大量残留食物，可见气液平面，纵隔影增宽。胃底气泡多不明显或消失。

2. 钡餐造影

可明确诊断病变程度，为首选检查方法。轻度者贲门狭窄，食管稍扩张，钡剂滞留时间延长，管壁光整。严重者食管极度扩张，食管内存留大量液体，钡剂“雪花样”分散于液体中，缓慢下沉至狭窄的食管下段，食管下段呈“漏斗状”或“鸟嘴状”变细进入膈下胃腔内。狭窄边缘可光滑或稍不规则，管壁尚柔软，黏膜仍存在（图 5-2-5）。

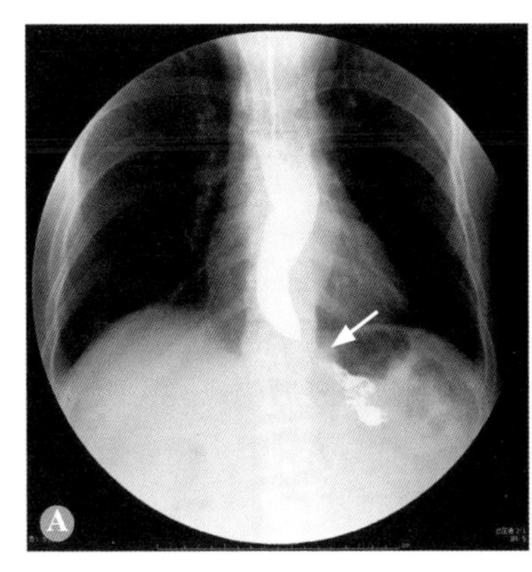

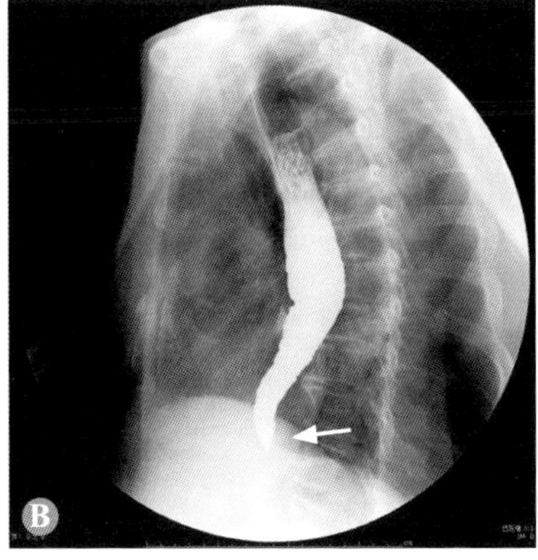

钡餐造影食管正位（A，箭头）及左前斜位（B，箭头）显示食管中度扩张，食管内液体存留，食管下段呈“漏斗状”或“鸟嘴状”进入胃腔。狭窄边缘稍不规则，管壁尚柔软，黏膜存在

图 5-2-5　食管贲门失弛缓症

3. CT

食管扩张，局部管壁变薄，腔内可见液平面，有时可见食物残渣。食管下段入胃段移行性狭窄，局部管壁对称性增厚，无充盈缺损，食管外周脂肪层完整，与癌性狭窄不同。

4. MRI

与 CT 类似，食管腔内液体呈 T_1WI 低信号，T_2WI 高信号。食管下段呈“漏斗状”狭窄，狭窄段对称性肥厚，食管腔外脂肪层完整。

四、食管裂孔疝

【临床概述】

食管裂孔疝是指胃的一部分通过膈食管裂孔疝入胸腔。多见于40岁以上成年人，女性较多。主要由于裂孔周围组织退行性变，膈肌张力降低，腹腔内压增高等原因所致。临床表现多与并发的食管炎有关，可发生胸骨后、心窝区不适、烧灼感和疼痛，可向背部、肩部或季肋部放射。如疝入的胃囊发生溃疡，或并发扭转、嵌顿时则会引起相应的严重症状。

【影像学特点】

1. 钡餐造影

食管裂孔疝的诊断主要依赖于钡餐造影检查。对于滑动性食管裂孔疝，尤其当疝囊较小时，检查方法与技术对本病的检出和诊断极为重要。各种增加腹压的方法如Valsava试验可提高检出率。典型表现为部分胃底位于膈上形成疝囊，疝囊下界为食管裂孔所形成的环状缩窄。疝囊上界与管状食管相连，疝囊内为胃黏膜。影像学分为4型：I型：滑动疝胃；Ⅱ型：食管旁疝；Ⅲ型：又称混合型，具有I型和Ⅱ型特征（图5-2-6）；IV型：胃全部或部分被疝入胸腔内，常伴发器官轴胃扭转。

2. CT

可显示经食管裂孔疝入纵隔内的大小不同的疝囊。疝囊内为胃壁组织和（或）充有气液平面的胃腔，与腹腔内的胃相通。

五、食管其他疾病

1. 食管异物：嵌留于食管内不能通过的外来物质，分为X线平片异物和不透X线平片异物。显示不透X线平片异物的部位和方向首选透视和平片。明确透X线平片异物的部位、大小，首选钡餐或钡棉检查。CT或MRI检查可用于明确异物是否穿透 食管壁。

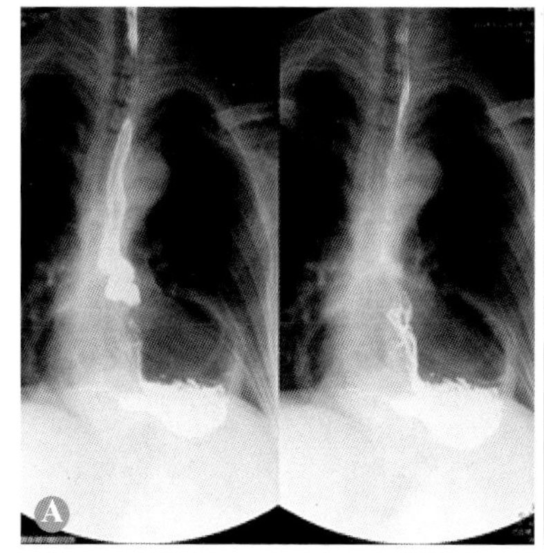
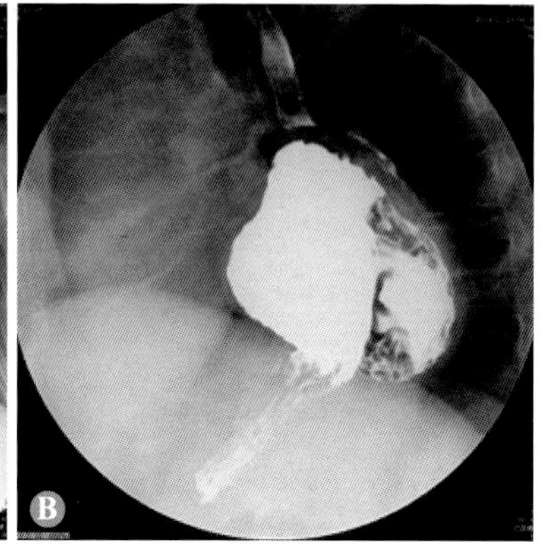

钡餐造影食管正位（A）及左前斜位（B）显示贲门位于膈上，胃底及部分胃体进入膈上食管旁

图 5-2-6　食管裂孔疝（混合型）

2. 静脉曲张：门脉高压症的重要并发症，发生率为 80%~90%，常见于肝硬化患者。食管黏膜溃疡糜烂或粗糙食物损伤曲张静脉可引起急性大出血，且出血不易自止。钡餐造影为首选检查方法，表现为黏膜皱襞增宽，呈“蚯蚓状”或“串珠状”（图 5-2-7）。呕血期间应禁止该项检查。CT 和 MRI 检查可显示中晚期食管静脉曲张，增强扫描更有利于病变的显示。血管造影一般用于了解食管静脉曲张的程度及有无出血，必要时可行选择性插管栓塞治疗。

3. 食管憩室：与食管相通的囊袋状突出影，比较常见，多为后天性，食管中段常见。钡餐造影为首选检查方法。表现为食管壁囊袋状影向腔外突出，颈部较窄，底部较宽，与食管腔相连，黏膜皱襞伸入憩室，憩室内可有食物存留（图 5-2-8）。当并发憩室炎时，憩室边缘不整，黏膜皱襞增粗，附近食管痉挛性收缩。

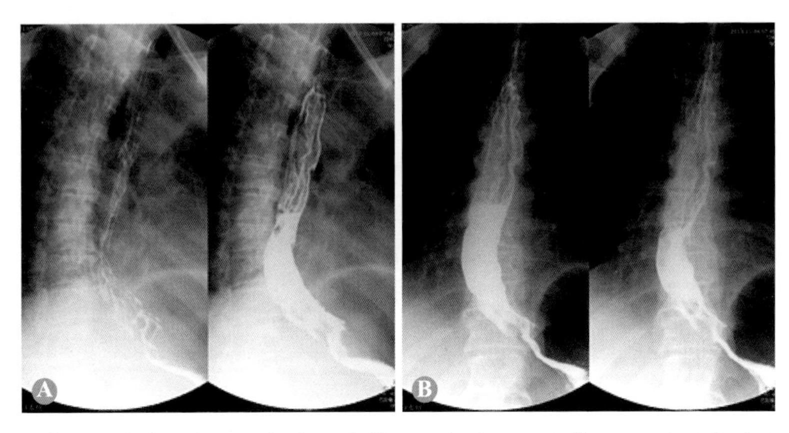

钡餐造影食管右前斜位（A）及食管正位（B）显示食管下段至中段黏膜皱襞明显增宽纡曲，呈“蚯蚓状”

图 5-2-7 肝硬化食管静脉曲张

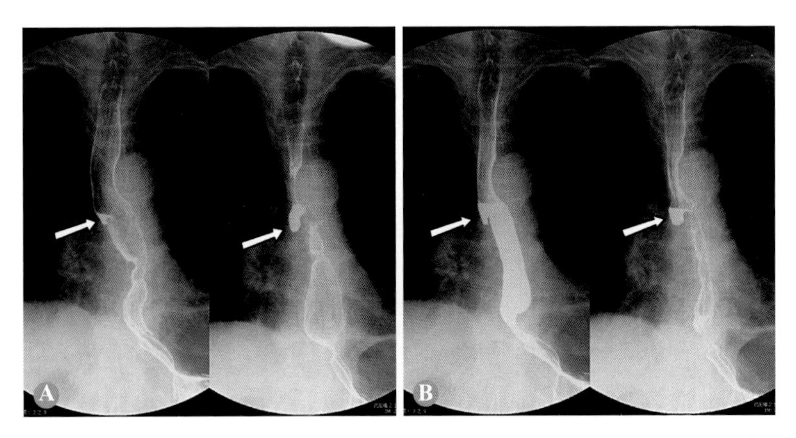

A、B. 钡餐造影食管正位片显示食管中段壁囊袋状影向腔外突出，颈部较窄，与食管腔相连（箭头）

图 5-2-8 食管中段憩室

第三节 胃肠疾病

【影像学检查方法的选择】

胃肠道疾病常用的影像学检查方法包括X线平片、钡剂造影、血管造影，超声、CT、MRI和核素检查。

X线平片检查包括腹部X线平片和透视，二者结合用于肠梗阻、肠穿孔等急腹症的筛查诊断。透视常用于观察膈肌运动、胃肠蠕动等，目前已较少应用。

1. 钡剂造影：目前常用气钡双重造影，可用于显示胃肠道黏膜病变和占位性病变，亦能观察胃肠道的排空功能和管壁的柔软度。

2. 血管造影：能够诊断胃肠道血管性病变，血管栓塞、动脉瘤和动静脉畸形等；寻找小肠内富血管性肿瘤，如类癌、异位嗜铬细胞瘤等；了解胃肠道出血的病因和部位，并可采用超选择性插管技术栓塞出血血管或应用动脉内局部注入缩血管药物来制止出血。

3. CT：平扫及增强扫描可以清晰显示消化道管壁本身的改变、管腔外的异常及周围器官结构的继发性改变。在消化道肿瘤的分期、消化道急腹症、肠系膜病变等消化道疾病的评价方面能够提供更多的信息。CTA检查同样能够对胃肠道血管性病变、富血供肿瘤及肠道出血、缺血性病变进行准确诊断，且相比血管造影，其具有无创性的特点。CT仿真内镜检查通过计算机三维成像后处理，可以清晰显示消化道黏膜面上直径5 mm以上的息肉状病变，其敏感性及准确性已接近内镜检查，目前在结直肠病变的早期筛查方面应用较多。

4. MRI：检查在显示消化道管壁结构、管腔外改变及腹部其他器官、结构异常方面较有价值。特别是在远端小肠病变的诊断上可提供了一个较好的无创性手段来显示小肠黏膜、管壁及壁外的改变，可达到与小肠插管灌肠造影类似的效果。

5. 超声：由于胃肠道腔内气体对回波干扰，普通 USG 检查在消化道的应用有限。内镜超声把微小的超声探头置于内镜上，在直接观察黏膜病变的同时，能够清晰显示消化道管壁各层的细微情况及邻近结构的改变，此外还可以取材活检，因而在发现早期微细异常和定性诊断方面颇具优势。但其属于有创性操作，反映的只是受检区域局部的问题，可能漏诊消化道多重癌，而且难以评价消化道的全貌。

6. 核素：主要反映消化道的代谢、功能状态和特定组织的分布特点。主要用于消化道出血显像、消化道黏膜异位的显像、消化道排空评价和反流测定等方面。

一、胃及十二指肠溃疡

【临床概述】

胃溃疡与十二指肠溃疡是常见慢性消化系统疾病。二者发病率之比为1:4，前者发病无性别差异，后者男性多于女性，为3:1~10:1。均以青壮年居多。二者临床症状以疼痛为主。胃溃疡多表现为餐后疼痛，常发生在餐后半小时，疼痛部位与溃疡位置及溃疡程度有关。十二指肠溃疡则以饥饿性疼痛为主，有节律性，表现为疼痛—进食—缓解，疼痛部位固定、局限。胃溃疡患者常体重减轻，与疼痛影响进食量有关，病程长者多伴营养不良及贫血。十二指肠溃疡患者食欲正常，体重无明显改变。

【影像学特点】

1. 钡餐造影（图 5-3-1）

（1）胃溃疡：轮廓清晰，边界清楚，直径为 0.5~10.0 cm，大多为 2.0 cm 左右。常见征象：①良性龛影为胃溃疡直接征象；②黏膜水肿带是良性溃疡的重要特征（包括黏膜线、项圈征、狭颈征）；黏膜纠集，无中断；③其他间接征象：痉挛切迹为小弯溃疡在大弯

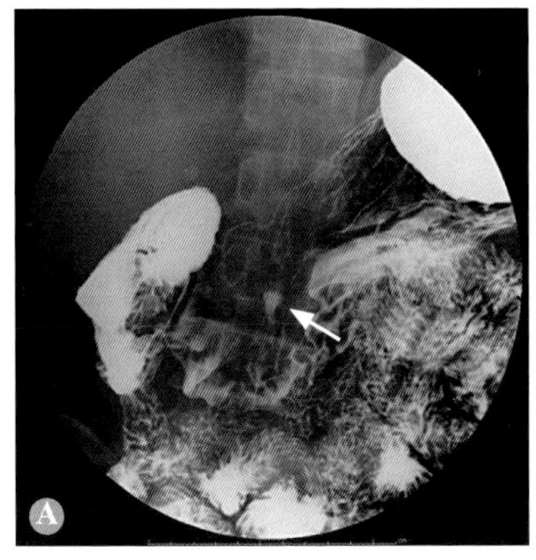

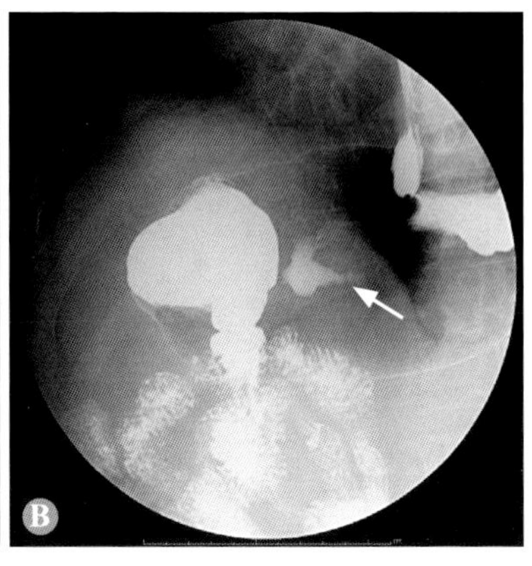

钡餐造影显示胃体后壁良性溃疡（A，箭头），胃体后壁恶性溃疡（B，箭头）

图 5-3-1 胃体后壁溃疡

壁上相对应处出现的光滑凹陷；胃腔内液体潴留，钡剂涂布差；胃蠕动增强或减弱导致胃排空加快或减慢；胃因瘢痕收缩致变形、狭窄，表现为“蜗牛胃”“葫芦胃”“B 型胃”和幽门狭窄、梗阻；④胃溃疡恶变的 X 线平片征象：龛影周围出现小结节状充盈缺损、“指压征”或“尖角征”；龛影周围黏膜皱襞杵状增粗、中断、破坏；治疗中龛影增大，不规则。

（2）胃溃疡特殊类型：①穿透性溃疡：龛影深而大，深度多超过 1.0 cm，口部有较宽大透亮带；②穿孔性溃疡：龛影大，如囊袋状，可见气钡二层或气、液、钡三层现象；③胼胝性溃疡：龛影大，但直径不超过 2.0 cm，深度不超过 1.0 cm，有较宽透明带伴黏膜纠集；多发性溃疡指胃内发生两个以上的溃疡，可在同一部位或相距较远；复合性溃疡指胃及十二指肠同时发生溃疡。

（3）十二指肠溃疡：90% 位于十二指肠球部，多为单发，直径为 1.0 cm 左右。常见征象：①良性龛影：球部溃疡的直接征象，充盈加压像可见龛影周围有一圈光滑的透亮带，或见放射状黏膜纠集；

②球部变形：是诊断球部溃疡的重要征象，由瘢痕收缩、黏膜水肿、痉挛引起，表现为“山字形”“三叶草状”“花瓣状”“葫芦形”或假性憩室形成，且恒定存在；③间接征象：激惹征，钡剂迅速通过球部不易停留；十二指肠球部固定压痛；胃液分泌及蠕动异常；消化道出血、穿孔、梗阻及瘘管形成等并发症。

2. CT

（1）胃溃疡：主要依靠胃内镜和（或）胃双重对比造影检查做出诊断，不需做 CT 检查。但 CT 可用于溃疡的并发症诊断及鉴别诊断，如溃疡穿孔、穿透性溃疡及胼胝体溃疡等。急性期胃溃疡穿孔，需调低窗位（肺窗），可于胃腔外（小网膜囊内、肝门、裂间，前腹壁下）见游离气体或液气平面影。

（2）十二指肠溃疡：有利于十二指肠溃疡穿孔较少、小的气体影及隐藏于脏器裂隙间游离气体的检出。有利于显示穿孔后溢出的肠内容物对周围器官、组织造成的炎性改变。

【鉴别诊断】

胃良、恶性溃疡的 X 线平片鉴别诊断（表 5-3-1）。

表 5-3-1　胃良、恶性溃疡的 X 线平片鉴别诊断

特点	良性溃疡	恶性溃疡
龛影位置	突出于胃轮廓外	位于胃轮廓内
龛影大小	直径＜ 1.0 cm	直径＞ 2.0 cm
龛影形状	圆形或乳头状，边缘光整	大而浅，不规则，尖角样
龛影边缘	光滑	不规则
龛影口部及周围情况	黏膜线、项圈征、狭颈征、黏膜皱襞纠集	环堤征、半月征、指压征、裂隙征、黏膜皱襞破坏中断
邻近胃壁	柔软，有蠕动波	僵硬，蠕动消失

二、胃癌

【临床概述】

胃内恶性肿瘤以胃癌最多见，是我国主要的恶性肿瘤之一，其死亡率较高。胃癌的组织学类型为腺癌、黏液腺癌、印戒细胞癌、低分化腺癌和未分化癌。早期无明显症状，晚期出现上腹部不适、膨胀感、隐痛感等。胃癌患者疼痛多无节律，进食不能缓解，常伴有食欲减退、消瘦、乏力。频繁呕吐多因胃窦部肿瘤致幽门梗阻而发生。胃癌早期或出血量少大便潜血阳性，出血量大时可出现呕血或黑便。肿瘤进一步发展可在上腹部扪及肿块，触及区域肿大淋巴结，如锁骨上淋巴结。由于胃癌早期发病隐匿，故临床就诊时，Ⅰ、Ⅱ期胃癌仅占 10% 左右，Ⅲ、Ⅳ期者高达 90%。

【影像学特点】

1. 钡餐造影

（1）早期胃癌：①隆起型，小而不规则的充盈缺损，高度超过 5 mm，边界清楚；②表浅型，胃小沟、胃小区破坏呈不规则颗粒状，轻微凹陷小龛影，僵硬、界限尚清楚；③凹陷型，形态不规整，边界明显的龛影，深度超过 5 mm，可见黏膜中断，杵状或融合。但早期胃癌的诊断还有赖于胃镜活检。

（2）中晚期胃癌：①蕈伞型，多为腔内不规则分叶状充盈缺损，与正常胃壁界限清楚。也可表现为局部胃腔狭窄，胃壁僵硬；②浸润型，多为胃腔狭窄，胃壁僵硬。胃壁广泛受累时形成“皮革袋状胃”；③溃疡型，多为恶性龛影，常有下列征象：指压征、裂隙征、环堤征、半月征，黏膜皱襞破坏、中断、消失或黏膜皱襞结节状或杵状增粗，癌肿区胃蠕动消失（图 5-3-2）。

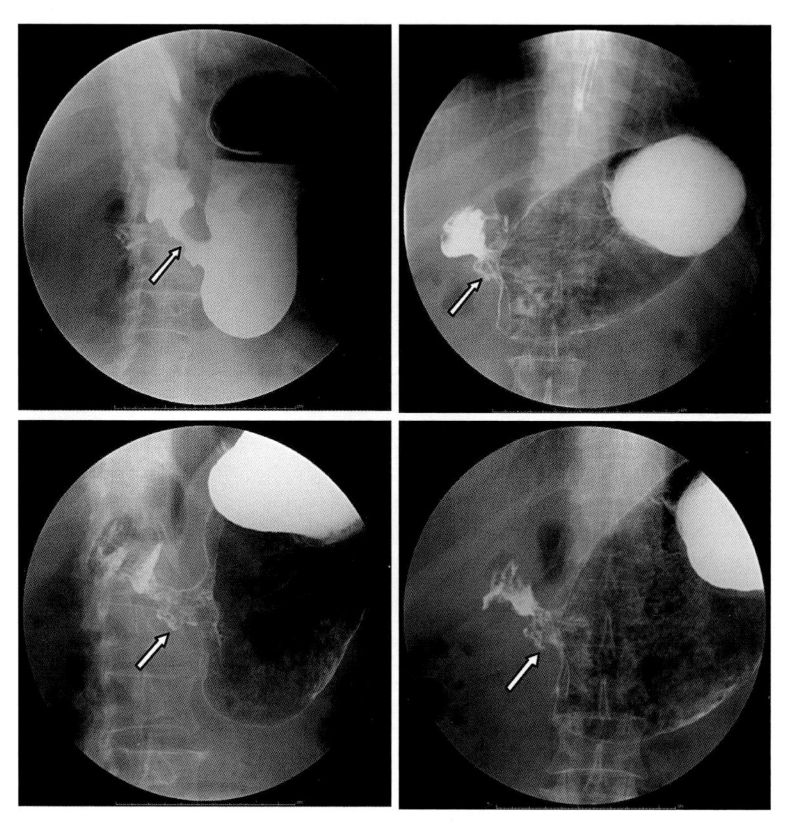

钡餐造影显示胃窦多发不规则龛影，胃腔狭窄，局部胃壁僵硬（箭头）

图 5-3-2 胃癌

2. CT

能直接显示胃癌在胃壁内生长及向腔内、外扩展情况，还能观察肿瘤侵犯邻近器官及淋巴结转移情况。蕈伞型可见突向胃腔内的息肉状软组织肿块密度影；浸润型为胃壁增厚，其范围依局限型与弥漫型而定（图 5-3-3）；溃疡型表现为肿块表面有不规则的凹陷。不规则增厚的胃壁有不同程度强化。胃周围脂肪线消失提示癌肿已突破胃壁。

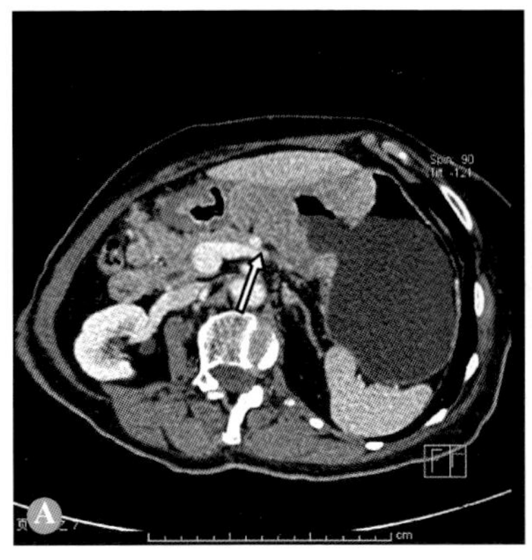

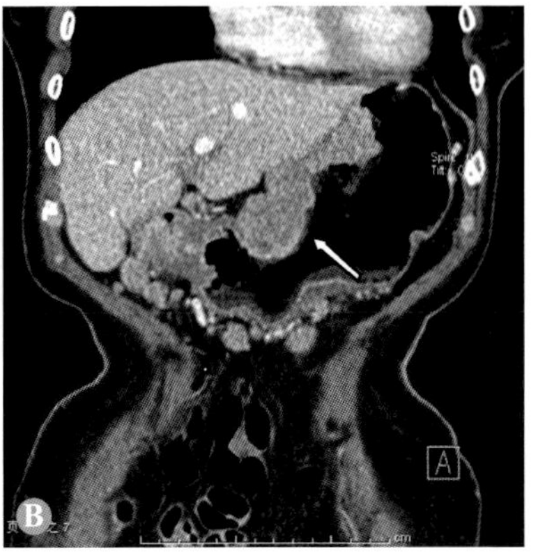

CT 增强扫描门脉期横断位（A，箭头）及冠状位（B，箭头）显示胃体及胃窦壁明显不规则增厚，黏膜面不规则伴异常强化，胃体及胃窦周围多发肿大淋巴结

图 5-3-3 胃癌

三、胃间质瘤

【临床概述】

胃间质瘤是一种间质细胞起源的、非定向分化的少见肿瘤。50 岁以上发病，无性别差异。间质瘤仅区分恶性程度的高低，无良性间质瘤之称。胃肠道的间质瘤根据肿瘤部位、大小、有无坏死、是否侵及邻近结构、是否有远处转移、肿瘤细胞密度高低、核分裂数及增生指数等来判断其恶性程度。间质瘤转移以腹腔种植及肝多见，淋巴结转移较少见。临床症状有无取决于肿瘤大小及其发生部位，以上腹部疼痛、胃肠道出血、腹部包块多见。但大多数无任何自觉症状，而是在内镜检查或体检中无意发现。恶性间质瘤可有体重减轻、发热等症状。

【影像学特点】

1. 钡餐造影

对于显示间质瘤有重要帮助。胃腔内见边界光滑的圆形、类圆形充盈缺损或半圆形充盈缺损，表面溃疡形成时可见浅龛影；当肿块主要向胃腔外生长时可见胃受压，形成局部空白区域及胃黏膜紊乱。

2. CT

多为单发、较大、腔内外生长肿块。肿块多密度均匀或肿块内见片状不规则低密度区（图 5-3-4）；肿块腔内面或可见坏死、糜烂形成的浅表溃疡；向腔外生长的软组织肿块，部分可与胃壁关系密切，部分与胃是否关联难以判定。肿块内坏死区与胃腔相通时，内

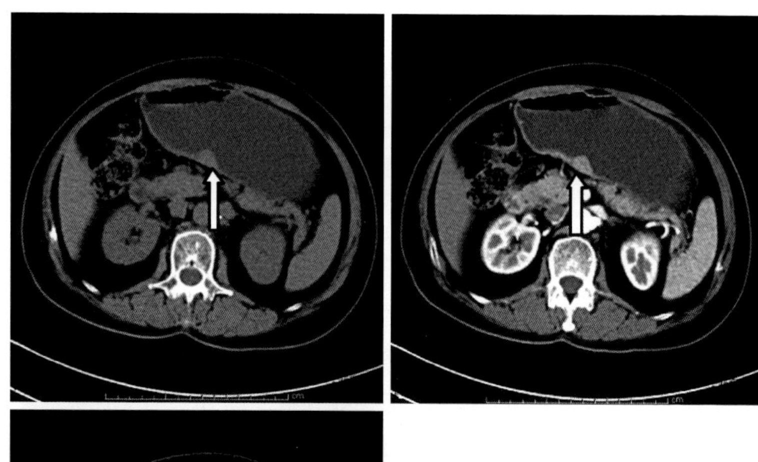

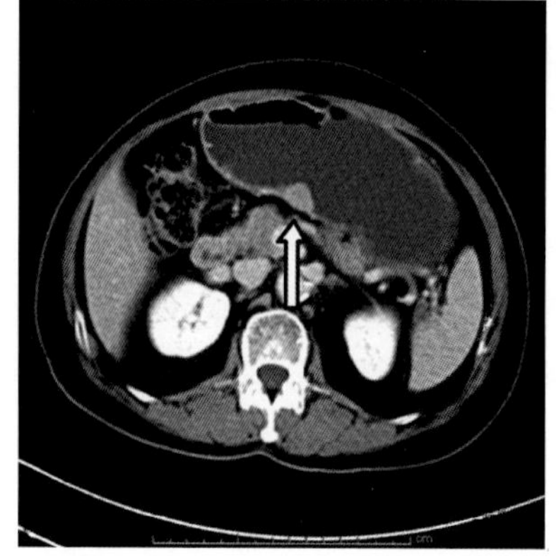

CT 横断位平扫及增强显示胃小弯侧胃壁可见边界清晰小结节（箭头），病灶呈软组织密度，呈均匀强化

图 5-3-4　胃间质瘤

可见对比剂充盈，肿块周围毗邻结构可见推移征象。如肿瘤为恶性，或可见肝内转移灶表现。增强扫描后肿瘤显示均匀或不均匀强化，低密度区代表肿瘤内部的坏死液化。目前间质瘤靶向治疗疗效评估已不再采用以往仅靠肿瘤最大径的 RECIST 标准，而是采用同时评估肿瘤密度和大小的 Choi 标准进行疗效评估。

3. MRI

肿块实性部分在 T_1WI 上表现为低至中等信号；在 T_2WI 上表现为高信号。若肿瘤有出血，则由于出血时间不一致，使得坏死液化区在 T_1WI 和 T_2WI 上表现从高信号到低信号的不同变化。增强扫描后肿瘤实性部分表现均匀或不均匀强化。

四、胃平滑肌源性肿瘤

【临床概述】

胃是胃肠道平滑肌源性肿瘤最多发的部位。胃平滑肌源性肿瘤包括良性平滑肌瘤和恶性平滑肌肉瘤，以及虽分属于良性但可有淋巴和肝转移的平滑肌母细胞瘤。男性与女性之比为 2:1，中老年人中多见。常见临床症状有恶心、呕吐，上腹痛，贫血、肿块及胃肠道出血等。有些患者病变很大时仍无症状。

【影像学特点】

1. 钡餐造影

腔内型良、恶性平滑肌瘤易被 X 线平片检查发现。X 线平片上显示为境界较清楚的肿块，呈类圆形或分叶状，肿块越大，分叶越明显。平滑肌瘤表面黏膜易发生溃疡。当肿瘤内部坏死、液化或囊变时，若与胃腔相通，钡餐造影显示特征性的“牛眼征”。黏膜下平滑肌瘤长大后可有“黏膜撑开征”，肿瘤可有斑点样或条状钙化，平滑肌母细胞瘤多见。少数向腔内突出的平滑肌肿瘤可形成胃—十二指肠套叠。

2. CT

对平滑肌源性肿瘤的诊断，特别是发现较小的病变有价值。CT能直接显示腔内、外肿瘤的位置、大小、形态、范围、病变的起源等，对肿瘤内的钙化、肿瘤表面和深部形成的溃疡或坏死腔也能清晰地显示。通常良性平滑肌瘤直径多< 5 cm，呈均匀低密度，CT动态增强扫描时强化较均匀（图 5-3-5）；恶性病变一般较大，密度及强化不均匀，肿块周边较中心强化明显，并可见不规则低密度坏死区。CT 检查还容易发现恶性平滑肌瘤对周围脏器（胰腺、结肠、脾）的推移、侵犯及远处（肝、腹膜）转移病灶。向腔外生长形成

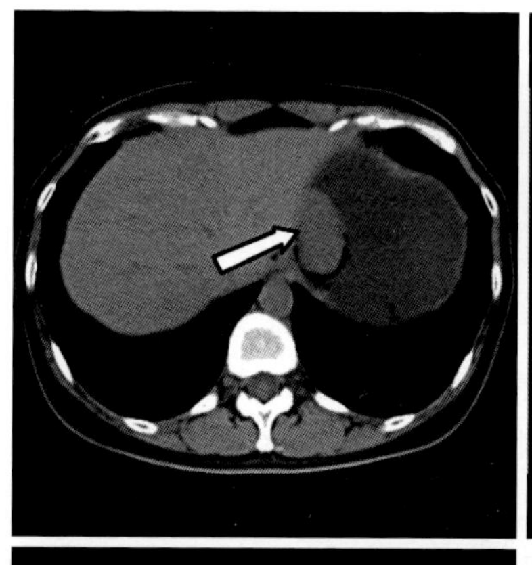

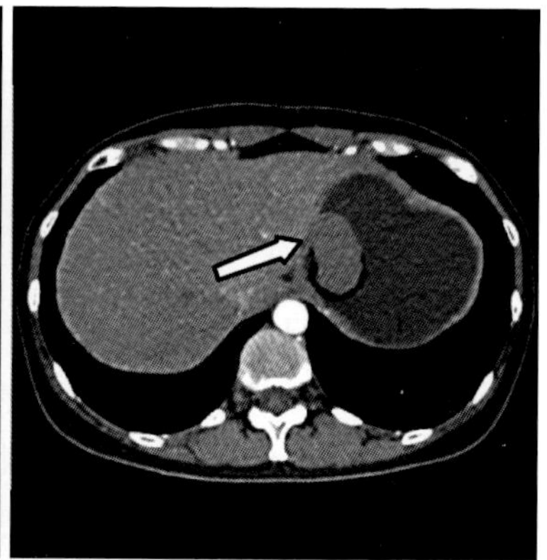

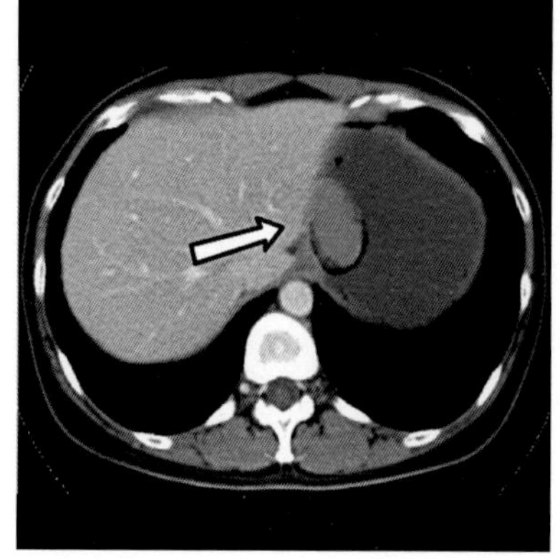

CT 横断位平扫及增强显示胃底偏右侧类椭圆形肿块，边缘光整（箭头），密度及强化均匀

图 5-3-5　胃平滑肌瘤

巨大胃外肿块的恶性平滑肌瘤，CT上常无法显示其胃壁局部增厚的附着处，与来源于胃外的肿瘤不易区分，易被误诊为肝、胰、肾甚至肠系膜肿瘤。

五、十二指肠憩室

【临床概述】

十二指肠憩室很常见，常发生于60~70岁的老年人，男性与女性发病率相当，可能与肠内压力长期增高有关。十二指肠憩室患者多无症状，少数患者因憩室引流不畅可产生上腹部不适、嗳气、恶心、体重下降。如并发炎症、溃疡或结石等，上述症状可持续存在，并右上腹部有压痛。憩室可压迫胆总管和胰管引起胆道梗阻或胰腺炎。十二指肠憩室可发生出血或穿孔引起急腹症。

【影像学特点】

1. 钡餐造影

最主要的检查方法，尤其是低张双重对比造影有助于显示小憩室（图5-3-6）。憩室一般呈囊袋状，有时囊内可见钡剂、液体和空

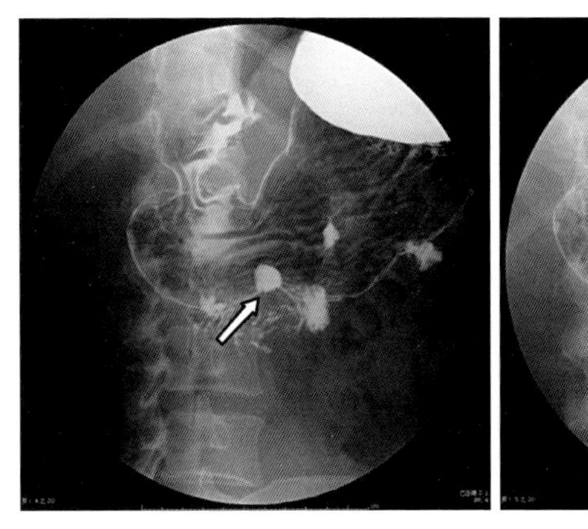
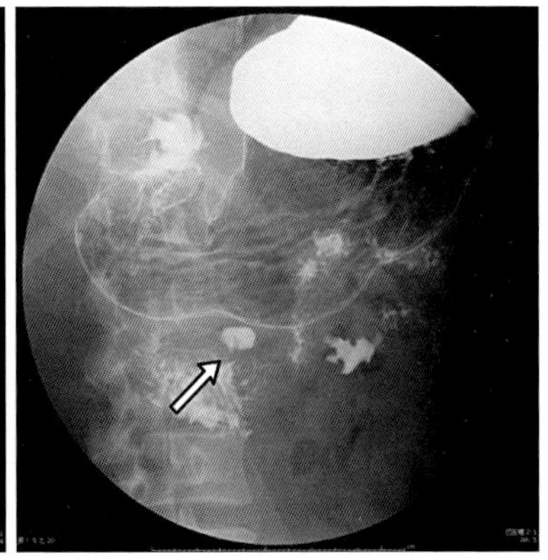

钡餐造影显示十二指肠水平段囊袋状憩室（箭头）

图5-3-6 十二指肠溃疡

气。如伴发憩室炎，可见憩室内黏膜增粗。憩室多为单发，大小不一。多位于十二指肠内侧。少数发生在水平部和升部。

2. CT

典型表现为十二指肠降部内侧、胰头周围，大小不等的圆形或卵圆形囊袋样影，突出于降段肠腔轮廓之外，浆膜面光滑。囊腔内常有气体存留或可见气液平面，有时可见稍高密度的结石影（图 5-3-7）。较大憩室，特别是憩室压迫胆、胰管道，造成胆总管、胰管扩张等改变，或胆胰管异常开口于十二指肠憩室者，则需依靠 CT 检查和钡餐检查综合诊断。CT 对于憩室炎具有较大诊断价值。合并憩室炎或憩室周围炎时，可见憩室壁增厚、憩室侧的肠壁或周围出现水肿、密度减低，并伴有索条影，邻近脂肪组织密度增高，憩室腔内有较多积液或气液平面。发生于降段内侧壁的憩室炎，可见十二指肠和胰头间距离增宽，其间出现低密度影，十二指肠降段外侧壁仍正常。

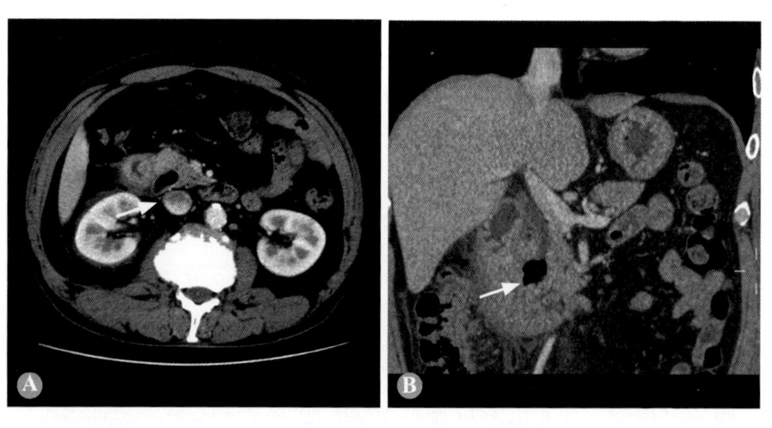

A. CT 横断位增强（箭头）；B. CT 冠状位增强（箭头）。检查显示十二指肠水平段囊袋状憩室

图 5-3-7　十二指肠溃疡

六、小肠缺血性梗死

【临床概述】

肠道的供血动脉或引流静脉狭窄或闭塞，或其他原因所致肠供血不足，导致肠黏膜层、黏膜下层甚至肌层坏死，称为部分性肠壁缺血，当殃及肠壁全层时，称为肠梗死。常见病因为动脉阻塞、静脉阻塞、绞窄性肠梗阻及非血管阻塞性疾病所致肠低血流灌注。临床表现为腹痛，可伴有恶心、呕吐等症状，当缺血发展为梗死时，可有血象升高、发热及腹膜炎的征象。由创伤、穿通伤或分流所致的肠系膜上动脉的梗死通常是突发和严重的，静脉阻塞的临床症状是渐进性的。

【影像学特点】

1. 腹部X线平片

最常见为反射性肠郁张，即大小肠的肠腔较舒张或轻微扩大，并可见积气和液平；可见肠壁增厚、皱襞粗大和积液等表现；肠扭转等造成的闭襻性肠梗阻，近端梗阻点以上肠曲常充气、积液和扩大，远端梗阻点以下肠曲多萎陷。

2. 彩色多普勒

晚期小肠梗死引起肠壁增厚，但对小肠梗死诊断的特异性较差。

3. 钡餐造影

急性肠缺血时表现为缺血后短时间内表现为肠黏膜增厚，肠腔充盈钡剂时，沿肠系膜缘的肠壁可见多发凹陷样缺损及“指压迹征”。

4. 血管造影

可直接显示血管的病理改变，对动脉内血栓形成或栓塞引起的小肠缺血早期，血管造影可显示动脉管腔狭窄或闭塞，及时行血管内介入治疗可以取得较好效果。

5. CT

对小肠缺血和梗死所造成的小肠及肠系膜的种种表现均能较好

的显示，CT 血管成像（computed tomographic angiograhpy，CTA）检查还可以显示造成肠缺血和梗死的血管变化，CT 检查是目前小肠缺血和梗死的最常用检查方法。CT 平扫时缺血和梗死的肠壁可表现为肠壁厚度变化、肠腔扩张、肠系膜条索征、肠系膜积液和腹水、肠壁积气和门静脉及其属支积气、小肠内粪渣征；CT 增强扫描表现为缺血性肠壁强化过度或减低、靶征、晕环征，且可以显示肠系膜上动静脉和门静脉等血管是否存在阻塞性疾病（图 5-3-8）。

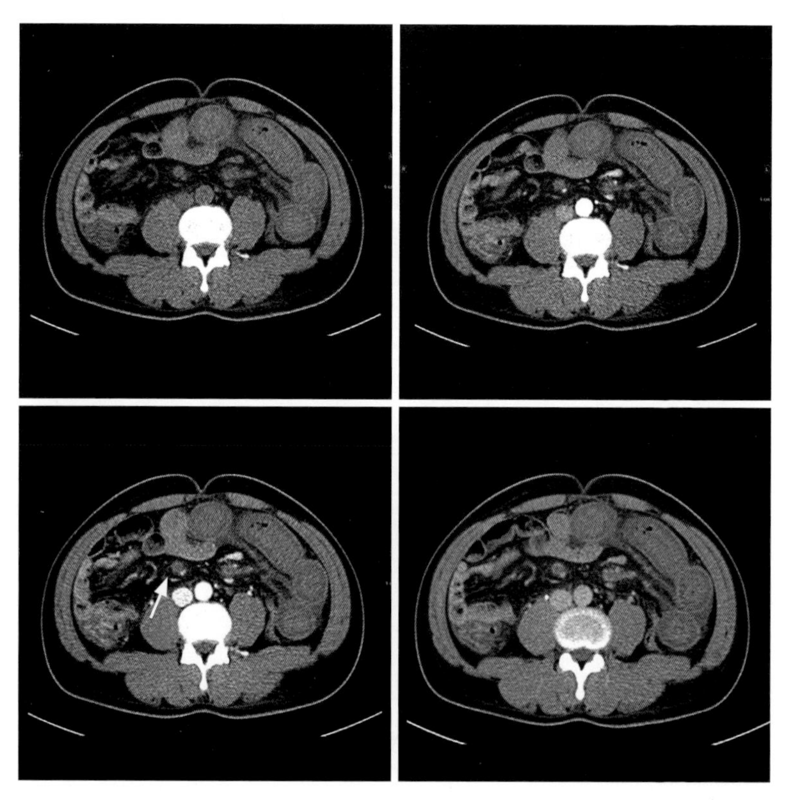

CT 横断位显示肠系膜上静脉充盈缺损（箭头），供血范围内小肠肠壁增厚伴肠壁强化减低

图 5-3-8　肠缺血

6. MRI

磁共振血管成像（MR angiography，MRA）不需穿刺和插管即可进行血管造影，可较清晰显示肠系膜动静脉及门静脉、脾静脉内有无血栓，钆剂增强的 MRA 效果更佳。磁共振水成像技术可依据阻塞近侧扩张肠腔内的积液，直接显示肠道梗阻端的形态，有利于明确梗阻的病因。但 MRI 仍有诸多不足之处，如非闭塞性血管中的低流动状态和远侧栓子的分辨率差等，应用远不如 CT 广泛，不是肠缺血的首选检查方法。

七、肠结核

【临床概述】

肠结核多继发于肠外结核，原发性肠结核约占肠结核的 10% 以下。吞服含结核杆菌的痰、血行播散和女性生殖器官结核直接播散可能是发生肠结核的病因。肠结核可发生于任何年龄，但以中青年发病居多，约占半数以上，女性多于男性。早期可无症状，起病缓慢，可伴有一般的结核中毒性症状，如低热、盗汗、虚弱等。发病典型者具有右下腹疼痛，且常因进食后而诱发。腹泻常与腹痛相伴，为半成形或水样便，每日可达数次或数十次，重者可为脓便。有时腹泻与便秘交替发生。肠结核患者常有体重下降、贫血等症状，查体可在右下腹触及包块，有压痛。

【影像学特点】

1. 钡剂造影

首选的检查方法，其征象为非特异性，但结合临床和实验室表现一般可做出较为可靠的诊断。溃疡型肠结核：跳跃征或激惹征象，是溃疡型肠结核典型表现；在充盈时小刺状龛影使管壁轮廓不规则，为小溃疡形成所致；黏膜皱襞增粗、紊乱；管腔狭窄，中期为肠管痉挛收缩，晚期为瘢痕性狭窄，收缩致回盲部缩短，狭窄以上肠管扩张。病变常累及回盲瓣。增殖型肠结核：盲肠及升结肠管腔狭窄、缩短和僵直感，狭窄的回肠近段扩张致小肠排空延迟。黏膜皱襞增粗紊乱、消失，常见息肉样充盈缺损。钡灌肠显示上述表现恒定不变（图 5-3-9）。

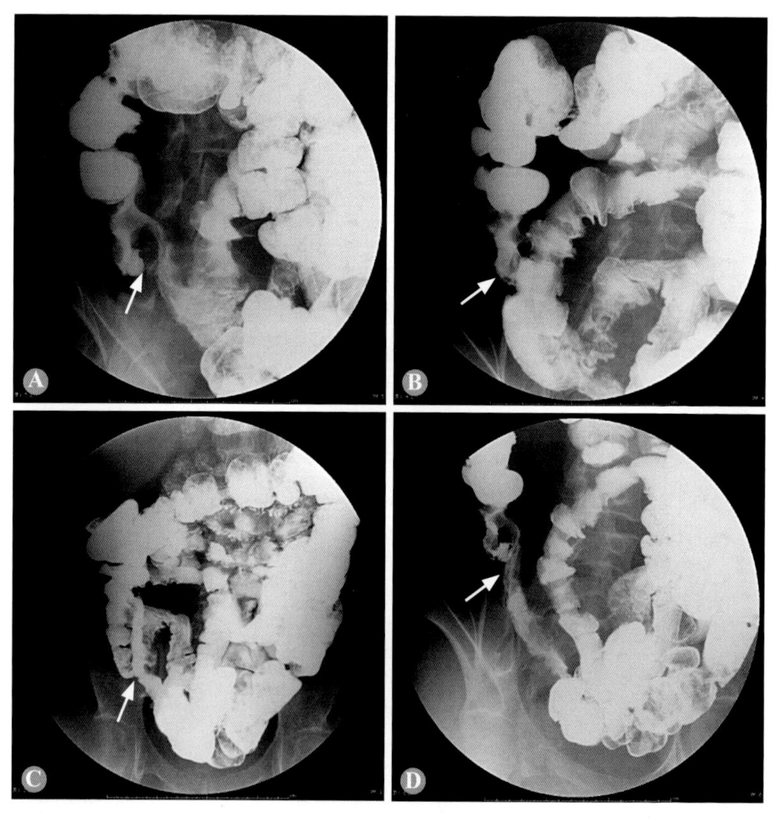

钡餐造影显示升结肠及盲肠明显挛缩变短（A，箭头），结肠袋不规则（B，箭头），盲肠充盈不佳（C，箭头），回肠末段管腔变窄（D，箭头）

图 5-3-9　肠结核

2. CT

口服阳性对比剂进行 CT 扫描，回盲部、盲肠和升结肠等病变部位不能满意充盈，CT 扫描不仅能显示局部肠壁的改变，包括溃疡、肉芽肿及炎性息肉等，同时可显示增大的淋巴结及腹水等腹腔内的情况。

【鉴别诊断】

回盲部常见疾病的影像学鉴别诊断（表 5-3-2）。

表 5-3-2　回盲部常见疾病的影像学鉴别诊断

特点	肠结核	克罗恩病	溃疡性结肠炎	结肠癌
好发部位	盲肠及升结肠	盲肠及升结肠	直肠，上行性发展	乙状结肠、盲肠、升结肠
病变特征	跳跃性	区域性	连续性	局限
溃疡形态	浅而不规则	纵形和环形溃疡，口疮样溃疡裂隙	肠壁微小溃疡，典型为地图样溃疡	大而不规则龛影，沿周边充盈缺损
溃疡分布	横轴方向，呈环状分布	纵轴方向，散在	弥散性	沿结肠长轴发展
溃疡周围	可见正常黏膜	“卵石样”黏膜隆起	假息肉形成	出现环堤，管壁僵硬，管腔狭窄，软组织肿块
溃疡激惹征	有	有	有	无
愈后期表现	结肠缩短、变形，环形狭窄，假憩室，瘢痕收缩	非对称狭窄，憩室样变形，炎性息肉	肠管狭细、缩短，呈铅管状，皱襞消失	—
其他表现	回盲瓣开大	易形成瘘管及脓肿，肛门病变	反流性回肠炎改变	周边及肝、局域淋巴结转移

八、克罗恩病

【临床概述】

克罗恩病病因未明，多见于青年人，女性略多于男性。疾病早期可无症状，临床病程缓慢。病变可累及全胃肠道任何一段，病变呈节段性跳跃性分布。病理为肉芽肿性炎，溃疡呈纵形排列，可深达固有肌层。

【影像学特点】

1. 钡剂造影

病变早期主要为肠道功能性改变，由于分泌增多，钡餐常呈斑片状分布，钡剂涂布不良，肠黏膜皱襞增粗、不规则、变平。“口疮样”溃疡，表现为肠壁边缘的尖刺状影，正面相呈周围绕以透亮带的钡点，直径 1~2 mm，或称为靶征，是克罗恩病较早期改变。另有“线样征”“卵石征”等表现，可见纵、横行线状溃疡。病变呈节段性分布，具有偏心性，在肠管系膜侧较重。腹腔脓肿时可见环绕肠袢的肿块应，并可有钡剂进入。瘘道形成时，可见造影剂的异常通道。

2. CT

可发现肠壁增厚，肠壁增厚为克罗恩病的主要 CT 表现，壁厚可达 1~2 cm。急性期肠壁可出现分层现象，表现为靶征或双晕征：内层与外层均为软组织密度环，中间为低密度环，增强后处于炎症活动期的黏膜和浆膜可被强化。当发展至慢性期时，肠壁分层现象消失，增强后增厚肠壁呈均匀强化，并引起肠腔狭窄。克罗恩病时肠系膜出现脂肪增生，是肠系膜肥大变厚，肠间距加大，肠系膜血管呈“梳样征”。肠系膜内炎性浸润，造成肠系膜脂肪组织的 CT 值明显升高，肠壁与肠系膜间原有的清晰界限消失。肠系膜淋巴结肿大。由于克罗恩病容易出现穿孔、窦道，在穿孔周围包裹后可出现腹腔内脓肿（图 5-3-10）。

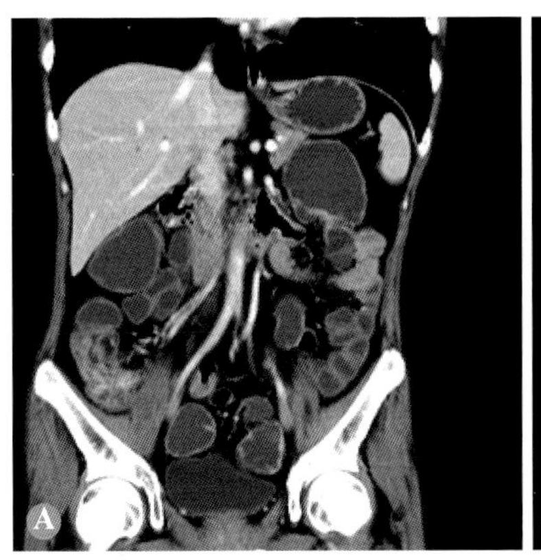
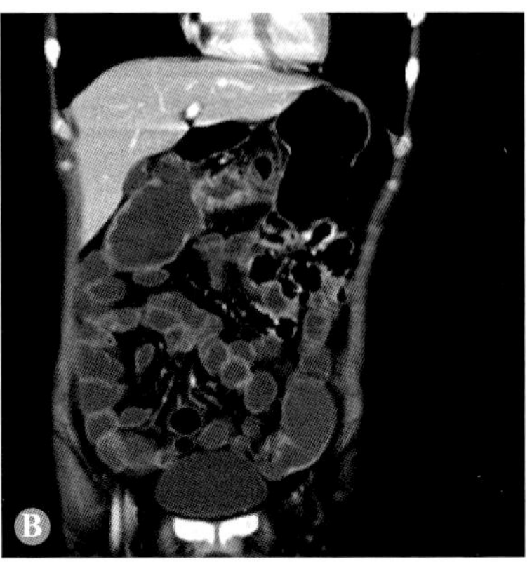

CT 冠状位增强（A、B）可见回盲部肠壁增厚伴黏膜异常强化，病灶呈跳跃性分布；横结肠肠壁环周增厚、肠腔狭窄伴黏膜异常强化

图 5-3-10 克罗恩病

【鉴别诊断】

克罗恩病累及结肠时，须与溃疡型结肠炎相鉴别，溃疡性结肠炎病变为逆行性分布，主要形成浅溃疡，较少出现肠壁增厚、肠腔狭窄、穿孔、窦道等影像学表现。克罗恩病累及回盲部时，须与肠结核相鉴别，肠结核溃疡为沿横轴分布的浅溃疡，可出现肠壁增厚、肠腔狭窄，典型征象可有“跳跃征”，但是在二者影像学表现不典型时，常很难鉴别，需要结合临床症状、实验室检查及内镜检查等多方面（见回盲部鉴别诊断表格）。

九、溃疡性结肠炎

【临床概述】

溃疡型结肠炎为一原因不明的原发于结肠的慢性非特异性炎症性疾患，发病年龄以 20~40 岁为主，无性别差异。主要症状为腹泻，血性黏液变，其次为腹痛。病理特点是侵犯结肠黏膜，以弥漫性溃疡糜烂为主，累及部分结肠或全部结肠。

【影像学特点】

1. 钡剂造影

宜使用气钡双对比造影进行检查。基本征象为龛影、息肉、肠管狭窄变形。根据疾病的不同期表现有所不同。急性期最先出现无名小区、小沟的模糊、消失，进一步进展会出现大小不等的龛影。慢性期时，活动期可见肠管变形伴大小不一的龛影，静止期则仅表现为肠管变形狭窄。

2. CT

多表现为肠壁轻度增厚，通常在 6~10 mm，增厚的肠壁为连续性改变，病变段肠壁的厚度大致均匀，表现为对称性的改变。病理证实这是由于黏膜和黏膜下层的充血、水肿、炎性细胞的浸润及黏膜肌层的增厚所致。增厚肠壁的浆膜面均光滑完整无外突。黏膜面可见多发小溃疡和炎性息肉。病变部位肠管与正常肠管相比，可出现肠管缩短、肠腔变细，同时伴有结肠袋、半月皱襞的变浅或消失。增强后，结肠黏膜下出现低密度区，肠壁出现分层现象，形成“靶征”。肠系膜和直肠周围间隙可出现脂肪浸润及纤维化，肠系膜及腹膜后淋巴结有时可见增大（图 5-3-11）。

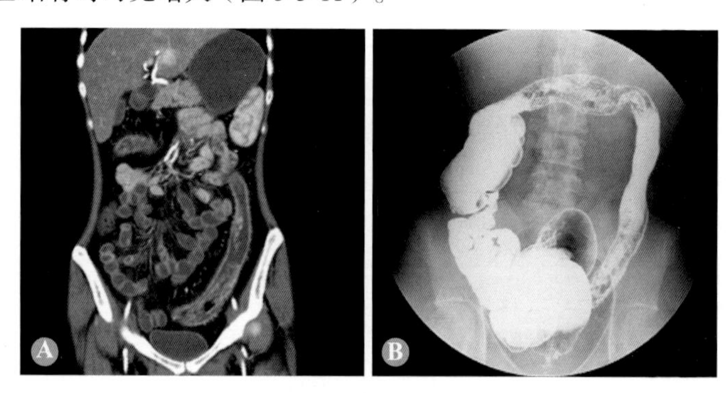

A. CT 冠状位增强显示降结肠肠壁增厚，结肠袋消失；B. 结肠钡餐造影可见横结肠、降结肠肠管走行僵直，结肠袋消失

图 5-3-11　溃疡性结肠炎

【鉴别诊断】

溃疡性结肠炎须与结肠克罗恩病、肠结核、大肠息肉病等疾病相鉴别。结肠克罗恩病多呈节段性、偏心性分布，以右半结肠为主，直肠一般不受累，克罗恩病溃疡多为纵行，黏膜增生如卵石状，肠壁增厚更显著，晚期有瘘道形成。肠结核好发于回盲部、升结肠，可侵及横结肠，但极少累及左半结肠、直肠与乙状结肠。肠结核的发展为由近心端向远心端发展，溃疡多局限于回盲部。大肠息肉病可见无数大小不一的息肉，但结肠管径、肠袋外形均正常，临床表现亦有所不同。

十、结直肠癌

【临床概述】

结直肠癌是最常见的胃肠道恶性肿瘤，诊断率在全球男性恶性肿瘤中位于第三位，女性中位于第二位。多见于40~49岁，男性高于女性。患者早期多无症状，右半结肠癌的临床表现为腹部包块、腹痛、贫血；左半结肠癌则为便血、腹痛及便频为主，易发生梗阻；直肠癌可表现为排便习惯改变、血便、脓血便、里急后重、便秘、腹泻等，易发生梗阻。结直肠癌病理类型多为腺癌，大部分由腺瘤恶性演变而来。

【影像学特点】

1. 消化道造影

根据病理学类型不同，影像表现不同。隆起型结肠癌表现为腔内充盈缺损伴黏膜破坏，可为偏心性或环周生长。浸润型多表现为管腔环形狭窄、管壁增厚及管壁僵硬，易造成肠梗阻。溃疡型多见较大且不规则的龛影，典型X线平片表现为“苹果核征”（图5-3-12）。

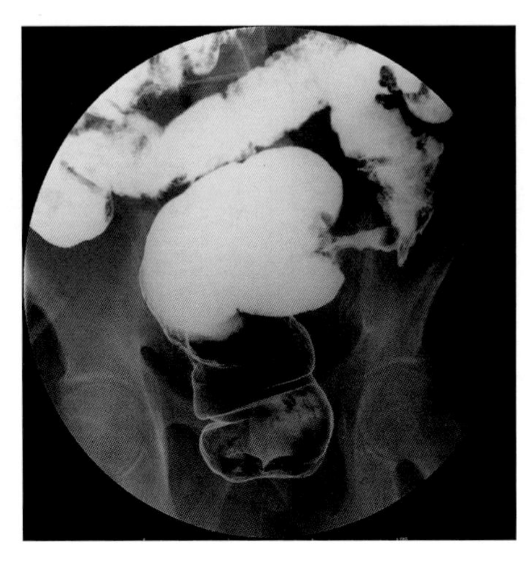

结肠气钡双重造影显示乙状结肠占位，呈“苹果核征”

图 5-3-12 乙状结肠癌

2. CT

最常见的原发 CT 征象为肠腔内软组织肿块合并肠腔狭窄。较大的肿块中心会因坏死表现为低密度，偶见气体密度。此外，肠壁增厚伴肠腔狭窄也较多见。在乙状结肠或直肠癌中，可出现偏心的结节样肠壁增厚。肿块或增厚肠壁强化较明显。当肿瘤侵犯至肠壁浆膜层，可出现浆膜层毛糙，与周围脏器间脂肪层消失。继发征象包括梗阻、穿孔及肠瘘形成（图 5-3-13）。

3. MRI

病变形态与 CT 表现一致，癌肿在 T_1WI 上信号低于直肠壁，T_2WI 上信号增高，DWI 呈高信号，ADC 呈低信号。对显示癌肿侵犯的深度和局部淋巴结转移较 CT 更具优势（图 5-3-14）。

【鉴别诊断】

结肠癌肠壁增厚累及浆膜层及周围脂肪层时，须与憩室炎相鉴别。乙状结肠系膜根部出现积液及肠系膜血管充血时更支持憩室炎的诊断。而当结肠周围出现淋巴结时，更需要警惕结肠癌。在部分

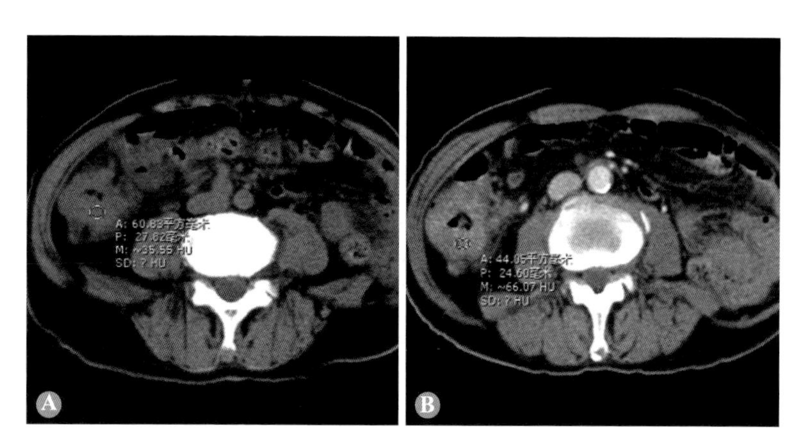

A. CT 横断位平扫; B. CT 横断位增强。CT 平扫显示右半结肠肠壁环周增厚;增强显示增厚肠壁中度强化，另可见肠壁浆膜层毛糙，周围脂肪层密度增高

图 5-3-13　结直肠癌

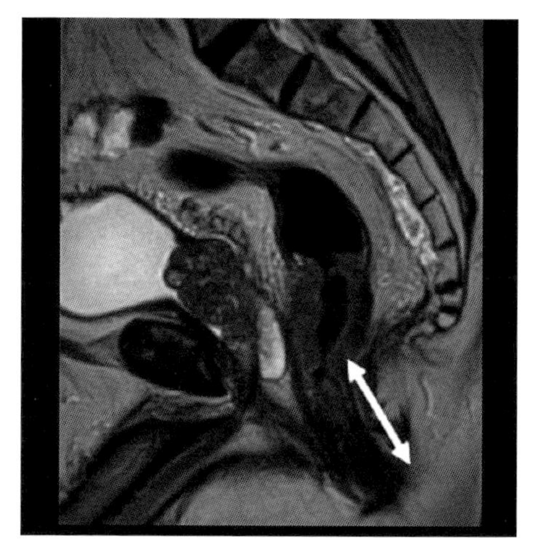

MR T_2WI 矢状位可见直肠肠壁增厚，T_2WI 呈稍高信号，箭头表示肿瘤下缘距肛门的距离

图 5-3-14　结直肠癌

病例中，最终确诊需要病理诊断。浸润型结肠癌需要与肠结核、克罗恩病及溃疡型结肠炎相鉴别（见回盲部鉴别诊断表格）。

十一、结肠腺瘤

【临床概述】

结肠腺瘤是结肠息肉的一种，亦可称为腺瘤样息肉，是一种良性肿瘤。结肠腺瘤可在任何年龄发病，最常见的症状为无痛性便血，好发于直肠和乙状结肠，也可广泛分布于整个结肠。合并感染时可出现黏液、脓液，也可诱发肠套叠。结肠腺瘤病理上可分为管状腺瘤、绒毛状腺瘤和中间型。

【影像学特点】

1. 消化道造影

充盈相上腺瘤显示为充盈缺损，其中绒毛状腺瘤性息肉表现较具特征性，一般较大，柔软，表面呈“网格状”“毛线团样”“菊花状”等。

2. CT

普通 CT 扫描对 10 mm 以下的结肠小腺瘤检出率较低，目前使用 CT 三维重建 CT 仿真结肠镜成像技术可以像内镜一样观察结肠腔内表面。增强扫描腺瘤有均一强化。

3. MRI

目前使用 MRI 仿真结肠镜成像技术大大提高腺瘤的检出率，文献显示＞ 10 mm 的腺瘤，MRI 仿真内镜的敏感性和特异性为 100%。通过引入水、稀释的 Gd-DTPA 对比剂或脂质剂充满肠腔，腺瘤可以表现为重影缺损改变，静脉注入对比剂后，腺瘤可以出现强化（图 5-3-15）。

4. 血管造影

如果腺瘤引起大出血，不宜行消化道造影，应为血管造影的适应证，可看见对比剂外溢。

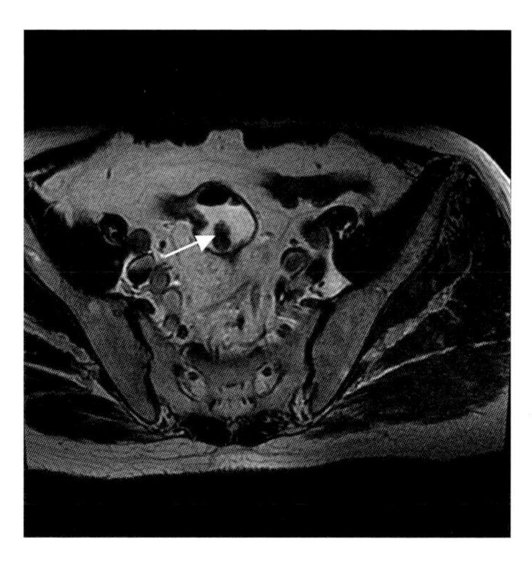

乙状结肠管腔内结节状隆起（箭头），MR T_2WI 呈等 - 稍高信号

图 5-3-15　结肠腺瘤

【鉴别诊断】

本病诊断主要依靠消化道造影，可发现轮廓光整的充盈缺损。小的腺瘤应注意与肠内气泡与粪渣相鉴别。气泡壁薄，边缘锐利，多为正圆形和多个共同存在，而且移动范围大；粪渣外缘不规则，粪块如加压则碎裂，可随钡液流动。

十二、阑尾病变

（一）阑尾炎

【临床概述】

慢性阑尾炎的主要症状是右下腹痛伴消化道功能障碍，可由急性阑尾炎转化而来，或因阑尾腔内粪石、异物、寄生虫等致管腔梗阻和刺激而引起。

【影像学特点】

1. 消化道造影

进行消化道造影时，慢性阑尾炎会有以下表现：对充盈钡剂的阑尾局部加压或将阑尾推移至其他部位再加压，压痛点始终在阑尾；因管腔狭窄或部分闭塞，阑尾可充盈不全或不显影；阑尾变形；阑尾与末端回肠粘连。

2. CT

对于急性阑尾炎，CT 诊断有较为重要的意义。比较典型的征象包括阑尾附件的肠系膜脂肪呈现出边缘欠清的条纹状高密度影；末段回肠和盲肠顶部的管壁增厚；盲肠内后壁的偏心性黏膜增粗导致的局限性压迹；右下腹或盆腔的脓肿形成；邻近阑尾的右结肠侧的筋膜增厚及右腰大肌影的前缘模糊；局部淋巴结增生等（图 5-3-16）。

【鉴别诊断】

本病须与结合病史，与引起腹痛的消化道疾病、妇科疾病相鉴别，进行影像学检查的重要作用之一是排除腹部其他疾患。

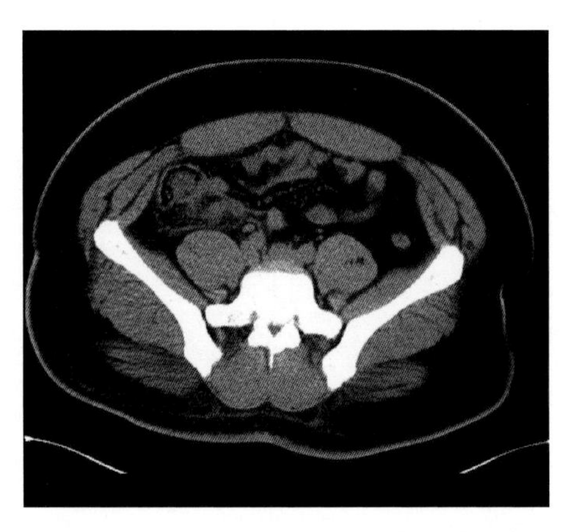

CT 横断位平扫显示阑尾增粗，管壁毛糙，周围脂肪间隙密度增高，周围可见小淋巴结

图 5-3-16　急性阑尾炎

（二）阑尾黏液囊肿

【临床概述】

阑尾黏液囊肿临床症状与阑尾炎相似，有上腹部不适或脐周疼痛。形成原因是阑尾炎症、粪石、异物或肿瘤等原因而致肠腔闭塞，闭塞远端黏液贮留，腔渐扩大而形成的囊性病变。

【影像学特点】

1. 消化道造影

阑尾不显影或仅起始部一小段肠腔显影。右下腹有圆形或椭圆形边界清楚的软组织密度增高影，与盲肠同时移动，不能分开。盲肠内下方可见弧形压迹，回肠末端向上向内移位，受压肠管局部黏膜完整。

2. CT

右下腹囊性肿块，内为水样低密度，增强扫描不强化（图 5-3-17）。

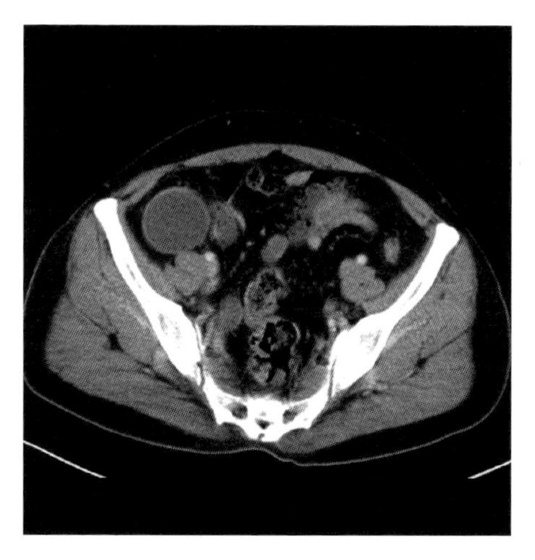

CT 横断位增强显示右下腹囊性密度占位，增强后未见明显强化

图 5-3-17 阑尾黏液囊肿

【鉴别诊断】

本病须与阑尾术后改变、阑尾周围脓肿及盲肠癌等疾病相鉴别。阑尾术后改变可在盲肠下段内侧形成一较小而局限的充盈缺损，为外压所致，黏液囊肿较大，有压痛，末端回肠有受压移位。阑尾周围脓肿有化脓感染症状，压痛明显，周围肠管右激惹痉挛且压迹较浅。盲肠癌可见盲肠内分叶状充盈缺损，无外压移位征象，具有黏膜破坏、肠壁僵硬不光整等影响表现。

第四节　肝疾病

【影像学检查方法的选择】

肝是实质性脏器，缺乏密度对比差异，普通 X 线平片检查难以分辨解剖结构及病理改变。常用的检查方法有 B 超、CT、MRI 等。

超声广泛用于肝疾病的初步筛查上。超声造影在不同类型肝肿瘤的诊断中显示了与 CT 增强较为一致的血流动力学特性，近年来也开始应用于肝占位性病变的诊断。由于造影剂仅停留在血管内，延迟期也不进入组织间隙，能更准确地反映组织的血流灌注状态，但是，检测血流的敏感性易受声衰减的影响，且操作与观察时间明显受限，此外，对于乏血供病变的诊断和疗效评价较为困难。

CT 及 MRI 有较高的组织密度分辨率。CT 平扫及 MRI 对于肝脂肪沉积的诊断特异性高。CT 增强及 MRI 为临床上诊断大多数肝病变的首选检查，MRI 更被认为是最有诊断价值的成像方法。

用于肝成像的 MRI 对比剂包括常规的非特异性细胞外组织间隙 MRI 对比剂和肝细胞特异性 MR 对比剂。后者可经过肾和肝胆道两条路径排泄，给药早期肝实质有常规对比剂相似的快速上升趋势，之后由于肝细胞的摄取和滞留作用，信号上升缓慢，约 20 分钟后达到强化平台期，持续 1~2 小时后，由于胆道的排泄，肝实质信号逐渐下降。这种对比剂反映了早期血液灌注和肝细胞功能状态的双重信息，有利于肝病变的检查和定性。

近年来，新的 MRI 技术如扩散加权成像（DWI）、灌注加权成像（PWI）、波谱成像（MRS）、弹性成像（MRE）等技术的快速发展，使 MRI 不仅用于观察肝病变的形态变化特点，而且可以反映肝病变的病理过程及分子学的变化。

DWI 反映水分子的运动。梯度因子（b）值的选择很关键。b 值越大，所得表观扩散系数（ADC）值越能反映水分子的扩散运动。b 值越小，则反映局部血流灌注的情况。大多数研究在肝 DWI 中选用中等较大 b 值（400~800 s/mm^2），当成像区域细胞结构致密时，ADC 值相应降低。临床工作中，DWI 图像有利于发现常规图像上可能被忽略的肝病变。诊断时需要和平扫及增强图像结合。

此外，近年来发展起基于体素内不相干运动（IVIM）理论的多 b 值弥散成像技术（Multi b value DWI），即将单个体素内所有水分子的随机运动考虑为单纯的水分子弥散和毛细血管网内血液微循环两部分。通过扫描多 b 值的弥散图像，计算相关系数，达到无创反应组织灌注情况的目的。

PWI 是一种通过定量分析组织微循环血流动力学变化，以评估局部组织功能的 MRI 检查技术。PWI 能够提供关于肿瘤内部血管的分布（血管密度）和血管壁的性质（完整的或不成熟及有瘘的血管），以提高诊断肝病变的敏感性和特异性。

MRS 从分子代谢水平上反映组织的病理生理变化。胆碱（Cho）峰值的升高及脂质（Lip）峰值的降低多见于恶性肿瘤，但并非特异性表现。MRS 还可以定量测量肝内脂肪含量。

MRE 是一种新发展起来的无创成像技术，可以直观显示和量化组织的弹性。有研究表明，肝的恶性肿瘤较肝的良性肿瘤可能具有更高的绝对剪切模量。

肝病变丰富，常见的代谢性病变包括脂肪肝，感染性及炎性病变包括肝脓肿、肝炎、肝硬化，良性病变包括肝囊肿、肝海绵状血管瘤、肝局灶性结节增生，恶性病变包括原发性肝癌以及肝转移癌等。

一、脂肪肝

【影像学检查方法的选择】

B 超诊断脂肪肝具有经济、迅速、无创伤等优点，因此，是首选诊断。

【临床概述】

脂肪肝是一种代谢异常的并发症，指由于各种中毒、缺血、炎症等各种原因，引起肝细胞内甘油三酯堆积过多。现主要采用 B 超和 CT 诊断脂肪肝。

【影像学特点】

1. CT

CT 平扫上表现为弥漫性或局灶性肝 CT 值减低（相对于脾）（图 5-4-1）。正常肝 CT 值在 50~65 HU。CT 值越低，提示脂肪沉积程度越重。正常人群中，肝 CT 值较脾高 8~10 HU（敏感度：88%~95%，特异性：90%~99%）。在严重的脂肪肝（脂肪沉积＞30%）病例中，肝实质 CT 值可低于肝内血管。还可以计算肝衰减指数 = 肝 CT 值 / 脾 CT 值，该值＜ 0.8 为重度脂肪肝。

需要注意，在低 kVp 管电压时，脂肪肝的 CT 值减低会更明显。

CT 增强上，测量 CT 值没有 CT 平扫准确。诊断轻中度脂肪肝的准确率只有 75%~80%。在静脉期或延迟期，肝实质较脾 CT 值低 35 HU 以上，提示肝脂肪浸润。此外，在 CT 增强上，可以看到正常血管穿行过“病变”（脂肪浸润区域）的征象。

需要认识局灶性结节性脂肪浸润及肝岛。前者表现为肝内局灶低密度，常见的位置在镰状韧带周围，由于该区域为血管供血的分水岭，易发生缺血。肝岛为正常的局灶性肝实质，在广泛脂肪浸润区域的衬托下，表现为相对高密度及高强化，其内可见小血管穿行。

肝内还可以出现按照肝叶、肝段或楔形分布的脂肪浸润，边缘通常呈直线，延伸至肝包膜。一般无占位效应。且较常出现在右叶。

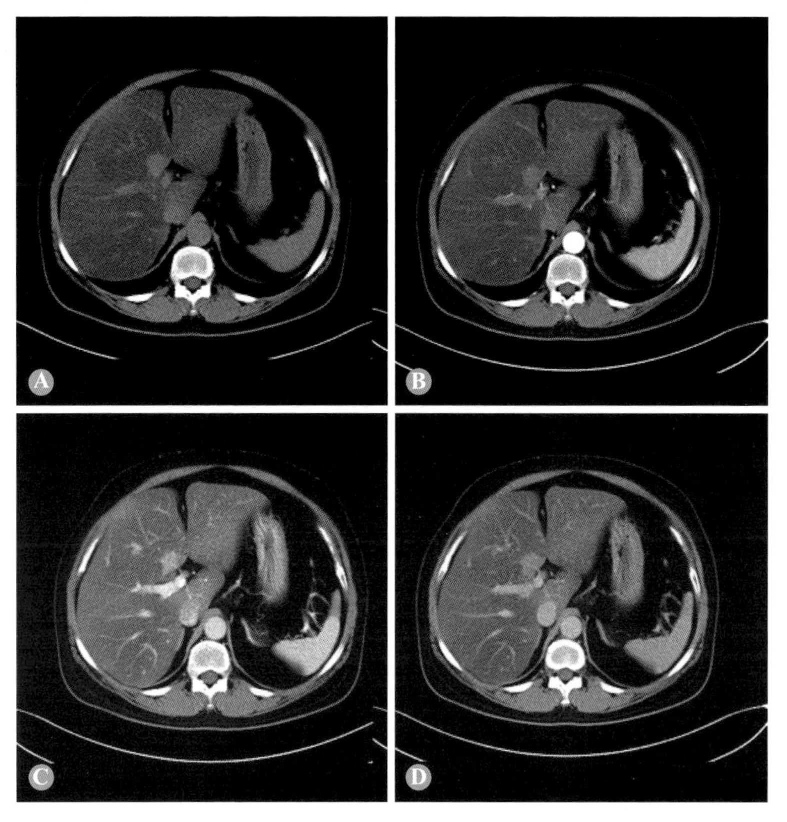

A. CT 横断位平扫显示肝实质密度明显低于肝内血管密度，诊断为重度脂肪肝；B~D. CT 横断位动脉期、门脉期及静脉期显示肝方叶后缘局限性较高密度影，强化高于周围实质，可见小血管影于其内分布，考虑为肝岛

图 5-4-1 脂肪肝

2. MRI

T_1WI 同相位梯度回波上，脂肪肝信号强度＞脾。反相位上，脂肪变性区域信号减低（同时包含水和脂肪的体素信号丢失）（图 5-4-2）。

短 T_1WI 反转恢复（STIR）序列上，脂肪浸润区域表现为信号减低。

磁共振波谱（MRS）上，可以看到脂质共振峰的强度增加，可用于肝脂肪浸润的定量评估。

利用多回波梯度回波 MRI，也可以定量测量肝脂肪含量。

【鉴别诊断】

1. 弥漫性淋巴瘤或转移：伴有胆管及血管扭曲变形。必要时可以增强检查。

2. 肝炎：一般不影响肝 CT 值，除非发生肝实质坏死。图像上往往伴有胆囊壁及门脉周围水肿。此外，临床症状明显。

3. 机会性感染：发生于免疫缺陷的患者，临床上急性起病，伴有肝酶升高。必要时肝活检。

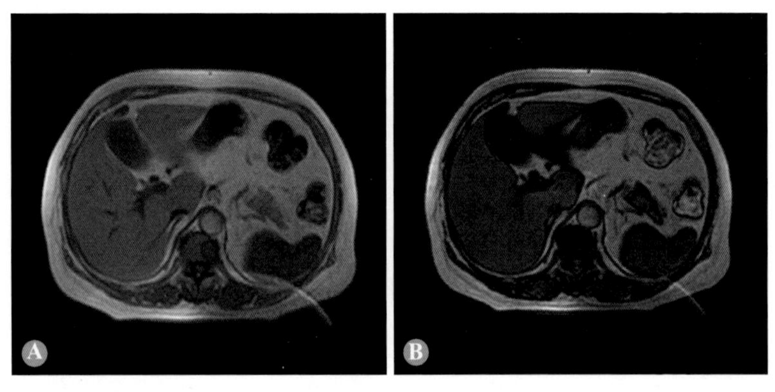

A. MR T_1WI 同相位，肝实质信号均匀增高；B. MR T_1WI 反相位，肝实质信号明显均匀减低

图 5-4-2　脂肪肝

二、肝炎

【影像学检查方法的选择】

肝炎主要依靠临床诊断。慢性肝炎发展为肝硬化时，需要警惕肝癌的发生，建议以 CT 增强或 MRI 随诊。

【临床概述】

肝炎是肝细胞的损伤合并炎性浸润。肝炎的病因多样，包括病毒、细菌、寄生虫、化学毒物、药物和毒物、酒精、自身免疫因素等。按照病程不同，可分为急性和慢性肝炎。各型肝炎的病变在病原学、血清学、损伤机制、临床经过及预后、肝外损害等方面各有不同。狭义的肝炎多指肝炎病毒引起的病毒性肝炎。

【影像学特点】

1. CT

急性期通常表现为肝增大，密度减低（由于脂肪浸润）；急性重症肝炎时，表现为肝缩小，合并腹水，此时致死率高；慢性肝炎及肝硬化时，表现为肝缩小，实质脂肪浸润。

2. MRI

同 CT。出现脂肪浸润时，表现为反相位上肝实质信号减低。

三、肝硬化

【影像学检查方法的选择】

B 超及 CT 平扫较为简便，可用于筛查。CT 增强及 MRI 有利于发现及定性诊断肝局灶病变，评价门脉通畅情况。此外，上消化道造影可用于诊断门脉高压引起的食管 - 胃底静脉曲张。

【临床概述】

肝硬化是临床常见的慢性进行性肝病，是由一种或多种病因长期或反复作用形成的弥漫性肝实质损害，表现为广泛结缔组织增生及纤维化，导致肝小叶结构破坏和假小叶形成，引起肝结构异常。

早期由于肝代偿功能较强可无明显症状，后期则以肝功能损害和门脉高压为主要表现。肝硬化再生结节可能发展为肝癌。

【影像学特点】

1. CT

（1）肝外形改变：早期肝可增大（特别是在原发性胆汁性肝硬化中），中晚期肝硬化时肝体积缩小，肝叶比例失调，多表现为尾叶、左叶外侧段增大，右叶和方叶萎缩。肝表面大多凹凸不平，肝裂增宽，胆囊逆时针转位（图 5-4-3，图 5-4-4）。

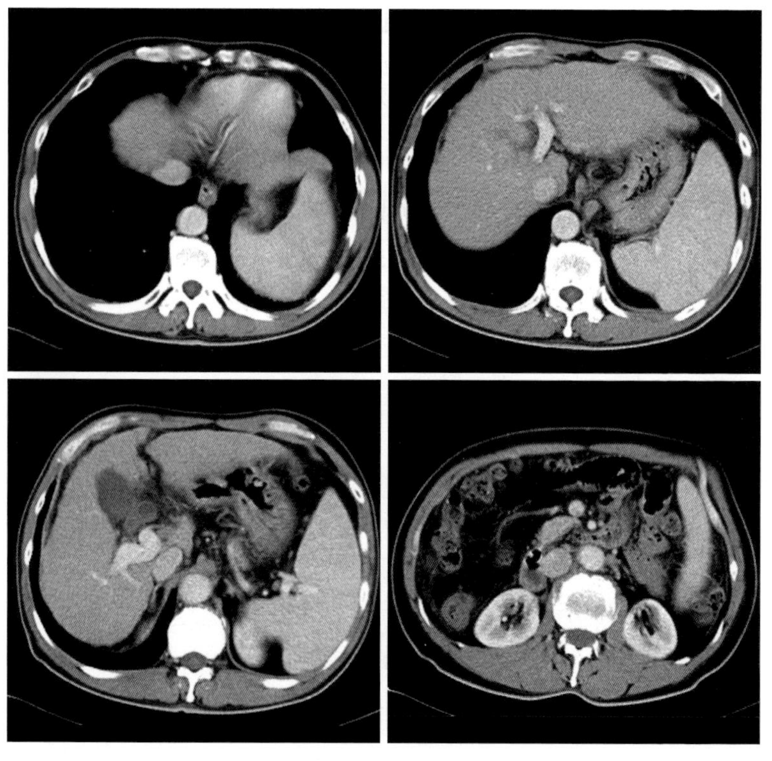

CT 增强门脉期显示肝表面呈波浪状，左、右叶比例异常，脾增大，门脉增宽。食管下段黏膜下静脉影增多，诊断为肝硬化

图 5-4-3　肝硬化

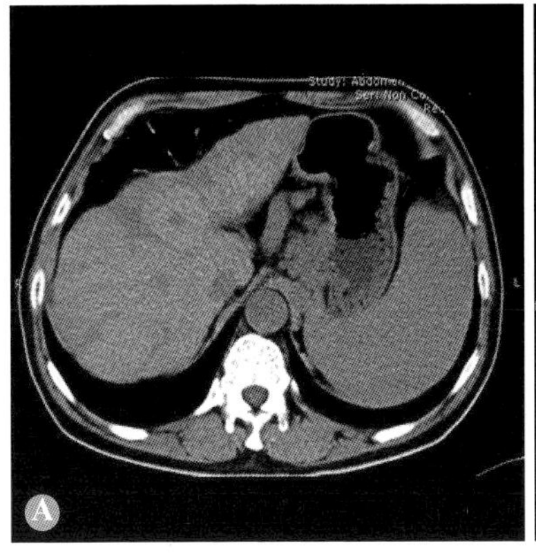

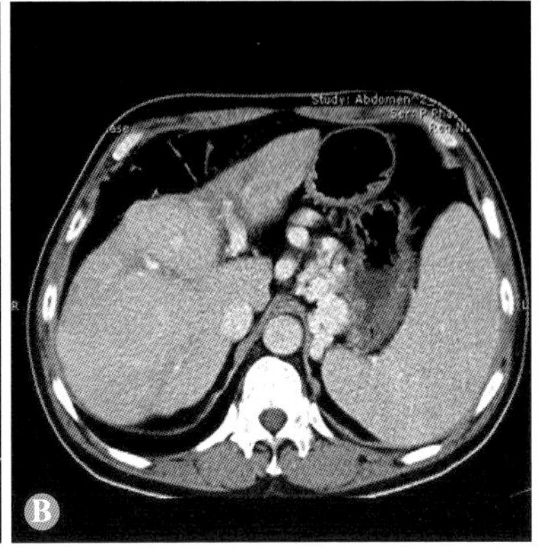

A. CT 横断位平扫；B. CT 横断位增强门脉期。检查显示肝表面不规则凹陷，脾增大，胃小弯侧纡曲增粗侧支静脉影，诊断为肝硬化

图 5-4-4　肝硬化

（2）肝密度：平扫呈弥漫性或不均匀的降低，其中较大而多发的再生结节可为散在的高密度（铁质沉着性再生结节）。酒精性肝炎早期肝硬化时，可表现为肝实质密度地图样减低。增强后可能看到动门脉分流，表现为动脉期一过性肝实质周边小楔形高强化，有时与小肝细胞肝癌难以鉴别，需要 3~6 个月随诊。还可能观察到肝动脉螺旋状改变，这是由于再生结节压迫移位所致。

（3）继发性改变：主要有脾大；门静脉扩张，侧支循环形成，脾门、胃底、食管下段及腰升静脉血管增粗；腹水。肝门部可出现胆管周围囊肿形成，2 mm~2 cm，呈“串珠样”排列（可能由于胆管周围附属腺导管受压所致）。

（4）肝硬化基础上的肝细胞肝癌：表现为平扫略低或混杂密度，动脉期混杂强化，门脉及静脉期等或低强化。可伴有包膜，可有门脉受累及周围转移。

2. MRI

（1）铁质沉着性再生结节：由于铁结节内顺磁效应，表现为 T_1WI 低信号，T_2WI 上信号明显减低，T_2WI 梯度回波 FLASH 像上，观察更为明显，是用于检测的最佳序列。

（2）Gamna-Gandy 结节（脾内铁质沉着结节）：表现为 T_1WI 及 T_2WI 上低信号。

（3）不典型增生再生结节（dysplastic regenerative nodules，DN）：表现为 T_1WI 高信号，T_2WI 低信号（反之通常为肝癌）。肝胆特异性 MRI 对比剂的肝胆期上表现为持续强化，可用于鉴别肝癌。

（4）肝癌结节：T_1WI 上信号混杂，T_2WI 多为高信号。动脉期强化增加，静脉期及延迟期对比剂洗脱。弥散加权成像上表现为弥散受限（明亮高信号）。肝胆 MRI 对比剂的肝胆期上，通常无对比剂摄取。

【鉴别诊断】

1. 布加综合征：由于下腔静脉和（或）肝静脉的狭窄或闭塞所致。可见肝大、脾大和门静脉高压。肝中心增生，尾状叶代偿性增大，外周萎缩。由于淤血，肝密度及强化不均，增强后肝段下腔静脉和肝静脉不能显示。常伴有粗大的侧支循环，腰升静脉、脊柱旁静脉、奇与半奇静脉等静脉扩张（图 5-4-5）。如果行造影检查，测量右心压力不高而下腔静脉压升高。

2. 肝转移癌治疗后：由于化疗后肝转移瘤萎缩、肝纤维化及化疗药物肝损害等因素，化疗后可出现肝硬化表现，既往称为“假性肝硬化”。在乳腺癌肝转移化疗后最常见。

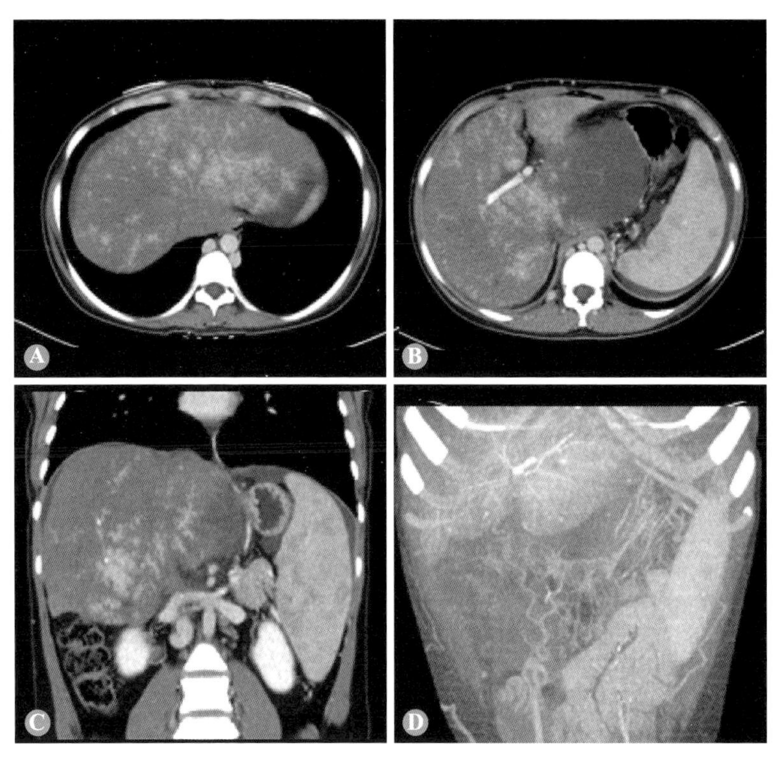

A、B. CT 门脉期横断位；C. MPR 冠状位；D. 冠状位 MIP。CT 增强显示肝尾状叶明显增大，无明显强化，余实质呈斑片状不均匀强化。脾大，腹腔少量积液。下腔静脉肝内段及肝静脉未显影，奇静脉、半奇静脉增粗，腹壁纡曲静脉影。诊断为布加综合征

图 5-4-5　布加综合征

四、肝脓肿

【影像学检查方法的选择】

需要结合临床病史进行诊断。超声可用于初步检查，超声上可见单发或多发的低回声或无回声肿块，周围脓肿壁表现强回声，厚薄不等，外壁光滑，内壁不平整。脓肿周围的水肿带呈逐渐由高到正常回声。通常需要 CT 增强或 MRI 进一步评价。

【临床概述】

肝脓肿是在化脓病菌作用下发生的肝组织局限性化脓性炎症，以细菌性、阿米巴性肝脓肿多见。可发生于各肝叶。临床表现为肝大、肝区疼痛、触痛以及发热、白细胞升高等急性感染表现。

【影像学特点】

1. CT

CT 平扫显示肝内低密度占位，边界多不清楚或部分模糊，脓肿壁较厚。增强扫描，脓肿壁呈环形明显增强，脓腔和周围水肿带无增强，簇状征（细菌性肝脓肿多见，表现为大腔内多发小脓腔）、环征和脓肿内的小气泡为肝脓肿的特征性表现（图 5-4-6）。

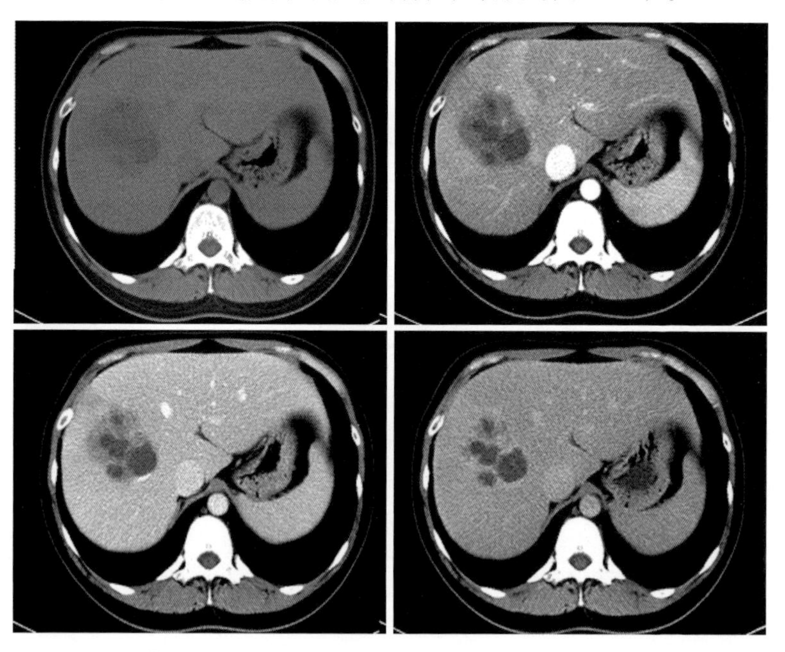

CT 横断位显示肝方叶类圆形不均匀较低密度影，边缘模糊，增强后外周呈延迟强化，中心多房低密度灶未见强化，动脉期病灶周边可见片状高密度影，考虑为肝脓肿，合并局部灌注异常

图 5-4-6　肝脓肿

门脉感染起源性以右叶多见（65%），胆道源性左、右肝同时受累多见（90%）。

可合并有右下叶肺不张，右侧胸膜渗出。

2. MRI

脓腔在 T_1WI 呈均匀或不均匀的低信号，T_2WI 表现极高信号，T_1WI 脓肿壁表现为较厚的圆环状稍高信号区，称晕环征。晕环周围肝水肿 T_2WI 呈明显高信号，增强后，脓肿壁呈环形增强，分房的脓肿分隔也出现增强。

MRCP 可用于评价胆道梗阻（胆道感染可引起肝脓肿）。

【鉴别诊断】

早期肝脓肿未出现液化时须与肝癌鉴别，多发性脓肿须与囊性转移癌鉴别，需要结合临床病史，必要时可行穿刺活检确诊。其他的鉴别诊断如下。

1. 肝转移治疗后囊变坏死与阿米巴脓肿较难区分。根据临床病史不同，容易鉴别。

2. 寄生虫性囊肿：疫区生活史，大囊内有子囊，囊周有线状或环状钙化。

3. 胆管囊腺瘤：多发分隔的囊性病变。不伴周围炎性改变，通常无症状。病理上为多房性囊肿，起源于胆管系统。以中年女性多见，易复发，有恶变倾向。影像学特点为界清囊性病变，有分隔，强化壁结节提示恶性倾向（图 5-4-7）。

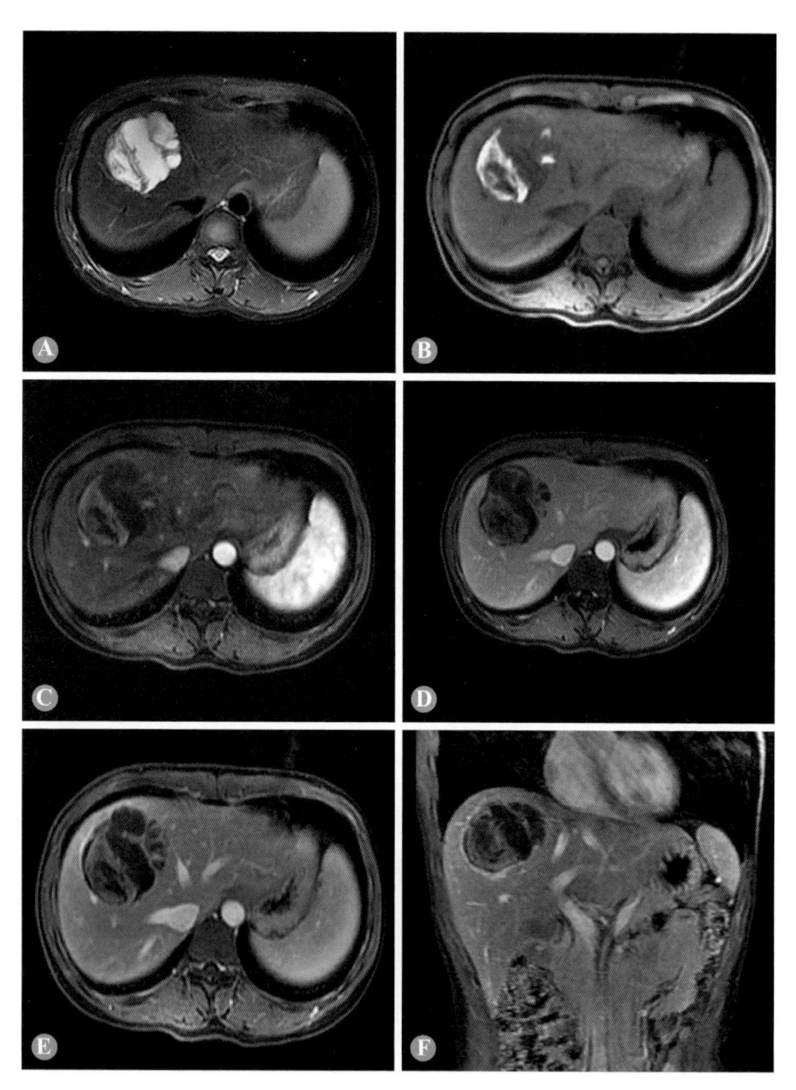

MR 平扫横断位图像，包括 T_2WI（A）、T_1WI（B），MR 增强图像，包括动脉期横断位（C）、门脉期横断位（D）、延迟期横断位（E）及冠状位图像（F）。检查显示肝右叶 T_1WI 等 - 高混杂信号、T_2WI 高信号病变，其内可见分隔，分隔上可见强化壁结节

图 5-4-7　胆管囊腺瘤

五、肝囊肿

【影像学检查方法的选择】

超声对软组织分辨率较高，因其操作简单、价格便宜，被广泛应用。超声病变表现为边界清晰无回声区，后方声影增强。少数不能确诊者可行 MRI 和 CT 增强检查。在核素显像检查时，由于病变没有代谢活性，表现为放射性分布缺损。

【临床概述】

肝囊肿是最为常见的肝良性疾病之一。按照病因，可以分为获得性和先天性。获得性囊肿继发于创伤、炎症、寄生虫感染及肿瘤等。先天性肝囊肿则是由肝内小胆管发育障碍、管腔梗阻所致。肝囊肿 40% 为单发，60% 为多发，大小不一，患者大多长期没有症状，为查体偶然发现。少数情况下，病变压迫邻近结构也可引起腹痛、黄疸等症状。

【影像学特点】

1. CT

病变多为圆形或椭圆形，单房，边缘光滑，壁菲薄如线状，可以伴有钙化。囊内为均匀一致的液性密度影，CT 值近于 0 HU。增强扫描后，各期均无强化（图 5-4-8）。囊肿较小时，因部分容积效应的影响，CT 值会增高，需要结合薄层图像观察。囊肿合并感染时，其内密度也可稍高，并伴有囊壁增厚。囊肿合并出血时，其内密度不均匀，可出现高密度。

2. MRI

病变表现为边缘光滑锐利，信号均匀一致的长 T_1WI、长 T_2WI 信号病灶（图 5-4-9）。即 T_1WI 加权像呈低信号，T_2WI 加权像呈高信号。与肝血管瘤相比，肝囊肿 T_1WI 加权像上的信号更低。

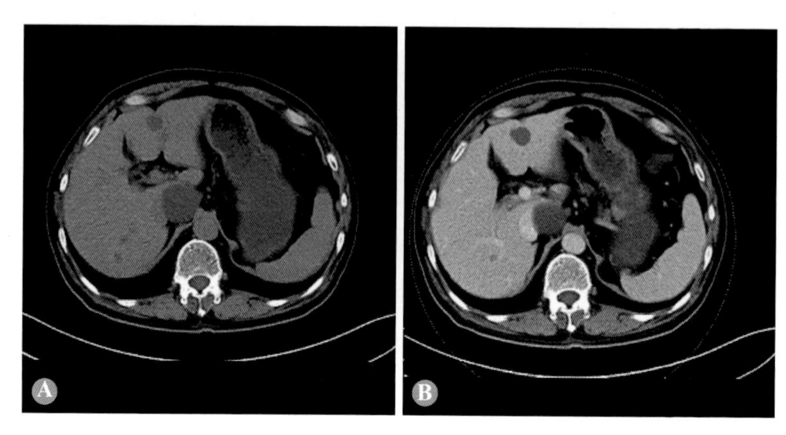

A. CT 横断位平扫；B. CT 横断位门脉期。检查显示肝左叶界清囊状低密度影，增强未见明显强化。肝右叶小片状无明显强化低密度影，平扫密度略高，考虑为容积效应影响。诊断为肝多发囊肿

图 5-4-8　肝囊肿

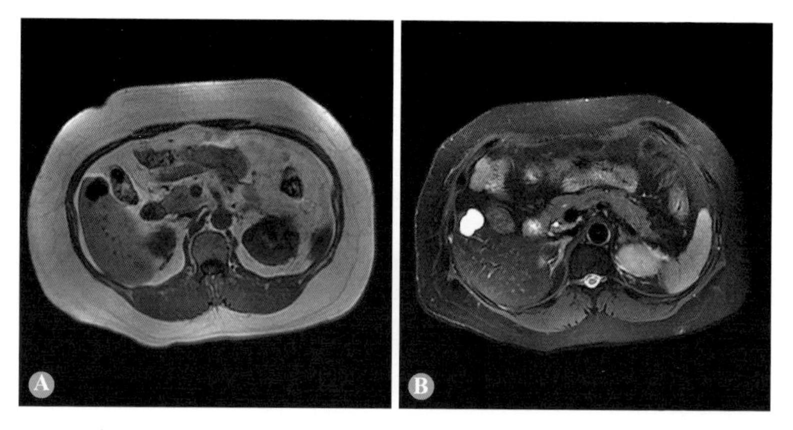

肝右叶单发囊状 MR T_1WI 低信号（A）、MR T_2WI 高信号灶（B），边界清晰，诊断为肝囊肿

图 5-4-9　肝囊肿

【鉴别诊断】

大多数病例影像学特征典型，并不难于诊断。少数病例须与感染、出血、囊性转移癌（如原发肿瘤为囊性，或神经内分泌肿瘤囊变）相鉴别。

六、肝海绵状血管瘤

【影像学检查方法的选择】

CT 增强、MRI 是主要的确诊手段，MRI 诊断价值更高。增强应包括动脉、静脉、延迟多个期相。

【临床概述】

肝内最常见的良性肿瘤，女性多见，小的病变多无症状，偶然在体检中发现，巨大肿瘤可出现上腹部胀痛不适。

【影像学特点】

1. CT

CT 平扫表现为肝实质内边界清楚的圆形或类圆形低密度肿块，其中可见更低密度区，代表血栓机化或纤维分隔，少数可见到钙化。CT 增强扫描，典型病变从周边部开始增强，增强密度接近同层大血管的密度，随时间延续增强范围向中心扩展且增强密度逐渐下降，延时扫描病变呈等密度或略高密度（图 5-4-10）。

小血管瘤（< 2 cm）可以表现为动脉期对比剂迅速填充，呈均匀高强化。较大病变（> 10 cm）由于中心瘢痕的存在，延迟期常不能完全填充。

2. MRI

T_1WI 上表现为边界清楚的均匀较低信号，T_2WI 上为均匀的明显高信号（类似于脑脊液信号）。Gd-DTPA 对比增强后，肿瘤亦从边缘增强，逐渐向中央扩展，最后充盈整个病变，形成明显高信号。

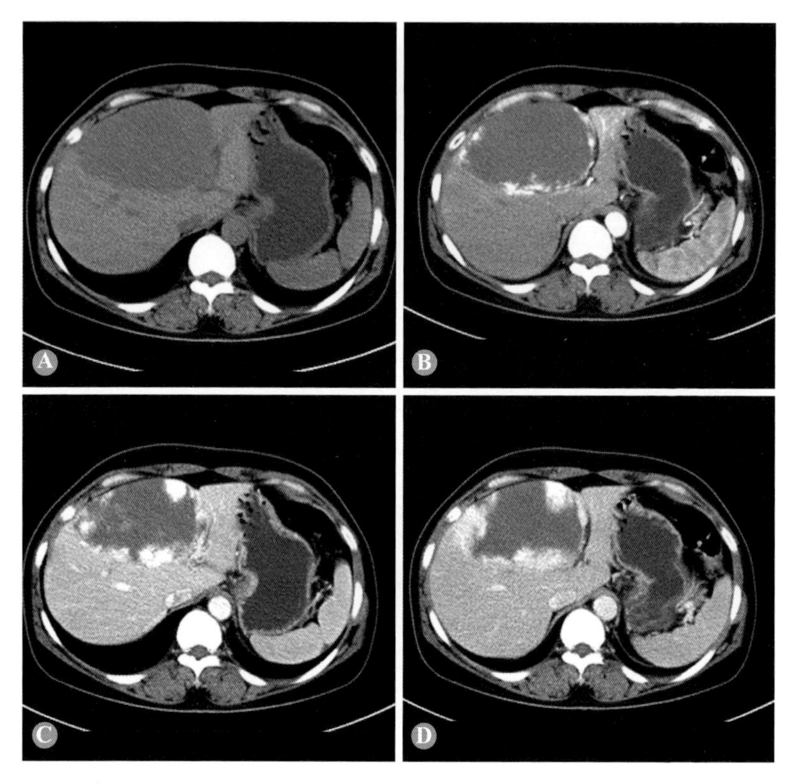

A. CT 横断位平扫；B. CT 横断位增强（动脉期）；C. CT 横断位增强（门脉期）；D. CT 横断位增强（静脉期）。检查显示肝内类椭圆形占位性病变，主要位于方叶，边界清晰，平扫密度低于肝实质，增强后可见自周边向外周斑点状渐进性明显强化，诊断为肝血管瘤。另肝左叶前缘动脉期片状强化增高，考虑为灌注异常可能

图 5-4-10 肝海绵状血管瘤

【鉴别诊断】

1. 胆管癌（周围型）：延迟持续增强，“填充样”强化与血管瘤相仿。病变易侵犯周围血管和胆管，引起远端胆道扩张。CT 平扫上密度往往混杂，而血管瘤则和血管密度相仿。T_2WI 上呈略高信号，而血管瘤则为明亮高信号。

2. 富血供转移：通常多发，临床上有明确的原发肿瘤病史。常在动脉晚期表现为高强化，与毛细血管瘤相仿。但延迟期往往呈低强化，可以鉴别。

3. 肝血管肉瘤：全肝多发肿块，可伴有脾受累。个别病变可能类似于血管瘤的强化方式。但肿瘤侵袭性较强，易有脉管浸润和转移。

七、肝局灶性结节状增生

【临床概述】

肝局灶性结节增生为肝良性肿瘤性病变，发病率低于肝血管瘤。病因不明，可能与肝实质对血管畸形的增生性反应有关。年轻女性多见。80% 单发，20% 多发。

【影像学特点】

1. CT

CT 平扫表现为等密度或稍低密度的肿块，其中可见更低密度的纤维分隔；CT 增强扫描动脉期病变呈快速、均匀、明显强化，门静脉期略低于或等于周围肝实质，可见引流静脉汇入肝静脉。静脉期多呈等密度，如果存在中央瘢痕，增强早期为低密度，延迟期可呈等或高密度。

2. MRI

除中心瘢痕外的实质信号均匀，T_1WI 为等信号或稍低信号，T_2WI 为等或稍高信号。中心瘢痕呈 T_1WI 为低信号、T_2WI 为高信号，放射状。动脉期病变均匀明显强化，静脉及门脉期多呈等信号。中央瘢痕呈高信号（图 5-4-11，表 5-4-1）。

3. 钆显酸 MRI 增强

对于肝局灶性结节增生诊断最为特异。病变由于存在胆管结构，在肝胆期表现为整体持续性强化。

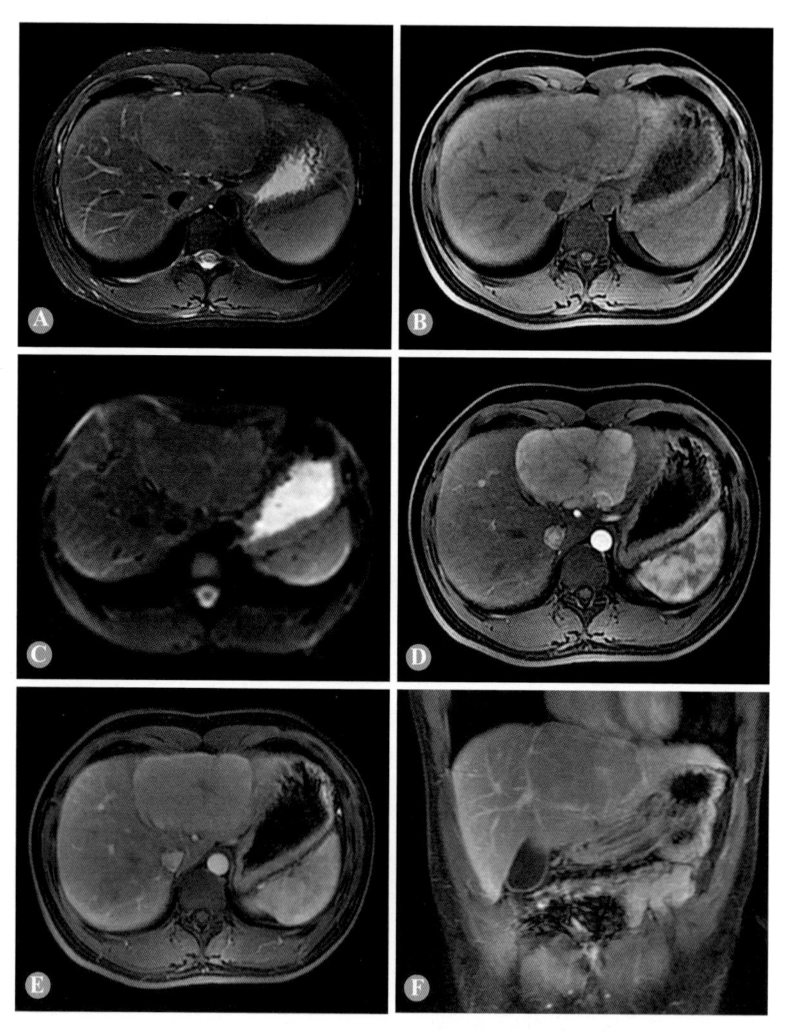

A. MR T_2WI 横断位；B. MR T_1WI 横断位；C. DWI；D. MR T_1WI 横断位动脉期；E. MR T_1WI 横断位门脉期；F. MR T_1WI 冠状位延迟期。检查显示左肝类椭圆形等 T_1WI、略长 T_2WI 信号，DWI 呈略高信号，边界清晰，动脉期呈较均匀明显强化，延迟期强化低于周围肝实质。门脉及静脉期病变中心可见条索样低信号，周围血管受压移位。病理诊断为肝局灶性结节增生

图 5-4-11　肝局灶性结节增生

表 5-4-1 肝良性病变的典型 MRI 表现

病变	T_1WI	T_2WI	动脉期	门脉期	静脉期
肝囊肿	低	高	无强化	无强化	无强化
肝血管瘤	低	高	周边结节状强化	强化范围增加	高强化
腺瘤	高至等	略高	高强化	等强化	等强化
FNH	等至低	高至等（中心瘢痕高信号）	高（中心瘢痕低信号）	高至等	等（中心瘢痕高或等信号）
再生结节	多变	低	无强化	多变	多变
不典型增生结节	多变	多变，可有局灶高信号	轻度或无强化	多变	多变

【鉴别诊断】

1. 肝腺瘤：多见于成年女性，与口服避孕药有关。临床多无明显症状，较大可及腹部包块，若合并出血可产生腹痛或出血性休克。易出现出血和坏死、脂肪变性，可伴有钙化、纤维化，密度不均。罕见中央瘢痕。增强后有早期动脉强化（因被膜下存在大的供血血管），门脉期和平衡期呈等或稍低强化。特点为内含脂肪或出血，周围供养血管增多（图 5-4-12）。

2. 纤维板层样肝癌：较大，易发生转移，纤维瘢痕粗大，合并钙化（T_2WI 呈低信号）。

八、原发性肝细胞肝癌

【影像学检查方法的选择】

CT 增强、MRI 是主要的确诊手段。增强应包括动脉、静脉、延迟多个期相。MRI 在肝结节性病灶的鉴别诊断中优于 CT，运用钆显酸成像的 MRI 诊断价值更高。

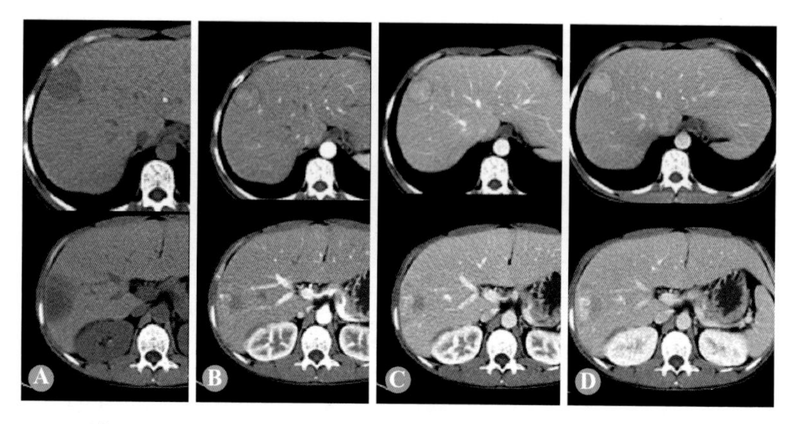

A. CT 横断位平扫；B. CT 横断位动脉期；C. CT 横断位门脉期；D. CT 横断位静脉期。检查显示肝Ⅷ段及Ⅶ段类圆形及片状较低密度灶，增强后动脉期强化欠均匀，延迟期强化持续，Ⅷ段病变边缘可见环形线状无强化灶。患者有糖原累积症病史。诊断为肝多发腺瘤

图 5-4-12　肝多发腺瘤

【临床概述】

原发性肝细胞肝癌为肝最常见的原发性恶性肿瘤。大多继发于肝炎、肝硬化，多见于中老年人群，男性多于女性。腹痛、肝大和肝肿块为常见的临床表现，可分为巨块型、结节型和弥漫型。影像学对于诊断和分期十分重要。

【影像学特点】

1. CT

肝硬化背景下，平扫肝癌大多为略低密度或混杂密度，边界不规则或呈分叶状，边缘模糊。若合并瘤内出血可显示不规则高密度。增强扫描，动脉期出现明显的斑片状、结节状强化。门静脉期多为等或略低密度，周围肝实质门脉期可出现楔形强化增高区，为局部门脉小瘤栓形成所致（图 5-4-13）。延迟期通常为低密度。可以区分退变结节和动门脉瘘。

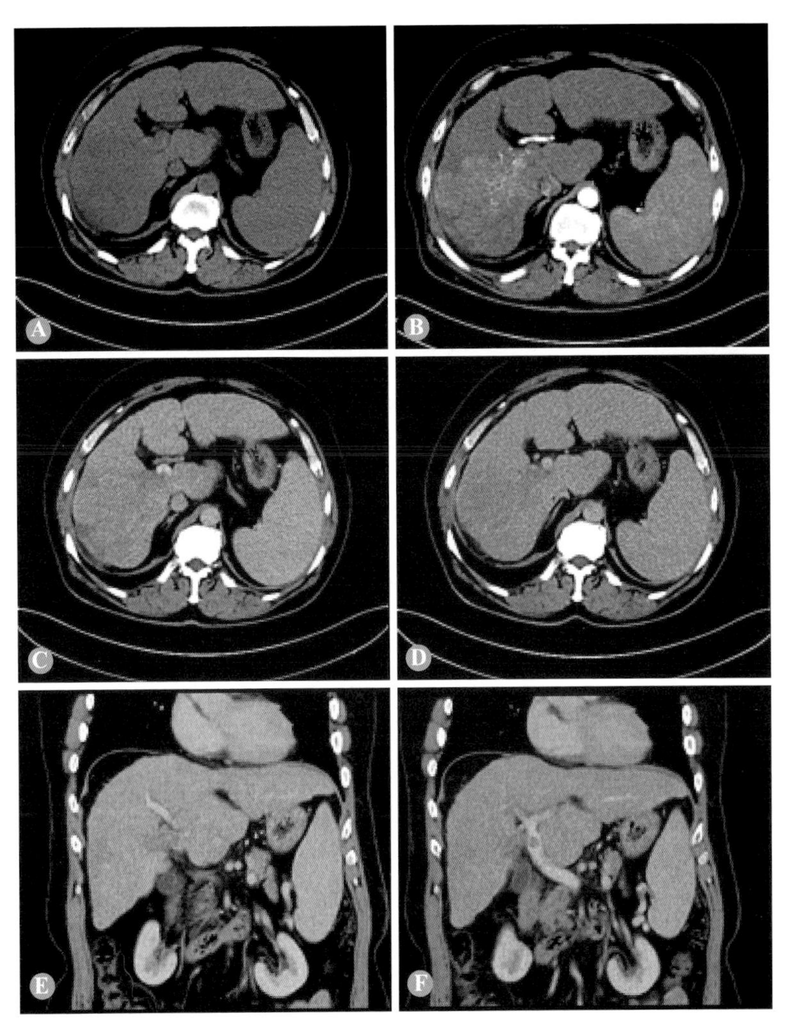

A. CT 横断位平扫；B. CT 横断位动脉期；C、D. CT 横断位延迟期；E、F. CT 冠状位门脉期。检查显示肝较小，左、右叶比例失调，边缘凹凸不平，脾增大。肝Ⅶ段略低密度影，边缘不清，动脉期不均匀明显强化，延迟期强化减低，门脉右后支增粗，动脉期异常强化，腔内混杂低密度影，冠状位图像显示门脉主干部分受累。病理诊断为肝硬化，肝细胞肝癌，伴门脉癌栓形成

图 5-4-13 原发性肝细胞肝癌

2. MRI

在 T_1WI 上肿瘤表现稍低或等信号，也可为高信号。T_2WI 上通常为稍高信号。内部信号常不均匀，可见“结节中结节”征象，假包膜及血管侵犯（图 5-4-14）。

DWI 由于弥散受限，HCC 多为明亮高信号。可帮助检出和诊断肝病变。

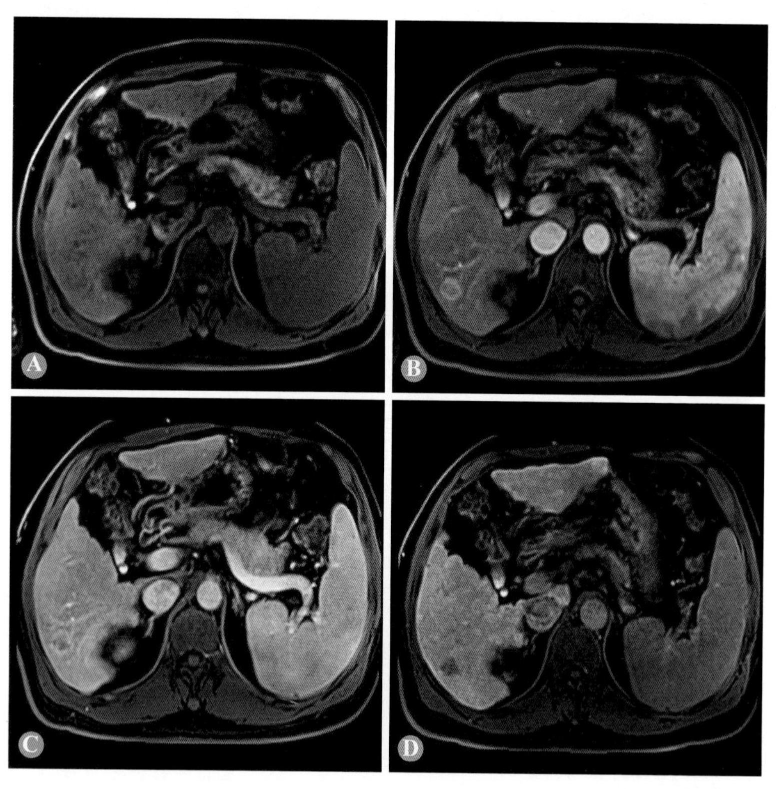

A. MR T_1WI 横断位平扫；B. MR T_1WI 增强动脉期；C. MR T_1WI 增强门脉期；D. MR T_1WI 增强延迟期。检查显示肝缩小，边缘凹凸不平，脾增大。肝 VI 段可见局限性 T_1WI 略高信号，增强后动脉早期明显强化，延迟期对比剂洗脱。病理诊断为肝硬化，肝细胞肝癌

图 5-4-14　原发性肝细胞肝癌

钆显酸 MRI 增强肝胆期正常肝可见强化，HCC 多呈低信号，少数分化好的病变可有持续强化。

【鉴别诊断】

1. 再生结节：小，多发，T_2WI 和 GRE 序列上低信号。

2. 异型增生结节：T_1WI 高信号，T_2WI 低信号，多没有动脉期明显强化，DWI 信号不高，肝胆期信号无减低。

3. 早期肝癌还须与血管瘤、转移性肝癌、肝腺瘤和肝局灶性结节增生等相鉴别。

九、肝内胆管细胞癌

【影像学检查方法的选择】

CT 增强或 MRI 检查。

【临床概述】

从叶间胆管或以远小胆管起源（2 级分支），早期无症状，发现时病变往往较大。患者的 AFP 多在正常范围，CEA 升高可有助于诊断。按照形态，可分为肿块型：肝内分叶状肿块，周边可有卫星灶。围管浸润型：沿着胆管生长，细长或分支状。导管内生长型：小，附壁或息肉样，可沿黏膜面播散。

【影像学特点】

1. CT

好发于左叶，单发为主，多发病变表现为较大病变周围多发小卫星灶。平扫为肝内较低密度灶，伴有包膜皱缩，延迟持续强化（由于纤维基质成分），上游胆管扩张（图 5-4-15）。

2. MRI

同 CT。T_1WI 呈低信号，T_2WI 呈等或稍高信号，等信号对应纤维成分，部分肿瘤可见明显高信号区域（黏液成分）。动态增强表现为早期轻度边缘强化，延迟期明显强化并向中心扩展，远端肝内胆管扩张，部分病例可见受累肝实质萎缩或局部肝包膜凹陷（图 5-4-16）。

【鉴别诊断】

肝细胞肝癌、肝内转移、淋巴瘤、血管瘤等。

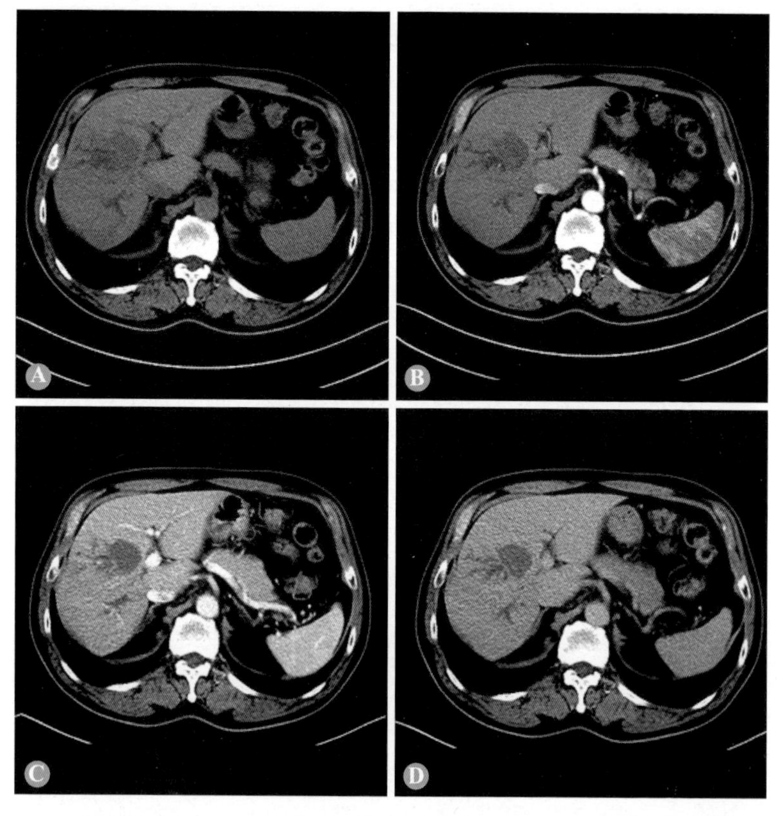

A. CT 横断位平扫；B. CT 横断位增强动脉期；C. CT 横断位增强门脉期；D. CT 横断位增强延迟期。检查显示肝Ⅳ、Ⅷ段类圆形稍低密度影，直径约 3.5 cm，增强后呈轻度强化，以远肝右叶胆管扩张，诊断为胆管细胞癌

图 5-4-15 胆管细胞癌

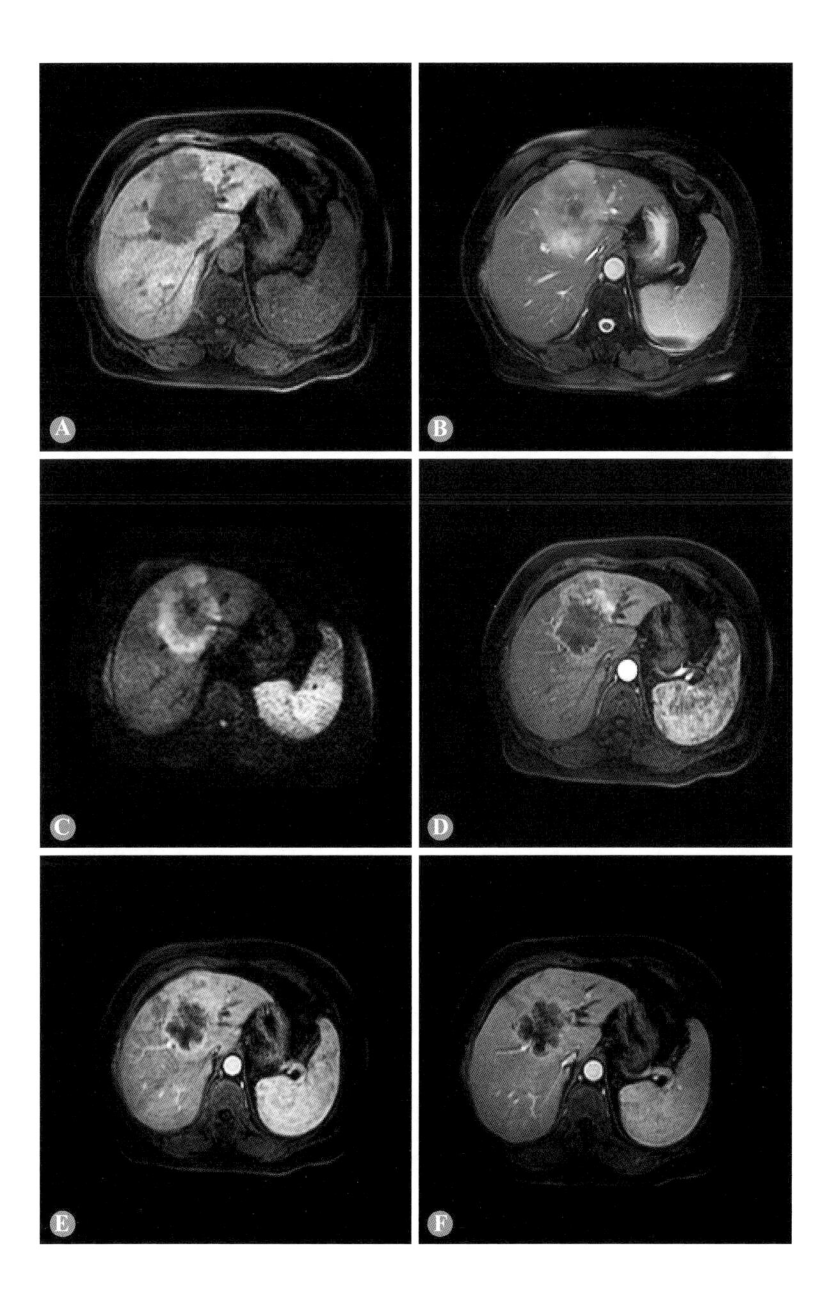
A
B
C
D
E
F

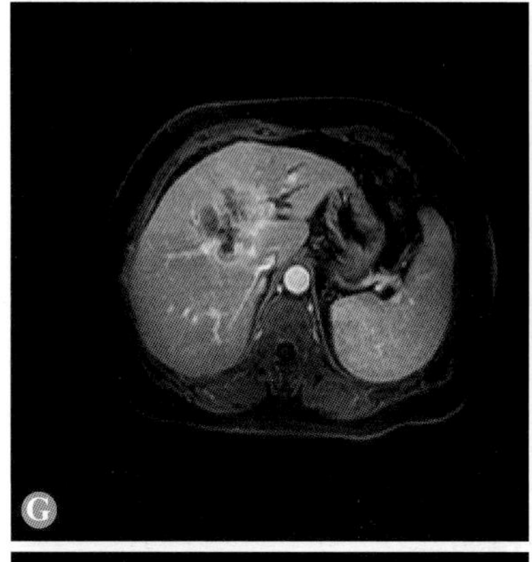

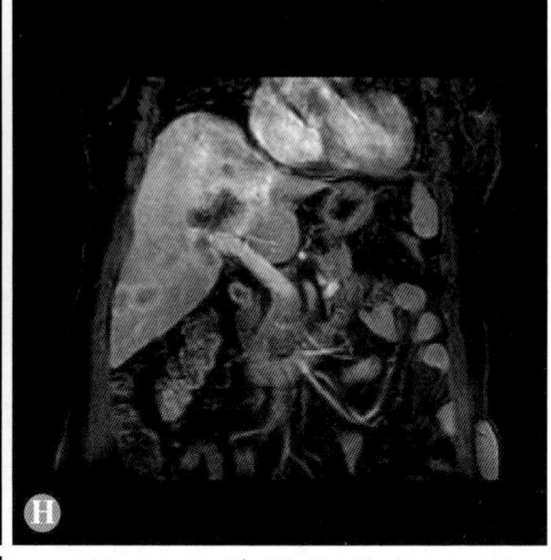

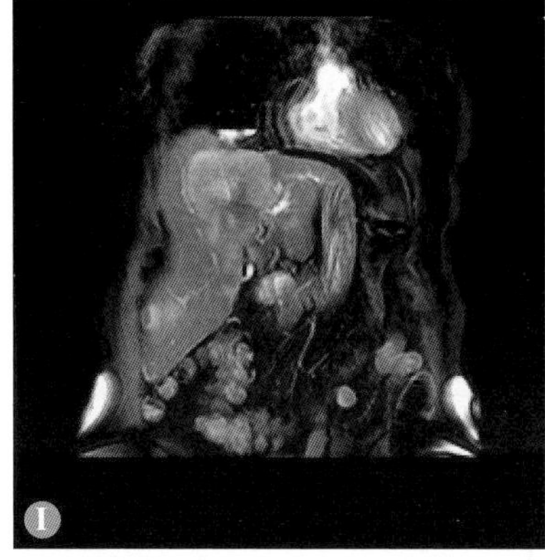

A. MR T_1WI 横断位平扫；B. MR T_2WI 横断位平扫；C. DWI；D. 动脉早期横断位；E. 动脉晚期横断位；F. 门脉期横断位；G. 延迟期横断位；H. 延迟期冠状位；I. T_2WI 冠状位。检查显示肝内分叶状不规则 T_1WI 较高、T_2WI 较高信号肿块影，DWI 呈外周高信号，动态增强后，动脉期边缘明显线状强化，门脉期及延迟期强化范围逐渐扩大，病变以远肝内外胆管扩张，邻近门脉左支中断，肝内另可见多发结节状异常信号伴环形强化。诊断为胆管细胞癌伴肝内多发转移

图 5-4-16　胆管细胞癌伴肝内多发转移

十、肝转移癌

【影像学检查方法的选择】

CT 增强、MRI 是主要的确诊手段，运用钆显酸成像的 MRI 诊断价值更高。增强应包括动脉、静脉、延迟多个期相。

【临床概述】

转移性肝癌的原发灶位于体内其他脏器，转移至肝。在我国，原发性肝癌发病率较高，但近年来，转移性肝癌的发生也呈上升趋

势。对于转移性病变，肝转移的发生率仅次于区域淋巴结转移。转移途径包括门静脉转移、肝动脉转移、淋巴结转移和邻近器官直接浸润。常见的肝转移瘤多来自消化道、肺、胰腺及乳腺等部位。

【影像学特点】

1. CT

平扫肝内单发或多发圆形或分叶状肿块，多为低密度（图 5-4-17）。

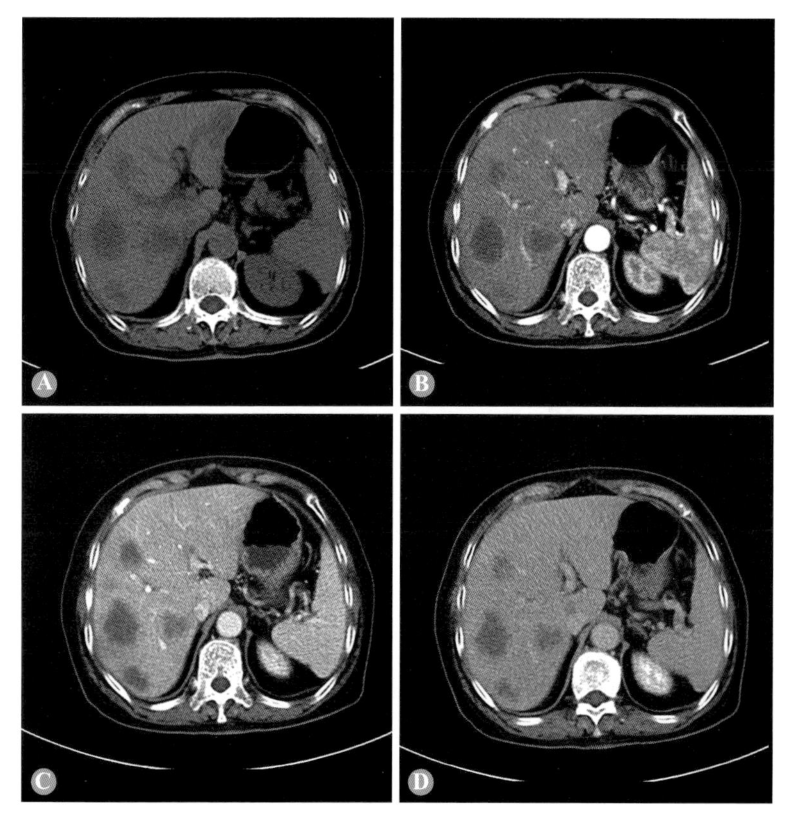

A. CT 横断位平扫；B.CT 横断位增强动脉期；C. CT 横断位增强门脉期；D. CT 横断位增强延迟期。检查显示肝多发类圆形稍低密度影，边缘模糊，增强后强化不明显。患者患有直肠癌，病理诊断为肝多发转移

图 5-4-17　肝转移癌

乏血供转移在增强扫描上表现为中央低密度（坏死区域），边缘呈环状强化（肿瘤实质区域，及周围受压的肝实质），多见于上皮来源肿瘤（图 5-4-17）。富血供肿瘤表现为动脉期高强化，中心也可出现坏死。门脉期呈等或低强化，延迟期呈低强化，多见于神经内分泌肿瘤、甲状腺癌、肾透明细胞癌等（图 5-4-18）。少数肿瘤表现为囊性密度（CT 值＜ 20 HU），内可见液平，壁可以较厚或有壁结节，增强后不规则强化，也可合并钙化。

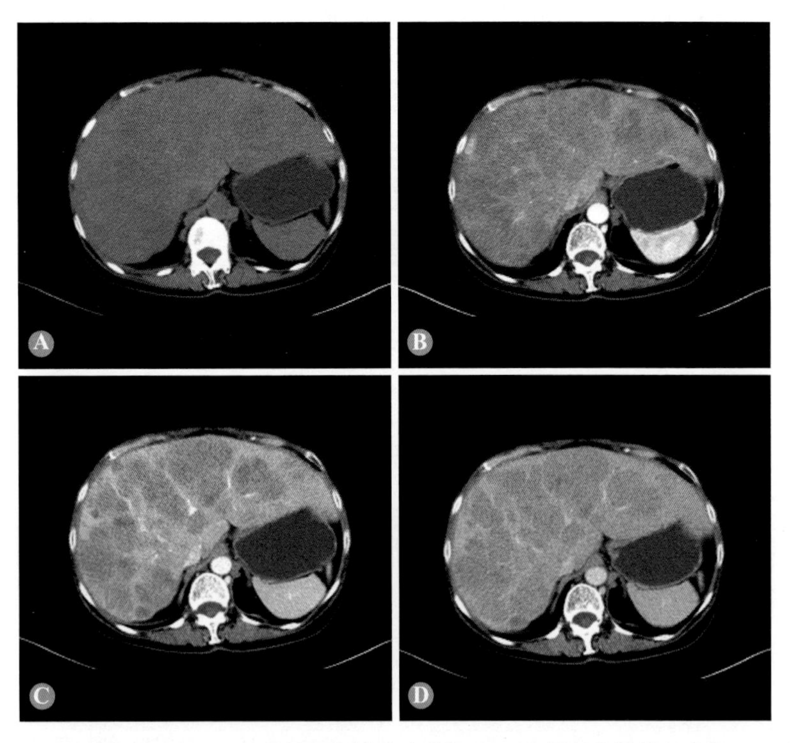

A. CT 横断位平扫；B. CT 横断位增强动脉期；C.CT 横断位增强门脉期；D. CT 横断位增强静脉期。检查显示肝增大，其内弥漫分布多发类圆形稍低密度影，边缘模糊，增强后轻度强化。患者为胰腺神经内分泌肿瘤，诊断为肝多发转移

图 5-4-18　肝转移癌

2. MRI

肝内多发或单发、边缘清楚的瘤灶。T_1WI 常表现稍低信号，黑色素瘤为高信号。T_2WI 则呈稍高或高信号。增强表现同 CT。钆显酸成像上，肝胆期转移灶表现为低信号，在强化的肝背景下，更为明显。

【鉴别诊断】

1. 多发血管瘤：典型病变为周边结节状不连续的强化，CT 平扫上与血管密度相仿。T_2WI 为明显高信号。

2. 多灶性肝细胞肝癌：具有肝硬化背景，易有门脉侵犯。

3. 多灶性胆管细胞癌：具有包膜皱缩，延迟强化。

4. 多发肝脓肿：原发癌不明确而见到肝内多发结节者，特别是囊性转移瘤，须与肝脓肿等相鉴别。后者多有典型的临床症状，易合并肺不张、右侧胸腔积液等。

【肝硬化患者发现肝结节诊断流程】（图 5-4-19）

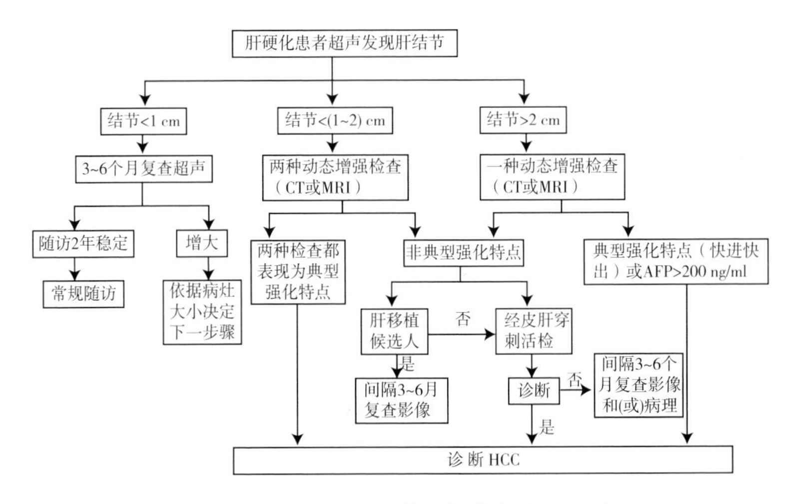

图 5-4-19　肝硬化患者发现肝结节诊断流程图

【偶然发现肝低密度结节】（图 5-4-20）

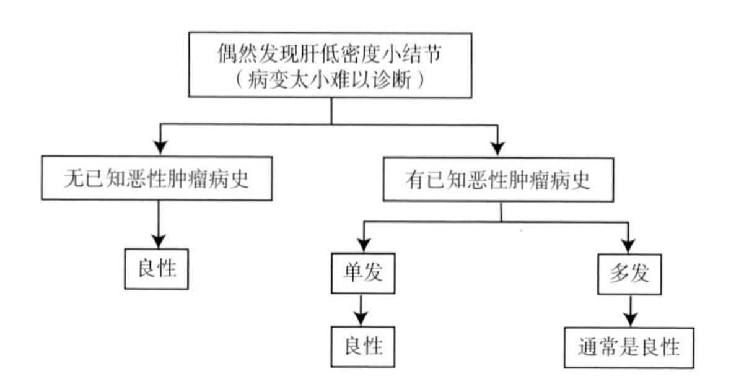

图 5-4-20　偶然发现肝低密度结节图

第五节　胆道疾病

【影像学检查方法的选择】

胆系疾病包括胆囊炎或胆系结石、胆系梗阻、先天性的胆管扩张、胆管狭窄、肿瘤等。

常规的检查方法包括超声、X 线平片、CT 及 MRI 等。根据检查方法不同，胆系疾病有不同的影像学征象，如胆道结石在 X 线平片和 CT 上表现为高密度影，而在胆道造影和 ERCP 或 MRCP 上则表现为充盈缺损。超声主要用于胆系疾病的筛查。X 线平片检查包括平片、经皮经肝胆管造影（percutaneous transhepatic cholangiography，PTC）和经内镜逆行性胆胰管造影（endoscopic retrograde cholangiopancreatography，ERCP），后二者对于胆管阻塞性病变检查的应用价值较高，但是均为有创性检查，一般不作为检查的首要选择。CT 及 MRI 在胆系疾病的定位和定性诊断有较高的应用价值，并可以观察病变强化特征、肝实质、周围淋巴结、血管侵犯等情况。

一、胆总管囊肿

【影像学检查方法的选择】

CT 及 MRI 能较好显示胆道系统和肝实质的全貌。增强检查有助于评价是否存在胆管周围感染（动脉期门静脉周围弥漫性强化，延迟期强化减低为等密度 / 信号）。

【临床概述】

胆总管囊肿为临床上最常见的一种先天性胆道畸形。病变主要为胆总管部分呈囊状或梭状扩张，有时可伴有肝内胆管扩张。发病率女性高于男性，为 3:1~4:1。其又称为先天性胆总管囊肿、先天性胆总管扩张症、原发性胆总管扩张等。

根据囊肿的位置和形态分为 5 型。

Ⅰ型：胆总管囊柱状扩张，最常见。根据扩张的形态，可以分为囊状、节段性囊状、“纺锤状”（图 5-5-1）。

Ⅱ型：胆总管憩室。较少见。在胆总管侧壁囊样扩张，以狭基底或短蒂与胆总管连接，胆管的其余部分正常或轻度扩张。

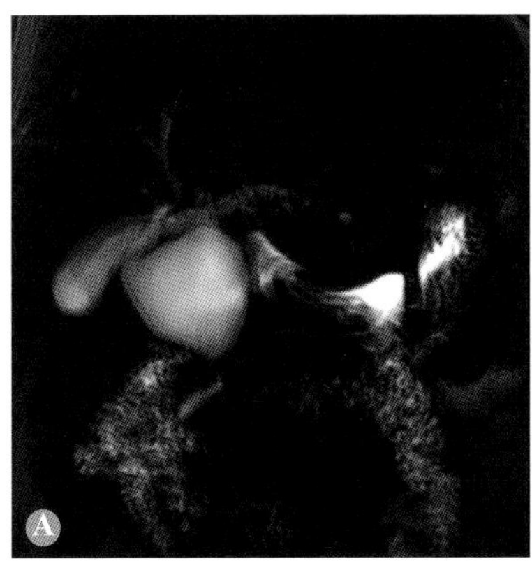

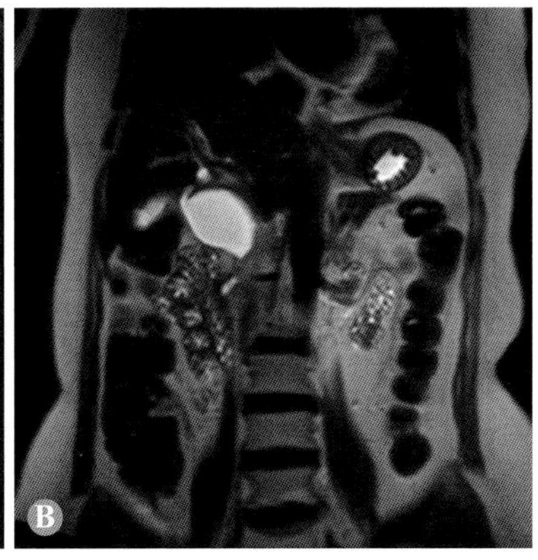

A. MRCP；B. MR T_2WI 冠状位。检查显示胆总管中上段囊状明显扩张，近侧及远侧管腔未见增宽。另胰管近段略宽。诊断为胆总管囊肿

图 5-5-1　胆总管囊肿

Ⅲ型：胆总管十二指肠内段扩张。罕见。也称为胆总管囊肿脱垂。病变表现为胆总管末端扩张并疝入十二指肠内。

Ⅳ型：多发肝内或肝外的胆管扩张。分 2 亚型。Ⅳa：肝外胆总管扩张同时合并肝内胆管扩张；Ⅳb：肝外胆管的多发性扩张。

Ⅴ型：肝内胆管扩张。目前称之为 Caroli 病，认为这是一种独立疾病，常染色体隐性遗传，与先天性胆管扩张症有着本质区别（图 5-5-2）。

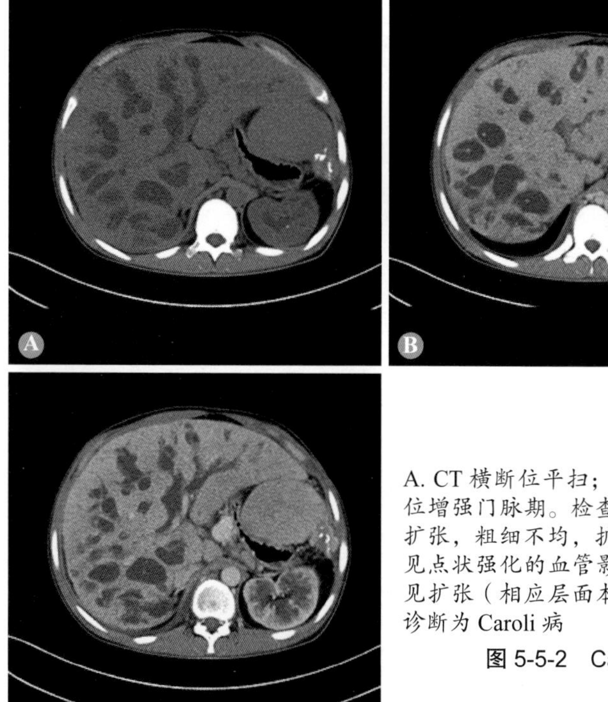

A. CT 横断位平扫；B、C. CT 横断位增强门脉期。检查显示胆管多发扩张，粗细不均，扩张胆管中心可见点状强化的血管影，肝外胆管未见扩张（相应层面本图未显示），诊断为 Caroli 病

图 5-5-2　Caroli 病

【影像学特点】

1. X 线平片

PTC 或 ERCP 可见胆管系统局部囊状扩张。

2. CT

边缘清晰锐利的囊性低密度影，增强后无强化，与胆道相通，或胆管扩张程度不成比例。

3. MRI

与 CT 类似。有利于显示较小病变与胆道是否相通。

【鉴别诊断】

胆管憩室颈部封闭时，须与肝囊肿、胰腺囊肿相鉴别。

Caroli 病应与肝内多发小囊肿相鉴别，前者扩张的胆管系统沿胆管树分布，后者随机分布。

二、胆囊炎

【影像学检查方法的选择】

超声简便易行，可靠性高，为胆囊炎的首选检查方法，腹部平片可以除外肠梗阻、穿孔等其他急腹症。诊断有困难的患者可行 CT 检查。

【临床概述】

急性胆囊炎为常见急腹症，主要由于胆囊管梗阻（胆结石嵌顿和蛔虫阻塞等）或细菌感染所致。慢性胆囊炎多由反复发作的急性胆囊炎发展而来，也可没有明显的急性过程。发病过程常与胆结石并存，互为因果，长期慢性炎症刺激胆囊壁使之纤维化，致胆囊挛缩、外形变小、胆囊壁增厚，可合并钙化。

【影像学特点】

1. X 线平片

急性胆囊炎患者，有时扩张的胆囊可以显影。如果合并存在阳性胆系结石，可以显影（详见“胆系结石”一节所述）。

2. CT

急性胆囊炎时，胆囊增大，长径超过 5 cm，胆囊壁因炎性水肿而明显增厚，增强扫描明显强化，胆囊周围、胆囊床相邻组织水肿，表现为环形低密度区（图 5-5-3）。慢性胆囊炎时多见胆囊缩小，胆囊壁均匀或不均匀性增厚，对比增强检查，增厚的胆囊壁出现均匀增强（图 5-5-4）。

3. MRI

急性胆囊炎时显示胆囊增大，胆囊壁增厚，增厚的胆囊壁因水肿而出现 T_1WI 低信号、T_2WI 高信号（图 5-5-4）。

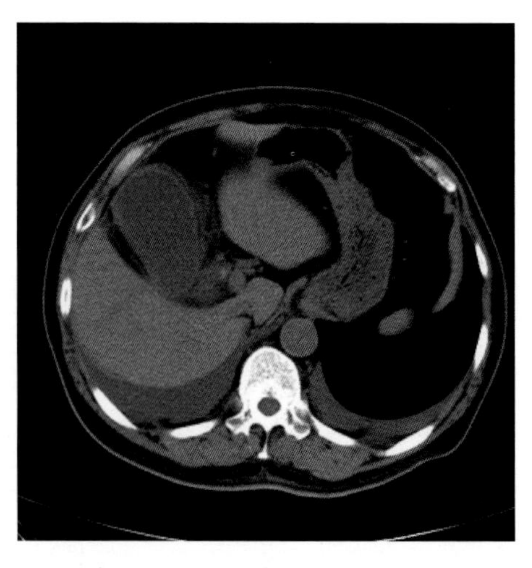

CT 横断位平扫显示胆囊增大，壁增厚水肿，胆囊周围脂肪密度增高，可见渗出影。胆囊颈部小结节状略高密度影，双侧胸腔积液。诊断为胆囊颈结石伴急性胆囊炎

图 5-5-3　急性胆囊炎

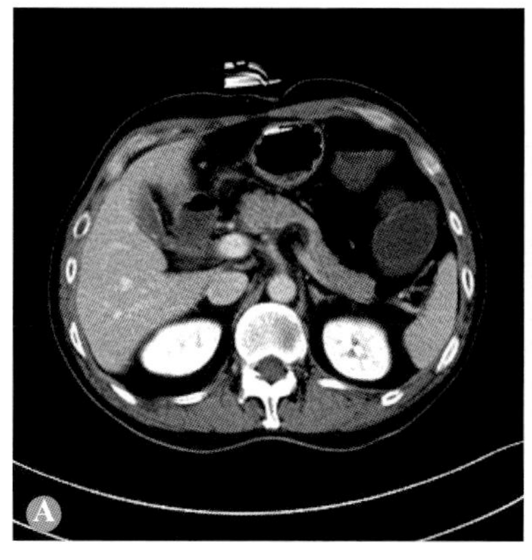

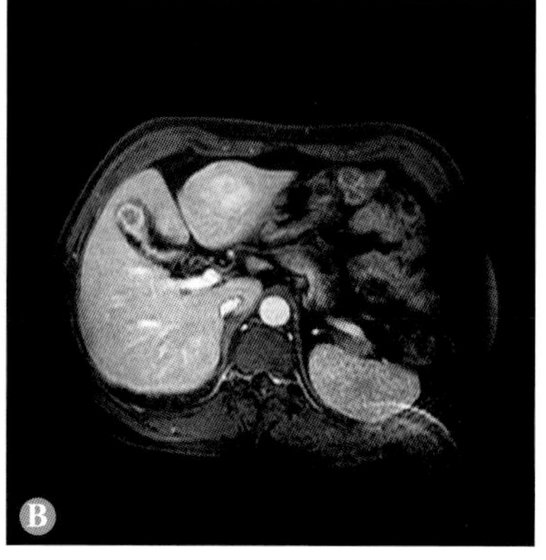

A. CT 横断位增强门脉期显示胆囊变小，壁增厚，可见附壁散在高密度影；B. MR T_1WI 横断位增强门脉期显示增厚的胆囊壁均匀强化，二例患者诊断均为慢性胆囊炎。右图病例另可见肝左叶局灶性病变

图 5-5-4　慢性胆囊炎

【鉴别诊断】

慢性胆囊炎的胆囊壁增厚须与胆囊癌相鉴别，同时还须排除胆囊周围炎、肝硬化低蛋白血症所致的胆囊壁增厚等。

三、胆道结石

【影像学检查方法的选择】

超声简便易行，可靠性高，为胆系结石的首选检查方法。CT 对于显示胆管结石优于超声。诊断有困难的胆管阴性结石，可行 MRCP 或 ERCP 检查。

【临床概述】

胆道结石可分为胆管结石和胆囊结石，与胆道感染、胆红素及胆固醇代谢障碍有关，依其成分不同可分为胆固醇结石、胆色素结石及混合性结石。

【影像学特点】

1. CT

胆结石在 CT 上可分为高密度、等密度、低密度 3 型，除显示结石本身形态、密度等特征以外，常可发现胆道扩张、胆囊炎等表现（图 5-5-5）。

2. X 线平片

阳性结石表现为右上腹部大小不等的圆形或环形致密影。阴性结石平片不能发现。ERCP 检查，可见胆管或胆囊内结石的充盈缺损或胆道狭窄、梗阻（图 5-5-6）。

3. MRI

胆囊结石在 T_1WI、T_2WI 上均表现为低信号灶，MRCP 上胆系结石表现为低信号充盈缺损，结石上方胆系扩张。对胆系结石，MRCP 既可观察到低信号的结石及其部位、大小、形态、数目等，又能显示梗阻的胆管扩张程度（图 5-5-6）。

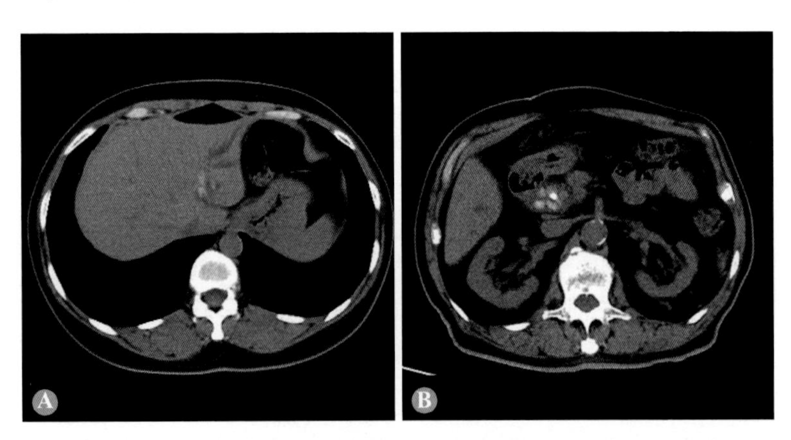

A. CT 横断位平扫显示肝Ⅱ段胆管走行区多发结节状较高密度影，局部及以远胆管扩张，诊断为肝内胆管结石；B. CT 横断位平扫显示胆总管上段管腔扩张，其内多发结节状较高密度影，诊断为胆总管结石。管腔内另可见一类圆形致密影，连续层面（相应图未附）观察为管状，为胆道支架影

图 5-5-5　胆道多发结石

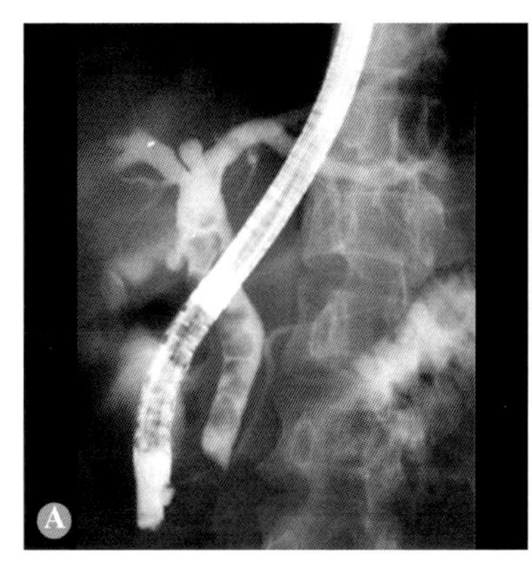

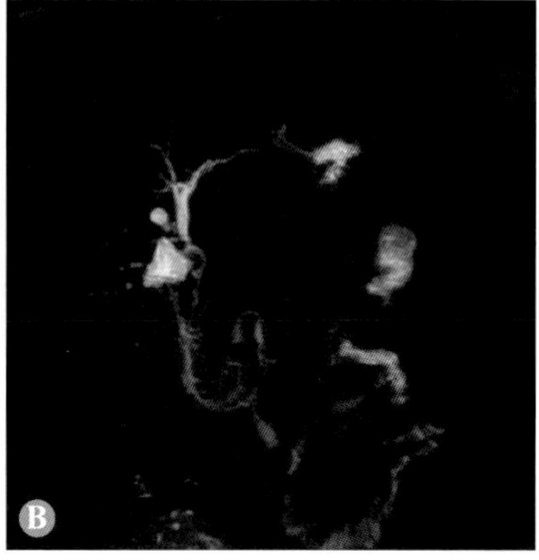

A. ERCP 显示胆总管多发结节状充盈缺损，边界清晰，胆总管末段未显影，其上肝内外胆管扩张。另可见胰管影，形态正常；B. MRCP 显示胆总管中段局限性类椭圆形充盈缺损，上方胆系略扩张

图 5-5-6 胆总管结石

【鉴别诊断】

胆管结石表现为局限性充盈缺损，少数情况下需要与胆管肿瘤相鉴别，后者可见结节状强化，并可伴有管壁浸润强化。

四、胆囊癌

【影像学检查方法的选择】

超声和 CT 增强为目前胆囊癌最常用的影像学检查方法。CT 增强和 MRI 增强在评价胆囊病变以外，可以较好地观察肝浸润、胆道受累及周围淋巴结转移情况，全面评价病变。

【临床概述】

胆囊癌为胆系最常见的恶性肿瘤，可能与胆囊结石和慢性胆囊炎的长期刺激有关。多为腺癌，少数为鳞癌。恶性度高，易于扩散，常侵犯邻近器官组织。

【影像学特点】

1. CT

胆囊癌按照形态的不同，可分为增厚型：胆囊壁呈不规则或结节状增厚；腔内型：表现胆囊腔单发或多发乳头状肿块，肿块基底胆囊壁增厚；肿块型：胆囊腔被肿瘤占据，囊腔消失，易合并周围肝实质浸润受累。增强后，肿瘤及其局部胆囊壁明显强化（图 5-5-7）。

2. MRI

与 CT 表现相似，表现为胆囊壁增厚，胆囊内实质性肿块。T_2WI 肿块周围的肝实质可形成不规则高信号结节，提示肿瘤侵犯肝，同时显示淋巴结转移和胆道扩张（图 5-5-8）。

【鉴别诊断】

1. 已累及周围肝实质的肿块型胆囊癌，易与肝癌混淆。

2. 胆囊壁增厚型的胆囊癌须与胆囊炎相鉴别。

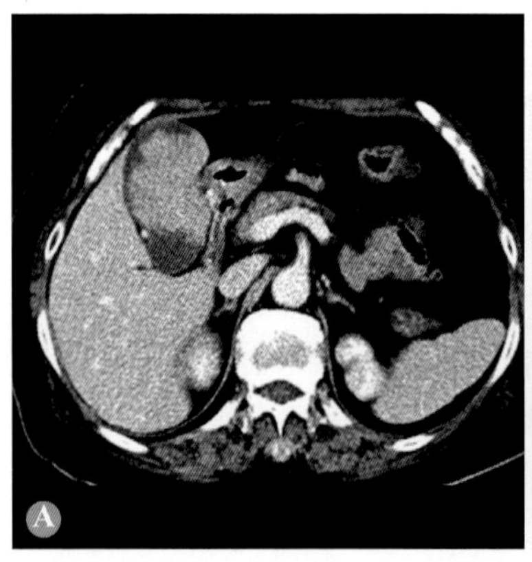

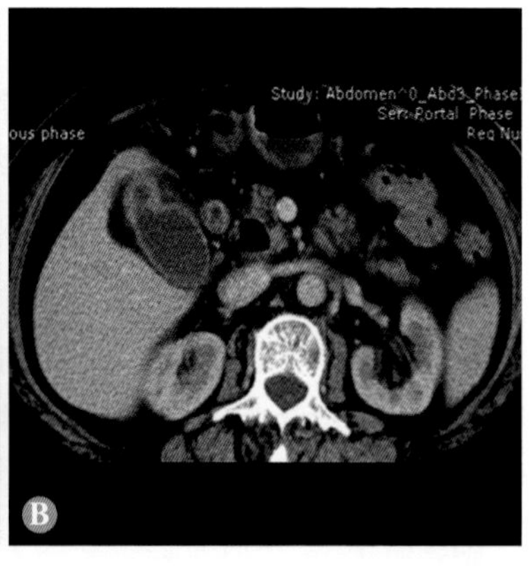

A. CT 横断位增强显示胆囊内软组织密度肿块影凸入腔内，表面呈分叶状，增强呈较均匀强化；B. CT 横断位增强显示胆囊底及邻近胆囊体壁毛糙增厚，周围脂肪密度增高。二病例的病理诊断均为胆囊癌

图 5-5-7　胆囊癌

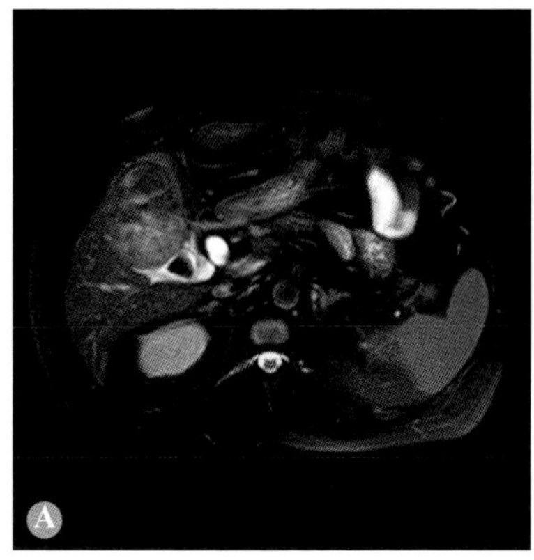

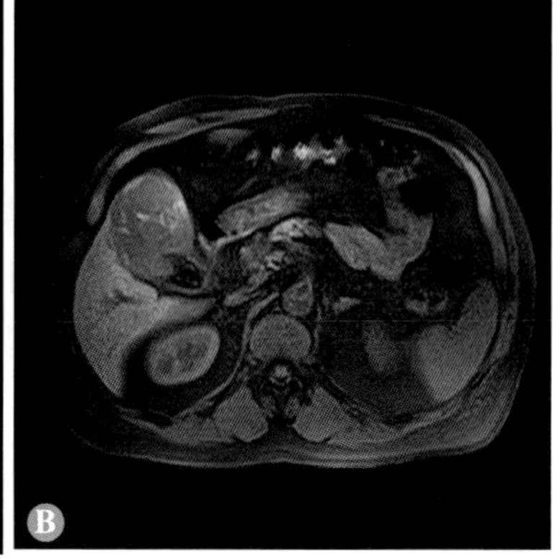

A. MR T_2WI 横断位；B.MR T_1WI 横断位。检查显示胆囊腔内可见单发等-短 MR T_1WI、等-长 MR T_2WI 肿块影，边界尚清，诊断为胆囊癌

图 5-5-8 胆囊癌

五、胆管癌

【影像学检查方法的选择】

CT 增强或 MRI 检查。胆管癌有时较小，需要薄层扫描，同时增强扫描的延迟期尤为重要。当胆管癌表现为浸润生长时，不能显示肿块，需要仔细观察图像，必要时 ERCP 检查。

【临床概述】

起源于肝内或肝外胆管上皮细胞。部分可发生在肝胆结石的基础上。以中老年男性常见，临床起病隐匿，以无痛性、进行性加重的黄疸为特征。

发病比例分别为远段胆总管（CBD）（30%~50%），肝总管（14%~37%），近段胆总管（15%~30%），左、右肝管交汇区（Klatskin tumor）（10%~26%），肝左或肝右胆管（8%~13%），胆囊管（6%）。

【影像学特点】

1. CT

胆总管癌，病变近端胆系扩张，梗阻部分 CBD 中断，部分可见腔内软组织肿块，轻中度强化，延迟强化为主（图 5-5-9）；肝门区胆管癌，肝门区软组织肿块，肝内胆管扩张，下游胆道和胆囊充盈不佳。

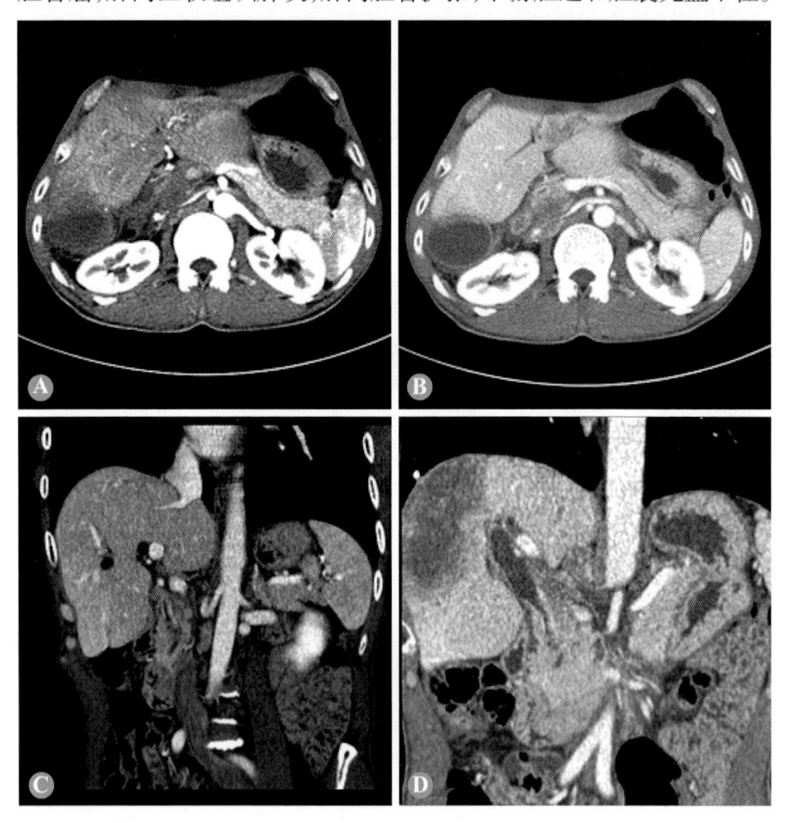

A.CT 动脉期横断位；B.CT 门脉期横断位；C. 门脉期斜冠状位；D. 延迟期沿胆总管走行的曲面重建图像。检查显示胆总管壁环状不规则增厚伴强化，局部管腔狭窄，上方胆总管扩张。邻近腹膜后增大淋巴结影。另外胆囊可见壁不规则增厚，边缘模糊，邻近肝实质浸润受累，强化减低。诊断为胆系多发恶性病变

图 5-5-9　胆系多发恶性病变

2. MRI

胆总管癌，同 CT 表现，增强后亦主要表现为延迟强化；肝门区胆管癌，同 CT 表现，肝内胆管明显扩张。肝门区软组织肿块，T_1WI 呈低信号，T_2WI 呈稍高信号。多数延迟强化，也可早期强化并持续强化。

【鉴别诊断】

胰头癌、十二指肠球部癌、胆管炎等（表 5-5-1）。

表 5-5-1　良、恶性胆总管狭窄常见病因及影像特点

项目	恶性胆总管狭窄	良性胆总管狭窄
常见病因	胆管癌 胰腺癌 壶腹癌与壶腹周围癌 胆囊癌累及胆管 胆管转移癌 门脉和胰头周淋巴结肿大压迫胆管	医源性，肝移植后胆管狭窄 胰腺炎 胆总管结石 胆管炎 Mirizzi 综合征 Oddi 括约肌狭窄
影像表现	管壁增厚 狭窄段较长 不对称狭窄 外缘模糊不清 管腔不规则 渐进性强化或门脉期高信号（相对肝实质）	管壁无明显增厚 狭窄段较短 边缘光滑

【胆管扩张的诊断思路】（图 5-5-10）

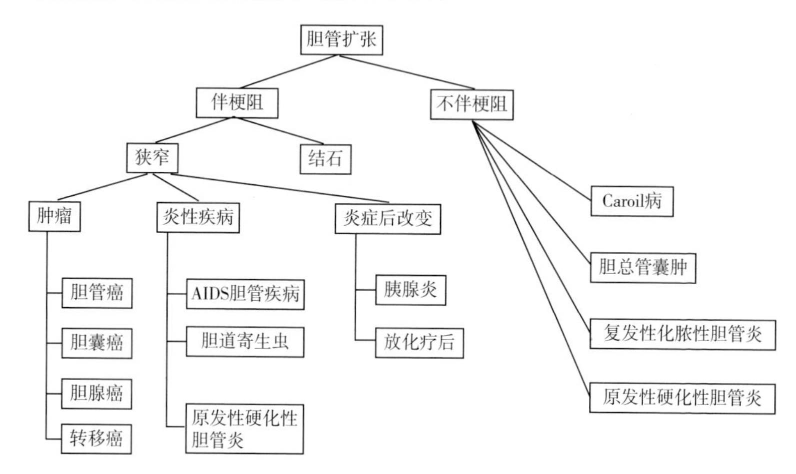

图 5-5-10　胆管扩张的诊断思路流程图

第六节　胰腺疾病

【影像学检查方法的选择】

超声一般用于胰腺疾病的筛查，当发现胰腺有异常时，可进一步行 CT 或 MRI 检查明确病变的性质、范围和继发性改变。

CT 平扫及 CT 增强是胰腺疾病的首选影像学检查方法，对胰腺炎评估、胰腺肿瘤的分期和手术可切除性的判断准确性较高。胰腺薄扫及三维重建有助于检出尚未造成胰腺形态改变的胰内小病灶，清晰显示胰管、胆总管，以及胰腺病变与周围脏器的毗邻关系，CTA 可准确评估胰周血管的情况。

MR Gd 增强有助于胰腺病灶的定性诊断。MRCP 可无创性评价胰胆管的形态。ERCP 显示胰胆管梗阻性病变的同时可以进行介入治疗。

一、胰腺炎

（一）急性胰腺炎

【临床概述】

急性胰腺炎是一种常见急腹症，多见于成年男性，由于胆道疾病、酗酒、暴饮暴食等原因导致胰腺消化液溢出，对胰腺本身和周围脏器产生“自我消化”引起的一系列化学性炎症。主要临床表现为突发性剧烈上腹痛、恶心呕吐、低血压及休克状态、高热寒战、黄疸、皮下淤血斑、腹肌紧张、压痛等。血、尿淀粉酶及脂肪酶升高。主要病理变化的胰腺水肿、出血和坏死，分为急性水肿型胰腺炎和急性出血坏死型胰腺炎。

【影像学特点】

1. CT

（1）急性水肿型胰腺炎平扫表现为胰腺体积弥漫性或局限性明显肿大，实质密度减低，形态不规则，边缘模糊，增强扫描胰腺轻度强化，胰腺周围水肿显示更清晰。肾前筋膜及肾周筋膜增厚。

（2）急性出血坏死型胰腺炎：除胰腺增大更明显之外，胰腺内由于出血，可以出现不均匀性密度增高，CT 值一般＞ 60 HU。增强扫描见坏死的胰腺组织不强化，仍呈低密度影。另可见胰周积液和腹水。

（3）急性胰腺炎常并发假性囊肿和脓肿（图 5-6-1，图 5-6-2A）。

2. MRI

（1）胰腺增大，形态不规则，在 T_1WI 上呈低信号，T_2WI 上呈高信号。如有出血坏死，在 T_1WI 上则呈高信号或不均匀混在高信号。

（2）胰腺边缘多数模糊不清，为胰腺周围脂肪组织水肿所致。

（3）增强扫描，正常存活的胰腺组织强化，而坏死组织不强化。

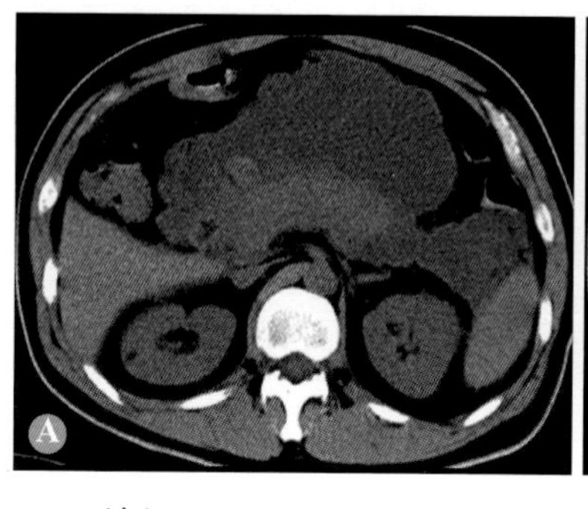
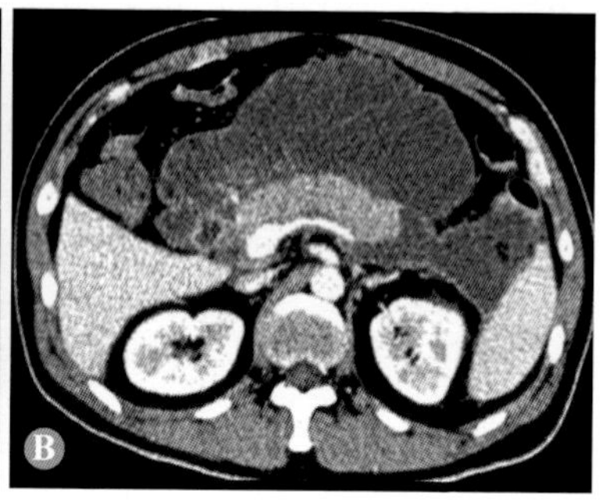

A.CT 横断位平扫；B.CT 横断位增强。检查显示胰腺实质肿胀，胰周可见渗出改变，胰头前方团片状稍高密度影，考虑出血可能

图 5-6-1　急性胰腺炎

（4）当炎症扩散至腹膜后，使该处脂肪信号减低或消失。胰腺假性囊肿、小网膜囊积液等在 T_1WI 上呈低信号，T_2WI 上呈高信号（图 5-6-2B，图 5-6-2C）。

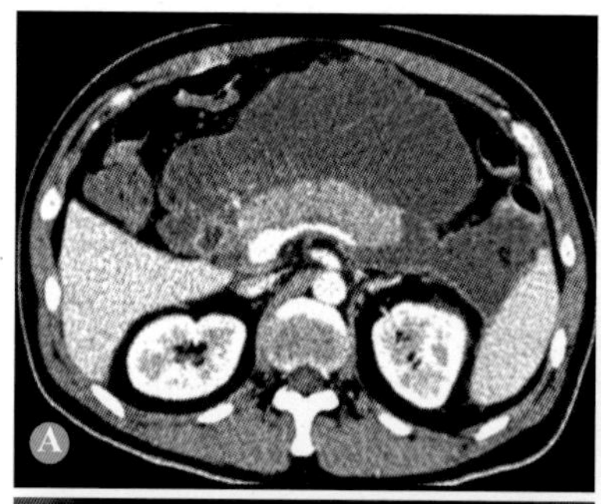
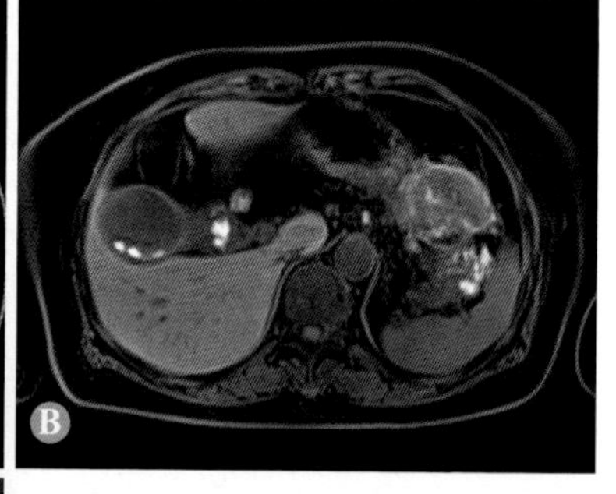
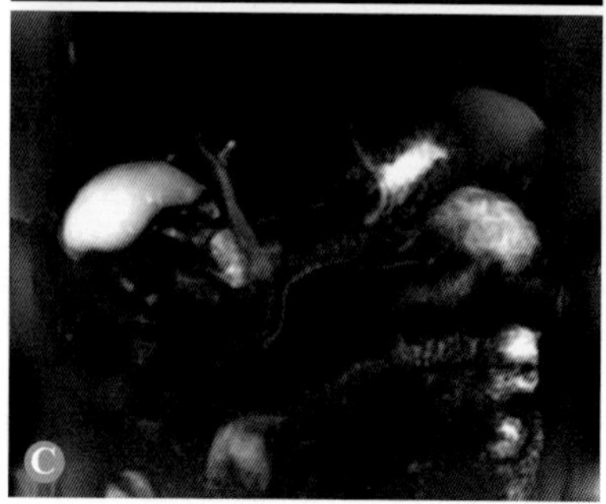

A. CT 横断位增强门脉期；B. MR T_1WI 压脂横断位；C. MRCP。检查显示胆囊底部、胆囊颈部及胆囊管内多发结石，胰头、颈及体尾周围多发包裹性坏死形成

图 5-6-2　急性胰腺炎

（二）慢性胰腺炎

【临床概述】

多由于急性胰腺炎迁延、反复发作而形成，以反复发作的上腹痛伴不同程度的胰腺外分泌和内分泌失调为特征。

【影像学特点】

1. CT

（1）胰腺大小：正常、肿大或缩小，取决于纤维化和萎缩及炎症的程度。

（2）胰管扩张：内径超过 5 cm，且粗细不均呈串珠状，部分病例可伴有胆总管的扩张。胰管结石和沿胰管分布的实质内钙化为特征性改变。可合并有胰内或胰外的假性囊肿。

（3）胰腺周围炎性反应：胰周筋膜增厚为多条粗细不等的索条影，增厚的肾前筋膜与腹膜、侧椎筋膜粘连呈条状带影。部分病例胰腺局部肿大形成肿块，无特征性，与癌肿不易鉴别（图 5-6-3）。

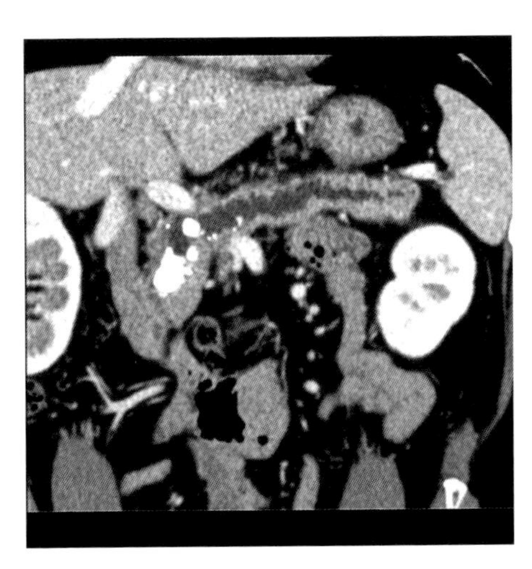

CT 曲面重建显示胰腺多发钙化伴胰管“串珠状”扩张

图 5-6-3　慢性胰腺炎

2. MRI

（1）胰腺增大、缩小或正常。

（2）胰腺组织的信号强度正常或局限性降低，1 cm 以上的钙化呈黑色低信号，1~2 cm 的假性囊肿在 T_1WI 上呈圆形低信号，T_2WI 上呈高信号。

（3）主胰管扩张，MRCP 可以清楚显示胰管呈串珠样扩张，胰管结石表现为充盈缺损（图 5-6-4）。

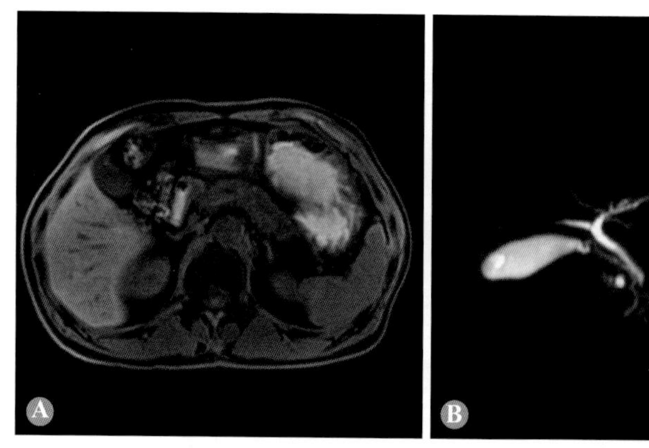

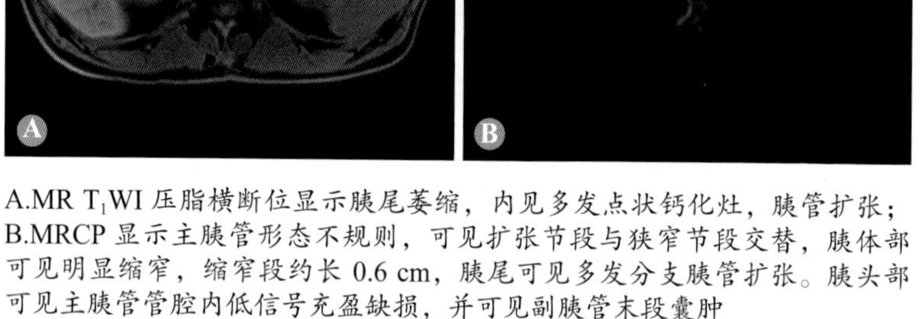

A.MR T_1WI 压脂横断位显示胰尾萎缩，内见多发点状钙化灶，胰管扩张；B.MRCP 显示主胰管形态不规则，可见扩张节段与狭窄节段交替，胰体部可见明显缩窄，缩窄段约长 0.6 cm，胰尾可见多发分支胰管扩张。胰头部可见主胰管管腔内低信号充盈缺损，并可见副胰管末段囊肿

图 5-6-4 慢性胰腺炎

【鉴别诊断】

急、慢性胰腺炎有典型的临床病史，结合影像学表现和生化检查，可以明确诊断。肿块型胰腺炎有时与胰腺癌表现类似，临床病史和生化检查（胰酶、肿瘤标志物）对于诊断有提示作用。部分慢性胰腺炎须与可引起胰管扩张的导管内乳头状瘤相鉴别，前者多有较明确的病史，常见胰腺实质多发钙化和胰管结石，且胰管扩张呈不规则“串珠状”。

【特殊类型胰腺炎】

自身免疫性胰腺炎

【临床概述】

自身免疫性胰腺炎（autoimmune pancreatitis，AIP）是一种由自身免疫介导的特殊类型的慢性胰腺炎，从病理学角度分为淋巴浆细胞硬化性胰腺炎（Ⅰ型）和特发性导管中心性慢性胰腺炎（Ⅱ型）两个亚型。绝大多数为Ⅰ型 AIP，常可合并多个胰外器官的受累，属于 IgG4 相关的硬化性疾病（ISD）的一部分，其特征为 IgG4 阳性的淋巴浆细胞在全身多器官的浸润致纤维化改变，对激素治疗反应较好。

【影像学特点】

AIP 可分为弥漫性受累、局限性受累和多个局限性病灶 3 型，其典型影像学表现为胰腺实质肿胀、胰周包壳样改变和胰管的不规则狭窄（图 5-6-5）。同时，也可见胰腺钙化和囊性病灶等不典型表现。胰周血管可以出现狭窄、闭塞伴多发侧支循环开放。胰周可见多发肿大淋巴结。

除胰腺及胰周病变之外，尚可见胆道、肾脏、腹主动脉周围炎、肺、头颈部等多脏器的异常改变。

治疗后，上述异常改变可以减轻甚至消失。

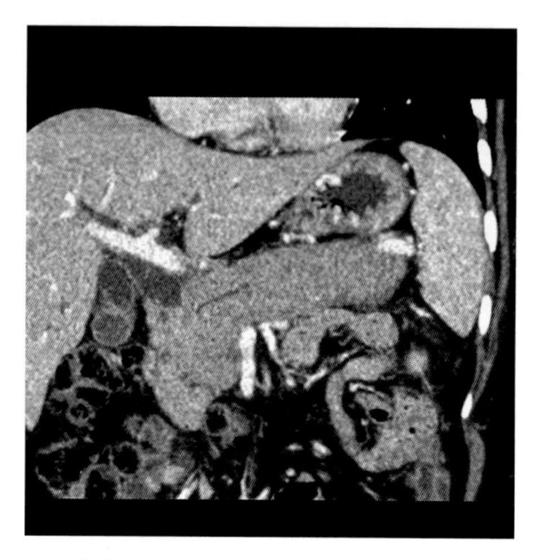

CT 斜冠状位显示胰腺实质肿胀，强化稍减低，胰腺周围似见包壳样低密度影；胆总管胰内段猪尾样狭窄伴上方胆道扩张

图 5-6-5　自身免疫性胰腺炎

【鉴别诊断】

部分局限型 AIP 有时影像学上易与肿块型胰腺炎、胰腺癌相混淆，临床病史和特征性的生化检查指标有助于诊断，诊断时需关注胰腺外其他器官的异常改变。

沟槽状胰腺炎

【临床概述】

沟槽状胰腺炎是一种慢性局限性胰腺炎，多见于右慢性饮酒史的中年男性。其发生于胰头背侧、十二指肠降部和胆总管之间的解剖区域，即所谓的沟槽状区域。该区域理论上存在潜在的解剖间隙，其间有淋巴组织和血管走行。若该区域有炎症所致的瘢痕组织形成则可导致血管、淋巴系统、胆总管及十二指肠的受压。根据炎症是否累及胰腺背侧实质，可分为单纯性和节段性 2 类。由于该解剖部位特殊，致其症状和体征与胰头癌相似，术前鉴别诊断困难。临床表现无特异性，多有上腹部隐痛不适，反复呕吐。另外，部分患者可出现波动性黄疸。肝功能多在正常范围内，胆总管狭窄者胆红素可有轻度升高。血清淀粉酶可有轻度升高，肿瘤标记物均在正常范围内。

【影像学特点】

沟槽区域出现斑片状肿物，MRI 的 T_1WI 呈低信号，T_2WI 可呈低信号、中等信号、高信号，主要与病变区组织学改变有关。如果病变区域完全纤维化，则呈低信号；如果病变区域有严重的水肿则呈高信号。沟槽炎显示为一种纤维化瘢痕形成为主的病变，MRI 对其诊断有较高的价值，增强主要表现为延迟性、渐进性、不均匀的强化，另外，可出现胰腺实质慢性炎症性改变；十二指肠增厚、管腔狭窄。MRCP 显示胆总管呈渐进性狭窄，胰管一般不出现异常征象，MRCP 可显示胰头、十二指肠管、胆总管间隙增大。

【鉴别诊断】

本病从以下几点与胰头癌相鉴别：①沟槽状胰腺炎患者主胰管不受损害，而胰头癌患者往往受损害而引起主胰管狭窄；②沟槽状胰腺炎患者胆总管呈渐进性狭窄，而胰头癌患者胆总管呈截断性狭窄；③沟槽状胰腺肿物一般为纤维组织，所以在 MRI 上 T_2WI 呈低信号，而胰头癌呈高信号，严重水肿沟槽状胰腺炎 T_2WI 呈高信号，所以临床不能仅凭这一点进行鉴别；④ CT 增强扫描沟槽状胰腺炎延迟、渐进性、不均匀强化，而胰头癌因为是少血供肿瘤而相对强化不明显；⑤沟槽状胰腺炎十二指肠壁常出现囊肿，而胰头癌少有这种征象。

二、胰腺囊性病变

（一）囊腺肿瘤

【临床概述】

胰腺黏液性囊腺瘤占胰腺囊性肿瘤的10%，男性与女性之比为1:9，平均年龄为57岁，50%在40~60岁之间。通常发生在胰尾（90%）和胰体，胰头少见。所有的黏液性囊腺瘤均应认为是低度恶性的肿瘤，有恶变为胰腺黏液性囊腺癌的可能。

胰腺浆液性囊腺瘤一般为良性病变，罕有恶性倾向，可见于VHL患者，女性略多见，平均年龄为65岁，80%患者＞60岁。可发生在胰腺各个部位。

【影像学特点】

1. 黏液性囊性肿瘤

可分为单囊型、寡囊大囊型、多房小囊伴中心瘢痕型、囊实型。常表现为较大的类圆形或分叶状胰腺囊性病变，纤维结缔组织包膜构成的厚壁可见延迟强化，可伴有囊壁不定型小片状散在钙化。如果病灶呈囊性分叶状，＜6个囊，每个囊直径＞2 cm，95%可能为黏液性囊腺瘤。囊壁的不规则增厚、结节样突起、囊壁不清晰互相融合、囊性病变内出现明显实性肿块，提示囊腺癌的可能；邻近器官边缘受侵、脂肪间隙消失甚至肝内出现转移灶是诊断囊腺癌的可靠征象（图5-6-6）。

2. 浆液性囊腺瘤

可分为微囊型、寡囊型、实性型。其中微囊型为典型表现，病灶呈分叶状，由多个微囊构成，呈“蜂窝样”结构，囊内为水样密度或信号，分隔纤细伴强化，可见中心瘢痕或钙化。寡囊型的囊体积较大，数目少，须与黏液性囊腺瘤相鉴别。实性型为镜下多发小微囊，须与神经内分泌肿瘤相鉴别（图5-6-7）。

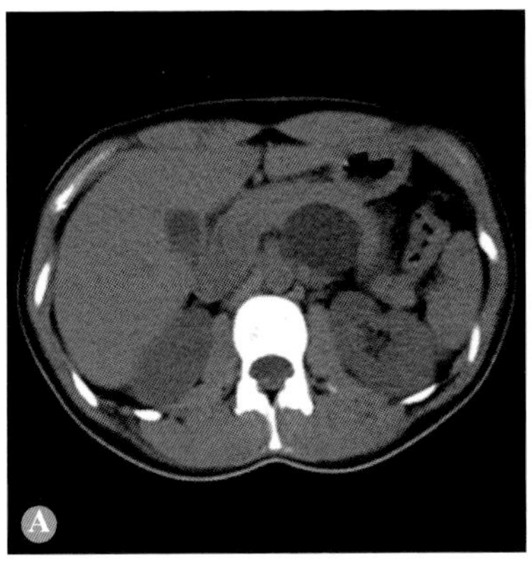
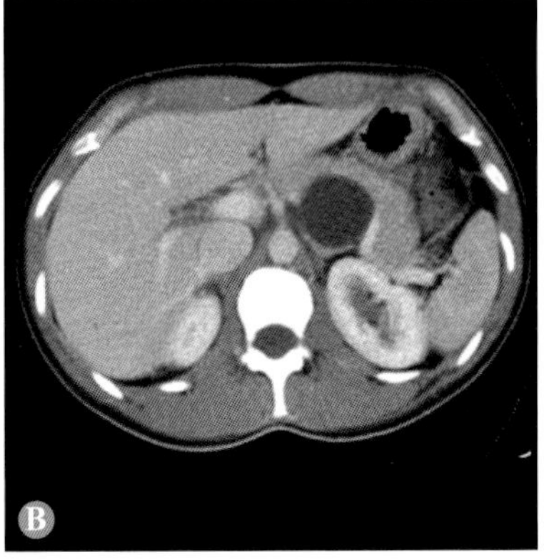

A. CT 横断位平扫；B. CT 横断位增强。CT 平扫显示胰体部类圆形囊性密度影，其内似见分隔样强化；CT 增强后病灶强化不明显

图 5-6-6　黏液性囊腺瘤

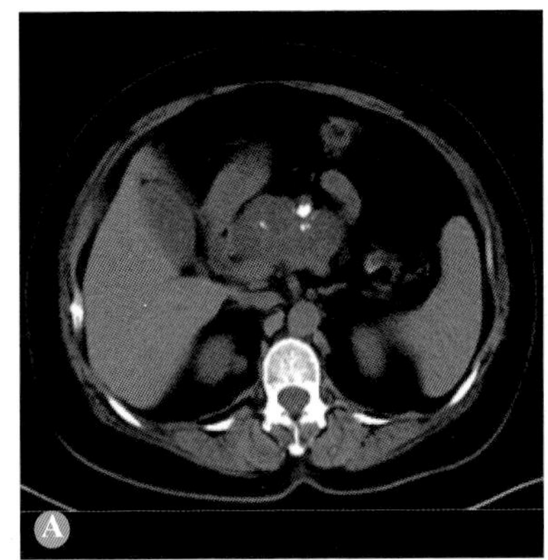
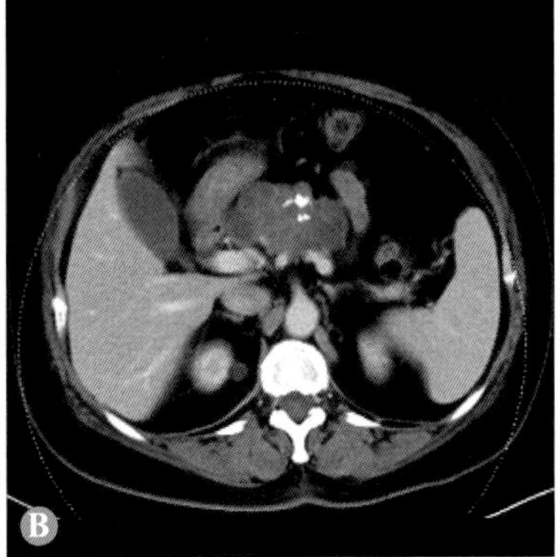

A. CT 横断位平扫；B. CT 横断位增强。CT 平扫显示胰腺头体颈部形态不规则多房囊性占位，其内可见斑点状高密度影；CT 增强后囊壁及分隔可见强化

图 5-6-7　浆液性囊腺瘤

【鉴别诊断】

不同病理类型胰腺囊腺瘤的鉴别诊断主要从囊肿数目、大小、分隔、中心瘢痕、实性与囊性部分比例、肿瘤的边缘形态等方面分析。另外，胰腺囊腺瘤尚须与胰腺其他囊性病变，如假性囊肿、真性囊肿、分支胰管型 IPMN、胰腺癌或神经内分泌肿瘤囊变等病变相鉴别。

（二）实性假乳头状瘤

【临床概述】

胰腺实性假乳头状瘤为罕见的慢性生长的低度恶性肿瘤，男性与女性之比为 1:9，平均年龄为 28 岁。相对好发于胰尾和胰头，常为外生性生长。平均直径为 6~10 cm。

【影像学特点】

1. CT

边界清楚的类圆形或分叶状肿块，密度欠均匀，多伴有退变所致囊性坏死。包膜低强化。实性成分和胰腺密度相仿，囊性成分 CT 值 20~50 HU。增强后可见自外周絮片状、渐进性强化。少数病灶可完全实性或完全囊性。肿瘤的钙化并不少见且形态多样，可为周围环形甚至是“蛋壳样”、多发点状或无定形的钙化。偶尔可见到肿瘤的淋巴结、肝转移（图 5-6-8）。

2. MRI

肿瘤边界清晰，肿瘤实性部分中的出血区和囊性部分所含的血性碎片呈 T_1WI 高信号、T_2WI 高信号或高低混杂信号，可位于肿瘤的中央、边缘或弥漫分布，T_2WI 上的低信号与含铁血黄素沉积有关。未出血的实性部分呈 T_1WI 等或稍低信号、T_2WI 稍高信号。Gd 增强后肿瘤边缘可见强化。在 T_1WI 和 T_2WI 上常可见肿瘤周围连续或不连续的环形低信号，病理基础可能与肿瘤周围的纤维包膜有关。部分病例 T_2WI 上肿瘤内部可见液体 - 碎屑物平面，与肿瘤内部的出血、坏死、囊性有关。

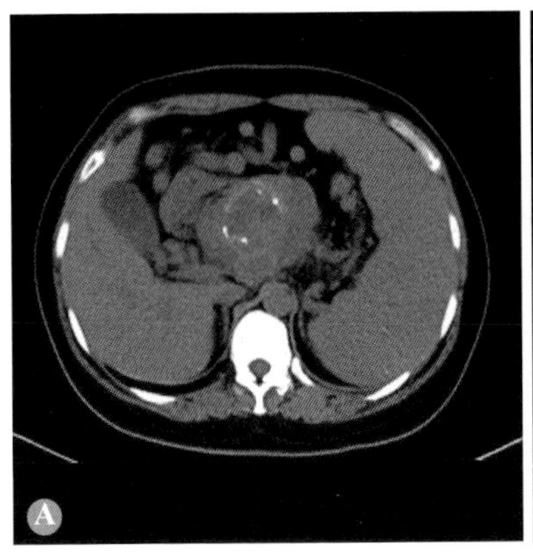

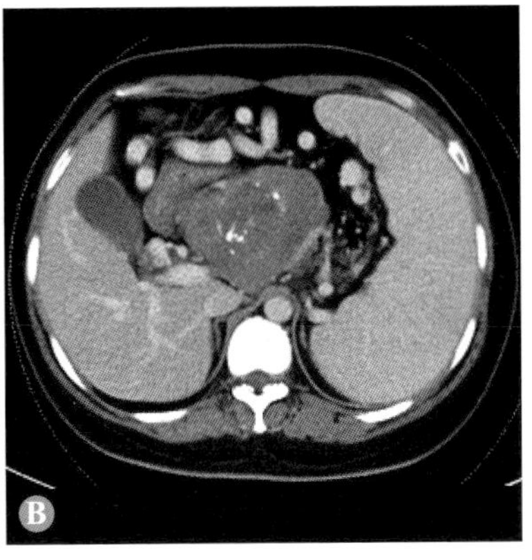

A. CT 横断位平扫；B. CT 横断位增强。CT 平扫显示胰腺区形态不规则混杂密度占位，其内可见点片状高密度影；增强后实性成分呈不均匀轻度强化

图 5-6-8　实性假乳头状瘤

【鉴别诊断】

胰腺实性假乳头状瘤有时与无功能的、强化方式不典型的神经内分泌肿瘤难以鉴别，甚至需要免疫组化进行最终区分。另外，胰腺实性假乳头状瘤尚须与合并出血的黏液性囊腺瘤、发生囊内出血及囊周钙化的假性囊肿等相鉴别。

（三）导管内乳头状瘤

【临床概述】

胰腺导管内乳头状瘤（intraductal papillary mucinous neoplasms，IPMN）为罕见的导管内肿瘤，占胰腺外分泌肿瘤的 1%~2%，乳头状上皮起源，伴大量黏液分泌（ERCP 特征性表现），低度恶性倾向。男性更多见，平均年龄为 65 岁。病变以胰头及钩突部最常见，依病变部位大致可分为 3 型：主胰管型、分支胰管型和混合型。

【影像学特点】

1. CT

主胰管型显示节段性或弥漫性胰管扩张，伴或不伴远端胰腺实质萎缩，有时可见导管内无定型的钙化影。分支胰管型多表现为胰头及钩突部的分叶状多房囊性肿块，呈簇状分布，肿块周围可见不同程度扩张的胰管。囊性病灶内可见分隔及壁结节，增强后呈轻至中度强化。其恶变征象包括囊性病变周围合并出现实性肿块，主胰管扩张> 10 mm，胰腺弥漫性或多灶性侵犯，扩张胰管内容物密度的改变或钙化（图 5-6-9）。

2. MRI

囊性病变呈 T_1WI 低信号，T_2WI 高信号，有时可见囊性病变与扩张胰管之间的通道。MRCP 较易显示主胰管或囊性病灶内的结节影，表现为扩张胰管或囊腔内的充盈缺损（图 5-6-10）。

【鉴别诊断】

IPMN 须与慢性胰腺炎、囊腺瘤等相鉴别，薄层 CT 或 MRI 显示主胰管与囊性肿块之间的交通管道（直径常> 3 mm）对于诊断 IPMN 有特征性意义，另外，需仔细寻找 IPMN 突向主胰管或囊腔内的乳头状突起（表 5-6-1）。

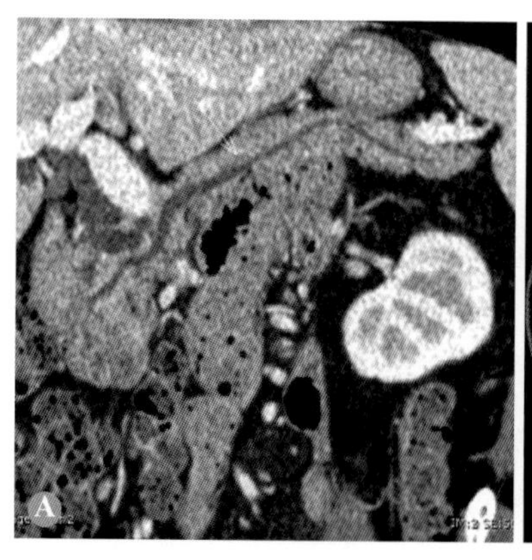

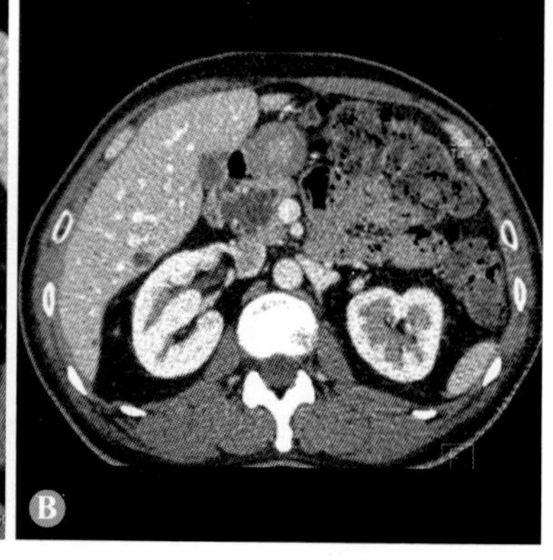

CT 增强曲面重建 CPR（A）及多平面重建 MPR（B）显示胰管扩张，胰头区葡萄状囊性低密度影，似与扩张胰管相通

图 5-6-9　导管内乳头状瘤

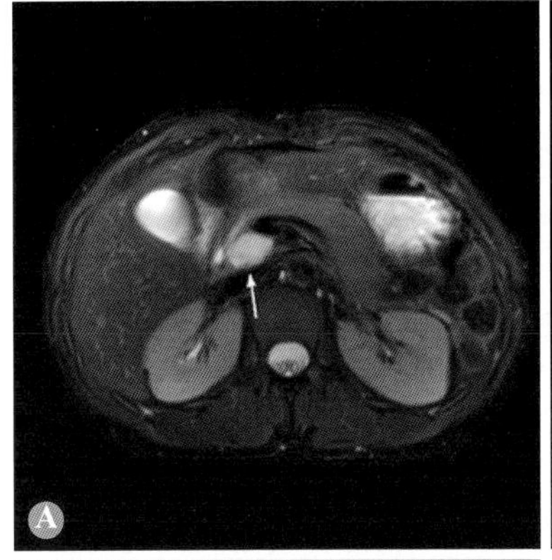
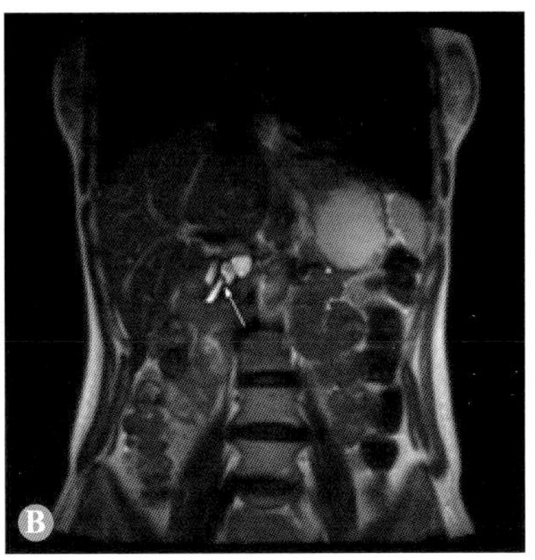
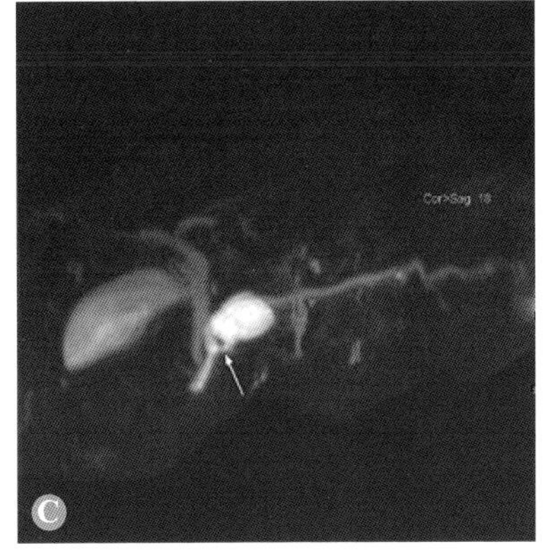

A. MR T_2WI 压脂横断位；B. T_2WI 冠状位；C. MRCP。检查显示胰头钩突部分实质内见边界光滑的长 T_2WI 信号以细蒂与主胰管相通。病灶内部可见分隔，部分分隔较粗。主胰管增宽，胰颈部为著（箭头）

图 5-6-10 导管内乳头状瘤

三、胰腺癌

【影像学检查方法的选择】

胰腺癌的影像学检查方法包括超声、CT、MRI 和核素显像等，影像学检查的意义在于肿瘤的定位、大小的测量、与邻近脏器的关系、周围血管受侵程度及判断有无远隔脏器及淋巴结的转移。

由于胰腺位置深在，周围肠气较重，超声对于胰头癌、十二指肠壶腹部肿瘤及胆总管下段癌定性较为困难。

CT 平扫及增强检查是首选的影像学检查方法，冠矢状位的重

表 5-6-1 常见胰腺囊性病变的鉴别诊断

病变类型	影像学特征	常见年龄	常见性别
假性囊肿	可沿胰腺分布或位于任何位置。单房或多房，常合并胰腺炎	任何年龄	无性别差异
浆液性囊腺瘤	常位于胰头。可分为微囊型、寡囊型、实性型。特征性表现为中央瘢痕伴钙化，微囊型多见，光滑的分叶状轮廓，壁轻微强化。	＞ 60	女性
黏液性囊性肿瘤	常位于胰体、尾。可分为单囊型、寡囊大囊型、多房小囊型、囊实型。常为单房或多房伴分隔的囊性病变。提示恶性的征象包括：实性乳头状结构内凸、血管包绕、脾静脉闭塞、周围结构浸润、肝转移	50	女性
导管内乳头状瘤	根据受累部位分为主胰管型、分支胰管型、混合型，囊性病变与胰管系统相通。恶变征象：囊性病变周围合并出现实性肿块，主胰管扩张＞1cm，胰腺弥漫性或多灶性侵犯，扩张胰管内容物密度的改变或钙化	40	男性＞女性
实性假乳头状瘤	常位于胰尾，呈囊实性改变，可伴出血，可见进行性强化	35	女性

图表引自 Khan A, Khosa F, Eisenberg R L. Cystic lesions of the pancreas. Am J Roentgenol, 2011, 196(60): W668-W677.

建及 CTA 技术的应用可以清晰地显示病变的位置、大小及其对周围血管、邻近器官的侵犯程度，以及胰管和胆道系统的改变，为临床制定个体化治疗提供可靠的依据。

MRI 及 MRCP 可作为补充检查手段，MRCP 还可以随访胰、十二指肠切除术后的胰管情况。T_1WI 加脂肪抑制技术和动态增强 GRE 序列式显示胰腺癌的最理想序列。MRI 诊断价值与 CT 相似，但价格较昂贵；MRCP 诊断价值与 ERCP 相似，但为无创检查，且能显示阻塞远侧胰管。

ERCP 可以显示胆总管、胰管的梗阻部位、形态、范围、程度，但为有创检查，逐渐被 MRCP 取代，不过 ERCP 兼具治疗功能。

【临床概述】

胰腺癌已成为高死亡率的十大恶性肿瘤之一，多见于 45 岁以上者，近年来有年轻化趋势。临床就诊病例好发部位以胰腺头部多见，胰体次之，再者胰尾。胰头癌早期便可出现胆道梗阻征象，临床表现为上腹闷胀、食欲减低、持续性腹痛、腰背痛、进行性加重的黄疸等；由于胰腺体尾癌位于腹膜后间隙内，早期症状不明显，患者就诊时一般都已出现了周围转移或侵犯所致的临床症状。本病手术切除治愈的病例极少，预后很差，5 年生存率仅为 1%~4%。

【影像学特点】

1. CT

CT 平扫时多数肿块与周围正常实质密度相当或略低，易漏诊，此时应注意胰腺各部分的形态及比例的变化；增强扫描肿块强化不明显，表现为不均匀低强化区，有液化坏死时则表现为强化区内的更低密度影。较大的肿瘤可表现为胰腺局限性膨大、突出，肿块边缘呈分叶状改变，胰头部肿瘤常较胰体尾部肿瘤小，仅使胰头出现圆隆或球样扩大。间接征象如下。

（1）胰周血管受累：①胰周血管周围的脂肪层消失；②胰周血管被肿块包绕；③胰周血管形态异常及走行异常；④受累血管不显影或内见癌栓；⑤周围代偿性静脉侧支循环建立。

（2）胰周脏器受累：胰腺与周围脏器间脂肪层模糊、消失是邻近脏器受累重要征象；相邻空腔脏器管壁不规则增厚或实质脏器内出现低密度灶为可疑受累。

（3）梗阻性黄疸：胰头癌侵犯胆总管胰内段表现为梗阻部胆管

的突然性、不规则狭窄或管腔内出现软组织密度结节，梗阻部位近端胆管系统的扩张。

（4）胰管扩张：50%~60% 的胰头癌患者可出现主胰管的串珠样扩张，直径＞ 5 mm。

（5）继发潴留性囊肿：常位于肿瘤远侧胰腺组织内，表现为液性密度灶，一般呈圆形或球形。

（6）胰周淋巴结转移：概率为 40%~65%，腹腔干和肠系膜上血管周围淋巴结肿大最为常见，肿大淋巴结可包绕并侵犯胰周血管（图 5-6-11）。

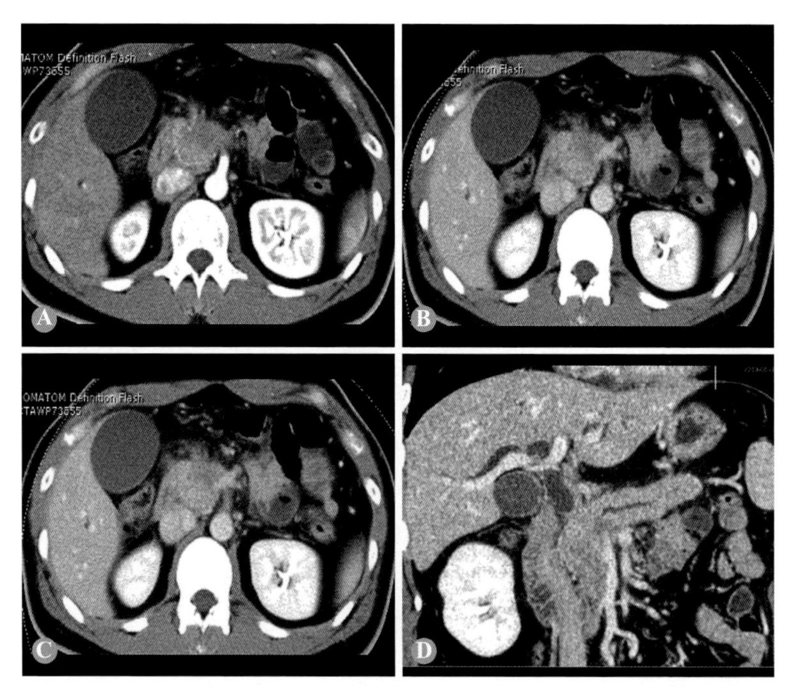

A. CT 增强动脉期；B. CT 增强门脉期；C. CT 增强延迟期；D. MPR 冠状位。检查显示胰颈部软组织密度占位性病变，强化低于正常胰腺实质，胰管、肝内胆管及胆总管扩张增宽

图 5-6-11　胰颈部胰腺癌

2. MRI

轮廓不规则肿块影，T_1WI 脂肪抑制序列上为低信号，T_2WI 为不均匀高信号，动态增强早期肿块强化不明显。胰头癌引起的胆管和胰管扩张构成“双管征”，MRCP 显示胰头段胆总管成角、狭窄、中断，同时伴有病变以上胆系扩张和胰管扩张。晚期可见癌肿侵犯周围血管及淋巴结、肝转移或继发囊肿等。

【鉴别诊断】

1. 胰腺囊腺瘤 / 癌：CT 表现为边界清晰或不清的囊、实混合性肿块，囊内密度一般欠均匀、内见分隔，囊壁可见壁结节，囊壁或囊内容物有时可发生钙化。增强扫描囊壁和纤维分隔可见强化。

2. 胰腺神经内分泌肿瘤：肿瘤多富血供，增强呈明显强化；偶见乏血供肿瘤，须与胰腺癌相鉴别，但结合实验室检查及临床表现，不难诊断。

3. 转移性胰腺癌：生长及强化方式多与原发肿瘤表现一致，肾癌、消化道肿瘤、乳腺癌、肺癌均可能发生胰腺实质内的转移或淋巴结的肿大，在 CT 上与原发性胰腺癌鉴别比较困难（图 5-6-12）。

4. 慢性胰腺炎：典型者不难鉴别，但不典型者，特别是胰头或钩突肿大的慢性炎腺炎，由于炎症侵犯及纤维变也可使胰周脂肪、血管受累。以下征象倾向于诊断慢性胰腺炎：①病灶出现钙化灶，胰管内或胆总管内出现结石；②胰头、钩突增大，但外形规整、光滑，一般无分叶征；③强化后病灶密度均匀，无液化坏死的低密度区；④胰管扩张，但无突然截断。需注意的是胰腺癌可以发生于慢性胰腺炎的基础之上。

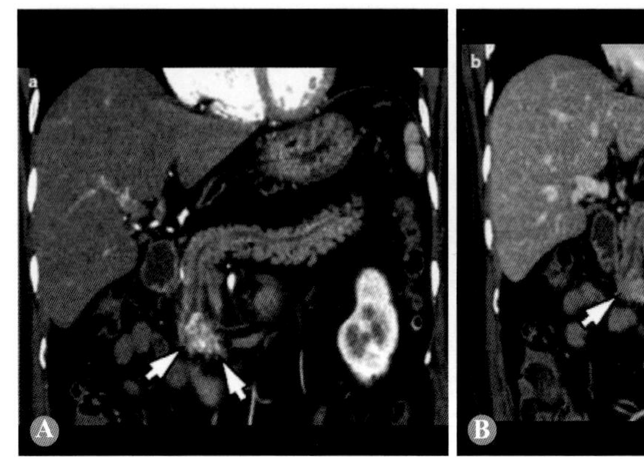
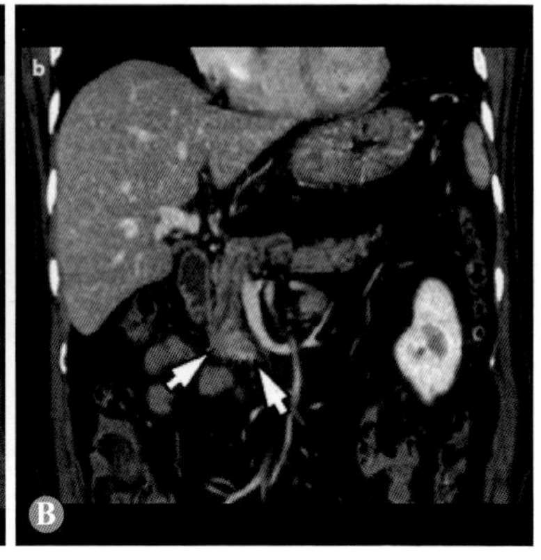

A. CT 增强动脉期冠状位；B. CT 增强门脉期冠状位。检查显示胰头部动脉期高强化病灶；病变强化仍高于周围胰腺实质；手术病理证实为肾癌胰腺转移（箭头）

图 5-6-12　转移性胰腺癌

四、胰腺神经内分泌肿瘤

【影像学检查方法的选择】

胰腺神经内分泌肿瘤（pancreatic neuroendocrine tumor，p-NETs）即胰岛细胞瘤（pancreatic islet cell tumor，PICTs）的影像学检查方法包括 CT、超声、MRI 和核素显像等，影像学检查的意义在于肿瘤的定位、大小的测量和发现有无肝、淋巴结转移，有无并存肿瘤，同时亦可作影像学鉴别诊断。

CT 增强扫描尤其是螺旋 CT 增强作为一种无创性高分辨率检查手段，扫描时间极短，患者依从性好，目前已成为胰岛细胞瘤的首选检查手段。由于胰腺内分泌肿瘤多较小，动态薄层 CT 增强扫描更有价值，尤其是胰腺三维重建技术，能清晰提示肿瘤和周围血管、胰管、胆管之间的关系，为选择手术方式提供依据。胰腺血流灌注技术是近年来迅速发展的一种新技术，诊断胰岛素瘤的准确性已经达到 95%，大大提高了 CT 对胰岛细胞瘤诊断的准确性及敏感性。

内镜超声的相对无创且敏感性较高，其发展有助于提高对胰腺微小病变的诊断水平，但对胰尾部肿瘤的探查能力较低，且属于操作者依赖性检查，主观性较强，假阳性率偏高。

核素显像是功能学成像方法，如生长抑素受体显像敏感性较高，但特异性较差，且依赖于生长抑素受体的表达情况，而大部分胰岛素瘤只能低度表达生长抑素受体，故会出现较多的假阴性结果。

MRI 检查无辐射性，可以多方位观察，但 MRI 设备昂贵、费用较高，序列复杂，分辨率不及 CT，目前对小病灶的检出逊于 CT。

此外，有些复杂有创的检查尽管对疾病发现率较高，但只作为第二步的选择，只有在无创性检查阴性或高度怀疑时使用，如较大的胰岛细胞瘤有时可产生胰管的受压、移位等改变，ERCP 或 MRCP 常可有所发现。

即使完成了上述检查，仍有少数病例未能发现，或因肿瘤很小位置隐匿或异位，可进行术中触诊探查或部位性盲切，或行术中 B 超检查，但术中触诊则会延长手术时间致手术风险增加。

【临床概述】

p-NETs：源于胰腺多能神经内分泌干细胞的一类肿瘤，多发生于青壮年，无明显性别差异。病灶一般为良性，进展缓慢，且患者多不发生肿瘤标记物的明显升高。p-NETs 按其是否导致临床症状可分为“功能性”及“无功能性”肿瘤，功能性胰岛细胞瘤因产生某种激素而具有相应临床症候群（表 5-6-2），故临床多可较早发现；按照激素分泌的类型可分为胰岛素瘤、胃泌素瘤、胰高血糖素瘤、血管活性肠肽瘤、生长抑素瘤等，其中胰岛素瘤最为常见；“无功能性”胰岛细胞瘤并非不产生神经内分泌物质，只是不致特殊临床症状，多因压迫症状或查体时经影像学检查发现，且发现时瘤体多较大，一半以上患者在发现时已发生远处转移。

表 5-6-2　胰腺内分泌肿瘤常见的临床表现

肿瘤名称	综合征	症状激素	主要临床特点
胰岛素瘤	Whipple 三联征	胰岛素	空腹时出现低血糖症状，空腹或发作时血糖＜2.8 mmol/l，进食或静脉注射葡萄糖后症状迅速缓解
胃泌素瘤	卓 - 艾综合征	胃泌素	难治性消化性溃疡、腹泻、高胃酸分泌、肝转移性肿瘤
生长抑素瘤	—	生长抑素	脂肪泻、糖尿病、胃酸过少和胆石症
胰高血糖素瘤		胰高血糖素	移行性坏死溶解性皮炎、糖尿病、贫血、体重减轻、口炎、舌炎和外阴阴道炎、血栓
血管活性肠肽瘤	WDHH 综合征	VIP	顽固性水样腹泻、低钾血症、消瘦、脱水
无功能性胰岛细胞(胰多肽瘤)	—	与其分泌的胰多肽联系不突出	腹痛、体重减轻、腹泻、肝大、腹部肿块、皮肤红斑、腹水

【影像学特点】

1. CT

胰岛细胞瘤绝大多数为富血供病灶，CT 平扫为等密度或低密度，呈圆形或类圆形，直径多约为 2 cm，当肿瘤位于胰腺表面可造成胰腺形态和轮廓改变。CT 增强扫描动脉期肿瘤多显著增强，且持续时间长，延迟期与正常胰腺组织密度接近，也可见部分病灶呈延迟强化；少数病灶体积较大，平扫密度不均匀，其内可见坏死、钙化，增强呈明显不均匀强化；极少数肿瘤为少血管性，甚至为囊性改变。近 1/2 无功能性胰岛细胞瘤发现时已为晚期，多可见肝转移，且常为多发，平扫呈大小不一的圆形或椭圆形低密度灶，增强呈环形强化，典型者表现为“牛眼征”，亦可见邻近脾动、静脉及门静脉受侵，脾周、胃周多发侧支循环形成。胰腺灌注时病灶绝大多数表现为高灌注，极少数亦可见等灌注或低灌注（图 5-6-13，文后彩图 5-6-13，图 5-6-14）。

2. MRI

病变的形态表现与 CT 相一致，病灶 T_1WI 为低信号、T_2WI 为高信号，脂肪抑制序列 T_1WI 增强动态 MRI 扫描可明显提高肿瘤检出率。当发生肝转移时，T_2WI 表现为高信号或靶征，易于发现。

3. 血管造影

动脉期肿瘤区血管增多、扭曲，实质期见结节状肿瘤染色灶。

【鉴别诊断】

p-NETs 多血供丰富，增强呈明显强化，“功能性”胰岛细胞瘤多有明显内分泌症状，结合临床表现不难做出诊断。对于无功能性高强化病灶及少数乏血供胰岛细胞瘤，甚至囊性病灶，则需结合临床其他资料予以排除。另外，p-NETs 多不伴有肿瘤标记物明显升高，且胰、胆管受累多不明显，可据此作为诊断参考。

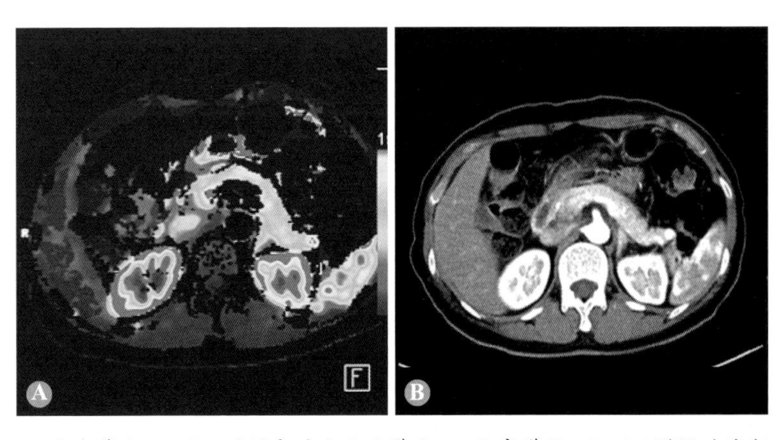

A. 胰腺灌注 CT 显示胰尾部病变血流灌注 BF 呈高灌注；B. CT 增强动脉期显示病变明显强化

图 5-6-13　胰岛素瘤

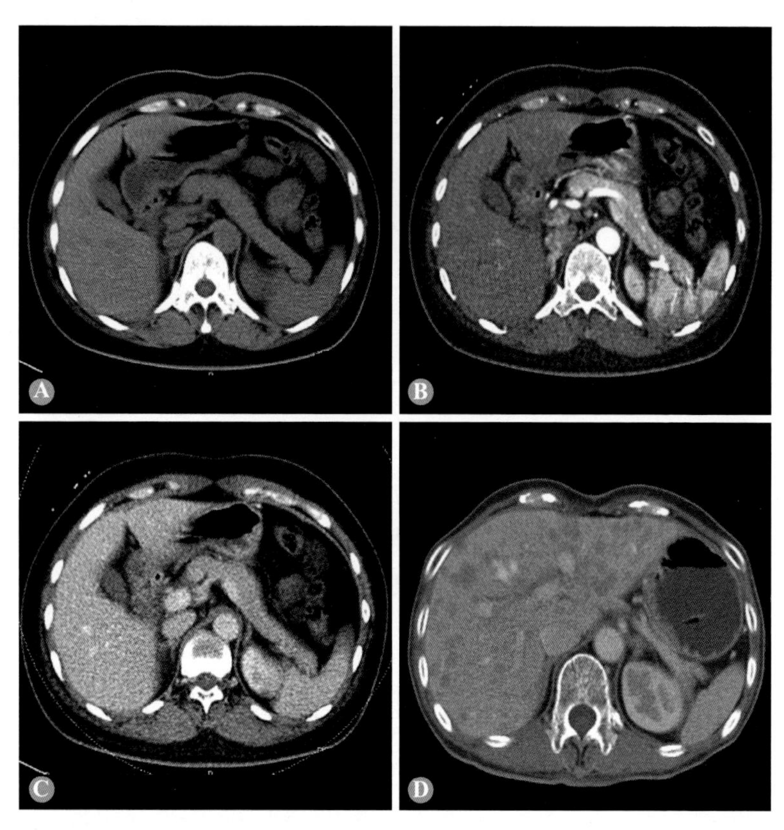

A. CT 横断位平扫显示胰颈部病变呈稍低密度；B. CT 横断位增强动脉期显示病变呈高强化；C. CT 横断位增强门脉期显示病变强化程度明显减低，但高于周围正常胰腺实质；D. 恶性胰腺神经内分泌肿瘤肝转移灶，CT 增强门脉期呈“牛眼征”

图 5-6-14 胰岛素瘤

第七节 脾疾病

【影像学检查方法的选择】

1. X 线平片

腹部 X 线平片应用价值有限，多数情况下仅能通过间接征象提示脾疾病。如巨脾可导致结肠脾曲气体影的移位。老年人有时可观察到脾动脉钙化的“双轨征”（又称“中国龙征”）。

超声、CT 和 MRI 是诊断脾疾病的主要成像模态。

2. 腹部超声

腹部超声可详细评估脾的形态、回声质地，并进行多角度的测量。正常脾回声均匀，略高于肝。通过与肝及肾的回声相比较，对于肝和脾的弥漫性病变有一定鉴别价值。肋间斜断面可见脾呈“半月形”，长轴与左第 10 肋平行。包膜为光滑的细带状回声。实质呈均匀低回声，光点细密。脾门处可见脾静脉及动脉为管状无回声。脾厚度（脾门至外侧缘切线的连线）不＞ 4 cm，脾长度（下极最低点至上极最高点连线）＜ 11 cm。脾静脉内径＜ 8 mm。獭尾肝（肝左叶形态变异，延伸至脾左缘，自前方包绕脾）有时须与脾周积液和脾病变相鉴别。脾局灶性病变通常表现为高回声而被检出。超声微泡对比剂对于提高脾的疾病检出率有一定价值。

3. CT

在腹部 CT 平扫中，脾大小一般不＞ 5 个肋单位，脾密度个人差异较大，但一般均低于正常肝。通常肝密度低于脾，见于肝弥漫性病变居多（如脂肪肝），但也有例外（如反复输血导致网织造血系统铁沉积）。

由于脾特殊的循环特点（开环和闭环血窦），在 CT 增强的动脉期图像上，脾均呈“花斑样”强化。稍晚期相强化趋于均匀。

4. MRI

MRI T_1WI 加权像上脾信号通常低于肝，而 T_2WI 压脂像则高于肝。反复输血（如地中海贫血）可导致脾内铁过量沉积，在 T_1WI 及 T_2WI 相均为低信号。原发血色病时脾通常不受累，各期相表现为正常信号。脾在动态 MRI 增强上的信号特点与 CT 增强相似，动脉期呈现花斑样强化。稍晚期相强化趋于均匀。

5. 核素

主要用于特定的临床情况，如需要鉴别胰尾脾门区的病变是否为脾来源。

一、脾正常变异

【临床概述】

副脾可见于 30% 的正常人群，通常表现为胰尾脾门区的独立软组织影（少数情况下也可见于胃壁甚至远至盆腔），脾切除后，副脾可代偿性增大。

游走脾是指脾位置异常，表现为带蒂的腹盆腔异位肿块。较少见（正常人群的 0.2%），通常无症状，查体或影像学检查时偶然发现。但偶尔可因血管蒂扭转而表现为急腹症。

【影像学特点】

CT 增强及 MRI 副脾的密度 / 信号特点、质地及强化特征均与脾主体相仿。有些情况下须与淋巴结、胰腺占位（主要是神经内分泌肿瘤）等相鉴别（图 5-7-1）。

游走脾表现为脾窝空虚，腹盆腔带蒂的软组织肿块及血供特点可提示诊断。在急腹症的情况下，多普勒超声见肿块无血运支持游走脾扭转的诊断。

二、脾外伤

【临床概述】

脾血运丰富，在腹部钝性外伤时，脾是最易受累的实质性脏器。外伤脾破裂会在短时间内造成大量失血，必须紧急处理。影像学检查对于发现脾血肿、裂伤、血管损伤、脾梗死等有重大意义。

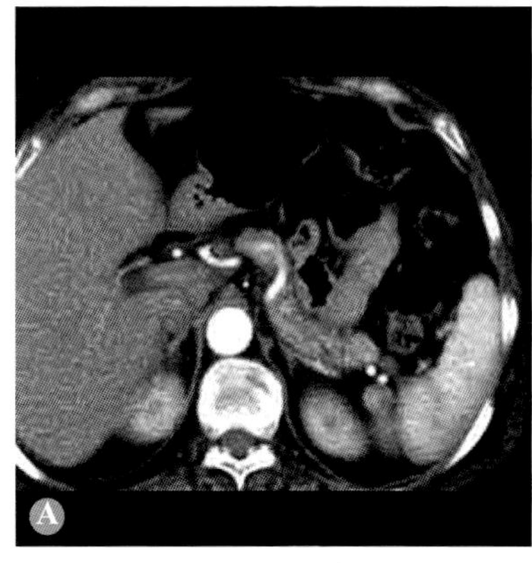
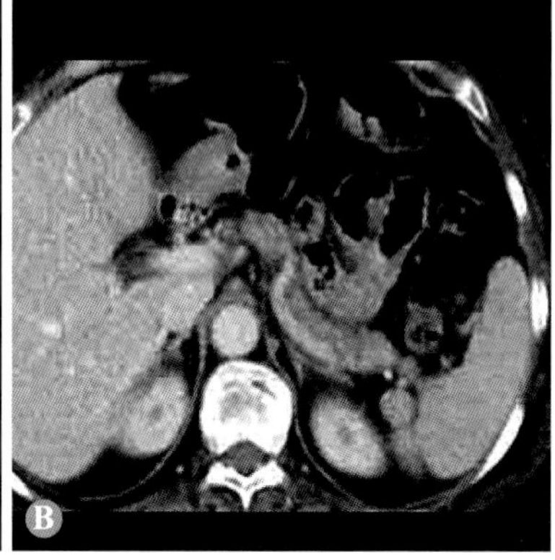

患者女性，37岁，因胰腺占位行腹部CT增强检查；A.CT横断位增强动脉期；B.CT横断位增强门脉期。检查显示胰尾和脾门之间类圆形结节，边界光滑，强化方式始终与脾相似

图 5-7-1 副脾结节

【影像学特点】

1. X线平片

腹部X线平片对于脾外伤检出率较低。胃泡影向中线移位，左膈面抬高，结肠脾曲下移等可提示脾受累可能。左侧肋骨骨折更应引起警惕。

脾裂伤或血肿形成，在超声上表现为回声异常，急性期可为高回声或混杂回声，随时间延长，逐渐转为低或无回声。

2. DSA

在DSA上脾外伤可有造影剂外溢；脾内血肿致实质期充盈缺损；包膜下血肿致实质受压移位；脾破裂致脾楔形中断分离；DSA可直接观察到血管损伤。

3. CT

脾外伤的准确分级和较隐匿损伤的检出主要依靠CT。敏感度可达到96%~100%。脾包膜下血肿表现为“新月形”低密度区，伴有脾包膜局部形态异常（变平或凹陷）。脾实质内血肿表现为脾内圆形混杂密度区。随时间推移血肿密度将发生变化。脾裂伤表现为脾实质内线状、锯齿状低密度区，通常伴有脾周积液。CT 增强可检出假性动脉瘤，脾血管损伤可见对比剂活动性外溢。

三、脾囊肿

【临床概述】

脾病变中，以囊性成分为主（或外观完全为囊性）的病变主要见于表皮性囊肿、外伤性 / 感染性继发囊肿、脾淋巴管瘤、脾脓肿或实性肿瘤的坏死囊变。

【影像学特点】

1. 原发性囊肿

表皮性囊肿现认为是先天性病变，其囊壁为单层表皮细胞结构，囊内成分单纯，无囊内分隔，无壁结节，通常不强化。

2. 继发性囊肿

见于炎症或外伤后改变，如急性胰腺炎、脾裂伤、脾血肿后遗改变，单纯从影像学角度有时与先天性囊肿难以区分，需参考病史。

包虫囊肿有时可类似单纯囊肿，但若能发现子囊，可提示该诊断。

囊壁“蛋壳样”钙化在先天性囊肿和感染性囊肿中均可见到，鉴别诊断价值不大。

脾淋巴管瘤是由衬以内皮的管道样结构形成，其内为清亮淋巴液，不含血液成分。可为单房或多房。囊壁可有钙化。

脾脓肿及脾实性肿瘤囊变详见以下章节。

四、脾脓肿

【临床概述】

脾脓肿可见于系统性感染的血行播散，也可见于邻近腹部脏器感染的直接扩散，或是脾原有疾病的继发感染。脾脓肿较少见于免疫力正常的人群，但在免疫抑制的患者中发病率大大增加。脾脓肿破入腹腔可导致腹膜炎。

【影像学特点】

1. 超声

脾脓肿在超声上可表现为单发或多发的低回声占位，有时可见到内部的坏死成分形成分层。脓肿中心的液化区域在多普勒超声表现为无血供区。病变周边可有较丰富血运，病灶内部有时可见分隔样结构。病灶内的气泡对于脾脓肿的诊断具有较高的特异性，但相对少见。

2. CT

脾脓肿在 CT 上表现为低密度，其结构特征与超声表现相似。胸片见到左侧胸腔积液和左下肺不张亦有间接提示作用。

3. MRI

脾脓肿在 MRI 的 T_2WI 加权像上为高信号， 其结构特征与超声表现相似。

五、脾原发肿瘤

【临床概述】

脾是重要的免疫器官并参与造血功能，脾原发肿瘤见于脾的各种组成成分，并各有其独特的临床特点。脾淋巴管瘤主要见于儿童，错构瘤和血管瘤主要见于年轻成年人，血管肉瘤主要见于老年人。脾原发淋巴瘤很少见，但在艾滋患者群中发病率大大提高。

脾占位多数缺少临床症状，多为腹部影像学偶然检出。脾淋巴瘤和炎性假瘤的患者可表现为发热、不适及消瘦。脾血管瘤、错构瘤多无症状，但也可表现为贫血和消耗性凝血障碍。

（一）血管瘤

【影像学特点】

脾血管瘤是最常见的脾良性肿瘤，起源于血窦内皮细胞。多数直径< 2 cm，以“海绵状”血管瘤较为多见。

1. CT

脾血管瘤表现为边界清楚的实性或复杂囊性占位，可有点状或周边弧形钙化。海绵状血管瘤可表现为较为复杂的囊实性成分交错。较大的血管瘤易出现梗死、纤维化或囊变，因而成分更为复杂。脾血管瘤在 CT 增强上较少出现肝血管瘤那样的典型渐进式结节样强化，而是表现为早期较为均匀的高强化病灶，廓清速度较慢，直至延迟期强化往往仍高于周围脾组织（图 5-7-2，图 5-7-3）。

2. MRI

MRI 的 T_1WI 加权像上脾血管瘤表现为低或等信号，T_2WI 加权

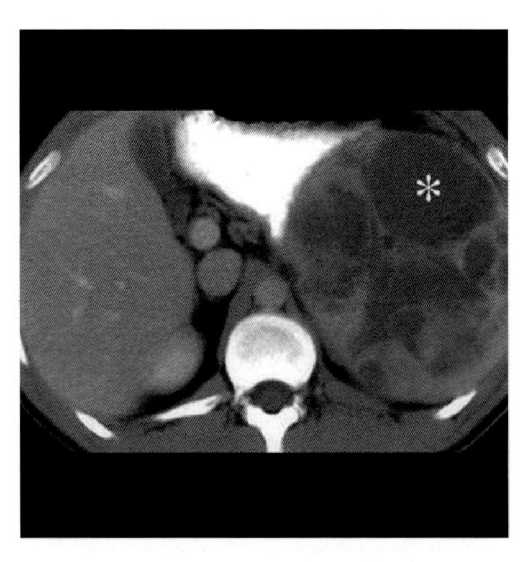

患者女性，37 岁，腹痛，CT 横断位平扫显示脾增大，伴囊实性占位，其内部可见多发低密度区域；手术病理证实为海绵状血管瘤

图 5-7-2　脾血管瘤

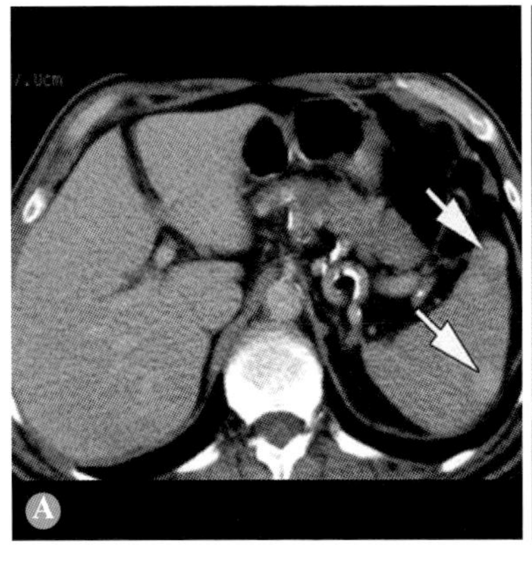
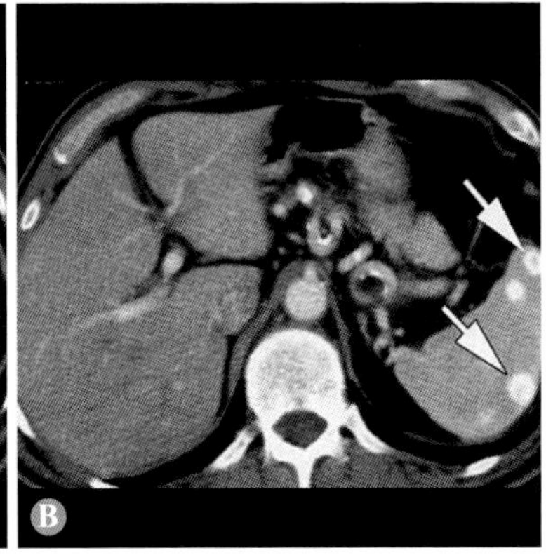

患者男性，24岁，A. CT横断位平扫显示边界清楚的多发类圆形稍高密度病灶（箭头）；B. CT横断位增强显示病变明显高强化；手术病理证实为脾多发血管瘤（箭头）

图 5-7-3 脾多发血管瘤

像为中高信号。MRI 增强表现为早期较为均匀的高强化病灶，廓清速度较慢，直至延迟期强化往往仍高于周围脾组织。

（二）脾淋巴管瘤

【影像学特点】

脾淋巴管瘤相对少见，主要见于儿童，是一种良性病变。其发病部位位于脾包膜下，脾小梁周围的淋巴管走行区域。

1. 腹部超声

淋巴管瘤表现为边界清楚的复杂囊性占位，内部可见多发分隔。

2. CT

CT 增强可见薄壁界清囊性占位，内见多发分隔。偶可见纤细的弧形周边钙化（图 5-7-4）。

3. MRI

MRI 的 T_1WI 加权像上淋巴管瘤表现为均一低信号，T_2WI 加权像上为高信号。

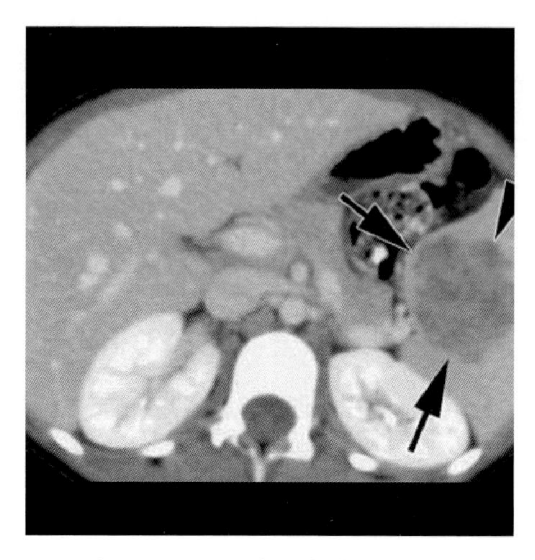

患儿女，9 岁，上腹痛，B 超发现脾内复杂囊性占位；CT 横断位增强显示位于脾包膜下凸向脾门的多分隔囊性占位；手术病理证实为脾淋巴管瘤（箭头）

图 5-7-4 脾淋巴管瘤

（三）脾错构瘤

【影像学特点】

1. 超声

脾错构瘤在超声上表现为实性回声均匀的占位，多普勒超声可见血流增加。

2. CT

脾错构瘤在 CT 平扫上为等密度，强化方式亦可近似正常脾组织（图 5-7-5）。

3. 脾错构瘤

在 MRI 的 T_1WI 加权像为等信号，T_2WI 加权像上为不均匀高信号。血管造影显示为富血运占位，可有喂养血管的动脉瘤样扩张，或是动静脉瘘的形成。

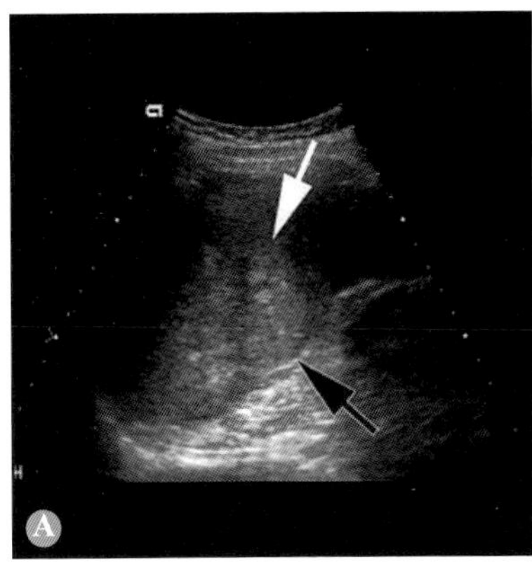
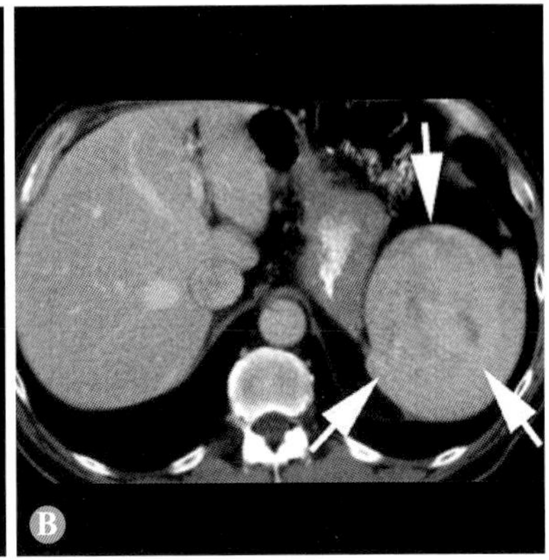

患者男性，69 岁，发现脾占位：A. 腹部超声显示边界相对清楚的占位凸向脾门（箭头）；B. CT 横断位增强显示脾内不均匀强化的占位，总体强化与周围脾实质相近（箭头）；手术病理证实为脾错构瘤

图 5-7-5　脾错构瘤

（四）脾淋巴瘤

【影像学特点】

脾原发淋巴瘤较少见。继发淋巴瘤相对多见，霍奇金淋巴瘤和非霍奇金淋巴瘤均可累及脾。脾淋巴瘤表现多样，可有脾大、脾实质弥漫受累；脾内多发粟粒样结节；脾内多发大小不一结节样占位；脾单发占位等类型。

1. 超声

边界模糊的混杂回声占位，也可仅表现为脾大，脾弥漫性回声异常。

2. CT

脾大伴或不伴有多发边界模糊的低密度占位。强化特点多种多样。

3. MRI

MRI 的 T_1WI 加权像为等或低信号，T_2WI 为高信号。钆 MRI 增强显示病灶更为清楚，表现为低强化的多发结节。

（五）脾血管肉瘤

【影像学特点】

脾血管肉瘤是非常罕见的高侵袭性恶性肿瘤。

1. 超声

脾增大，伴有边界不清的异质性肿块，回声高度不均。

2. CT

CT 增强可见边界不清、密度不均匀的肿块，血供丰富，内部成分复杂，多可见坏死和出血。多数情况下可见腹部多脏器转移，尤以肝最多见（图 5-7-6）。

3. MRI

脾血管肉瘤的 MRI 表现多样，信号不均匀，与肿瘤内部成分高度相关。急性出血灶在 T_1WI 和 T_2WI 上均为高信号，慢性出血伴含铁血黄素沉积则表现为 T_1WI 和 T_2WI 的低信号。坏死区域 T_1WI 低信号，T_2WI 高信号。实性区域通常为高强化。

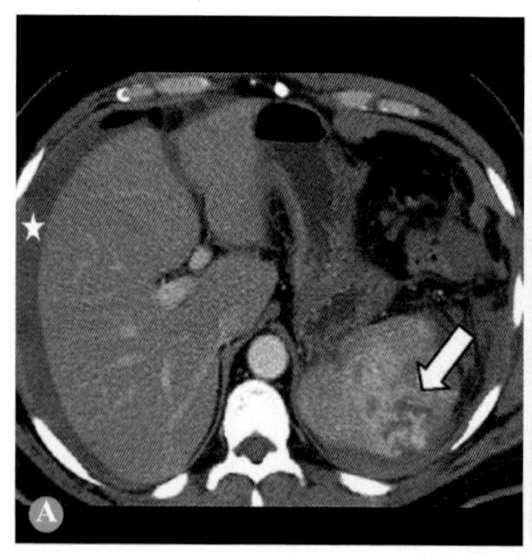

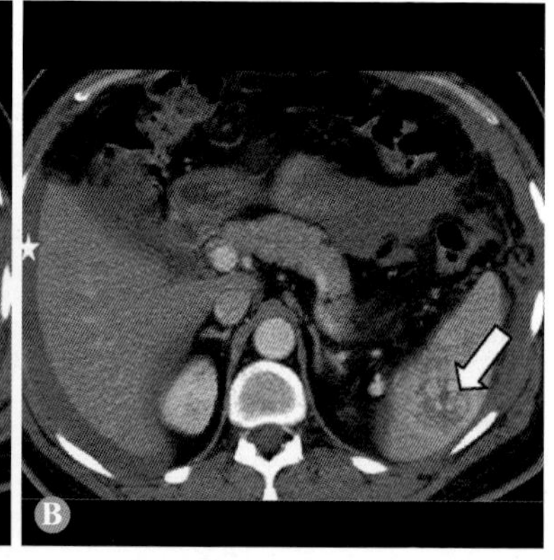

患者女性，47 岁，腹痛，发现脾占位：A. CT 横断位增强可见脾内边界不清的富血供占位，呈混杂高强化（箭头）；B. 门脉期向内部进一步填充。肿瘤已破裂，脾周可见血肿；手术病理证实为血管肉瘤（箭头）

图 5-7-6　脾血管肉瘤

六、脾转移瘤

【临床概述】

除淋巴瘤之外，多数恶性肿瘤的转移较少累及脾，通常仅见于极晚期。恶性黑色素瘤、乳腺癌、肺癌、卵巢癌、胃癌、结肠癌及胰腺癌可转移至脾。

【影像学特点】

通常脾转移瘤表现为多发局灶性病变，根据原发肿瘤的特征，其密度及强化方式各有特点。

1. 超声

多数转移瘤在超声上表现为低回声的不均质占位。

2. CT

囊性或实性的低密度占位，CT 增强表现多样，取决于转移瘤是富血供还是乏血供，是否有坏死和出血。囊变的转移瘤通常保留部分可辨认的周边实性成分，从而与脾原发囊肿相鉴别。消化道来源的黏液腺癌和卵巢浆乳癌可有钙化（图 5-7-7）。

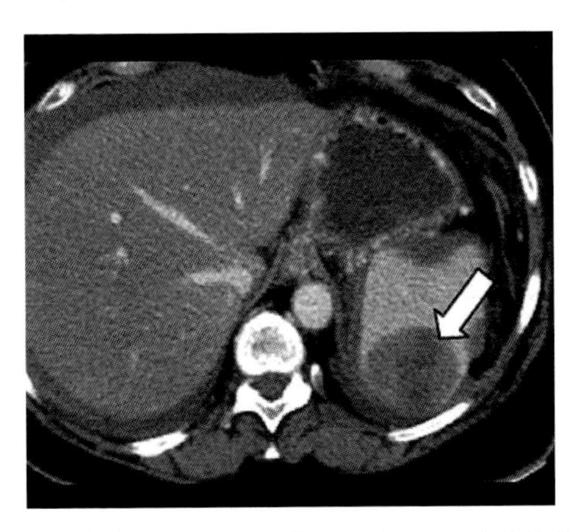

患者男性，73 岁，黑色素瘤病史，CT 横断位增强显示脾内占位，边界较清楚，呈混杂低强化；手术病理证实脾转移瘤（箭头）

图 5-7-7　脾转移瘤

3. MRI

脾转移瘤多数 T_1WI 为低信号，T_2WI 为高信号，增强后表现为不均匀强化。

七、系统性疾病脾受累

【临床概述】

系统性疾病脾受累的最常见表现是脾增大，伴或不伴有多发占位。易累及脾的系统性疾病包括肿瘤性疾病（淋巴瘤，恶性肿瘤脾转移等，参见以上章节）、感染性疾病（结核、其他血源性播散的病原等）、肉芽肿性疾病（结节病等）及各种贮积病（淀粉样变性、糖原累积症等）。贫血、门脉高压、充血性心力衰竭等血流动力学的异常也会在脾产生相应的特异表现（图 5-7-8，表 5-7-1）。

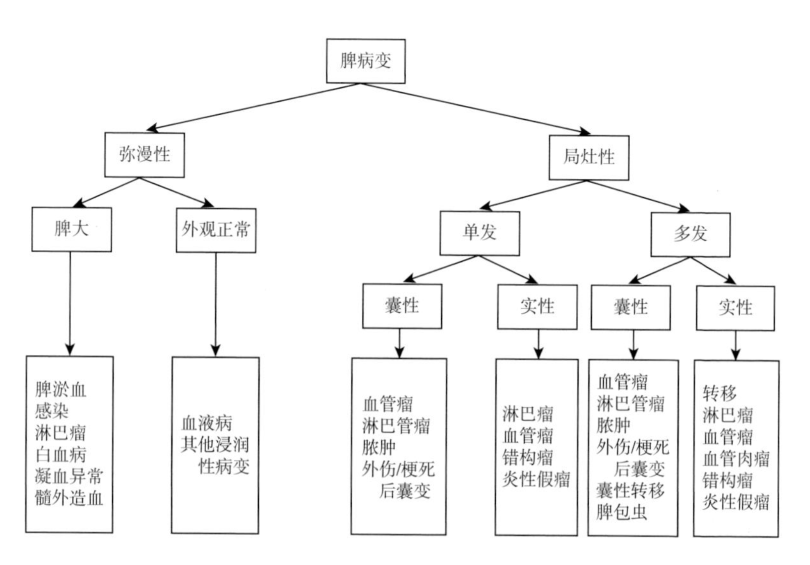

图 5-7-8 脾疾病诊断流程图

表 5-7-1　脾大的鉴别诊断

疾病	影像学表现
感染性疾病	
免疫性疾病	
造血系统疾病	血窦结构破坏，为弥漫性病变取代，动脉期见不到典型花斑样强化。可伴有肝大、淋巴结肿大
血色病	肝脾铁沉积，MRI 特征性信号改变
门脉高压	肝硬化表现，静脉曲张表现，腹水，门腔分流
充血性心力衰竭	肝静脉和下腔静脉扩张，心影增大，多浆膜腔渗出，肝动脉期花斑样强化
淀粉样变	动脉期花斑样强化消失，为均一低强化
结节病	肺门及纵隔淋巴结肿大，脾大伴有多发小结节，肝受累
脾梗死	强化异常
脾出血	脾周积液，对比剂活动性外溢

第六章

泌尿系统与肾上腺疾病

第一节　泌尿系统先天发育异常

【影像学检查方法的选择】

泌尿系先天发育异常比较常见，种类繁多，通常可无临床症状，此时无需影像检查。当出现相关并发症或合并其他泌尿系统病变时，可选择合适的影像检查鉴别诊断。主要的影像检查方法包括静脉肾盂造影（IVP）、超声、泌尿系 CT 造影（CTU）和磁共振泌尿系统造影（MRU）。腹部平片、核素显像及肾动脉 DSA 在泌尿系统先天发育异常中应用较少。

患者肾功能有无受损是选择影像检查方法需考虑的重要因素。无肾功能损害的患者可选择 IVP 与 CT 增强检查（包括 CTU）；有肾功能不全的患者可考虑超声结合 MRI 检查（包括 MRU）。

传统的泌尿系影像学检查方法 IVP 及超声，往往确诊率较低，诊断存在一定的局限。IVP 可观察全泌尿系的异常，在多数情况下可以确诊先天性异常，但 IVP 检查不能显示肾实质形态，不能显示无功能的重复肾和输尿管。超声受人为和肠气等多个因素影响，不能准确显示输尿管全程的形态。

CTU 是目前最常使用诊断泌尿系先天性异常的影像学方法。CTU 不仅可以立体地显示泌尿系统先天异常的解剖形态，还可以准确地显示复杂畸形、合并结石、肿瘤、炎症等改变。有别于 IVP、B 超及 MRU，CTU 对积水和不积水的输尿管均能较好地显示，且重建图像清晰、立体感强，可任意切割、旋转，结合平扫及增强轴状位图像可提供丰富信息。

MRU 可立体显示泌尿系形态，但由于图像空间分辨率低，对于观察病变的细节尚有欠缺，结石容易被高信号尿液所覆盖，不能明确显示。

一、先天性孤立肾

【临床概述】

先天性孤立肾是由于胚胎发育过程中一侧生肾组织及输尿管芽未发育所致，左侧发病较多，有家族患病倾向。70% 孤立肾可合并其他泌尿生殖系统畸形，以肾盂、输尿管连接部狭窄最为多见，单一孤立肾多见代偿性肥大。一般无临床症状，多为偶然发现或因出现并发症、合并泌尿系其他畸形就诊。

【影像学特点】

1. IVP

一侧肾区未见肾脏显影，且无肾盂、肾盏及输尿管显示。

2. CT、MRI 及超声

缺如侧肾窝内无肾影且其他部位也未见肾脏，肾窝被脂肪、肠管等组织所占据，对侧肾代偿性增大（图 6-1-1）。

【鉴别诊断】

1. 一侧肾发育不全：患侧可见发育不全的肾脏，可见与之相连的肾动静脉。

2. 肾异位：其他部位可见异位的肾脏。

3. 手术后肾缺如：明确的手术史及切口瘢痕。

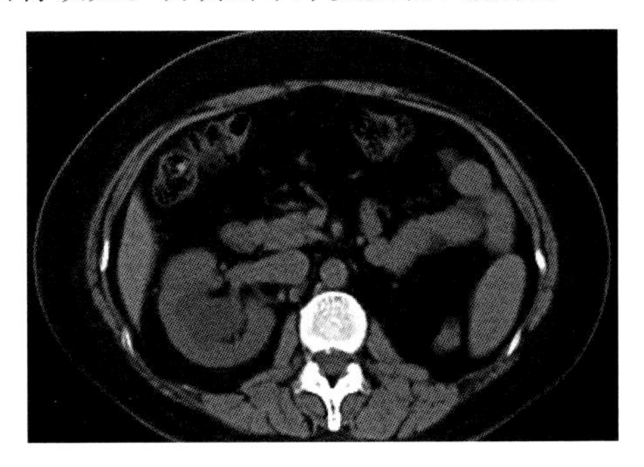

腹部 CT 横断位平扫显示左侧肾窝无肾影，右侧肾积水

图 6-1-1　右侧孤立肾

二、双肾盂双输尿管畸形（完全型、不完全型）

【临床概述】

双肾盂双输尿管畸形又称肾盂输尿管重复畸形，是最常见的肾盂和输尿管先天性发育异常，是由于胚胎期2个输尿管进入一个后肾胚基所引起，女性多见，单侧多见，约10%的病例合并其他泌尿系统畸形。多数因泌尿系统并发症或继发疾病就诊，如结石或积水。

重复肾盂多上下排列，重复输尿管可分为完全型和不完全型，不完全型又称“Y型”双输尿管畸形。完全型双输尿管畸形有高位、低位两支，高位系引流上肾盂者，低位则引流下半肾之输尿管；一般上部肾盂输尿管开口于下部输尿管开口的内下方，也可异位开口于尿道及前庭或阴道。

【影像学特点】

1. IVP

一侧肾脏有上下两套集合系统显影，位于上部的集合系统可显影不良或不显影，上部肾盏小且少，两条输尿管在不同水平汇合或完全分离。合并有重复肾积水时造影不成功。

2. CT

CT平扫易漏诊，CT增强扫描显示为佳；患侧肾较长，有2个肾盂，上部肾盂较小，下部肾盂形态多近似正常，各见一输尿管与之相连，2支可各自达膀胱或互相汇成“Y型”再进入膀胱。肾积水多发生在重复肾肾上极。冠状位MPR和MIP重建图像可更好的显示双肾盂双输尿管（图6-1-2，文后彩图6-1-2D）。

3. MRI

MRU可直观显示肾盂输尿管重复畸形。

【鉴别诊断】

双肾盂双输尿管合并肾积水须与肾囊肿相鉴别，前者可见重复输尿管是二者主要鉴别点。

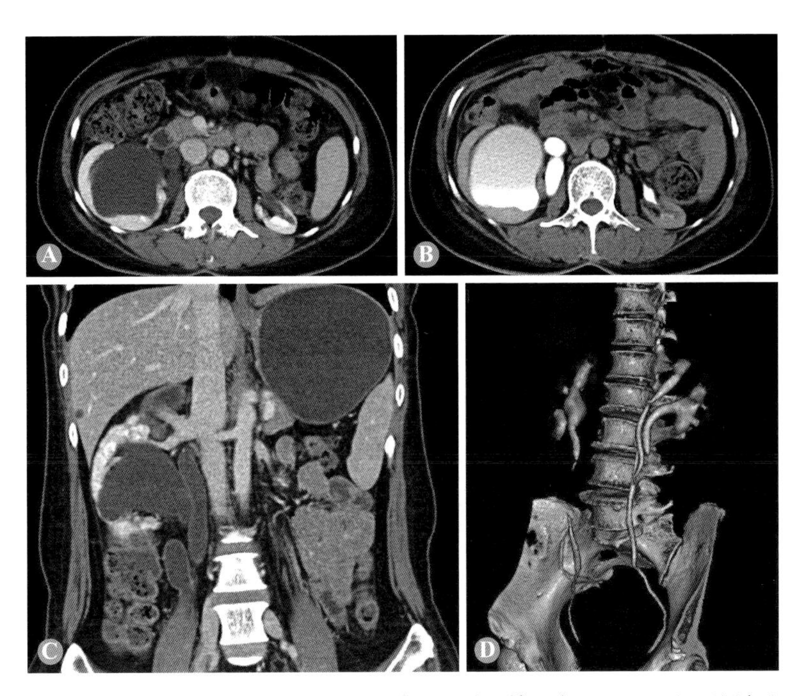

A. CT 横断位增强肾实质期；B. CT 横断位增强排泄期；C. CT 冠状位增强肾实质期；D. CT 增强排泄期三维重建 VRT。检查显示右肾双肾盂双输尿管畸形（完全型，A~C）；左肾双肾盂双输尿管畸形（不完全型，D）

图 6-1-2　双肾盂双输尿管畸形

三、肾融合畸形

【临床概述】

肾融合畸形是由后肾组织在中线相互融合所致的一种先天性肾形态异常，女性较男性多见，任何年龄均可被发现。两肾任何部位均可发生中线融合，融合部称为峡部，常位于腹主动脉和下腔静脉之间。以双肾下极融合最多见，因其大体轮廓似马蹄铁，又俗称“马蹄肾”。其他融合肾还包块盘状肾、乙状肾、团块肾等，均很少见。因肾融合限制了肾旋转，集合系统朝向异常，引流不畅，易合并结石、积水和感染。部分患者腹部可触及包块。

【影像学特点】

1. IVP

双肾下极融合畸形表现双肾位置较低，双肾下极向中线内收，呈倒“八”字形，肾盂肾盏重叠，双输尿管靠近中线。可与肾旋转异常混淆，在一侧肾功能受损不显影时，易误诊为单侧肾旋转不良。

2. CT 和 MRI

峡部在轴状位图像上位于主动脉及下腔静脉前方，内可见拉下的肾下盏，输尿管越过峡部两侧前方下行。肾盂位于前方，可有轻度肾积水。CT 增强三维重建可清晰显示肾融合形态和结构，并可显示其血供来源（图 6-1-3）。

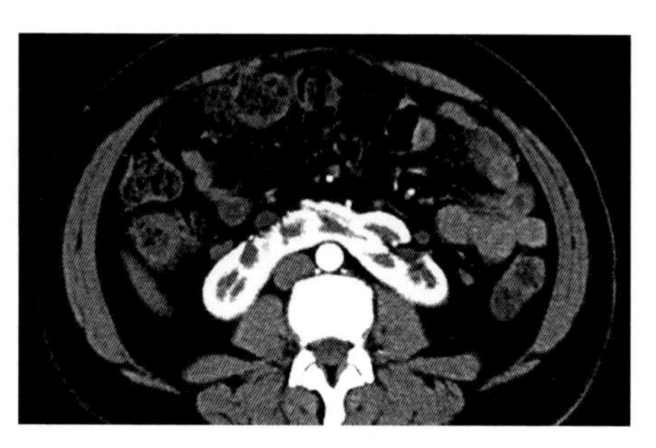

CT 增强动脉期显示双肾下极融合

图 6-1-3　双肾下极融合畸形

四、肾囊性畸形

肾囊性畸形多与遗传性疾病有关，共同表现为双肾不同水平多囊性改变、包块多囊肾、髓质海绵肾、肾髓质囊性病、多房性囊性肾发育不良等。

（一）多囊肾

【临床概述】

多囊肾是一种较为少见的先天性疾病，男女发病比例基本相等。临床上按遗传方式可分为婴儿型和成人型（表 6-1-1）。

表 6-1-1　多囊肾分型

特点	婴儿型多囊肾	成人型多囊肾
发病	罕见	较为多见
遗传方式	常染色体隐性遗传	常染色体显性遗传
肾外形畸形	肝、胆、胰等内脏纤维化和囊性变	肝囊肿、胰腺囊肿、颅内动脉瘤等
肾衰竭	早期出现	30 岁以后
大体形态	肾体积增大，双肾充满数毫米大小的囊	双肾体积增大，肾实质内布满多发大小不等圆形或长圆形的囊，囊间为正常肾组织
发病机制	肾小管囊性扩张	肾小管发育异常导致与肾小盏相连的近端肾小管盲端积水

【影像学特点】

1. IVP

成人型表现为双肾增大变形，部分可见肾壁钙化。肾盂肾盏相互分离、拉长、变形，呈“蜘蛛足样”，肾盂受压变细或扭曲移位，肾盏扩张变钝呈球形，早期改变可不明显。婴儿型表现为双肾区软组织密度肿块，推移周围肠道，对比剂分泌延迟，集合系统受压变形。

2. CT

成人型表现为双侧肾脏明显增大变形，肾实质内多数大小不等的圆形或卵圆形无明显强化囊肿，呈“蜂窝状”。囊肿向内凸入肾窦，压迫肾盂、肾盏，使之变形、移位。部分囊壁可钙化，囊肿可合并出血。婴儿型不能直接显示分辨单个囊肿，肾实质表现为斑点状、条纹状征象（图 6-1-4）。

3. MRI

双肾增大，内有多个大小不等囊状影，T_1WI 可见肾脏呈低信号或混杂信号，T_2WI 呈高信号或混杂信号。

4. B 超

肾内多个大小不等，边缘清楚的类圆形无回声的液性暗区，伴结石者可见强回声伴声影。

【鉴别诊断】

多囊肾须与肾多发囊肿相鉴别：多个单纯肾囊肿数目少，肾增大不明显，很少合并有肝囊肿，且无阳性家族史，不发生高血压或肾功能衰竭。

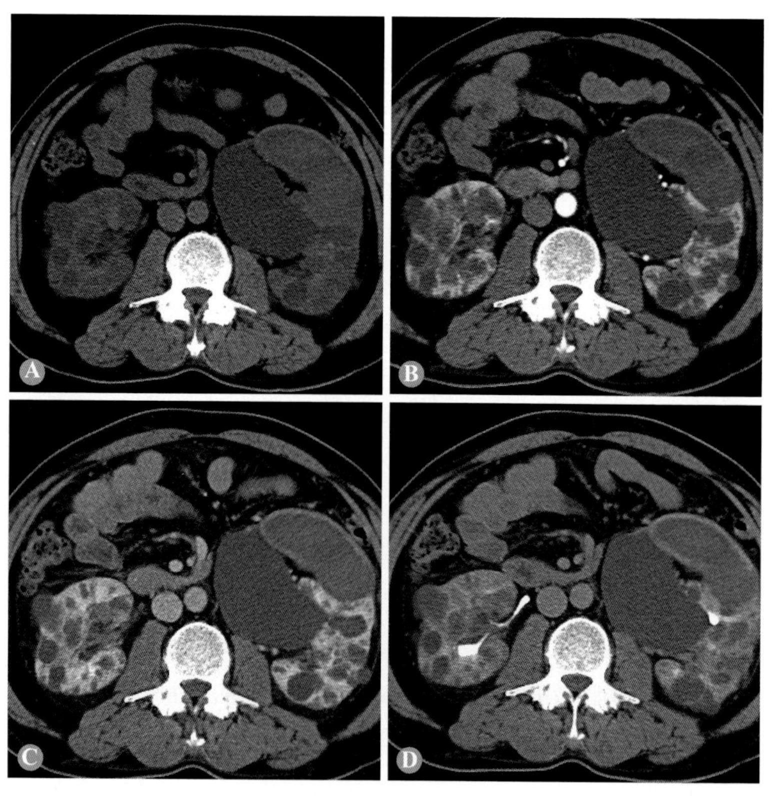

腹部CT横断位增强见双肾形态欠自然，双肾实质内布满大小不等类圆形囊性无明显强化灶，双肾盂肾盏受压变形

图 6-1-4　多囊肾

（二）髓质海绵肾

【临床概述】

多见于男性，常见于40~60岁，双侧多见。若病变局限，轻微或无并发症可无临床症状，症状的出现多因扩张的小管中尿液滞留继发感染，或海绵肾结石引起。常见的症状为反复发作的血尿、腰痛、尿路感染。

【影像学特点】

1. KUB及IVP

腹部泌尿系平片（KUB）表现为患侧肾增大或正常，肾乳头及锥体区见细小呈簇状、放射状或粟粒状排列的钙化。IVP可显示对比剂滞留在扩张的集合管内，乳头区呈“葡萄串样”或“毛刷状”改变。

2. CT

沿肾乳头及锥体分布的多发斑点状、簇状高密度影，增强扫描后可见扩张的集合管内对比剂聚集，扩张的集合管呈条纹状或小束状（图6-1-5）。

3. B超

围绕肾髓质呈放射状分布的小无回声区和强回声光电，后方伴有声影。

【鉴别诊断】

1. 肾钙盐沉着：髓质海绵肾钙盐沉着更为广泛，晚期钙盐可沉积到整个肾脏。但不伴有小管扩张和囊腔形成等改变。可见于多种疾病，如肾小管酸中毒、特发性高尿钙、甲状旁腺机能亢进等。

2. 肾盏内散在小结石：髓质海绵肾结石位于肾盏外，体积小，长径很少＞5 mm，因位于肾乳头区，位置相对固定。

3. 肾乳头坏死形成的钙化：位于肾盏顶部及附近椎体的尖端，钙化影呈环状或三角形，并有肾盏变形。

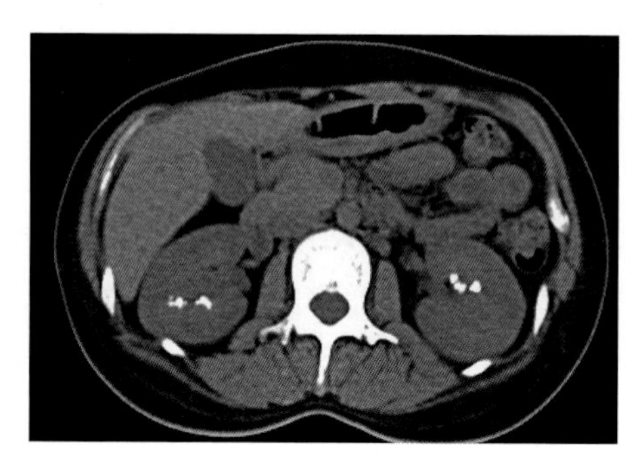

腹部 CT 横断位平扫显示双肾锥体内多发结节高密度影，呈簇状分布

图 6-1-5　双侧髓质海绵肾

五、肾的位置异常

【临床概述】

常见者为单纯异位肾，即肾脏在发育过程中未上升、上升不足或过度导致其位置异常，多见于盆腔、髂窝、下腹、膈下或胸腔内。可为单侧或双侧，常伴有旋转不良。单纯异位肾多无临床症状，有时因结石、感染而出现相应的临床症状和体征。此外，查体时盆肾和腹肾可被触及而误诊为肿块。

【影像学特点】

1. KUB 及 IVP

KUB 见异位侧肾区无肾影；IVP 可见异位肾的肾盂及输尿管显影，常合并肾旋转不良表现。

2. CT 和 MRI

异位侧肾窝无肾结构，而于盆腔、下腹部或膈上、下见肿块影，其密度或信号及强化程度与正常肾相同（图 6-1-6）。

3. 超声

肾区无正常肾声影，而其他部位找到异位的肾声影。

【鉴别诊断】

1. 肾下垂：变化体位检查，下垂肾的上下活动范围超过一个椎体高度。

2. 游走肾：位于腹腔内，各个方向有较大范围的活动。

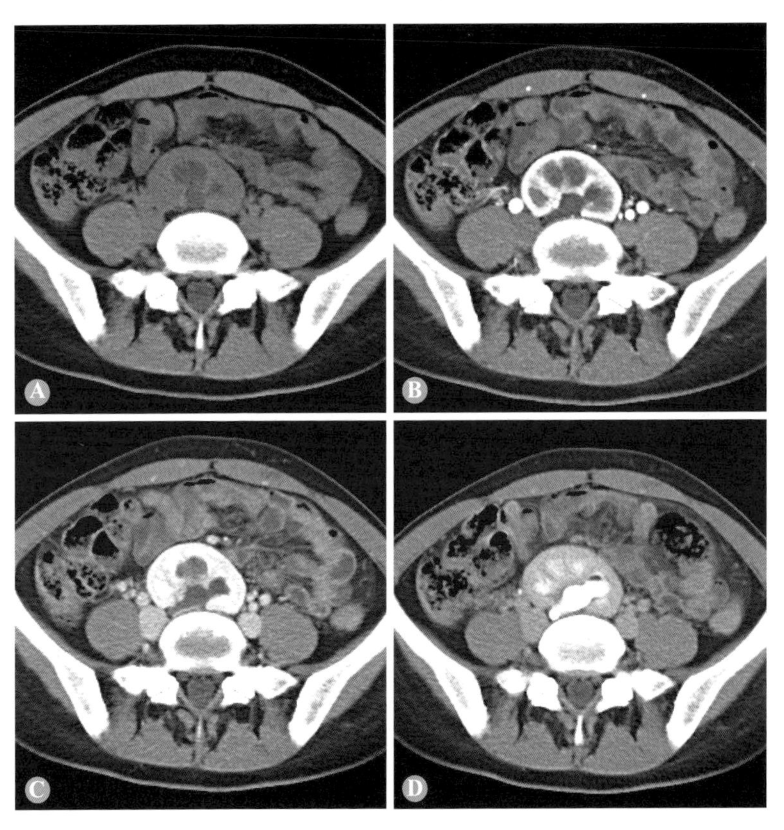

腹部 CT 横断位增强显示左肾位于盆腔，大小形态正常

图 6-1-6 盆腔异位肾

第二节 泌尿系统结石

【影像学检查方法的选择】

泌尿系结石可发生于尿路任何部位，以肾盂肾盏及膀胱结石多见，输尿管结石多认为是上尿路结石下行所致，易嵌顿于输尿管生理性狭窄部位。泌尿系结石主要有草酸钙结石、磷灰盐结石、尿酸盐结石等，80% 以上的结石含有钙成分。泌尿系结石可引起近端尿路梗阻、积水，可合并感染，严重者可导致肾功能受损。

目前，临床怀疑泌尿系结石的患者应首先进行超声或腹盆 CT 平扫检查以明确诊断。

超声检查具有简便、经济、无辐射等优点，可发现 2 mm 以上的结石，对肾结石和输尿管上段结石比较敏感，但由于受肠道的影响，超声对输尿管中、下段结石不易显示清晰，容易漏诊及误诊。超声对泌尿系结石的敏感性和特异性均低于 CT 平扫，部分患者在接受超声检查后还需行腹盆 CT 进一步明确诊断及评估结石相关并发症。对于妊娠期妇女，超声是首选的泌尿系结石影像学检查方法。

腹盆 CT 平扫是目前诊断泌尿系结石的“金标准” 影像学检查方法，能发现几乎所有泌尿系结石。需要注意的是，当服用蛋白酶抑制剂（尤其是英地那韦）的 HIV 感染或 AIDS 患者合并泌尿系结石时，CT 平扫可能无法发现结石，这是由于这些结石能透过 X 线且通常不引起明显的泌尿系梗阻，因此，这些患者可能需要进一步行 CT 增强明确诊断。CT 能准确地显示结石部位、大小及是否存在结石相关的并发症，如积水、感染等。此外，结石的 CT 值及利用双源双能量 CT 后处理软件对结石成分进行预测可有助于为患者选择最佳的治疗方案及预估疗效。CT 检查的主要缺点是放射线暴露，目前多个研究已经证实低剂量 CT 对泌尿系结石的诊断效能与普通腹盆 CT 平扫基本相当，辐射剂量是普通腹盆 CT 的 50%，甚至更少，但对直径 2 mm 以下的小结石及 BMI > 30 的肥胖患者结石的诊断仍不及普通腹盆 CT。

其他一些影像学检查方法，如 KUB、IVP 和 MRI，也可用于诊断泌尿系结石，但是应用不如上述 2 种方法广泛。

KUB 可以诊断足够大的不透 X 线的结石（X 线阳性结石），如草酸钙、碳酸钙和胱氨酸结石等，但尿酸盐结石因透过 X 线而不能被 KUB 发现（X 线阴性结石），此外，一些小结石或结石与骨性结构重叠时，KUB 亦易漏诊。目前，KUB 在诊断泌尿系结石和治疗前评估方面已逐步被 CT 取代，在治疗后复查方面，如体外超声碎石术后或 D-J 管置入术后，仍有一定应用。

IVP 诊断泌尿系结石的敏感性和特异性均较 KUB 高，还能提示泌尿系梗阻的严重程度。然而 IVP 由于使用造影剂，且较 CT 而言敏感度低、辐射剂量高，目前已基本被 CT 取代。

MRI 很少用于泌尿系结石的诊断和评估，仅用于一些特殊的情况，如孕妇患者无法接受 X 线暴露而超声检查未能明确诊断时可行 MRI 检查。

一、肾结石

【临床概述】

肾结石在尿路结石中居首位，多发生于 20~50 岁，男性较女性多见，一般为单侧，约 10% 为双侧。较小的结石位于肾盏穹隆部，大的结石可充满整个肾盂，称为铸型结石。临床常见症状为肾绞痛或钝痛，伴镜下血尿或肉眼血尿，也可发生泌尿系感染症状。代谢性疾病伴尿路结石时，临床可出现原发疾病的相应表现。

【影像学特点】

1. KUB

单侧或双侧肾区的圆形、卵圆形、“桑葚状”或“珊瑚状”高密度影（图 6-2-1）。

2. IVP

肾盂内充盈缺损。

3. CT

肾盏或肾盂内高密度结节影，可显示继发的肾盏肾盂积水，积水严重可影响肾功能，CT 增强可显示患侧肾实质增强较对侧延迟或减低。合并肾积水或感染时可见肾盂肾脏扩张，肾盂壁增厚、周围脂肪间隙密度增高及索条影（图 6-2-1）。

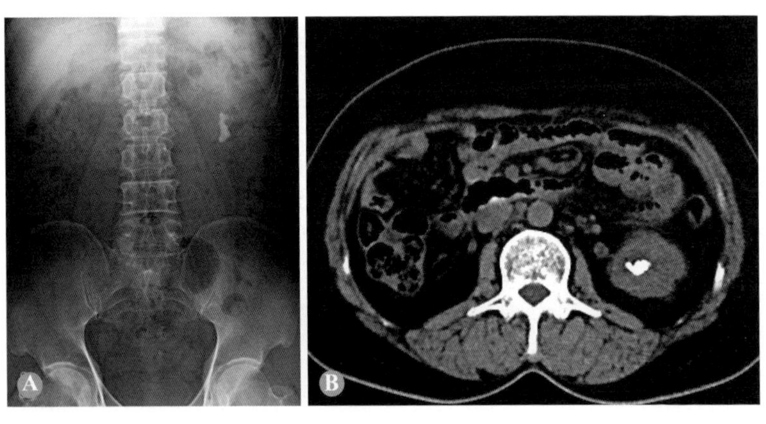

A. KUB 显示左肾区见不规则致密影；B. CT 横断位平扫显示左肾下盏见不规则高密度影，左肾盏扩张积水

图 6-2-1　左肾结石

4. 超声

肾窦区单发或多发点状、团状强回声，后伴声影，可显示继发的肾盏肾盂积水，为不规则无回声区。

5. MRI

对钙化不敏感，很少用于检查肾结石，但 MRU 可用于发现肾结石所致的肾盏肾盂扩张积水。

【鉴别诊断】

肾结石的 KUB 上须与胆囊结石、淋巴结钙化相鉴别，通过侧位片上肾结石与脊柱影重叠，借此可区别。X 线阴性结石在 IVP 上须与凝血块、脂肪球、气泡、肿瘤的充盈缺损相鉴别。

B 超肾盏小结石可与肾实质钙化点相混淆，可通过进一步行 CT 检查相鉴别。

二、输尿管结石

【临床概述】

临床症状常为突发性胁腹部绞痛并向会阴部放射，同时可伴有血尿。多数输尿管结石是由肾结石下移而来，容易停留在输尿管 3 个生理性狭窄处，可引起受累输尿管壁的擦伤、肿胀及近端输尿管及肾盏肾盂积水。需要注意的是，输尿管重复畸形、肾融合畸形输尿管引流不畅易发生输尿管结石。

【影像学特点】

1. KUB

单侧或双侧腰大肌内侧、输尿管走形区见米粒或椭圆形致密影，易见于输尿管生理性狭窄处（图 6-2-2）。

2. IVP

X 线阴性结石表现为输尿管内结节状充盈缺损。梗阻严重时，结石下段尿路不显影。结石造成尿路梗阻时间较长而影响肾功能，尿路可能不显影。

3. CT

输尿管内点状或结节状高密度影，周围可见软组织密度环（软组织边缘征），其近端输尿管可有不同程度扩张（图 6-2-2）。

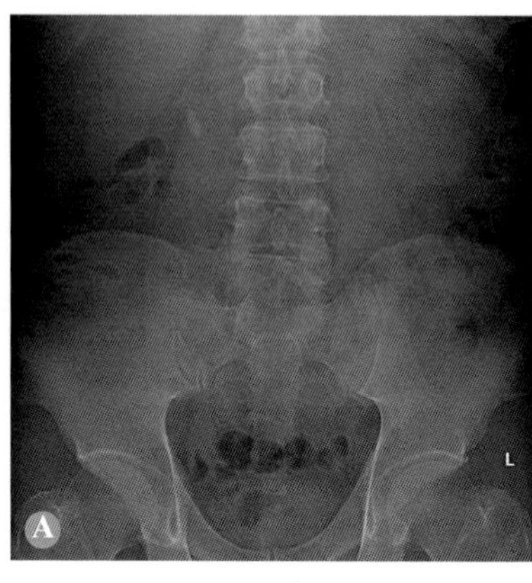

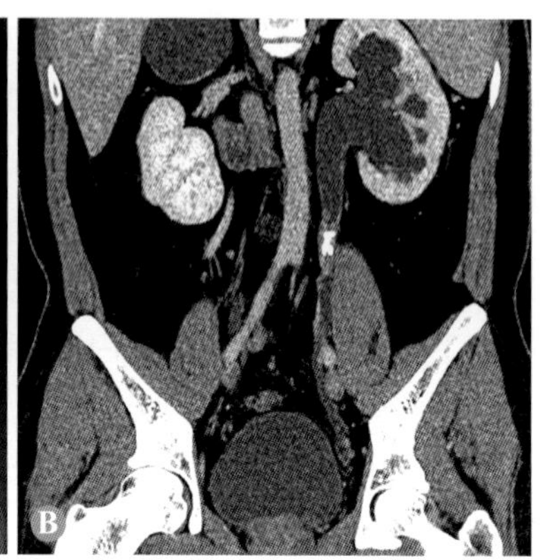

A. KUB 显示右输尿管结石，表现为约 L2-L3 椎间隙水平右侧输尿管走行区见长椭圆形致密影；B. CT 增强肾实质期冠状位显示左输尿管腹段结石，表现为左输尿管腹段长条状高密度影，病变周围输尿管壁增厚毛糙，近端输尿管及左肾盂肾盏扩张积水

图 6-2-2　输尿管结石

4. MRU

输尿管内高信号尿液内的无信号影。

5. 超声

输尿管中断，腔内有斑点状强回声，后伴声影。近端的输尿管呈无回声区。

【鉴别诊断】

盆腔静脉石：盆腔静脉石周围没有软组织密度环，依此可与输尿管结石鉴别，若仍无法在 CT 平扫上区别二者，可进一步行 CT 增强明确诊断。

三、膀胱结石

【临床概述】

较为少见，可分为原发和继发结石，前者形成于膀胱，后者是由于上方尿路结石下降而成。常发生于老年和幼年男性。临床症状为排尿疼痛、排尿困难、尿频、尿急和血尿等。

【影像学特点】

1. KUB

耻骨联合上方圆形或结节状致密影，大小不等，可随体位改变位置。膀胱憩室内结石位置固定，常位于一侧（图 6-2-3）。

2. IVP

少数 X 线平片阴性结石表现为低密度充盈缺损，随着体位变换而移动。

3. CT

膀胱腔内结节高密度影，骨窗可见结石内的分层结构（图 6-2-3）。

4. MRI

在 T_1WI 和 T_2WI 上均为极低信号。

5. 超声

膀胱内强回声团，后伴声影。

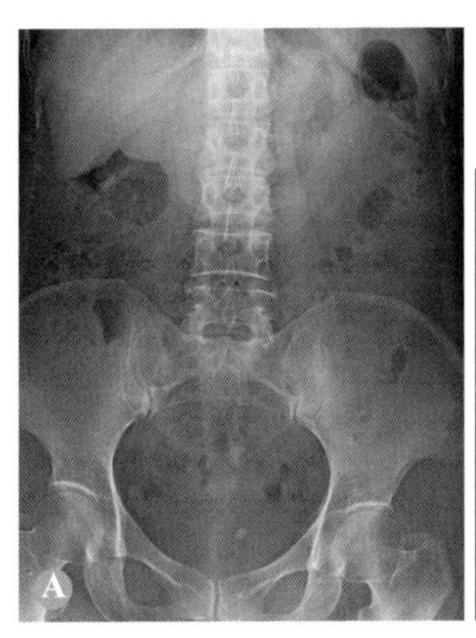

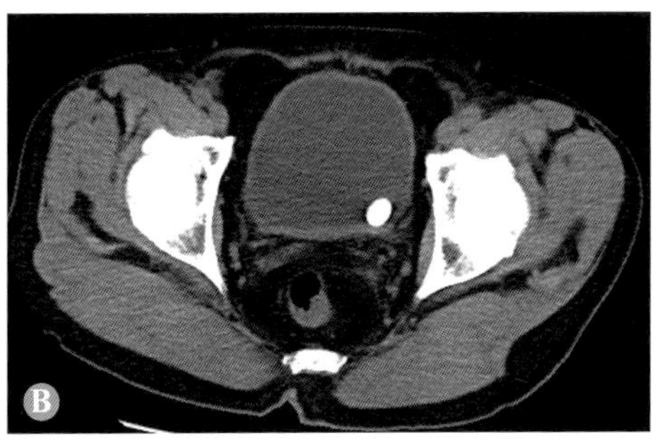

A. KUB 显示耻骨联合上方偏左侧见类圆形高密度影；B. CT 横断位平扫显示膀胱腔内见类圆形致密影，膀胱后壁略增厚毛糙

图 6-2-3　膀胱结石

第三节 泌尿系统结核及炎性病变

【影像学检查方法的选择】

泌尿系统炎性病变是较为常见的疾病，在病因学上可分为细菌及寄生虫等引起的感染性疾病和泌尿系统结核2大类，2大类疾病的临床症状、影像学检查表现各有特点，治疗方法和预后也不尽相同。

影像学检查方法包括泌尿系平片、排泄性尿路造影、CT、MRI及B超等检查方法，结合临床病史、症状体征、实验室检查可明确诊断，影像学检查不仅可确定病变部位、病情严重程度，还有助于动态观察、判断预后及随访。对于慢性感染和久治不愈的患者，还可明确有无泌尿系畸形，有无梗阻性病变，是否合并结石、肿瘤及判断双肾功能有无损害等。

一、肾结核

【临床概述】

泌尿系结核是全身结核病变的一部分，绝大多数继发于肺结核，好发于青壮年男性，临床表现取决于病变的范围及输尿管和膀胱继发结核的严重程度。早期常无症状，少数可有腰痛和发热。合并结核性膀胱炎而致尿频、尿急和尿痛。肾结核在泌尿系结核中最常见、最先发生，随着病变的进展可蔓延至整个泌尿系统。肾结核多源于肺结核，通过血行播散首先在肾皮质形成多发微结核灶，此时绝大多数病变可自愈，如人体免疫力下降，则进展为临床期肾结核，病变累及肾髓质、肾乳头，继之肾盏、肾盂及输尿管，直至累及膀胱，膀胱受累后，对侧输尿管可以出现逆流及积水，含有结核菌的尿液逆流，导致对侧输尿管及肾受累。其主要病理特点是脓肿、空洞形成，纤维化及钙化，少数抵抗力增强者可形成自截肾。病变局限于肾时往往无明显症状，累及膀胱后则出现尿频、尿急、尿痛、血尿、脓尿、腰痛等症状，全身症状多不明显。

【影像学特点】

1. KUB

KUB 可无异常发现，对于肾影大小和形态改变、泌尿系和周围淋巴结钙化的显示较敏感，偶可发现腰大肌区梭性软组织阴影。

2. 尿路造影

早期病变局限在肾实质内，表现正常。当结核病变破坏肾盏形成乳头空洞或引起集合系统病变时，尿路造影可显示阳性。当肾实质空洞与小盏相通时，显示小盏外侧有一团对比剂与之相连，肾小盏扩张，肾盏肾盂受侵而边缘不整呈虫蚀状改变，并可有狭窄、变形、扩张等继发表现，有时可出现肾影内与肾盂相连的密度不均、形态不规则的囊腔，是干酪空洞的特征性表现；病变进展造成肾盏肾盂广泛破坏或形成肾盂积脓时，排泄性尿路造影常不显影，逆行尿路造影显示肾盂、肾盏共同形成一扩大而不规则的空腔。一侧肾不显影并发对侧肾积水是肾结核的晚期并发症，由膀胱结核引起。而肾结核引起同侧输尿管结核时，常可出现输尿管结核性狭窄伴同侧肾积水。少数病例中可见肾结核瘤，表现为肾内局限性占位性病变，与肿瘤表现近似，可造成肾集合系统受压变形，需结合临床症状及其他检查结果以明确诊断（图 6-3-1）。

3. CT

在不同的病变发展阶段有不同表现。肾外形改变依肾结核不同病理变化，受累肾可出现正常、增大或萎缩等变化。CT 扫描早期可显示肾实质内低密度灶，边缘不整，增强后可见对比剂进入，显示肾实质内结核性空洞形成，而肾集合系统的早期破坏难以显示。随病变进展，可见部分肾盏乃至全部肾集合系统扩张，呈单发或多发

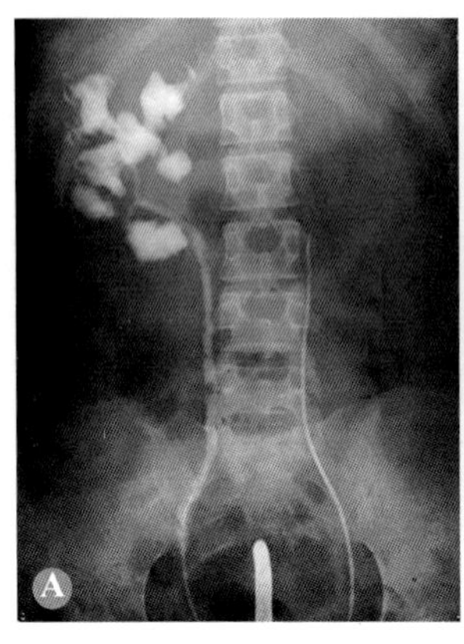

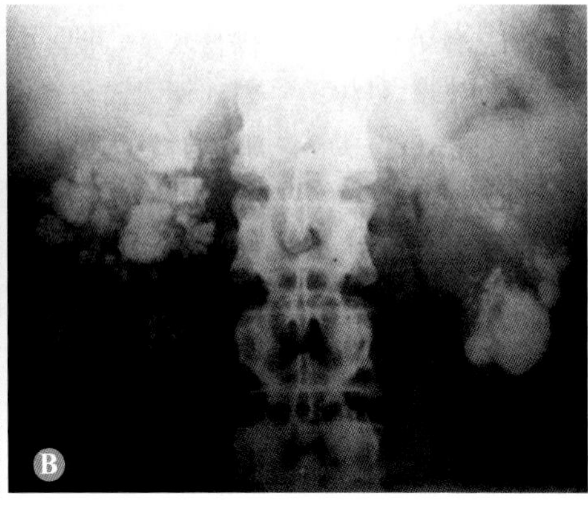

A. 逆行尿路造影显示典型肾结核的晚期并发症，一侧肾不显影并发对侧肾积水；B. 腹部 X 线平片显示肾结核晚期，可见双肾多发广泛钙化形成

图 6-3-1　肾结核

囊状低密度区，一般围绕肾盂排列，CT 值为 0~30 HU，受累肾盏区肾皮质常均匀性变薄，但仍可有一定程度的强化。进而肾盏、肾盂管壁增厚、狭窄并出现不同程度的肾积水，这是肾结核较为特征性的征象，肾积水的表现形式多样，可为局限性肾盏扩张以至于肾盂肾盏均扩张，这是由肾集合系统狭窄部位所决定，晚期膀胱结核病变累及对侧输尿管口可出现一侧肾结核、健侧肾积水表现。肾结核钙化时，可显示点状或不规则高密度影，乃至肾大部分钙化。当结核病灶侵犯肾周时，可出现肾周或包膜下脓肿，严重者出现皮肤瘘道或肠瘘。少数病例中可出现类肿瘤样改变，是结核球融合的结果，常见周边不规则钙化并可向肾周组织侵犯，包膜常完整，肾集合系统表现为受压改变。CT 扫描还可了解肾功能改变情况，随病变进展，受累部分肾功能逐渐丧失，增强扫描后表现为强化不明显或无强化，晚期肾功能严重破坏可成为无功能性肾。患者接受抗结核治疗后，CT 检查可显示肾结核好转，包括肾盂肾盏积水程度减轻，肾功能逐渐恢复及肾盏肾盂狭窄闭塞等（图 6-3-2 A，图 6-3-2B）。

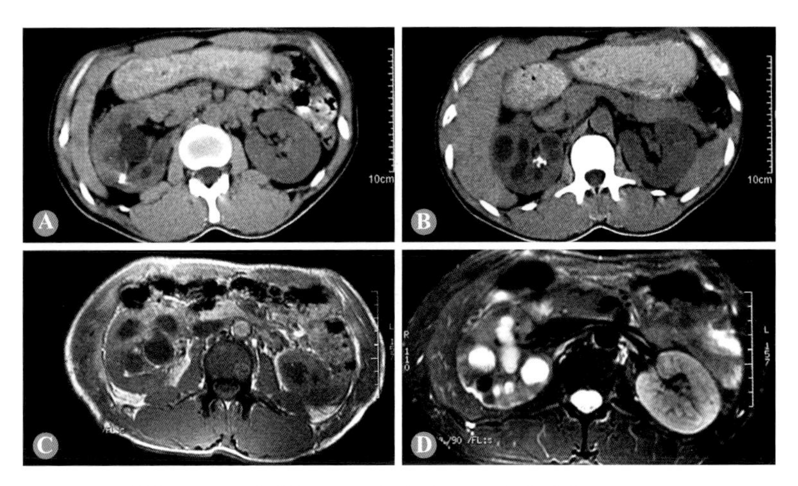

A、B. CT 横断位显示右肾钙化、脓腔形成、肾盂扩张；C. MR T_1WI、D. MR T_2WI 显示右肾实质脓肿和扩张的肾盂肾盏均呈 T_1WI 低、T_2WI 高信号

图 6-3-2 右肾结核

4. MRI

表现与 CT 类似。肾实质脓肿、空洞及扩张的肾盂肾盏均呈长 T_1、长 T_2 信号，MRU 可同时清楚显示肾实质和集合系统以上改变，对肾结核的诊断极有帮助（图 6-3-2C，图 6-3-2D）。

【鉴别诊断】

1. 肾结石：局限性肾结核钙化须与单纯肾结石相鉴别。肾结石多见于肾盂肾盏内，密度较高，CT 值常 > 200 HU，改变体位或经治疗后结石可移动位置，而肾结核钙化位于肾实质内，常散在多发，CT 值多 < 150 HU，同时可见肾实质内其他结核改变。

2. 肾肿瘤：少数肾结核球表现为类肿瘤样改变，但一般肾肿瘤钙化较少见，而结核球易发生钙化，结合临床表现和实验室检查常有助于鉴别，CT 引导下穿刺活检有助于鉴别诊断，但不是常规多采用的方法。

3. 慢性肾盂肾炎：可出现肾萎缩，肾盏变形及肾功能减退等，与肾结核类似。当慢性肾盂肾炎较少发生钙化时，结合病史、临床症状和实验室检查常可做出明确诊断。

4. 黄色肉芽肿性肾盂肾炎：可出现肾实质内单发或多发囊性肿块，须与肾结核集合系统内积液相鉴别。黄色肉芽肿性肾盂肾炎通常由结石梗阻引起，钙化少见，而肾结核中结石少见，钙化多发，结合病史和临床症状常可鉴别。

二、输尿管结核与膀胱结核

【临床概述】

输尿管结核多由同侧肾结核向下蔓延所致，少数为膀胱结核逆行感染。发病早期输尿管黏膜破化，形成溃疡继而出现管腔扩张变形，病变后期因结核肉芽肿组织形成，输尿管壁增厚，走行僵直，管腔逐渐狭窄甚至闭塞，少数病例中可见输尿管钙化形成。输尿管结核的临床表现同肾结核相似。

膀胱结核通常由肾、输尿管结核蔓延所致。病变早期膀胱黏膜多充血水肿，进而形成溃疡及肉芽肿，多先累及输尿管开口处，其后逐渐侵犯至膀胱三角区乃至全部膀胱。病变晚期膀胱全层广泛受累，膀胱壁增厚并发生膀胱挛缩。临床症状主要为尿路刺激症状，晚期以脓尿和血尿为主，全身结核中毒症状常较肾结核轻。

【影像学特点】

输尿管结核

1. KUB

偶可发现输尿管钙化，余无重要价值。

2. 尿路造影

病变早期可发现输尿管全程扩张及管壁轻度不规则，随病变进展，输尿管蠕动减少至消失，管腔出现多发狭窄与扩张相间而呈“串珠样”改变，也可为扭曲走行而形似“软木塞状”，病变晚期输尿管严重僵直并短缩可呈“笔杆状”，以上均为输尿管结核的特征性表现。

3. CT

病变早期仅显示输尿管轻度扩张，随病情进展可显示输尿管管壁增厚，管腔多发狭窄与扩张改变，输尿管管壁可发生慢性增殖性改变，表现为输尿管周围软组织密度影，偶可发现输尿管管壁钙化，与输尿管结石难以区分（图 6-3-3A，图 6-3-3B）。

4. MRI

表现与 CT 相似。MRU 典型表现为输尿管全程不规则僵直，伴多发狭窄、扩张相间改变，与尿路造影所见相似。

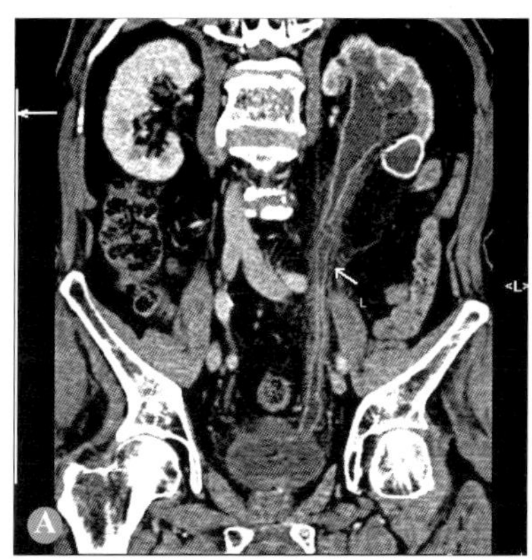
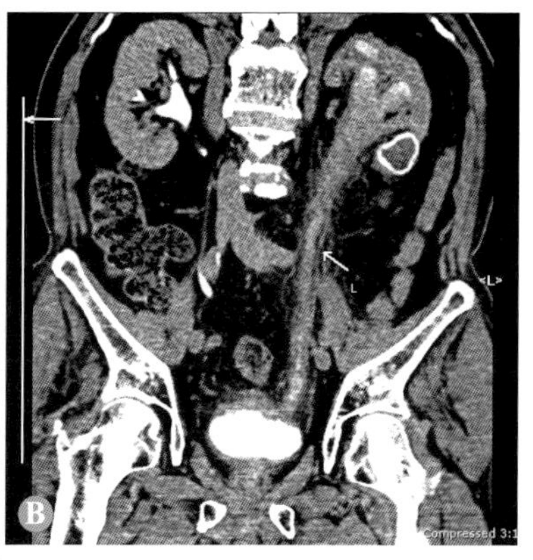
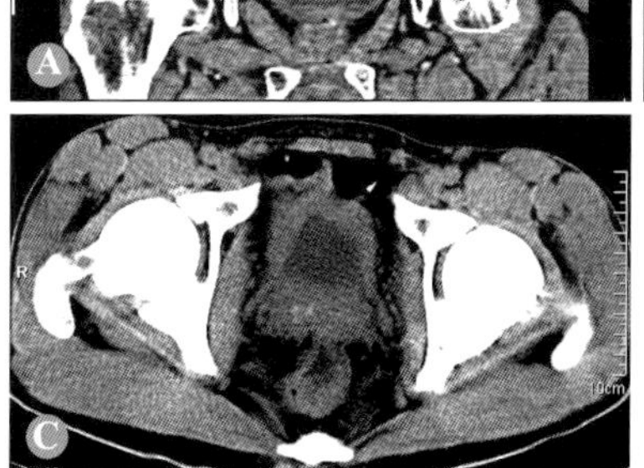

A. CT 增强肾实质期曲面重建 CPR；B. CT 增强排泄期 CPR 图像显示左输尿管壁全程毛糙增厚伴钙化，管腔不规则狭窄（箭头）；C. CT 横断位平扫显示膀胱壁增厚伴容积缩小，膀胱内壁不规则改变

图 6-3-3　左输尿管及膀胱结核

膀胱结核

1. 尿路造影

早期可显示输尿管口膀胱壁不规则及变形，当病变累及全部黏膜时可见膀胱内壁不规则，病变晚期膀胱挛缩变小，边缘呈“锯齿状”改变。

2. CT 及 MRI

CT 与 MRI 所见相似，均可发现膀胱内壁不规则改变，结核炎症所致水肿或肉芽组织增殖导致膀胱壁增厚和膀胱腔体积缩小。少数病例中结核病灶增殖可引起膀胱内壁充盈缺损样改变，与膀胱癌表现类似。偶可见不规则条索状或斑片状膀胱壁钙化（图 6-3-3C）。

【鉴别诊断】

少数病例中膀胱结核可表现为充盈缺损样改变，与钙化性膀胱癌相似，但膀胱癌一般无膀胱体积缩小，且肾及输尿管同时受累不如膀胱结核常见。

三、肾盂肾炎

【临床概述】

肾盂肾炎是由细菌或真菌侵犯肾盂、髓质和皮质引起的一种肾间质性炎症病变。病原体最常见以血行感染或泌尿道上行感染方式侵及肾，血行感染的病原体多为葡萄球菌和链球菌，常见于免疫力低下自身存在感染源或静脉药物滥用者，泌尿道上行感染的病原体多为大肠杆菌，常见于妇女和儿童。根据临床表现及病理变化，可将其分为急性和慢性 2 类，急性肾盂肾炎又可分为弥漫型和局灶型 2 型，慢性肾盂肾炎中有一类特殊类型称为黄色肉芽肿性肾盂肾炎。

急性弥漫型肾盂肾炎常为双侧性，肾表现为不同程度的肿大，皮髓质分界不清，肾实质内多发微小脓肿出现，肾盂黏膜常充血水肿，可发生溃疡坏死改变。急性局灶性肾盂肾炎即为急性局灶性细菌性肾炎，是肾脓肿的前期状态，根据治疗效果的不同可有不同的临床转归。慢性肾盂肾炎多为急性肾盂肾炎迁延不愈所致，表现为进行性肾实质破坏，体积常缩小，双侧变化程度可不一致，肾表面瘢痕形成，皮质减少，肾集合系统可正常或轻至中度扩张。黄色肉芽肿性肾盂肾炎常继发于慢性肾感染后，多伴发长期结石病史，病理表现与一般的慢性肾盂肾炎不尽相同，主要表现为肾集合系统明显扩张，其内含有多量脓液或结石，肾盂周围多发小脓肿形成并布满黄色炎性组织，炎性组织可形成慢性肉芽肿，累及肾周组织可形成不规则肿块。

急性肾盂肾炎临床表现较重，起病多急骤，常出现畏寒、发热、腰腹痛等全身症状及尿路刺激症状，外细胞升高，尿镜检可见脓尿及血尿，尿培养病原菌常呈阳性，多见于女性和艾滋病患者。慢性肾盂肾炎患者临床症状常较轻，少部分患者无明显症状，长期不规则低热、腰腹部疼痛及轻度尿急、尿频等为常见表现，但当肾实质严重受损时，可出现高血压及肾功能不全表现。黄色肉芽肿性肾盂肾炎常见于50~65岁女性，临床症状多为低热、反复尿路感染和腰痛等，常伴有泌尿系结石和高血压。

【影像学特点】

急性肾盂肾炎

1. 尿路造影

约70%的患者此项检查显示正常，少数患者可显示轻微异常，包括肾弥漫性肿胀、肾显影延迟、实质致密、肾集合系统纤细、充盈不良等，肾盂及输尿管黏膜下水肿可显示于黏膜下出现线状条纹影，是本病较特异的尿路造影表现，但出现的阳性率较低，输尿管蠕动可减低，显示扩张改变。

2. CT

CT平扫可仅显示受累肾体积弥漫性增大，偶可见肾实质内高密度影，常为出血所致；增强后肾实质内可见单发或多发楔形低密度区，表现为肾内弥漫分布的低密度粗条纹影，边缘清晰，从肾乳头到肾包膜下呈辐射状分布，与邻近正常肾实质界限清楚，但延迟扫描后分界可逐渐不明显；随病变进展，肾实质内微小脓肿形成后，病灶可表现为边缘模糊的楔形或小圆形低密度影，中心可有液化坏死，肾周筋膜多增厚，肾周脂肪囊内出现密度增高的索条影（图 6-3-4）。

气肿性肾盂肾炎

一种少见的急性凶险性肾盂肾炎，病理上为急性坏死性肾盂肾炎，患者临床症状同急性肾盂肾炎，常较重，好发于免疫力低下、糖尿病、静脉药物成瘾、长期慢性衰竭患者。特点是感染病原体可分解产气，引起肾实质和肾周组织坏死伴气体聚积，死亡率常较高。

1. KUB

KUB 显示患侧肾周气体聚集，肾体积增大，偶可见腰肌受累及膈下积气。

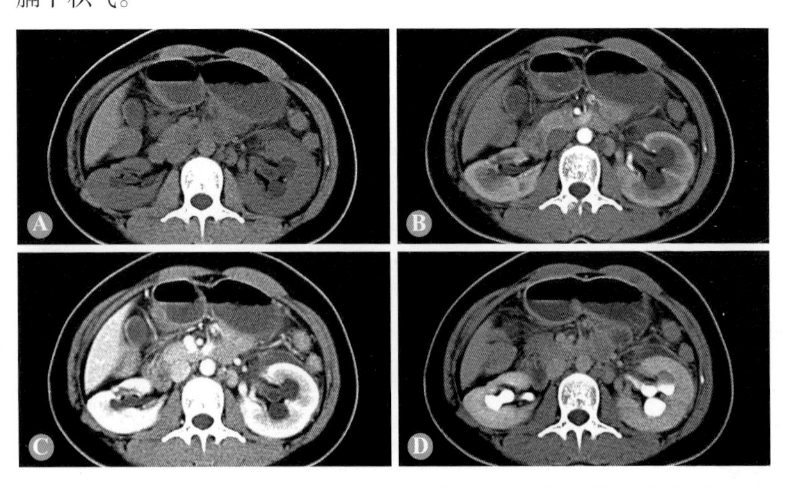

CT 横断位平扫（A）、皮髓质期（B）、实质期（C）和排泄期（D）图像显示左肾增大，包膜下积液，皮髓质分界欠清，左肾积水

图 6-3-4　左侧肾盂肾炎

2. CT

CT 是诊断气肿性肾盂肾炎的最重要影像学检查方法。可见患肾体积增大，肾实质内多发含气脓腔，常累及肾周脂肪囊和肾筋膜，化脓性病变常扩散至邻近脏器。

慢性肾盂肾炎

1. 尿路造影

慢性肾盂肾炎常导致肾功能减退，故 IVU 可显示肾集合系统显影延迟且造影剂浓度减低，肾实质萎缩可造成肾影缩小伴边缘不规则，肾功能严重受损时排泄性尿路造影常无法显示病情严重程度，逆行尿路造影可显示肾集合系统变形、扩张积水等情况。

2. CT

病情较轻、预后较好的慢性肾盂肾炎 CT 可无明显异常，肾形态常萎缩，皮质菲薄伴瘢痕形成，肾集合系统不规则，偶可见等密度代偿性再生结节影，伴尿路梗阻者可有肾盂积水表现，肾功能受损严重者肾实质强化常不明显。

黄色肉芽肿性肾盂肾炎

常分为弥漫型和局限型 2 型，影像学表现不尽相同。

1. KUB

KUB 弥漫型显示患肾增大，轮廓不清，常伴肾结石；局限型表现为肾脏局部肿块影，伴结石者少见。

2. 尿路造影

弥漫型肾功能受损常较明显，显示肾集合系统呈棒状或球状变形，集合系统常显影不良，严重者不显影；局限型肾功能常较完好，肾集合系统仅为不同程度受压改变。

3. CT

弥漫型显示肾脏增大伴轮廓不整，80%以上患者并发肾结石，肾实质可见多发病变坏死腔或肾盏肾盂扩张，表现为低密度囊性占位，增强后病灶边缘强化而坏死区无强化，可清楚显示肾实质厚度不均，集合系统扩张积液，肾功能减退等，肾周筋膜增厚粘连，为炎症浸润表现，肾周邻近器官可受累；局限型多显示为肾实质内单发局限性囊性占位，其内密度稍混杂，增强后脓肿壁呈环状强化，将无增强的坏死区勾勒清晰，病变偶可穿破肾包膜，引起脂肪囊内及腰大肌增厚粘连等炎症性改变。

4. MRI

肾实质内囊性占位边界模糊，于 T_1WI 显示为混杂中低信号，T_2WI 为不均匀高信号，注射造影剂后可见脓腔壁不规则强化，其余表现同 CT 所见。

【鉴别诊断】

急性肾盂肾炎：结合病史、临床表现、影像学检查和实验室检查常可确诊。

1. 慢性肾盂肾炎

（1）肾结核：临床症状有相似之处，当 IVU 及 CT 显示肾集合系统边缘虫蚀样破坏及空洞钙化是肾结核特异性表现。

（2）肾发育不良：单侧多见，患肾外形规则，体积常较慢性肾盂肾炎受累肾为小，肾集合系统和输尿管成比例缩小，肾功能减低情况常较明显，无慢性肾盂肾炎引起的肾集合系统炎症瘢痕牵拉性畸形。

（3）肾动脉狭窄所致肾萎缩：单侧多见，常有高血压，肾动脉造影或肾动脉 CTA 可显示患侧肾动脉狭窄，多为中至重度。

2. 黄色肉芽肿性肾盂肾炎

（1）单纯肾脓肿：常为边界清晰的近圆形囊性肿块，钙化较少见，其内无软组织密度，经抗炎治疗后多可吸收，不留痕迹。

（2）囊性肾癌：肿块内壁欠光滑，薄厚不均，常可见向腔内突出的壁结节，有明显强化，病变多位于肾实质内，肾集合系统受压表现，钙化及肾周筋膜增厚较少见，临床上多无尿路感染及结石症状。

四、膀胱炎症

【临床概述】

膀胱借尿道与外界相通，周围毗邻器官复杂，故泌尿系统及毗邻器官感染均可使膀胱受累。膀胱炎症是泌尿系统常见疾病，依临床特征和影像学特点可以分为急性膀胱炎、慢性膀胱炎、间质性膀胱炎及特殊类型膀胱炎（如气肿性膀胱炎、腺性膀胱炎等）。

急性膀胱炎以上行性感染为主，女性常见，偶有反复感染迁延不愈者，多存在膀胱局部或毗邻器官器质性病变。患者多起病急骤，全身症状常较轻而局部症状较重，可表现为尿路刺激症状及血尿、脓尿和耻骨上区压痛等，尿常规和尿细菌学培养可有阳性发现。病理显示病变多局限在膀胱黏膜和黏膜下层，以血肿、出血和溃疡形成为主，炎症持续刺激可导致膀胱容积减小。

慢性膀胱炎多由急性膀胱炎迁延不愈或反复发作而成，病史常较长，临床症状轻重不一，尿检阳性率较高，需注意发现患者有无局部或全身病变导致本病发生。病理上多以膀胱壁纤维增生、瘢痕挛缩为主要特征，伴下尿路梗阻者膀胱容积可增大，常有结石形成。

间质性膀胱炎病因不明，多见于中年女性，临床症状主要为进行性尿频，其他尿路刺激症状少见，尿常规及尿培养结果为阴性。病理显示膀胱黏膜变薄，小瘢痕和溃疡形成，黏膜下炎性细胞浸润，肌层纤维增生。

特殊类型膀胱炎临床较少见，气肿性膀胱炎专指产气菌感染并产生气体的膀胱炎，多见于女性糖尿病患者，采取适当方法治疗后病变可完全消散。腺性膀胱炎临床少见，具体病因不详，女性易感，临床症状与慢性膀胱炎相似，尿检无细菌感染发现，确诊有赖于膀胱镜活检。

【影像学特点】

急性膀胱炎

1. 泌尿系平片

有助于显示阳性结石、膀胱内异物等可能病因，不能显示急性膀胱炎的直接征象。

2. 尿路造影

无特征性发现，对于病情严重者可显示膀胱容积缩小，表面毛糙，治愈后随访可显示完全正常。逆行尿路造影显示能力较强，但尿路并发感染时慎用。

3. CT

多数病例显示正常，少数病例可表现为膀胱容积缩小，膀胱壁广泛一致性增厚，增强后强化均匀（图 6-3-5）。

4. MRI

膀胱壁充血水肿，在 T_1WI 信号介于中等信号的肌肉和低信号的尿液之间，在 T_2WI 上信号较高，增强后可有强化。

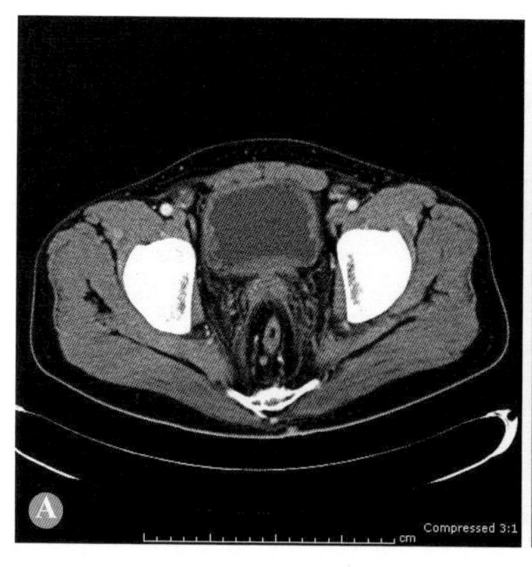

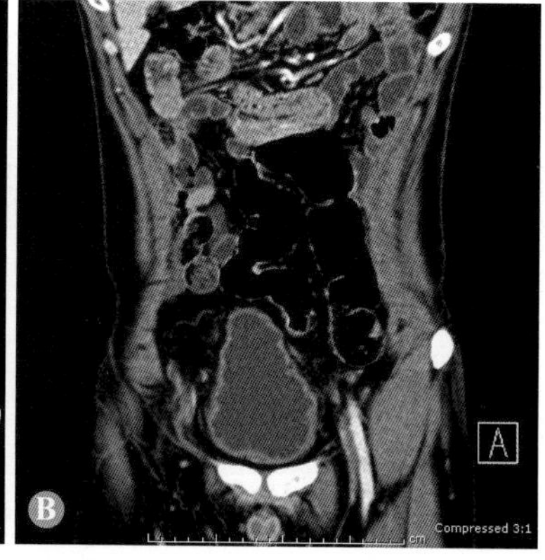

A.CT 横断位增强；B. CT 冠状位增强。检查显示膀胱壁毛糙增厚，可见黏膜面小梁状增厚

图 6-3-5　急性膀胱炎

慢性膀胱炎

1. 泌尿系平片

意义同急性膀胱炎，若发现膀胱壁线样钙化，可提示膀胱血吸虫病可能。

2. 尿路造影

单纯型慢性膀胱炎仅可见膀胱壁毛糙不平和膀胱容积缩小。对于下尿路梗阻引发的慢性膀胱炎，尿路造影可见特征性的膀胱底部半球形前列腺压迹、膀胱憩室和膀胱小梁。慢性膀胱炎引起的炎性膀胱憩室数目多，体积小，为表面毛糙的凸出于膀胱轮廓外的囊袋状结构，其内可见结石，膀胱小梁常增粗，尿路造影表现为全膀胱广泛分布的粗大索条状充盈缺损影。当慢性膀胱炎侵犯输尿管括约肌后，造影可见典型的“膀胱—输尿管反流”。

3. CT

可见膀胱壁增厚，但慢性膀胱炎膀胱壁的增厚以纤维瘢痕为主，故血供不丰富，增强后强化程度较急性膀胱炎差。此外 CT 检查还可发现膀胱壁钙化、结石、膀胱憩室等伴随表现（图 6-3-6）。

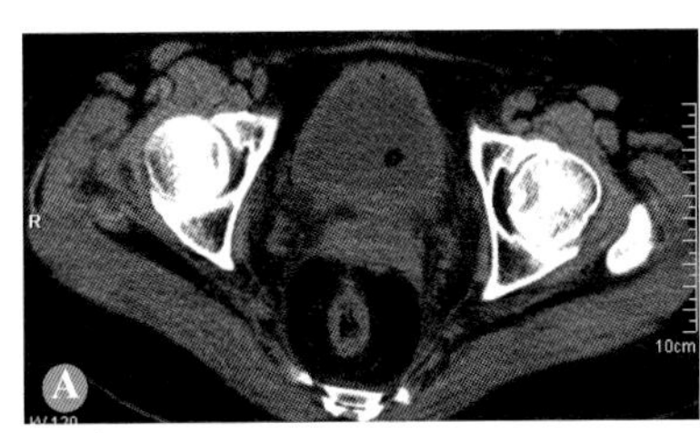

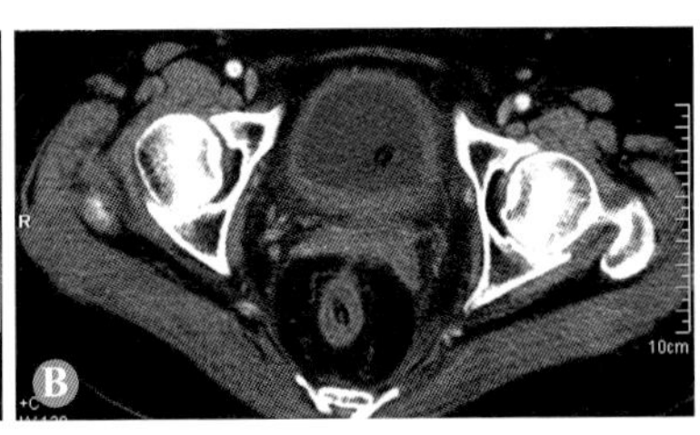

A.CT 横断位平扫；B.CT 横断位增强。检查显示膀胱壁增厚，增强扫描后强化不明显

图 6-3-6　放疗后慢性膀胱炎

4. MRI

T_1WI 与急性膀胱炎表现相似，T_2WI 显示慢性膀胱炎膀胱壁信号低，增强后强化不明显，这是由于增厚的膀胱壁富含纤维组织所

致，常可用于鉴别急、慢性膀胱炎。

【鉴别诊断】

主要是各种类型膀胱炎间，以及腺性膀胱炎与膀胱癌之间的鉴别。CT和MRI对于急、慢性膀胱炎的鉴别诊断常有较重要意义。切记膀胱炎的诊断不能仅依靠影像学检查，需结合病史、临床表现、实验室检查结果，必要时行膀胱镜检查综合做出诊断。值得注意的是膀胱癌癌肿周围常伴膀胱炎症性改变，膀胱镜检若位置不当，可将膀胱癌误诊为膀胱炎，这在早期膀胱癌的诊疗中尤其值得注意。

第四节　泌尿系统肿瘤与肿瘤样病变

【影像学检查方法的选择】

超声和CT可发现并确诊绝大多数泌尿系统肿瘤及肿瘤样病变，静脉肾盂造影、逆行泌尿系造影和MRI是重要的补充。CT泌尿系成像（CTU）在一次静脉注射对比剂后进行多期扫描，结合薄层图像和各种三维重建后处理技术，可以清晰显示泌尿系统肿瘤及肿瘤样病变，并评价病变与周围正常组织器官关系。近年来，泌尿系疾病的主要影像进展包括扫描技术的优化研究、双能CT的应用研究、肾MR功能成像研究等，后者涉及DWI对肾良恶性肿瘤、肾细胞癌不同亚型、不同级别肾透明细胞癌的鉴别等方面的研究。

一、肾囊肿

【临床概述】

肾是易患囊肿的器官，肾囊肿的发生率高达50%，是最常见的肾肿瘤样病变。当肾小管阻塞有部分组织缺血时可发展成囊肿，尽管不同的肾囊肿组织学上相似，它们的数量、部位和临床特征差别很大。单纯肾囊肿是最常见的肾疾病，多见于成年人，男性多见，发病率随年龄增长逐渐上升，50 岁以上的人群约 50% 有一个或多个囊肿。单纯肾囊肿与外接不通，多发生在肾实质中，尤其以皮质部更常见。囊壁由薄层纤维组织覆盖一层扁平上皮组成，囊内含草黄色清亮液体，少数为血性液体。肾囊肿通常无症状，多偶然发现，一些大的囊肿，尤其是发生囊内出血或感染时，可产生腰腹疼痛不适症状，生长在肾盏周围的较大囊肿可能压迫肾盂或输尿管引起积水。

【影像学特点】

1. CT

CT 平扫为圆形或椭圆形水样低密度灶，边界锐利，当囊肿内有出血或蛋白样物质凝集时，密度增高，CT 值可达 60~70 HU，增强扫描囊内容物不强化，囊壁菲薄且光滑。

2. MRI

表现与 CT 所见类似，圆形或卵圆形 T_1WI 低、T_2WI 高信号影，壁薄光滑，边界清晰，囊肿与肾实质分界清楚，无强化。

肾囊肿诊断一般较为容易，影像学的主要任务是鉴别区分肾脏囊性病变的复杂程度和恶性可能性。根据囊肿的 CT 特征采用 Bosniak 分型标准可较准确鉴别需要手术治疗的不典型肾囊性病变和仅需随访的单纯肾囊肿，有助于临床治疗方案的选择（表 6-4-1，图 6-4-1~ 图 6-4-4，文后彩图 6-4-1）。

【鉴别诊断】

孤立性肾囊肿的鉴别诊断包括肾囊肿与肾盏憩室、肾盂旁囊肿与肾积水、复杂囊肿与囊性肾癌、高密度囊肿与肾占位性病变。通过现有影像学手段，特别是 CT 增强多期扫描及延迟扫描，根据病灶是否与尿路排泄系统相通、囊内结构及囊壁的厚薄，有无壁结节、有否强化，鉴别诊断一般不难。

表 6-4-1　肾脏囊性病变的 Bosniak 分型

类型	影像学表现	性质
Ⅰ型	囊性区为均匀水样密度，与邻近正常肾组织界限清晰锐利，囊壁无钙化及增强	良性单纯囊肿
Ⅱ型	囊内可含 1 或 2 条厚度不＞ 1 mm 的纤细分隔或其壁有细小钙化；或者符合上述Ⅰ型标准，但囊内密度高于水（高密度囊肿）	轻度复合型囊肿，约 90% 为良性，可较长时间随访观察
ⅡF 型	不能确切划入Ⅰ型和Ⅲ型者	轻度复合型囊肿，需定期观察，70%~80% 为良性
Ⅲ型	囊肿的壁或分隔较均匀且厚度＞ 1 mm，有边缘光滑的结节，或边缘部增厚并有不规则的钙化，或是多房性并有多数增强的分隔，或不符合Ⅱ型的高密度病变	中间型囊性病变，良、恶性比例各为 50%
Ⅳ型	囊壁厚度不均匀或有强化的厚壁，或壁上有强化或大的结节，或在囊性病变内有明确的实性成分，增强后囊壁或结节 CT 值增加＞ 10 HU	恶性病变

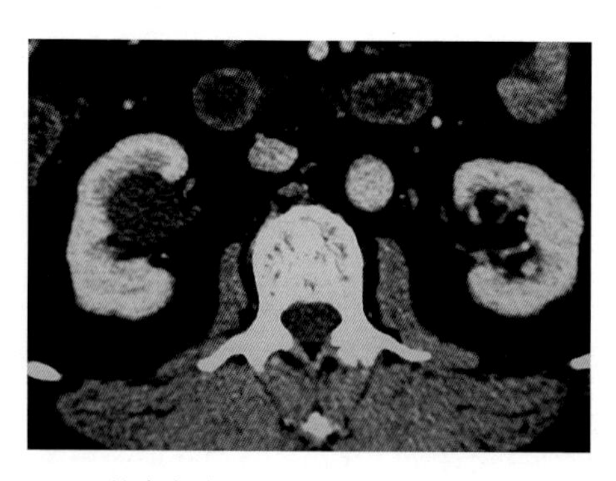

CT 横断位增强显示右肾中部囊性低密度灶，边界清晰，无明显强化，为 Bosniak Ⅰ型囊肿

图 6-4-1　右肾囊肿

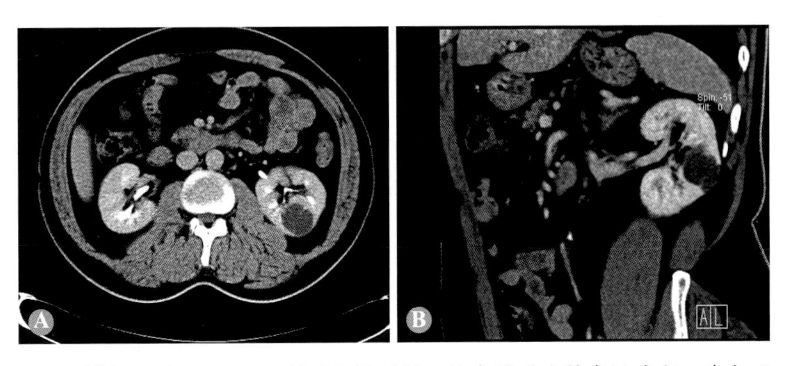

A. CT 横断位增强；B. CT 斜冠状位增强。检查显示左肾囊性病变，其内可见纤细分隔，为 Bosniak II 型囊肿

图 6-4-2　左肾囊肿

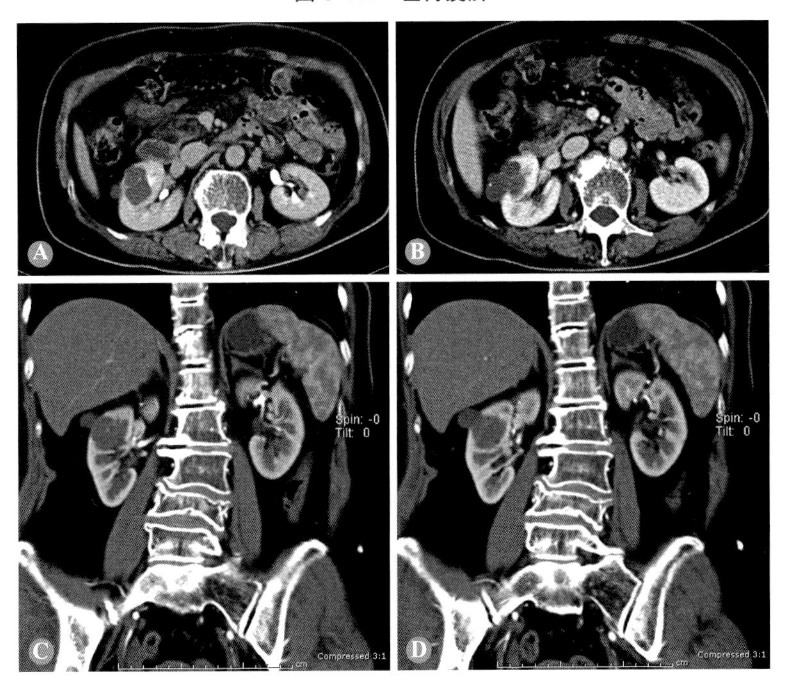

A、B. CT 横断位增强；C、D. CT 冠状位增强。检查显示右肾囊性病变，分隔不均匀，可见多发钙化及点状强化小结节，为 Bosniak Ⅲ型囊肿

图 6-4-3　右肾囊性病变

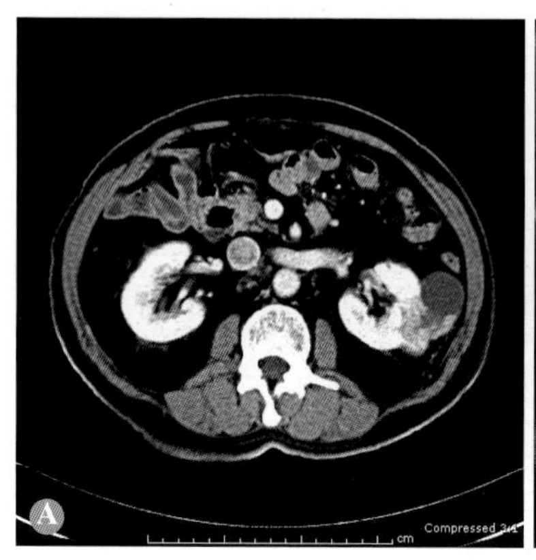
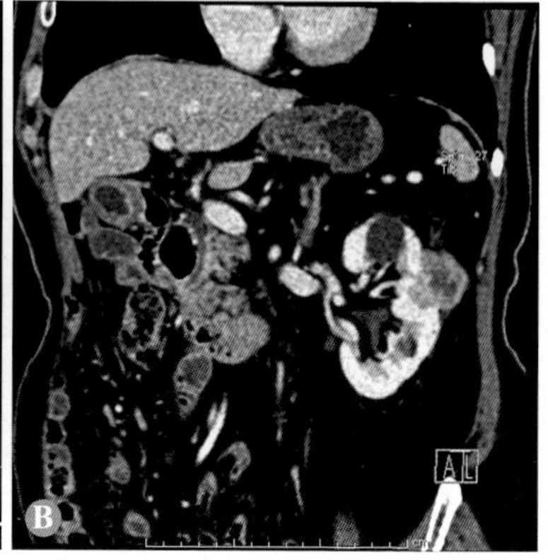

A. CT 横断位增强；B. CT 冠状位增强。检查显示左肾囊性病变，内部可见块状软组织密度灶伴明显强化，为 Bosniak IV 型囊性病变

图 6-4-4　左肾囊性病变

二、肾血管平滑肌脂肪瘤

【临床概述】

肾血管平滑肌脂肪瘤又称肾错构瘤，是一种由成熟脂肪组织、平滑肌组织和厚壁血管组成的良性肿瘤。好发于中青年，女性多见，常单侧单发。20% 的肿瘤合并结节性硬化症，常两肾多发，属遗传性和家族性，多见于青少年，无性别差异，多有智力发育迟缓、癫痫及面部皮脂腺瘤等表现，同时肝、眼、肺、心及骨亦可有病变。肾血管平滑肌脂肪瘤系发生于肾间叶组织的良性肿瘤，病理上由不同比例的成熟脂肪、平滑肌和发育不良的血管构成，多数以脂肪成分为主，少数以平滑肌为主。较大的肿瘤在肾实质内生长可造成肾盂、肾盏受压变形，肿瘤有自发破裂出血的倾向。常见症状和体征包括腰部疼痛、血尿、可触及的肿块和低血容量性休克，因肾血管平滑肌脂肪瘤所致的腹膜后大出血，又称 Wunderlich 综合征。超过 50% 的肾血管平滑肌脂肪瘤是在对各种非特异性症状进行腹部超声检查时偶然发现的。

【影像学特点】

1. CT

肾内等低混杂密度团块影，内含脂肪密度，CT 值多在 –40~–120HU，呈圆形或卵圆形，可分叶，边缘光滑锐利。自发性破裂出血者出血部位的密度随出血时间长短呈高、等或低密度改变，增强扫描病灶内不均匀强化（图 6-4-5）。

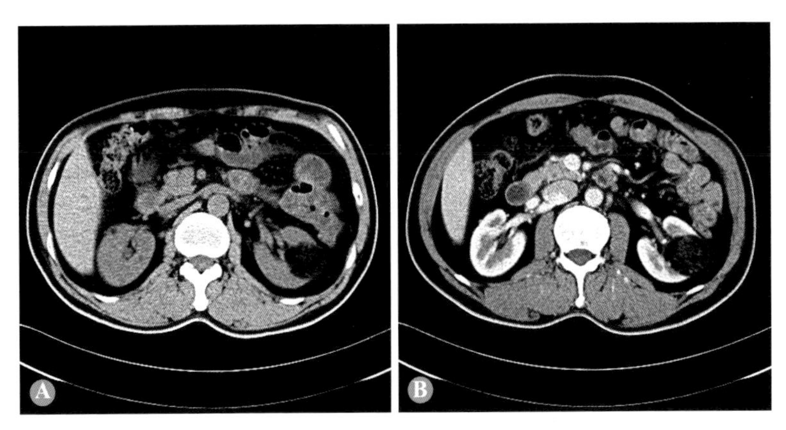

A. CT 横断位平扫显示左肾类圆形低密度灶，以脂肪密度为主；B. CT 横断位增强显示病变内可见点线样强化，为血管和平滑肌成分，脂肪成分无明显强化

图 6-4-5 左肾血管平滑肌脂肪瘤

2. MRI

在病灶中可发现脂肪信号，呈 T_1WI 高信号、T_2WI 中等信号，抑脂序列信号降低，增强压脂扫描，肿瘤实质部分不均匀强化。

【鉴别诊断】

缺乏脂肪成分的血管平滑肌脂肪瘤须与肾癌相鉴别，脂肪成分为主的血管平滑肌脂肪瘤须与脂肪瘤鉴别，肾错构瘤破裂出血与肾癌破裂出血鉴别。在 CT 和 MRI 上仔细观察病变内有无成熟脂肪成分是鉴别诊断的关键。

超声、CT 和 MRI 对绝大多数肾血管平滑肌脂肪瘤可进行准确的定性诊断，CT、MRI 能更好地显示肿瘤的成分、大小、形态、数目及其与周围组织的关系。对伴有神经、精神症状的患者应加做颅脑 CT 或 MRI 检查，以明确是否伴有脑结节硬化症。对伴有结节硬化症时的双肾肿瘤，即使未发现明显的脂肪组织也不能排除血管平滑肌脂肪瘤的可能。伴有结节性硬化综合征的肾血管平滑肌脂肪瘤多为双侧和多中心发病，具有生长迅速和易出现临床症状的特点。

三、肾细胞癌

【临床概述】

肾细胞癌起源于肾小管或集合管上皮，是成年人最常见的肾恶性肿瘤，约占肾恶性肿瘤的 90%。多见于老年男性，单侧发病常见。2016 年版 WHO 泌尿肿瘤分类中，肾细胞癌分 14 个亚型，包括肾透明细胞癌、肾乳头状细胞癌、肾嫌色细胞癌、遗传性平滑肌瘤病肾细胞癌综合征相关性肾细胞癌、低度恶性潜能的多房性囊性肾肿瘤、集合管癌、髓质癌、黏液性管状和梭形细胞癌、MIT 家族易位性肾细胞癌（包括 Xp11 异位性肾细胞癌和 t（6;11）异位相关性肾细胞癌）、琥珀酸脱氢酶缺陷相关的肾细胞癌、管状囊性肾细胞癌、获得性囊性肾疾病相关性肾细胞癌、透明细胞乳头状肾细胞癌，另外包含神经母细胞瘤相关性嗜酸细胞性肾细胞癌等 4 种暂定的肾肿瘤类型。其中以透明细胞癌最多见，约占 85%。肿瘤位于肾实质内，多为实性，圆形或椭圆形，常伴有出血、坏死、囊变，可有钙化，瘤周假包膜多见，长大后浸润、压迫、破坏肾盂肾盏，向肾周侵犯，形成静脉瘤栓或转移到淋巴结及其他脏器。镜下肿瘤富血管，癌细胞呈多角形，胞质透明，含胆固醇或磷脂体，胞核小而深染，间质内几乎无纤维组织。

肾细胞癌多无任何不适，常因超声、CT 检查偶然发现，晚期可出现血尿、肾区痛、肿块及转移的相关症状。

【影像学特点】

1. IVP

可显示肾轮廓外凸改变，肿瘤压迫肾盂肾盏时，可见肾盂变形、移位，肾小盏牵拉变形、扭曲变细、破坏或扩张变形。

2. CT

平扫显示病变密度稍低于正常肾实质，约 10% 可见钙化，多为明显不均匀强化，以皮髓质期强化最为明显，呈“快进快出”强化方式，肿瘤可穿破包膜进入肾周，肾静脉、下腔静脉增粗，静脉内出现有强化的软组织密度影则提示癌栓形成（图 6-4-6）。

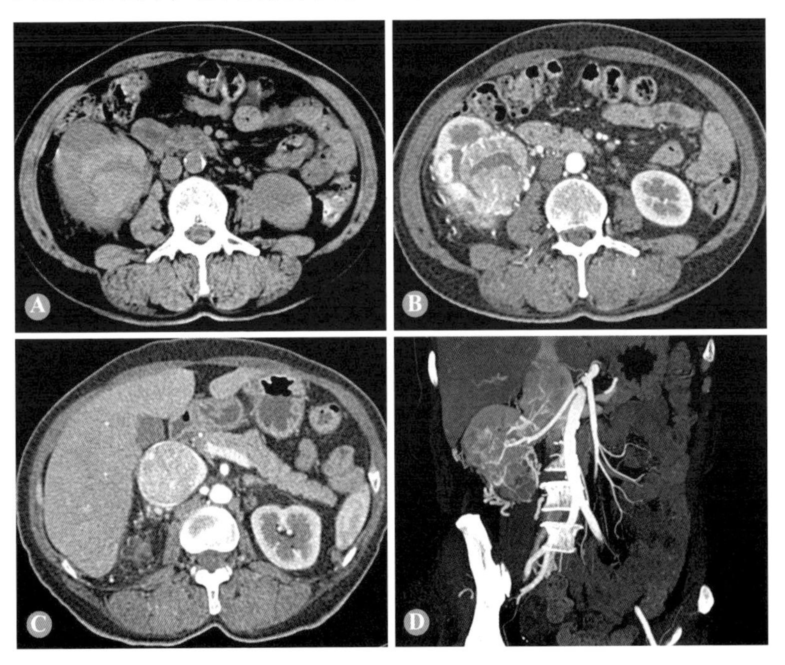

A. CT 横断位平扫显示右肾下极混杂稍高密度占位性病变；B. CT 横断位增强显示病灶明显不均匀强化；C. CT 横断位增强显示下腔静脉增粗，其内可见不均匀强化的癌栓；D. CT 重建最大密度投影图像显示右肾病变和下腔静脉癌栓内多发纡曲肿瘤血管

图 6-4-6　右肾癌伴下腔静脉癌栓

3. MRI

病变信号不均匀，明显不均匀强化，可见假包膜。

CT、MRI 表现有一定的特征性，能清晰显示肿瘤内部结构、肾静脉与下腔静脉瘤栓、肾周侵犯及淋巴结转移等情况。CT 是诊断肾肿瘤的主要影像学方法，其强大的后处理功能可弥补横断面成像对肾癌分期的不足，在显示肾肿瘤与邻近组织、器官的关系方面可获得更详尽、更有价值的信息。MRI 能更好地显示肿瘤内出血、囊变及假包膜，对肿瘤性质判定及肾静脉、下腔静脉癌栓显示优于常规 CT。

【鉴别诊断】

肾细胞癌中最常见的是肾透明细胞癌，为富血供肿瘤，其内出血、坏死、囊变多见，明显不均匀强化为其特点。肾透明细胞癌须与乏脂肪的肾血管平滑肌脂肪瘤及肾嗜酸细胞瘤相鉴别。乏脂肪的肾血管平滑肌脂肪瘤平扫密度常较高，均匀或不均匀强化，平扫薄层 CT 发现其内有确切脂肪成分是定性诊断的关键，极少数情况下，部分透明细胞癌可以出现脂肪变性，严重变性者可在 CT 上出现脂肪密度，MRI 脂肪抑制可出现信号衰减。肾嗜酸细胞瘤 CT 平扫表现为均匀或不均匀的等低密度，边缘光整，中央可见钙化，囊变坏死少见，实性部分强化明显，约 30% 可出现中央瘢痕及内部“轮辐状”强化。

肾细胞癌影像诊断时还应注意其不同亚型之间的鉴别。典型的肾透明细胞癌血供丰富，易发生坏死、囊变、出血，多表现为明显不均匀强化；乳头状细胞癌为少血供肿瘤，恶性程度较低，CT 平扫密度可高于周围正常肾实质，强化程度低，多为轻度均匀强化或轻度延迟强化，少有囊变、坏死，可见钙化；嫌色细胞癌平扫密度稍高或等于正常肾实质，呈轻、中度均匀或不均匀强化，肿瘤内囊变、坏死少见，可有钙化，有时可出现中央瘢痕，但中央瘢痕基本不强化。

但是需要注意的是，肾细胞癌各亚型均可有不典型影像学表现的病例，此时影像学鉴别诊断较为困难。

四、尿路上皮肿瘤

【临床概述】

尿路上皮肿瘤包括肾盂癌、输尿管癌和膀胱癌。肾盂癌是发生于肾盂、肾盏上皮的肿瘤，发病率在肾恶性肿瘤中仅次于肾癌，多为移行上皮癌。发生于输尿管及膀胱的尿路上皮癌称为输尿管癌及膀胱癌。肾盂癌可发生于肾盂的任何部位，可向肾实质内侵犯。肾盂癌、输尿管癌及膀胱癌多为移行细胞癌，少数为鳞癌和腺癌。膀胱癌可发生于膀胱任何部位，但绝大多数位于膀胱三角区。尿路上皮肿瘤早期即有无痛性肉眼血尿，少数可有腰部不适、隐痛及胀痛，血块或肿瘤阻塞输尿管或尿道口时可出现肾绞痛、积水、排尿困难等。

【影像学特点】

对于尿路上皮肿瘤而言，超声检查早期易漏诊，IVP 和 CT 是诊断肾盂癌、输尿管癌的理想方法。CT 后处理中多平面重建图像有利于发现早期小病变，对肿瘤部位、形态、浸润深度显示更佳。MRI 则可为膀胱肿瘤提供更加详尽的信息，T_2WI 及 DWI 成像对于膀胱肿瘤的分期有十分重要的作用。CT、MRI 可更好显示肿瘤对邻近结构的侵犯及区域淋巴结转移。

肾盂癌典型 IVP 征象为肾盂、肾盏内不规则充盈缺损，肾盂、肾盏积水，邻近肾盏受压移位。CT 平扫见肾盂、肾盏内软组织肿块，密度均匀或不均匀，肾窦脂肪影变窄或消失，常伴肾积水（图 6-4-7），增强扫描肿块呈轻、中度强化，排泄期可见肾盂、肾盏内充盈缺损。MRI 显示肾盂肿瘤在 T_1WI 及 T_2WI 上信号与肾皮质信号强度相近。输尿管癌则表现为位于输尿管内的相似密度及信号的肿块并肾盂、输尿管积水的表现。膀胱癌典型影像表现为膀胱壁乳头状或“菜花状”软组织密度或信号的肿块，IVP 或膀胱造影可见“菜花状”或乳头状充盈缺损（图 6-4-7，图 6-4-8）。

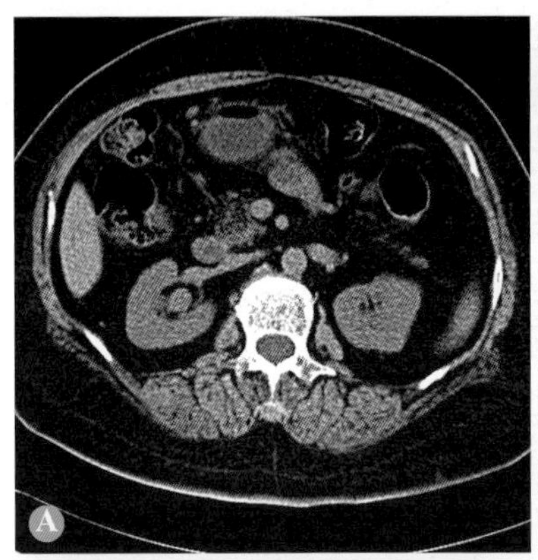

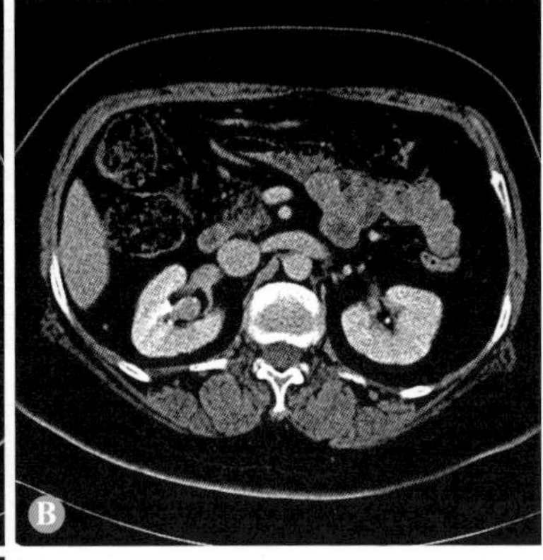

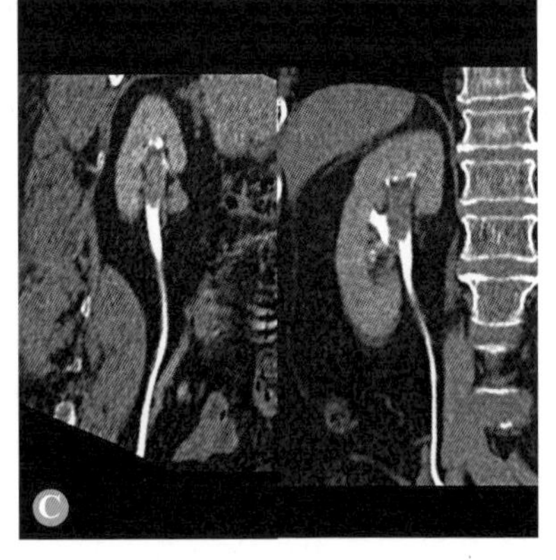

A. CT 横断位平扫；B. CT 横断位增强；C. CT 曲面重建排泄期。检查显示右肾盂内软组织密度占位性病变，可见强化，排泄期呈充盈缺损样改变

图 6-4-7　右肾盂癌

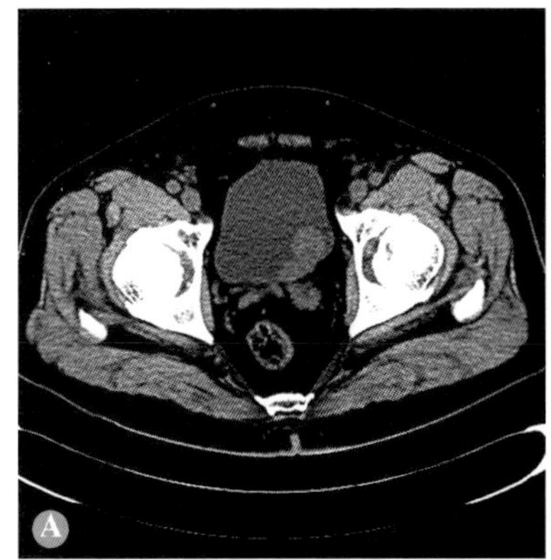

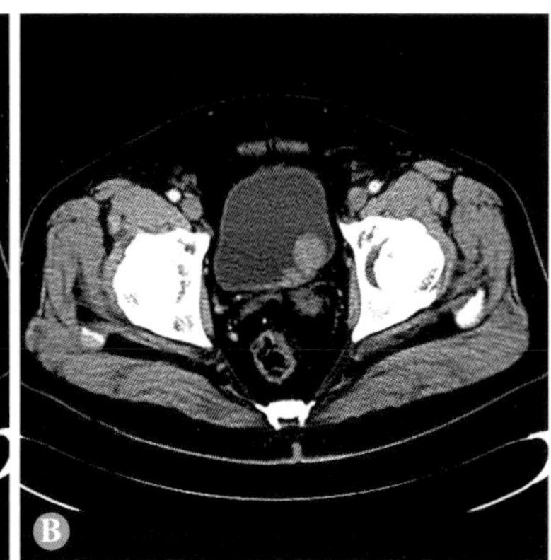

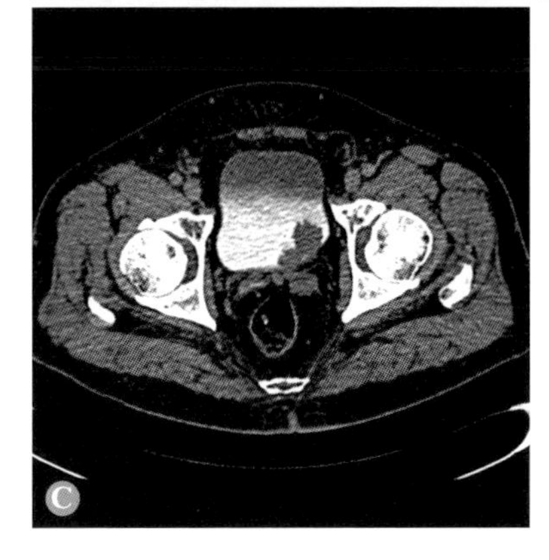

A. CT 横断位平扫；B. 肾实质期；C. 排泄期。检查显示膀胱左后壁菜花样软组织密度肿物，可见中度均匀强化，排泄期呈充盈缺损样改变

图 6-4-8　膀胱癌

【鉴别诊断】

无痛性肉眼血尿，尿脱落细胞学检查发现癌细胞，膀胱镜见输尿管口喷血或膀胱壁肿物，IVP 可见充盈缺损影，CT 可见集合系统内肿块，轻、中度强化，排泄期呈充盈缺损改变，以上征象强烈提示尿路上皮肿瘤诊断。尿路上皮肿瘤主要应与集合系统内血块相鉴别，二者均表现为充盈缺损，但血块无强化，短期内复查病灶有变形、缩小或消失。肾盂癌浸润肾实质须与肾癌相鉴别，后者血尿程度轻，出现晚，多数呈明显强化。

第五节　肾上腺疾病

【影像学检查方法的选择】

肾上腺的影像学检查方法包括CT、超声、MRI和核素显像等，对肾上腺疾病可以提供重要的形态学和功能学依据。CT扫描尤其是螺旋CT扫描是目前首选的肾上腺影像学检查方法，配合矢、冠状位重建可以获得更加满意的诊断效果。

传统的CT增强中，肾上腺腺瘤和非腺瘤样病变的CT值变化常有很大的重叠，只依据CT值的变化进行病变性质的鉴别其敏感性和特异性均较低。肾上腺病变类型丰富，腺瘤中常含有脂肪，而恶性病变毛细血管通透性增加可导致对比剂在病变内滞留。较新的研究方法引入了相对洗脱百分比（relative percent wash out，RPW）和绝对洗脱百分比（absolute percent wash out，APW）的概念。在肾上腺CT增强检查中，于注射对比剂1分钟后行肾上腺实质期扫描，10~15分钟后行延迟期扫描，则：

$$\text{RPW}=\frac{\text{实质期病变 CT 值}-\text{延迟期病变 CT 值}}{\text{实质期病变 CT 值}}\times 100\%;$$

$$\text{APW}=\frac{\text{实质期病变 CT 值}-\text{延迟期病变 CT 值}}{\text{实质期病变 CT 值}-\text{平扫病变 CT 值}}\times 100\%;$$

若肾上腺病变CT平扫值< 10 HU，且患者无肾上腺髓质功能性肿瘤的临床症状，则为良性富脂腺瘤。若肾上腺病变CT平扫值> 10 HU、RPW > 60%且APW > 40%，则一般为乏脂肪腺瘤，其诊断的敏感度为88%~96%，特异性为96%~100%。RPW < 40%且

APW ＜ 60% 的病变一般均为恶性病变，而病变实质期强化 CT 值 ＞ 110~120 HU、RPW ＞ 40% 且 APW ＞ 60% 则提示为嗜铬细胞瘤。

超声是婴幼儿肾上腺异常的首选影像学检查方法，也可作为肾上腺疾病的初查方法。超声的分辨率低于 CT，且由于肾上腺位置较深，位于肋弓内，故对较小肾上腺病变的检出和病变的定性诊断有一定限度，诊断的准确率常依赖于检查者的技术和经验。

MRI 检查通常作为肾上腺 CT 检查之后的补充检查方法。MRI 组织分辨率较高，能够确定脂肪、出血、单纯或富含蛋白的液体等成分，无辐射性，可以多方位观察，对病变的定性诊断很有帮助。尤其是梯度回波序列的同、反相位成像可以鉴别肾上腺腺瘤与非腺瘤。MRI 的缺点是费用较高，不能检出钙化，空间分辨率较低，对小病灶的检出逊于 CT。但随着 MRI 检查技术的发展，使之极有可能成为肾上腺疾病的最佳检查方法。

核素显像是一种功能学成像检查方法，肾上腺核素检查包括肾上腺皮质显像和肾上腺髓质显像。肾上腺皮质显像主要反应皮质功能状态，肾上腺髓质显像多用于异位嗜铬细胞瘤的诊断，恶性嗜铬细胞瘤和神经母细胞瘤的诊断。肾上腺髓质显像对肿瘤大小的准确测量和解剖定位较困难，但可提供病变的大体位置和功能学信息，结合其他影像学检查结果可进一步准确定位。

肾上腺病变丰富，常见病变包括肾上腺增生、腺瘤、嗜铬细胞瘤、髓样脂肪瘤、囊肿和假性囊肿（如肾上腺出血或血肿机化）、结核、皮质癌及转移癌等，以及淋巴瘤、神经母细胞瘤、节细胞神经瘤、血管瘤、平滑肌类肿瘤等少见病变。

一、肾上腺增生

【临床概述】

肾上腺皮质增生可发生于任何年龄，以青壮年多见，女性明显多于男性。病变分为原发和继发 2 类，继发性肾上腺增生病因包括垂体和下丘脑病变、异位 ACTH 综合征等。肾上腺增生的临床症状多为 Cushing 综合征，也可并发醛固酮增多症等（表 6-5-1）。

表 6-5-1　肾上腺增生的临床表现分型

分型	临床表现
皮质醇增多症 / 库欣综合征	向心性肥胖、皮肤紫纹、多毛、肌肉萎缩、高血压、骨质疏松、性功能障碍等。尿中 17- 羟皮质类固醇增多
原发性醛固酮增多症 /Conn 综合征	消瘦、周期性肌无力或麻痹、高血压及多尿。低血钾、高尿钾、碱中毒、肾素水平降低、血和尿醛固酮增高
肾上腺性征异常 / 肾上腺性变态综合征	性早熟、女性男性化或男性女性化，先天性者可有假两性畸形。尿中孕三醇增高

【影像学特点】

1. CT

50% 无异常改变，异常者多表现为双侧肾上腺增大，可为弥漫性增粗，但可见肾上腺正常形态轮廓，肾上腺增粗的标准不一，一般认为肾上腺内、外侧肢长度＞ 5 cm、厚度＞ 10 mm 可诊断为肾上腺增粗（图 6-5-1）。还可表现为在增大的同时可见肾上腺的一肢或两肢上有局限性结节状突起，结节多为等密度或稍低密度，多可见脂肪密度，一般强化不明显，少数可有中度强化（图 6-5-2）。

2. MRI

病变的形态表现与 CT 相一致，病变信号与正常肾上腺基本相同，对检出脂肪成分较敏感。

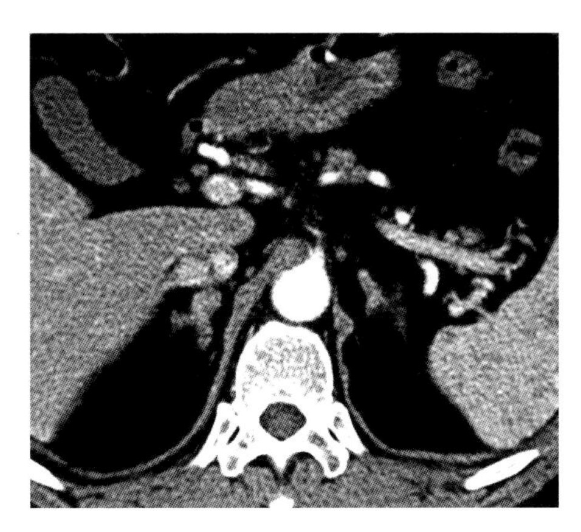

CT 横断位增强显示双侧肾上腺增粗

图 6-5-1　双侧肾上腺增生

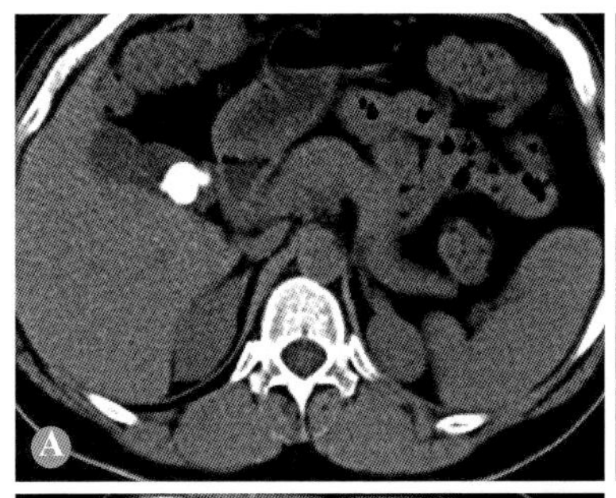

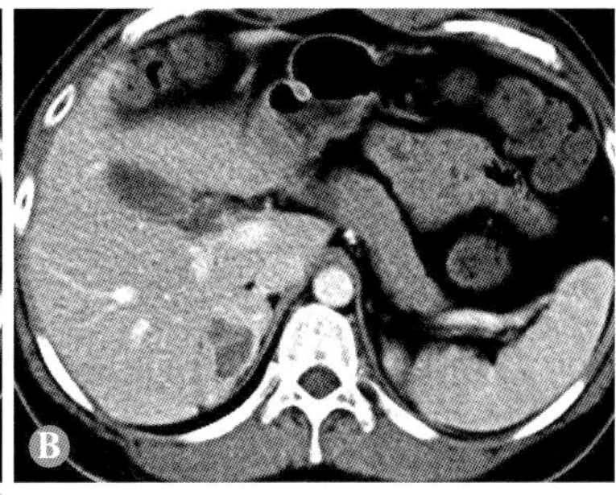

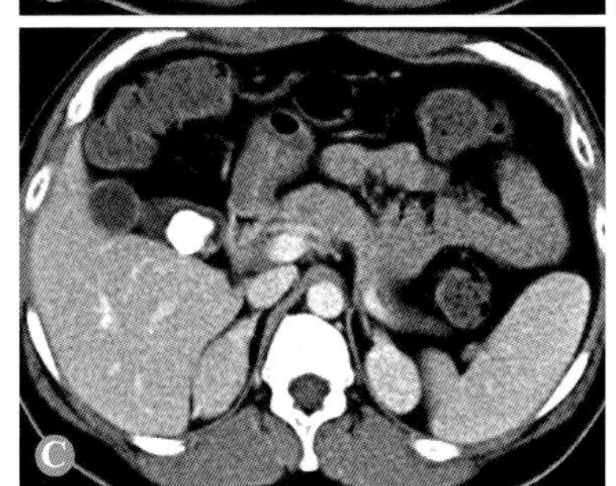

CT 横断位增强显示双侧肾上腺结节样增粗（A），结节内可见坏死（B），病变实性成分呈中度强化（C）

图 6-5-2　先天性假两性畸形，肾上腺性征异常

【鉴别诊断】

部分肾上腺增生并不引起肾上腺外形的明显改变，仅镜下可见组织增生，临床有相应的内分泌改变。肾上腺结节状增生与腺瘤的影像学表现鉴别困难，但此两种疾病的临床治疗相近，因此鉴别诊断的临床意义较低。

【肾上腺增生的特殊类型】

1. 肾上腺大结节增生（ACTH-非依赖性双侧肾上腺大结节增生）

（1）临床表现：皮质醇症中罕见的一种独特类型，病因不明，其典型多为 Cushing 综合征，也可为亚临床 Cushing 综合征而表现为高血压、糖尿病等。内分泌检查以 ATCH-非依赖性皮质醇症为特征及血、尿皮质醇增高，皮质醇分泌节律消失，ACTH 水平降低至不可测等。本病临床症状的严重程度与患者肾上腺结节的不同分泌功能状态、病程和肾上腺增生体积大小等有关，且本病具有一定的家系遗传背景。

（2）影像学表现：独特，为多发结节或分叶状团块样病变，正常肾上腺形态可见（图 6-5-3）。CT 平扫可见增生肾上腺密度较低，

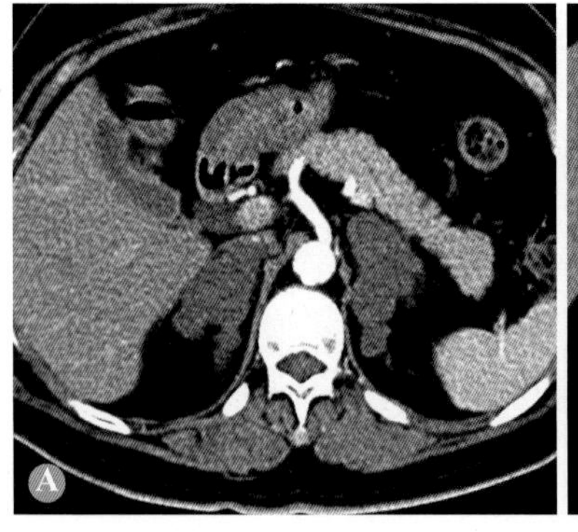

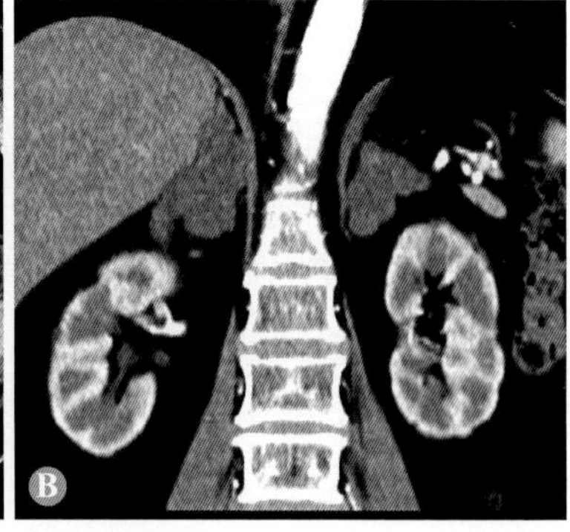

A. CT 横断位增强动脉期；B. CT 冠状位增强动脉期。检查显示双侧肾上腺大结节增生

图 6-5-3　双侧肾上腺大结节增生

增强后呈轻度强化。MRI 表现为与 CT 相近的肾上腺形态改变，可发现增生大结节中的脂肪成分。

（3）诊断：根据患者典型的临床症状和影像学表现可对此病做出诊断。

2. 原发性色素沉着性结节性肾上腺皮质病 (primary pigmented nodular adrenocortical disease，PPNAD)

（1）临床表现 ：Cushing 综合征中一种极为少见的类型，其在库欣综合征中所占比例不超过 1%，常见于儿童和青少年。此病以双侧肾上腺皮质多发性自主分泌的色素沉着结节和结节间皮质组织萎缩为特征。实验室检查显示血浆和尿皮质醇水平升高，而血浆 ACTH 水平则很低。

（2）影像学表现 ：典型 PPNAD 表现为双侧肾上腺正常轮廓存在，可见多发微小结节突出于肾上腺轮廓外（图 6-5-4），约 50%

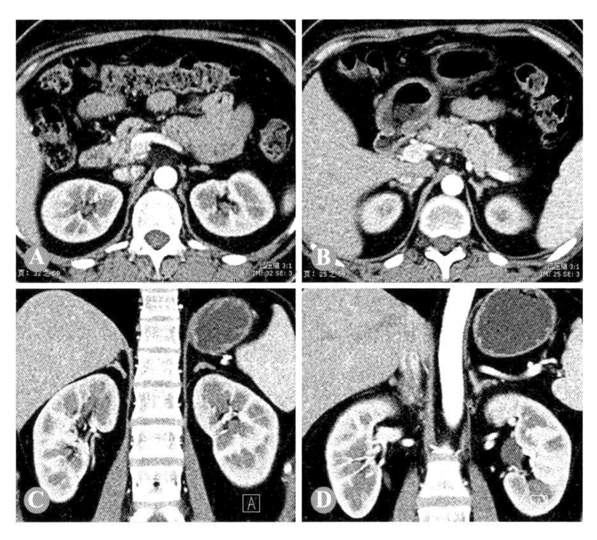

A、B. CT 横断位增强；C、D. CT 冠状位增强。检查显示双侧肾上腺正常轮廓存在，可见多发小结节，行左侧肾上腺全切，手术病理证实为 PPNAD

图 6-5-4　原发性色素沉着性结节性肾上腺皮质病（PPNAD）

的 PPNAD 患者双侧肾上腺影像学检查可完全正常，仅在手术切除部分肾上腺后可发现肾上腺内微小结节。

（3）诊断：本病根据影像学诊断较困难，需结合临床表现和病理结果。

二、肾上腺腺瘤

【临床概述】

肾上腺腺瘤来源于肾上腺皮质，是肾上腺较为常见的肿瘤，分为功能性和无功能性 2 类，前者常见。功能性腺瘤多为良性，可为原发性或继发性，主要分泌盐皮质激素导致原发性醛固酮增多症、糖皮质激素导致皮质醇增多症或性激素导致肾上腺性变态综合征。无功能性肾上腺皮脂腺瘤由于不分泌肾上腺皮质激素，故无相应的生化异常和临床内分泌功能亢进的表现，男性与女性发病之比约为 2:1，常见于伴有糖尿病或高血压的老年肥胖患者。

无功能性肾上腺腺瘤起病缓慢，左侧常见，肿瘤大小不一，有完整的包膜，细胞分化良好，类似于正常肾上腺皮质致密的细胞，可见透明细胞，亦有分化较差，组织学上难以区分良恶性者。无功能性肾上腺腺瘤部分可发生恶变，尸检发现正常人中约 2% 存在无功能肾上腺腺瘤。无功能性肾上腺腺瘤患者通常无明显临床症状，部分患者可有发热，多为间歇性低热，常见于肿瘤较大时发生坏死。少数肿瘤较大，可压迫肾，出现腰痛和腹部包块，大多数为腹部影像学检查或体检时偶然发现。少数无功能性肾上腺皮脂腺瘤可分泌异位类胰岛素物质和促红细胞生成素，这类患者可出现低血糖和红细胞增多等现象。

【影像学特点】

CT 平扫：腺瘤多呈单发类圆形实性肿块，边缘光滑，无周围浸润和转移性改变，肿瘤直径多为 1~10 cm（图 6-5-5），少数病例

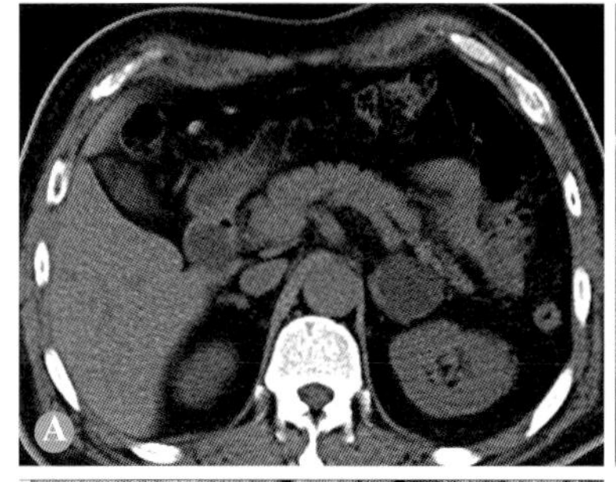
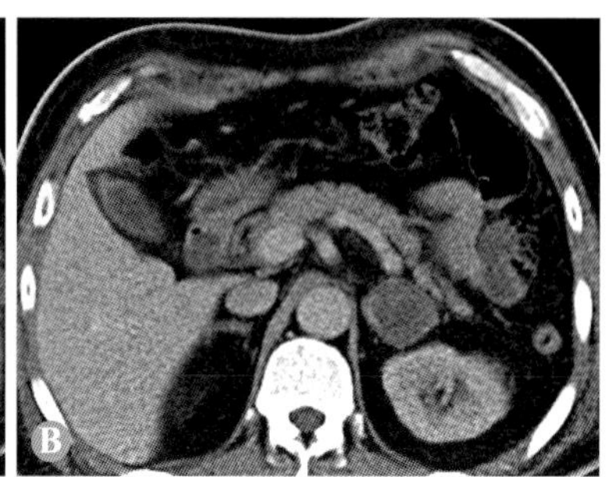
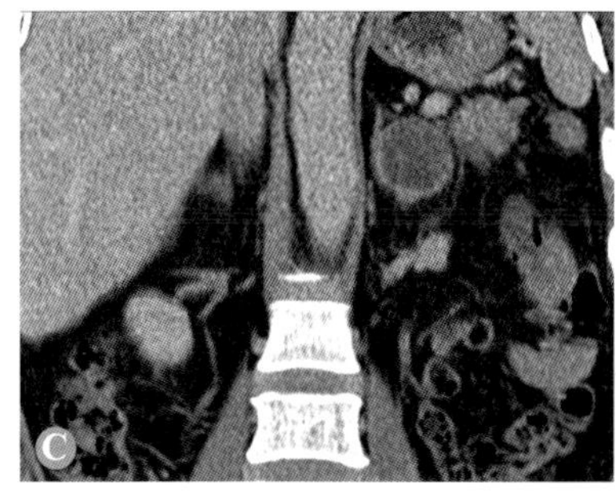

A. CT 横断位平扫显示左肾上腺类圆形软组织密度肿块，密度较低；B. CT 横断位增强显示肿物轻度强化；C. CT 冠状位增强显示肿瘤周围可见正常肾上腺成分

图 6-5-5　左肾上腺醛固酮腺瘤

中肾上腺腺瘤可多发。由于腺瘤中多含有不同程度的脂肪成分，故平扫密度较低，CT 值可在 10~20 HU 以下，极少数腺瘤内会出现髓脂肪增生，此时肿瘤内可见明确脂肪密度（图 6-5-6），少数病变可有钙化，当肿瘤较大时可出现出血、坏死和囊变（图 6-5-7），对侧肾上腺多正常无萎缩，同侧常可发现正常的肾上腺结构，增强后腺瘤多呈轻度强化。但出现恶变时，可发现包膜浸润、血管内癌栓和转移性改变等征象。

【鉴别诊断】

无功能性及功能性肾上腺皮脂腺瘤的鉴别诊断需依赖于实验室生化检查和临床表现；无功能性皮脂腺瘤和无功能性嗜铬细胞瘤的鉴别诊断较困难，需依赖于病理组织学检查；与肾上腺皮质癌和转移癌的鉴别诊断参见本章相关章节。

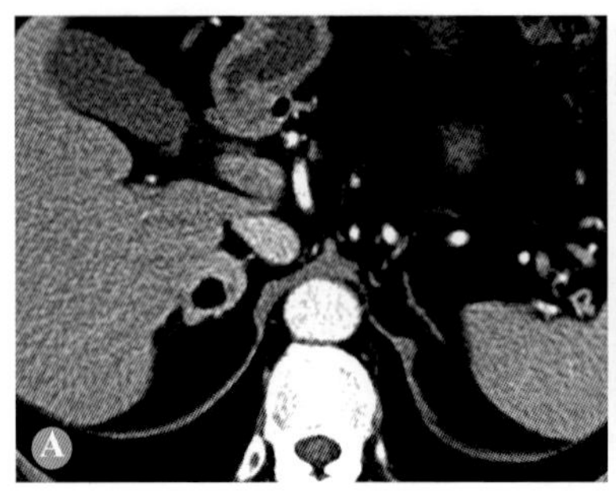
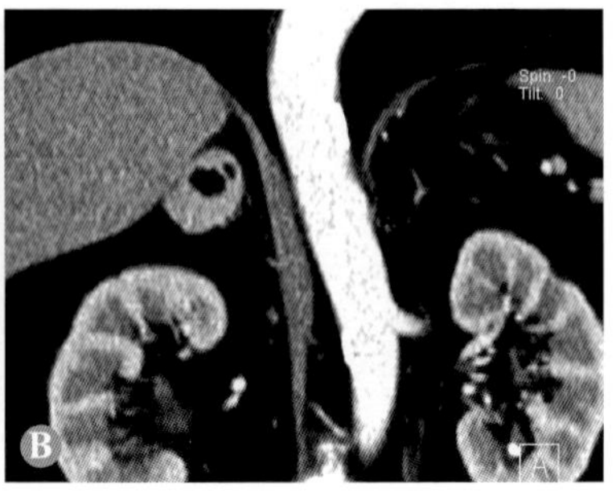

A. CT 横断位增强；B. CT 冠状位增强。检查显示右肾上腺腺瘤实质中度强化，其内可见片状脂肪密度灶，无明显强化

图 6-5-6 右肾上腺腺瘤伴髓脂肪增生

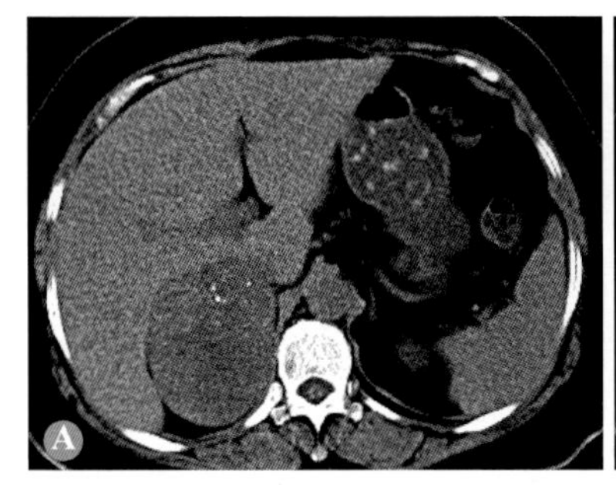
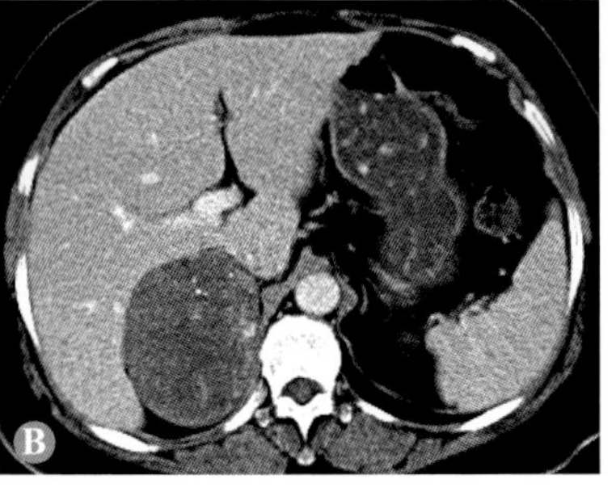

A. CT 横断位平扫显示右肾上腺肿物，其内可见多发点状钙化及小片状密度较高灶；B. CT 横断位增强显示右肾上腺肿物实性呈现不均匀轻至中度强化

图 6-5-7 右肾上腺腺瘤伴钙化及出血

三、嗜铬细胞瘤

【临床概述】

嗜铬细胞瘤主要发生于肾上腺髓质，亦可发生于交感神经节、副交感神经节和体内含有嗜铬细胞的任何部位，成为副节瘤。嗜铬细胞瘤分泌肾上腺素和去甲肾上腺素，导致血儿茶酚胺水平升高，表现为三联征（心悸、头痛、大汗）、三高症（阵发性高血压、高代谢、高血糖）等内分泌症状。嗜铬细胞瘤男女发病比例相近，发病高峰年龄为20~40岁，嗜铬细胞瘤所致高血压占我国高血压病的0.1%~1.0%。

嗜铬细胞瘤少见类型: ① MEN $Ⅱ_A$ 型者50%可合并嗜铬细胞瘤，当甲状腺髓样癌、甲状旁腺功能亢进和嗜铬细胞瘤共存时，称为Sipple综合征；② MEN $Ⅱ_B$ 型者90%合并嗜铬细胞瘤，典型者为甲状腺髓样癌、嗜铬细胞瘤和黏膜神经瘤病；③ von Hippel-Lindau综合征者10%合并嗜铬细胞瘤；④ 神经纤维瘤病者1%~2%合并嗜铬细胞瘤；④ 结节性硬化症可合并嗜铬细胞瘤。以上内分泌肿瘤并发的嗜铬细胞瘤多为恶性、多发或累及双侧肾上腺，常有家族性/遗传性，肾上腺内外发生率相近。有文献将嗜铬细胞瘤称为“六10肿瘤（six tens tumor）”，即10%肾上腺外、10%多发、10%双侧肾上腺、10%家族性/合并综合征、10%恶性、10%无功能。

肾上腺嗜铬细胞瘤位于肾上腺髓质，异位嗜铬细胞瘤多发生于腹膜后中线两旁沿交感神经链分布的区域，上至颅底，下至盆底，常见部位为纵隔内、腹主动脉旁、肾门附近、肠系膜根部和膀胱等。恶性嗜铬细胞瘤病理检查可见肿瘤血管内癌栓形成、包膜浸润破坏可远处转移等，转移处无正常嗜铬组织存在。恶性嗜铬细胞瘤体积常较大，形态多不规则，与周围组织器官分界不清，瘤体内坏死、出血、囊变多见，可有片状钙化，转移好发部位依次为肝、肺、淋巴结、脊柱、肋骨和颅骨，部分转移可为功能性病灶。无功能性嗜铬细胞瘤常较大，甚至达 10 cm 以上，良性膨胀生长，中心可有坏死囊变，但血儿茶酚胺水平正常，这类病变有时具有潜在功能性，当应急刺激、外力挤压和外伤时可引发症状。

嗜铬细胞瘤患者实验室检查中可发现尿内儿茶酚胺水平升高，常＞ 300 mg/dl，尿内儿茶酚胺代谢产物如甲基肾上腺素、甲氧基肾上腺素（MN）和 3- 甲氧基 -4- 羟基苦杏仁酸（VMA）升高。

【影像学特点】

CT：嗜铬细胞瘤常为类圆形、边界清晰的软组织密度肿块（图 6-5-8），少数为分叶状或不规则形，多数直径在 3~5 cm，个别可达 10 cm 以上。平扫肿瘤密度与大小有关，病变越大，发生坏死、囊变及出血的可能性越高，病变密度越不均匀，肿瘤实性成分为等密度，坏死囊变区为低密度，肿瘤内出血可呈稍高密度，钙化呈高密度。增强扫描由于嗜铬细胞瘤血供丰富，实性成分多呈明显强化，坏死囊变无明显强化，故较大嗜铬细胞瘤边缘强化常较明显，呈厚壁不规则改变，中心无明显强化的坏死囊变成分使得肿瘤呈多房性改变（图 6-5-9），有文献认为肿瘤明显强化和囊变可为嗜铬细胞瘤的特征之一。嗜铬细胞瘤行腹部 CT 血管成像时常可见供血动

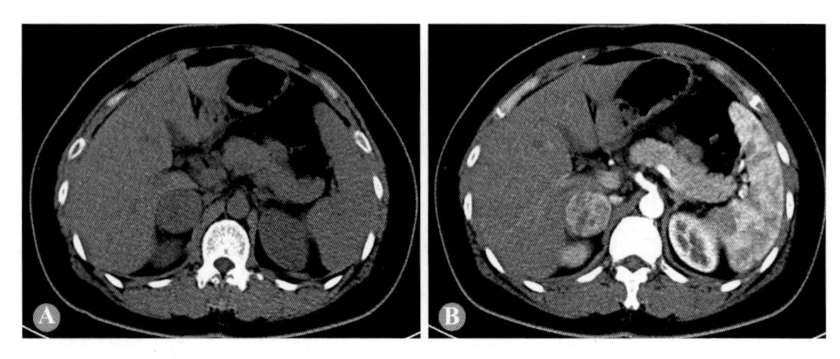

A. CT 横断位平扫显示右肾上腺类圆形软组织密度灶，中心密度较低；B. CT 横断位增强动脉期显示肿瘤不均匀增强，周边增强明显，中心可见少量坏死

图 6-5-8　右肾上腺嗜铬细胞瘤

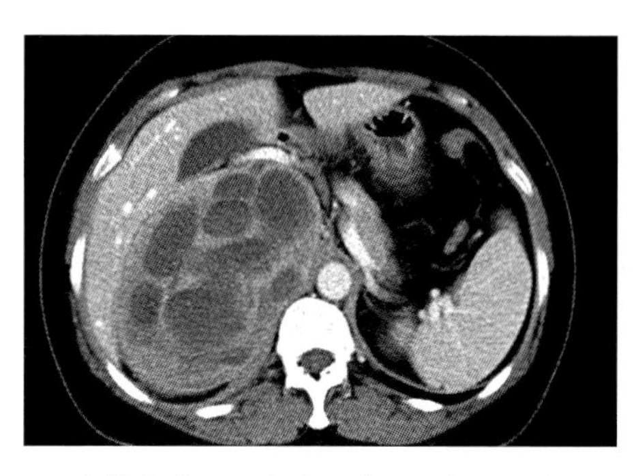

CT 横断位增强显示右肾上腺区巨大实性占位，直径约为 15 cm，不均匀强化，可见多发坏死囊变，肿瘤呈多房性改变

图 6-5-9　右肾上腺嗜铬细胞瘤

脉，部分病变可见引流静脉（图 6-5-10），术前发现肿瘤血管对于外科手术或介入栓塞治疗方案的制定有一定帮助。70%~90% 的嗜铬细胞瘤位于肾上腺区，常为单发，10% 可多发，肿瘤可发生于双侧肾上腺（图 6-5-11），亦可肾上腺内外同时发生（图 6-5-12），需要注意的是，双侧肾上腺嗜铬细胞瘤也可同时发生坏死囊变，此时肿瘤实质强化不明显。异位嗜铬细胞瘤可发生于交感神经链分布的各部位，多数位于肾门和腹主动脉旁，较小病变常呈类圆形，实性成分明显强化（图 6-5-13），较大病变常呈分叶状，病变内坏死较多，少数病变发生大面积坏死液化，病灶以囊性密度为主，可伴有周边点片状钙化，增强后病灶内可见条索状强化较明显的软组织密度影。怀疑异位嗜铬细胞瘤时需沿交感神经链分布部仔细寻找，除腹主动脉旁外，膀胱也是好发部位之一。恶性嗜铬细胞瘤约占 10%，其生长速度较快，瘤体多不规则，密度不均匀，与周围组织器官分界不清，坏死、出血及囊变发生率更高，常可同时发现转移性改变，且术后复发概率高（图 6-5-14）。与其他神经内分泌肿瘤并存的嗜铬细胞瘤其肾上腺内外发生率相近，CT 表现同上所述，但大多数为恶性，并伴随其他肿瘤和疾病所致改变，CT 常有相应发现。

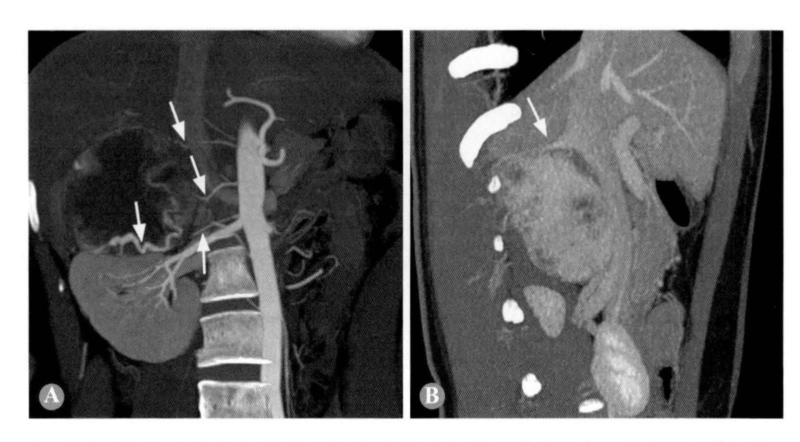

A. 腹部 CT 动脉成像显示病变供血动脉为右肾上腺上、中、下动脉（箭头），肿瘤内可见迂曲血管（箭头）；B. 腹部 CT 静脉成像显示病变引流静脉为右肾上腺静脉（箭头）

图 6-5-10　右肾上腺嗜铬细胞瘤

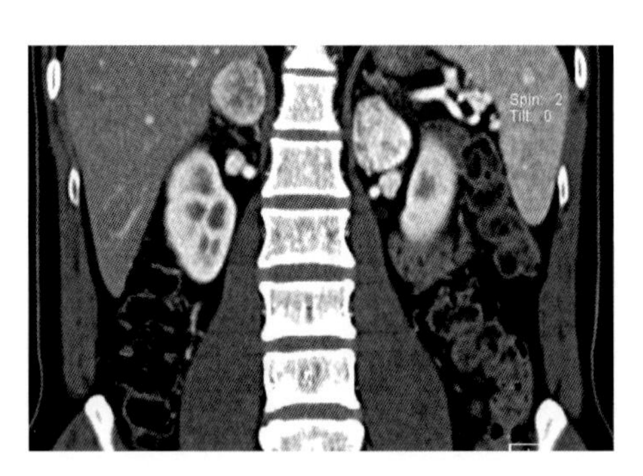

VHL 综合征患者，高血压，CT 冠状位增强显示双侧肾上腺嗜铬细胞瘤，肿瘤内少许索片样坏死，肿瘤实质明显强化

图 6-5-11　双侧肾上腺嗜铬细胞瘤

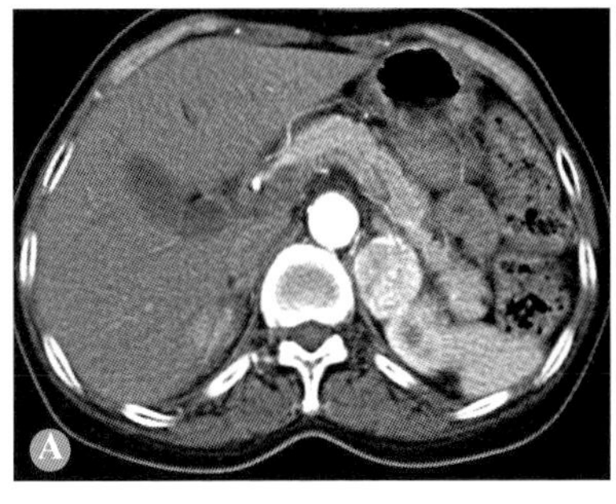

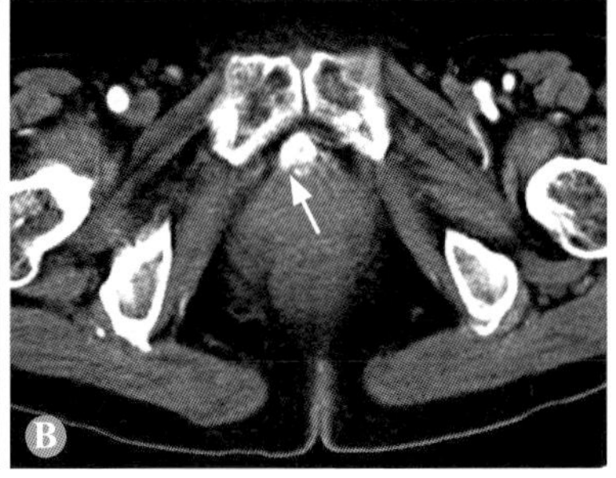

A. 腹部 CT 横断位增强动脉期显示左侧肾上腺区明显欠均匀强化灶，可符合嗜铬细胞瘤；B. 同一患者盆腔增强动脉期显示膀胱下方异常强化灶，手术病理结果显示异位嗜铬细胞瘤（箭头）

图 6-5-12　多发嗜铬细胞瘤

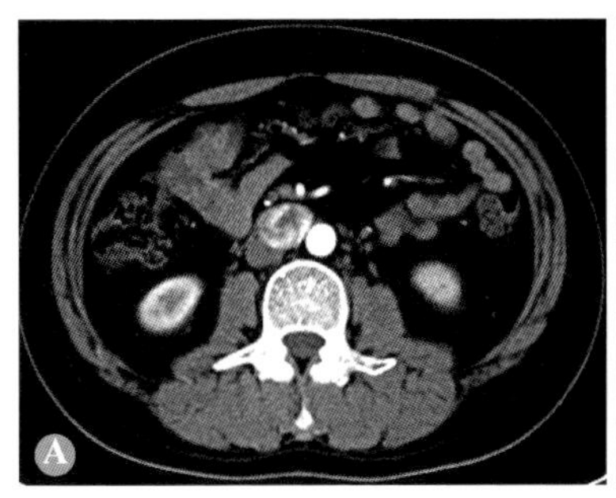

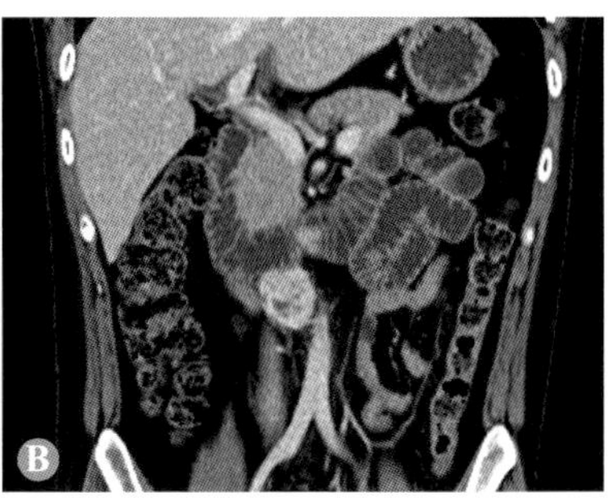

A. CT 横断位增强动脉期显示腹主动脉、下腔静脉间类圆形软组织密度灶，实质明显强化，可见片状坏死区；B. CT 冠状位增强显示肿瘤与周围肠道关系

图 6-5-13　腹膜后嗜铬细胞瘤

【鉴别诊断】

根据患者的典型临床表现、血和尿中儿茶酚胺物质的测定及其他实验室检查结果做出诊断并不困难，肿瘤的定位诊断主要依赖于影像学检查，CT 为其最主要的检查方法之一，检查时应注意利用螺旋 CT 薄层扫描技术和增强扫描，必要时可行三维重建及血管重建。

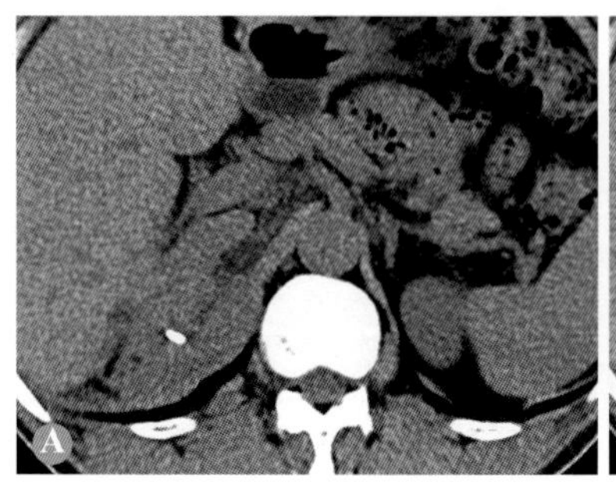

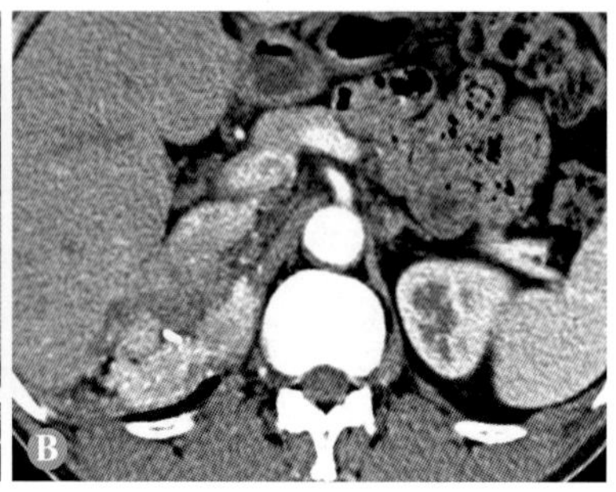

患者既往因右肾上腺嗜铬细胞瘤行肿瘤切除术，术后半年再发高血压；CT平扫显示右肾上腺区不规则软组织密度灶（A）；CT 动脉期增强显示病变实性部分明显增强，与肝右叶分界不清（B）；穿刺病理结果显示恶性嗜铬细胞瘤

图 6-5-14　右侧肾上腺区恶性嗜铬细胞瘤

在肾上腺区无明显发现而临床高度怀疑嗜铬细胞瘤诊断的病例中，应扩大扫描范围，包括肾门区、腹部及盆腔，必要时需加扫胸部，有助于发现异位嗜铬细胞瘤。对于高度怀疑嗜铬细胞瘤而影像学检查无异常发现的患者，不能排除嗜铬细胞瘤的诊断，这是因为一些病变可以很小或异位，影像学检查包括超声、CT 和 MRI 难以发现，此时可以采取血管造影或选择性外周、肾静脉和下腔静脉分段取血等有创性检查方法。

无功能性嗜铬细胞瘤可以在体检时偶然发现，而临床生化检查正常但具有临床表现的患者，若影像学检查发现肾上腺区占位，尤其是病变较小时，诊断嗜铬细胞瘤时应慎重，这是因为肾上腺转移性肿瘤、腺瘤及皮质癌也可能具有嗜铬细胞瘤相似的临床表现。对于高度怀疑嗜铬细胞瘤的患者，影像学检查若发现肾上腺区病变，还需仔细寻找肾上腺外可能存在的异位或多发病灶，肾上腺外嗜铬细胞瘤强化常较为明显，据此可以与增大的淋巴结鉴别诊断。

肾上腺区嗜铬细胞瘤需与肾上腺周围正常或异常的组织器官结

构相鉴别，包括副脾、肠管、血管和膈肌脚等。副脾常呈类圆形、可单发或多发，密度及强化特征与脾相一致，大多围绕脾周，若副脾结节位于左肾上腺区，由于其强化较明显，常与嗜铬细胞瘤相混淆；肠管、血管和膈肌脚增强扫描后强化特征与嗜铬细胞瘤不同，薄层扫描连续层面观察和冠状位重建常可明确诊断。

四、肾上腺皮质癌

【临床概述】

肾上腺皮质癌是肾上腺原发恶性肿瘤，发病率低，为 1/100 万~2/100 万，男性与女性发病率相近，可见于任何年龄，平均发病年龄为 40 岁。25%~50% 肾上腺皮质癌为非功能性。

临床上，无功能性的肾上腺皮质癌由于并不影响正常肾上腺的功能，故其多无相应的临床症状，患者常以腹部肿块就诊时，部分患者由于出现肝、肺转移或下腔静脉受累等临床症状就诊，仅有少数患者是由于常规体检或其他原因行影像学检查而意外发现肿瘤。功能性肾上腺皮质癌以分泌糖皮质激素常见，少数皮质癌可分泌性激素。肾上腺皮质癌转移多以直接侵犯或血行转移为主，最常见的转移部位是腹主动脉周围淋巴结、肺及肝，其转移灶多为无功能性。

【影像学特点】

CT：肾上腺皮质癌侵犯左侧者多见，10% 为双侧受累。一般体积较大，直径为 7~20 cm，多有包膜，呈分叶状，恶性者包膜可不完整，边缘不规则。CT 平扫多为中等密度，中央由于坏死囊变密度常较低，若有出血则密度稍高，CT 值为 50~90 HU，钙化较多见，可为斑点状，也可为粗大沙粒样。增强扫描肿瘤实质一般中度强化，坏死囊变区无强化（图 6-5-15）。当有转移发生时可发现肿大淋巴结和相应转移灶。

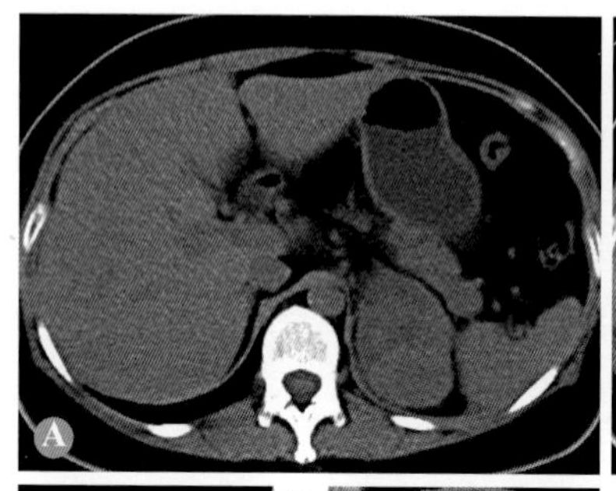
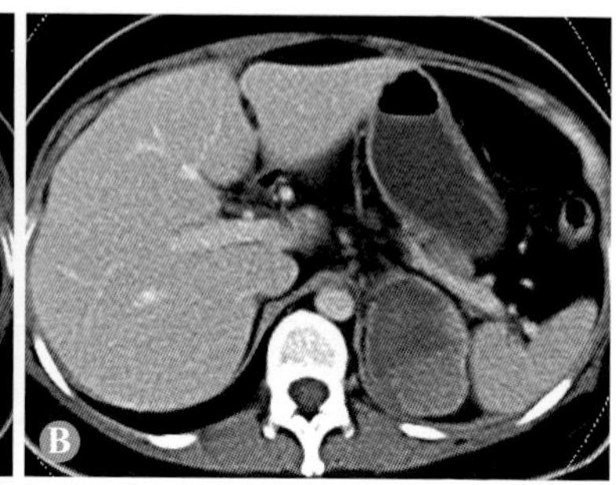
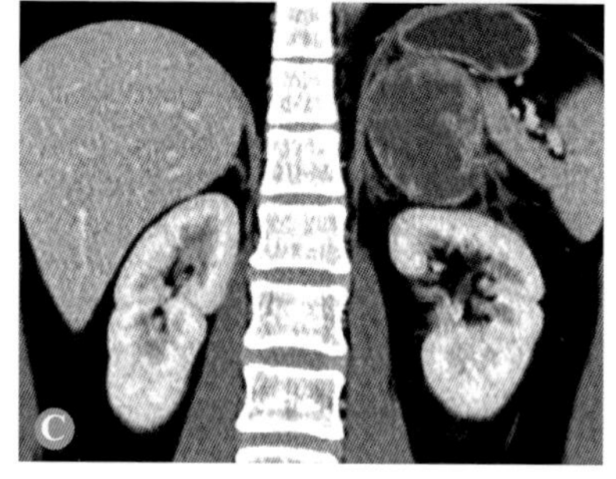

A. CT 横断位平扫显示左肾上腺区类圆形软组织密度肿块，密度不均，上部可见片状低密度区；B. CT 横断位增强扫描显示肿物实质不均匀强化，实质成分中度强化，坏死部分无明显强化；C. CT 冠状位显示病变周围多发索条影

图 6-5-15　肾上腺皮质癌

【鉴别诊断】

肾上腺良、恶性占位性病变的 CT 值和 MRI 信号常相互重叠，故二者的鉴别诊断较困难，目前研究认为 CT 增强上病变的相对洗脱百分比（RPW）和绝对洗脱百分比（APW）对肾上腺病变的良、恶性鉴别诊断有一定价值。肾上腺皮质癌和转移癌均为恶性肿瘤，二者仅从 CT 形态上难以区分，需依赖于临床病史和实验室检查。一般认为转移癌发生钙化者少见，50% 的转移癌为双侧性，在已知患者原发肿瘤的基础上若发现双侧肾上腺肿块，基本可以确立转移癌的诊断。在无临床和影像学诊断依据时，由于转移癌的发病率高于皮质癌，故应先考虑转移癌的诊断。

五、肾上腺结核

【临床概述】

肾上腺结核多继发于其他组织器官的结核，常与肾结核、腹腔结核或附睾结核并存，原发性肾上腺结核少见。肾上腺结核是慢性肾上腺皮质功能减退症的主要原因之一。病理上常为双侧同时或先后受累，呈干酪样坏死或肉芽肿性病变，破坏皮质和髓质，可有钙化斑点。病程进展缓慢，晚期主要为不同程度的腺体萎缩、纤维化和钙化。通常肾上腺破坏超过 50% 时临床才出现肾上腺皮质功能减退的症状，包括皮肤黏膜色素沉着、乏力、低热、血压降低、尿 17- 羟皮质类固醇降低及胃肠道和神经系统各种症状。

【影像学特点】

CT：早、中期的肾上腺结核常表现为增生性病变，肾上腺增大，外形不规则或形成肿块，中心密度不均匀或呈低密度，可有斑点状钙化（图 6-5-16）。病变晚期呈萎缩性改变，肾上腺腺体明显缩小，广泛钙化或纤维化，形态不规则，与周围粘连不清（图 6-5-17）。CT 增强扫描显示干酪性坏死或严重萎缩部位不增强，而其边缘常有增强。

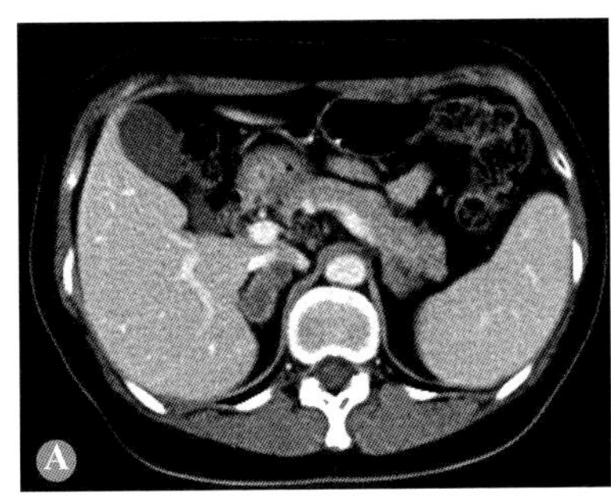

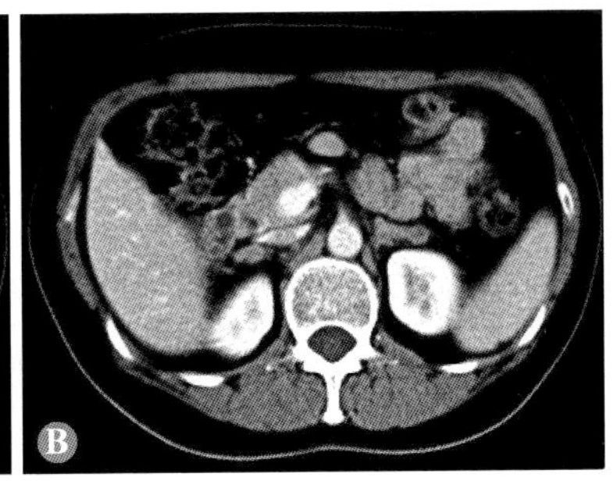

CT 横断位增强显示右侧肾上腺弥漫性肿大伴干酪样坏死（A），左肾上腺饱满，外侧支干酪样坏死小结节（B）

图 6-5-16 早、中期肾上腺结核

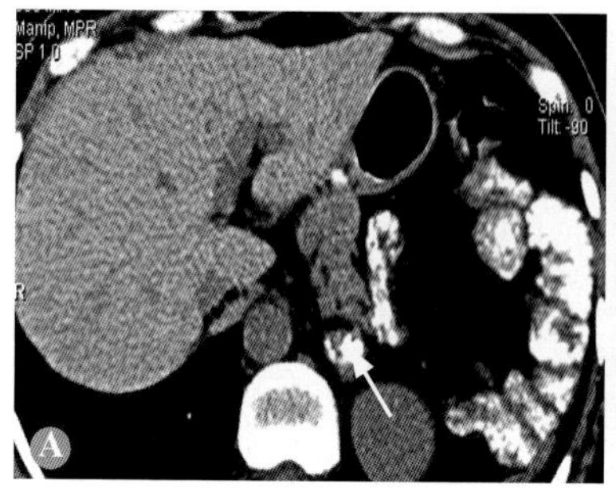

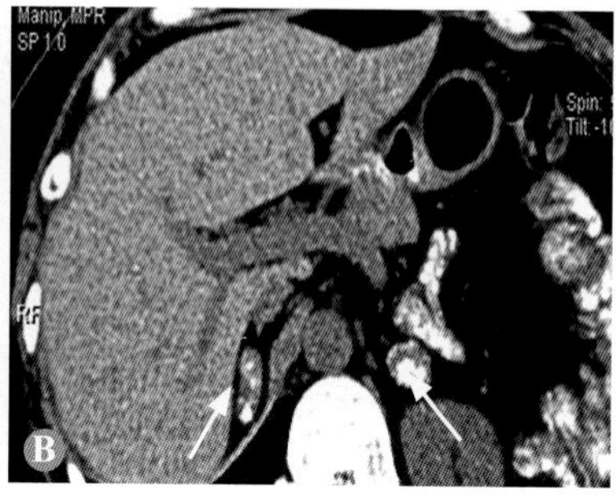

CT 横断位平扫（A、B）显示双侧肾上腺肿大，伴斑片状致密钙化（箭号）

图 6-5-17　晚期肾上腺结核

六、肾上腺囊肿

【临床概述】

肾上腺囊肿较为少见，可发生于任何年龄，男性与女性发病之比约为 3:1，无好发年龄，多为单侧性，左右侧发病率无明显差别。单纯性肾上腺真性囊肿罕见，多为微小囊肿或腺泡逐渐发展而来，发育异常的血管内皮细胞和淋巴管内皮细胞形成的内皮性囊肿较多见，其次为肾上腺良恶性肿瘤坏死液化，此外胚胎发育异常、寄生虫感染和肾上腺外伤后血肿机化也可形成囊肿改变。肾上腺囊肿患者的临床表现取决于囊肿的大小和与周围组织器官的关系，除肿瘤坏死液化形成的囊肿外，较小的囊肿多无临床症状，常于查体或尸检时偶然发现。较大的囊肿可表现为腹部包块，部分患者具有腹痛、腹膜后肿块所共有的非典型消化系统症状，以及周围组织器官受压改变等。绝大多数肾上腺囊肿无内分泌异常，少数肿瘤源性囊肿如囊性嗜铬细胞瘤等可具有原发病的表现。极少数新生儿肾上腺囊肿在出生后可自行消失，称之为良性自限性非出血性肾上腺囊肿。

【影像学特点】

CT：肾上腺囊肿一般表现为圆形或类圆形具有一定张力的均匀液性低密度病变，境界清晰，CT 值通常为 0~20 HU，囊内容物蛋白质含量较高或囊内合并出血时 CT 值可升高，CT 增强扫描无明显强化。囊肿可为单房或多房性，囊壁薄而光滑，厚度不超过 2~3 mm，假性囊肿在随访过程中可发现其出血、坏死及囊肿形成的过程，肿瘤源性假性囊肿囊壁多厚薄不均。约 15% 的肾上腺囊肿囊壁可出现弧形或斑点状钙化，这在出血后囊肿中尤为多见（图 6-5-18）。

【鉴别诊断】

肾上腺囊肿一般易于诊断，但当肾上腺区囊肿较大时，须与邻近器官如肝、肾和胰腺囊性病变相鉴别，螺旋 CT 多平面重建有助于定位诊断。必要时可于超声或 CT 引导下行穿刺。肾上腺囊肿应注意其良、恶性的鉴别诊断，发生于婴幼儿的肾上腺囊性病变应注意与神经母细胞瘤囊变相鉴别，此外还要注意与其他腹膜后囊性病变相鉴别。

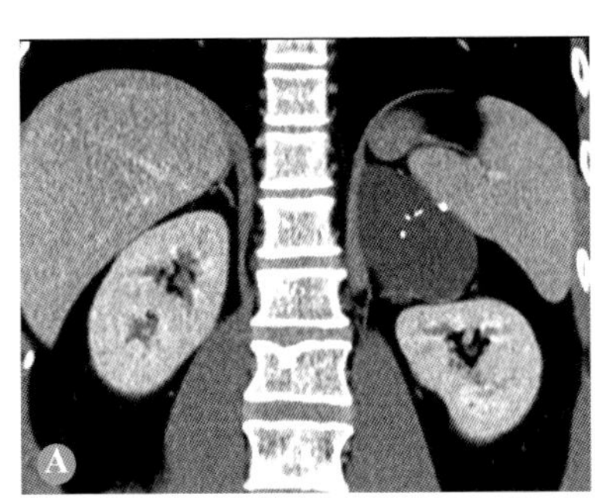

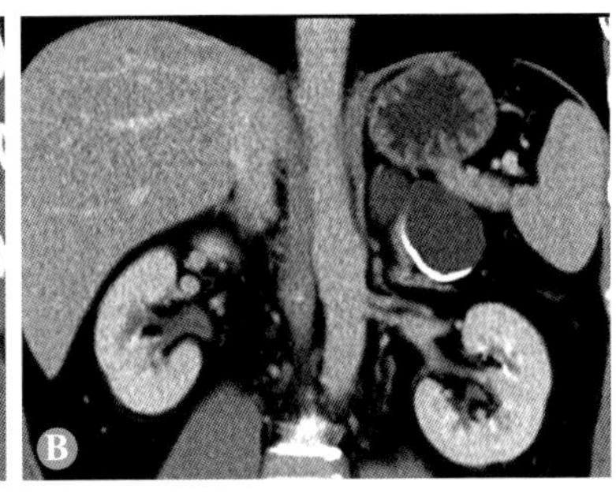

CT 冠状位增强（A、B）显示左肾上腺分叶状囊性低密度灶，边缘及囊内分隔可见多发点片状钙化灶，囊内成分无明显强化

图 6-5-18　左肾上腺囊肿伴多发钙化

7

第七章

腹膜后间隙及腹腔内病变

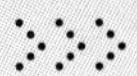

第一节　腹腔内病变

一、腹腔积液

【影像学检查方法的选择】

X 线平片可以显示大量积液，但积液量较少时，X 线平片不易显示。

CT 检查可确认积液的部位和量，能显示少量积液。如怀疑腹腔积液，CT 扫描范围应尽可能宽一些，一般宜从膈到盆。扫描技术方面，窗宽宜宽一些。腹膜积液是多个间隙受累，甚至弥漫性的累及全腹，所以为了了解腹腔积液全面的受累范围，同时观察腹腔积液并发的腹膜改变，CT 扫描是很好的选择。

虽然 B 超对探查腹腔积液具有优势，但大量腹腔积液并发腹膜改变时诊断价值则较为有限，仅为了判断有无腹腔积液，可以考虑采用 B 超。

【临床概述】

腹腔积液是指腹膜腔内出现的液体，可为渗出液或漏出液，产生的原因主要是炎症、肿瘤、门静脉压增高和低蛋白血症等。由于膈下区随呼吸运动有一定负压，因而易首先积聚于膈下及上腹腔诸间隙内；仰卧位时，肝肾隐窝与盆腔位置最低，是积液的优势积聚部位；此外，肝硬化引起的腹腔积液主要位于肝、脾周围，卵巢癌引起的腹腔积液主要位于盆腔。

【影像学特点】

CT 表现为液性密度影，CT 值根据液体性质有所差别，如单纯漏出液，液体比重较小，其 CT 值接近于水的密度，腹膜常无增厚，液体分布比较弥散；炎症性渗出液，CT 值相对稍高一些，腹膜常有普遍增厚，也可局部明显一些；肿瘤性积液，常并有局部腹膜增厚，甚至有饼状、板块状、结节状腹膜增厚；血性腹膜积液，在新鲜出血时，平扫可见 CT 值增高，腹膜一般无增厚（图 7-1-1）。

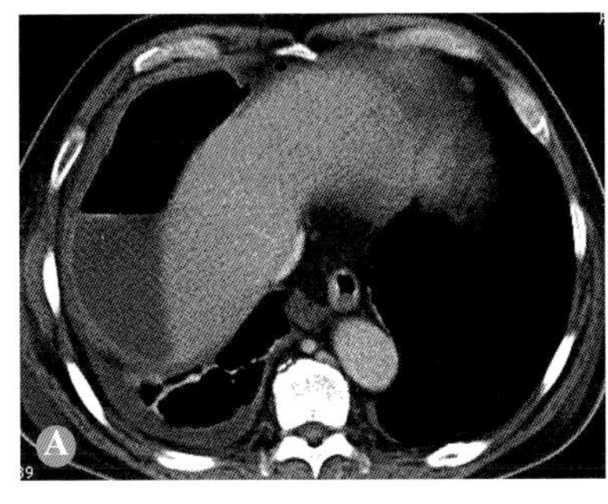

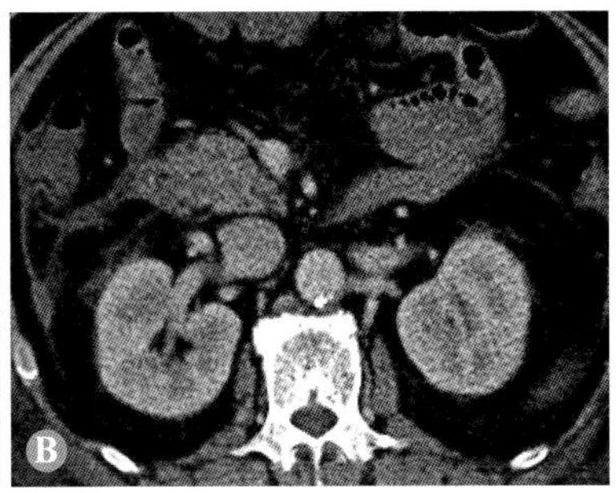

CT 横断位平扫显示膈肌内侧为腹水、外侧为胸水（A）；腹腔内少许积液（B）

图 7-1-1　胸腔积液及腹腔积液

【鉴别诊断】

上腹部的腹腔积液须与胸腔积液相鉴别。

（1）横膈征：当腹水或胸水存在时，横膈有时可显示为弧形线状影，该线状影内侧的液体为腹水，外侧的液体为胸水。

（2）膈脚移位征：胸水积聚在膈脚与脊柱之间，可使膈脚向外侧移位，而腹水积聚在膈脚的前外侧，可将膈脚推向后内侧。

（3）界面征：腹水直接贴着肝脾，而腹水与肝脾的交界面清楚，而胸水和肝脾之间有横膈。

（4）裸区征：肝的后部直接附着后腹壁，而没有腹膜覆盖，属于裸区，该区阻断腹腔致腹水不能到达脊柱右侧，而胸水则可聚集于脊柱右侧。

二、腹腔积气

【影像学检查方法的选择】

以前主要采用腹部 X 线平片检查，但 CT 扫描可以获得更多有价值的征象，尤其是对于腹腔积气量较少的病例，因此，目前 CT 是主要的检查方法。

【临床概述】

腹腔积气最常见的原因是胃肠穿孔。腹腔积气可以大量，也可少量，甚至仅见少许小气泡，气体量与病情不呈正相关。CT 扫描腹腔内无游离气体发现时，并不能排除小肠及阑尾穿孔的可能性。CT 扫描窗宽太窄，极难在 CT 影像中将气体与脂肪加以区分，需采用相当于胸部纵隔窗甚至肺窗的技术参数。

【影像学特点】

腹腔积气在立位腹平片表现为膈下游离气体影（图 7-1-2）；

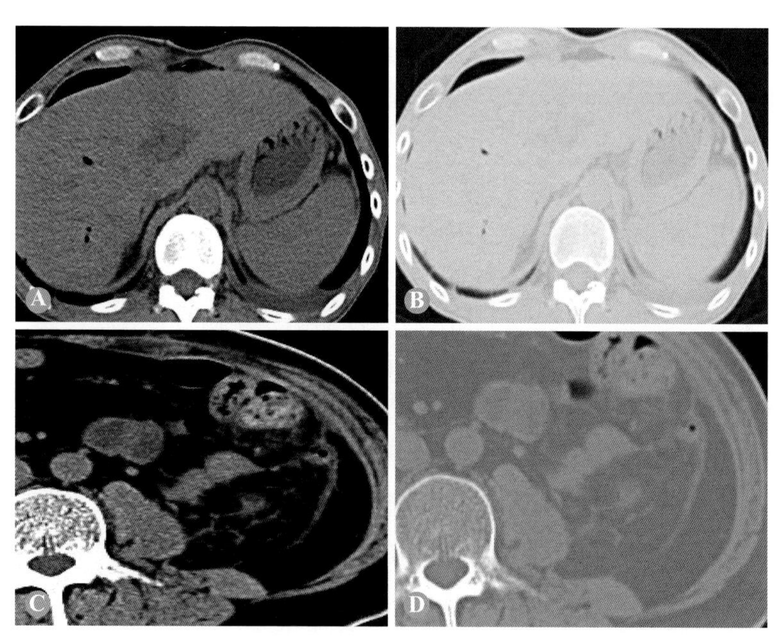

A. CT 纵隔窗；B. CT 肺窗；C. CT 纵隔窗；D. 肺窗。检查显示肝内胆管积气；腹腔内小圆形气体密度影

图 7-1-2　腹腔积气

CT 扫描一般采用仰卧位，积气量较大时气体常上浮到右肝上间隙和左肝上前间隙，镰状韧带可见显示；少量积气时可在较靠前的部位见到短小的气液面，可采用肺窗观察以避免漏诊。

三、腹膜炎

【影像学检查方法的选择】

X 线平片及 CT 都可用来诊断腹膜炎，CT 较 X 线平片更为敏感、有价值，不仅可以判断有无腹膜炎，还可为临床提供更多信息，辅助进行病因诊断。

【临床概述】

腹膜炎是腹膜常见病，可为原发性或继发性。原发性主要有两个来源：一是败血症在腹部的表现；二是女性病例，尤其是年龄较小的女性病例，细菌从阴道经子宫、输卵管途径进入腹腔所致。腹膜炎多继发于胃肠道穿孔、腹腔脏器炎症、肠坏死、腹部创伤及术后感染等，局限性腹膜炎可以是全腹膜炎吸收后局限化，也可以是发病开始即为局限性。腹膜炎少见病因还包括胆汁性、结核性和乳糜性等。

【影像学特点】

典型表现：①腹腔积液、积气，当无腹腔积液征象存在时，应慎与非炎症性腹腔积液相鉴别；②腹膜增厚：通常表现比较均匀、普遍，少数不均匀者，应慎与腹膜肿瘤相鉴别；腹壁与肠之间、肠与肠之间粘连；③小肠、大肠充气和扩张；肠壁增厚、肠管活动受限，X 线平片可见腹脂线模糊、密度增高或消失。采用 CT 平扫易发现腹腔积液征象，常累及膜内多个间隙，可有局限化表现。结核性腹膜炎可以合并淋巴结肿大，增强扫描呈环形强化（图 7-1-3）。

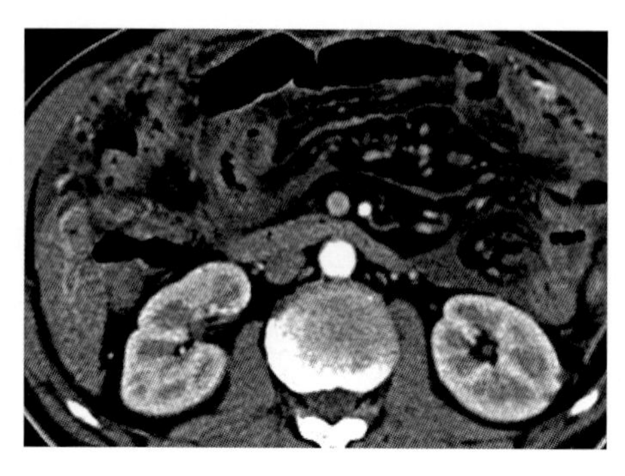

CT 横断位显示肠系膜及大网膜弥漫性增厚，肝右叶下方呈饼状增厚，系膜多发液性密度影，肠系膜多发小淋巴结

图 7-1-3　腹膜炎

四、腹腔脓肿

【影像学检查方法的选择】

X 线平片、CT 及 MRI 均可用于腹腔脓肿的检查，CT 较为常用，也可在 B 超导引下诊断性穿刺。

【临床概述】

腹腔脓肿通常是腹膜炎的局限化，也可能发生于脏器炎症蔓延、脏器脓肿溃破，基本上都处于腹腔的不同间隙内。可以单独受累，也可因炎症的引流扩散而导致多间隙受累。上腹腔脓肿、因位置深浅，临床上有感染症状，但局部体征不明显；而居于下腹腔的脓肿，则可有局部肿块、压痛、腹肌紧张及反跳痛等局限性腹膜炎体征。

【影像学特点】

1. 腹部平片

半数以上病例显示脓腔积气征象，表现为较大的气液腔、气腔或多发性排列成串的小气泡。

2. CT

脓肿壁以腹膜腔间隙为基础，由于脓肿具有一定体积，因此，可以对作为脓肿壁的解剖结构造成一定推压和移位，脓肿也可以小于前述间隙，即只侵犯该间隙的一部分。脓肿壁呈软组织密度，依病程有一定的厚度，增强扫描时，脓肿壁强化程度不如实质脏器明显。脓液的 CT 值属中等或稍偏高。若脓肿内有气体存在，可以表现为气液平面或很小的气体积存，甚至在液体上方呈一小气泡，诊断的可靠性较高；若无气体合并，脓肿壁较薄时，须与局限性腹腔积液相鉴别（图 7-1-4）。

3. MRI

表现为腹腔内局限性肿块，T_1WI 为稍低信号，T_2WI 为明显高信号，周围脓肿壁为等信号；增强扫描脓液不强化，脓肿壁明显强化。

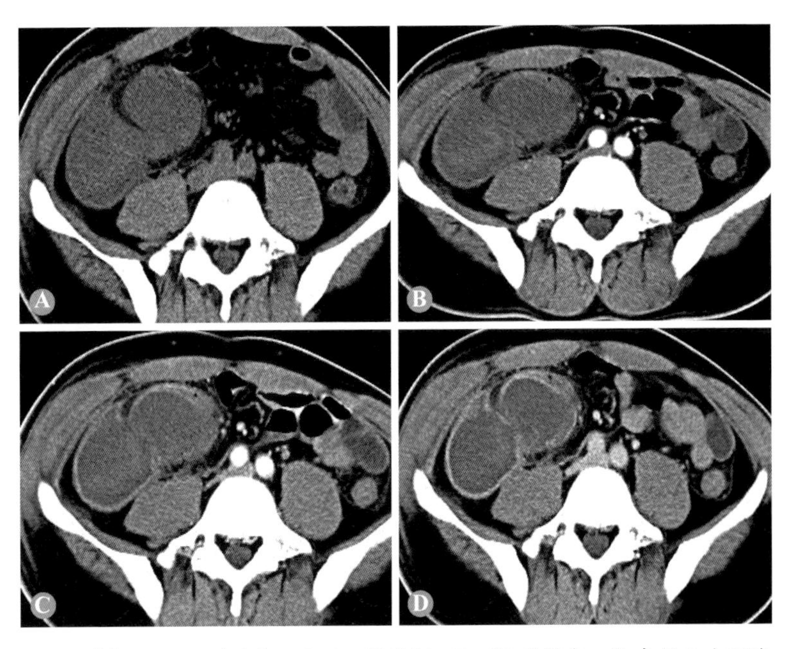

A. CT 平扫；B.CT 动脉期；C. CT 门脉期；D. CT 延迟期。检查显示右下腹多发类圆形囊性密度影，脓肿壁形成，增强呈明显强化

图 7-1-4 腹腔脓肿

五、腹腔出血

【影像学检查方法的选择】

腹腔内大量出血时，X 线平片即可用于诊断，但当出血量很少且为活动性出血时，则需要更为敏感及准确的检查方法，CT 扫描为首选，MRI 也可作为检查手段之一。

【临床概述】

附着于脏器表面的脏层腹膜可以随脏器闭合性或开放性损伤而撕裂，从而导致腹膜腔内出血。依出血病史长短，可以是新鲜的出血，也可以是陈旧出血，或在陈旧出血的基础上有新鲜的活动性出血。

【影像学特点】

新鲜出血常表现为腹腔积液，当然还有脏器损伤的其他种表现。积液主要聚积在脏器损伤邻近的腹腔间隙或是腹腔在仰卧位时最低的解剖间隙。新鲜出血 CT 值一般偏高，若有陈旧出血及血凝块存在，扫描可见积液区域内密度不均匀，密度较低的为血清部分，密度居中的可为血凝块。若改变体位再次扫描，可有助于明确腹强内出血的游动性，区分新鲜的可流动的出血与血凝块。CT 扫描可以考虑单纯的常规平扫及增强扫描（观察实质脏器损伤及其与腹膜腔出血的通连关系），可以加作患侧在上方的侧卧位 CT 扫描，以了解腹内出血的流动性（图 7-1-5）。

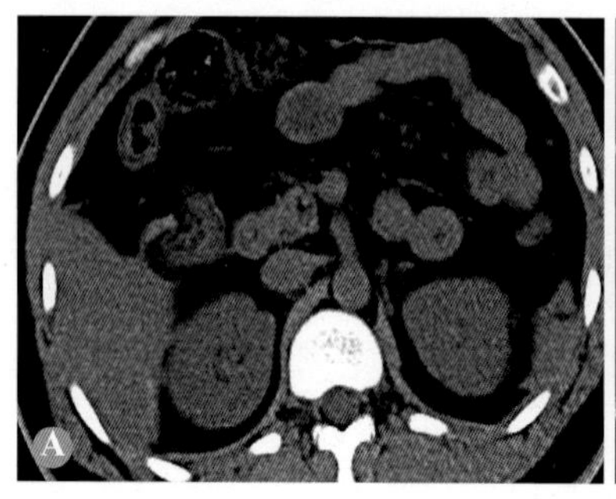

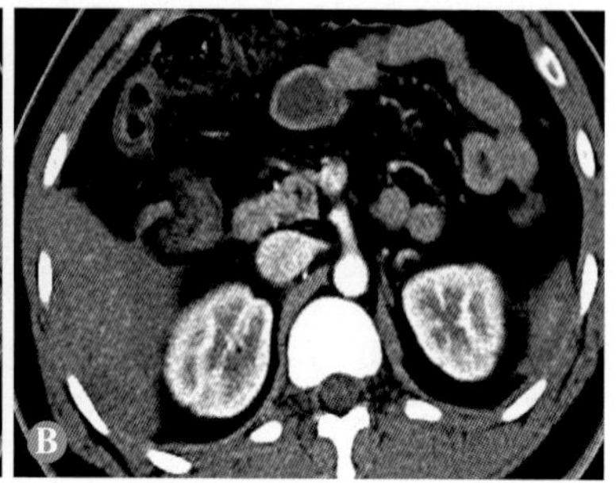

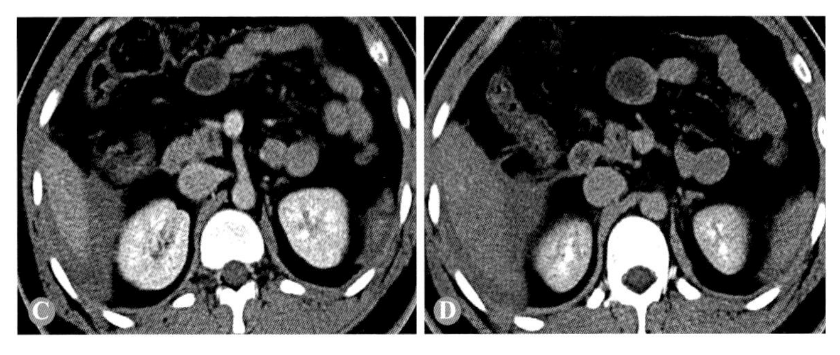

A. CT 横断位平扫；B. CT 横断位动脉期；C. CT 横断位门脉期；D. CT 横断位延迟期。检查显示腹腔内多发液性密度影，肝下方为主，密度高于水

图 7-1-5　腹腔出血

第二节　腹膜后病变

一、腹膜后脓肿

【临床概述】

腹膜后脓肿常见的病因：结肠、十二指肠穿孔，胰腺炎的并发症，手术污染及肾周脓肿的蔓延。

【影像学特点】

1. CT

在脓肿形成早期可表现为不规则的等或低密度的软组织块，边缘模糊，增强扫描无强化。典型的脓肿表现为边界清楚的液体密度肿块，可含气泡，增强扫描脓肿的壁呈环形强化（图 7-2-1）。

2. MRI

T_1WI 上脓肿呈等或稍高的信号，T_2WI 上为高信号，注射 GD-DTPA 后出现环状增强，可以是单腔或多强。但 MRI 不能显示少量的气体，不能将气体与其他信号结构如钙化、流空效应鉴别，因此在诊断腹膜后脓肿方面，CT 优于 MRI。

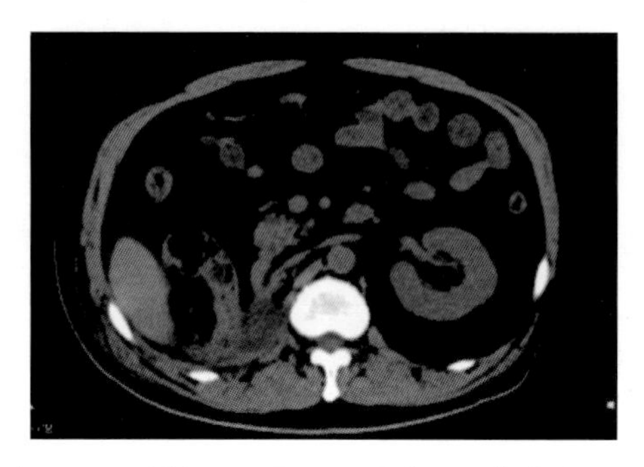

右肾切除术后，CT 横断位平扫显示右肾区混杂密度影，边界欠清

图 7-2-1 腹膜后脓肿

【鉴别诊断】

腹膜后脓肿须与腹膜后血清肿、腹膜后囊性淋巴管瘤和淋巴瘤相鉴别。腹膜后脓肿多位于肾周，可能含有气体，患者有发热、白细胞增多等感染的相关症状。腹膜后血清肿一般具有出血史，可对比先前的检查。腹膜后囊性淋巴管瘤多具有手术史。淋巴瘤质地柔软，易受到挤压，可具有细小分隔及钙化。

二、腹膜后肿瘤性病变

【临床概述】

腹膜后肿瘤主要指起源于腹膜后间隙、实质脏器以外的肿瘤，可来源于腹膜后间隙间质组织内的多种组织，包括脂肪、结缔组织、肌肉、淋巴、神经、血管及胎盘残余等。原发于腹膜后间隙的肿瘤，恶性较为常见。腹膜后间隙肿瘤因位置较深邃，早期一般均无临床表现。肿瘤较大时，因压迫、推移相邻的脏器或腹壁，致使产生相应的临床症状和体征。如腹痛，腹部可扪及肿块，肿物若压迫肠道或输尿管，则会引起相应的梗阻表现。

【影像学特点】（表 7-2-1）

表 7-2-1 常见腹膜后肿瘤性病变影像特点

肿瘤类型	脂肪瘤	脂肪肉瘤	平滑肌肉瘤	纤维组织细胞肉瘤	畸胎瘤
CT	含大量脂肪组织，一般比较均匀，仅有部分纤维分隔。需要与分化程度高的脂肪肉瘤相鉴别（图 7-2-2）	根据脂肪细胞分化程度不同可分为实质型、假囊肿型和混合型，分化程度高的脂肪肉瘤有较丰富的成熟脂肪组织，而分化程度低的则以实质为主（图 7-2-3）	表现为近似肌肉密度的软组织肿块，中心多有坏死或囊性变。坏死区如很大，表现可能类似厚壁囊肿，如伴有出血，囊腔内可出现高密度改变（图 7-2-4）	表现为软组织密度肿块，其中也可见低密度坏死灶。大约 1/4 肿瘤内可见不规则钙化斑（图 7-2-5）	大多数为良性，出现钙化、骨结构及脂肪成分可帮助其诊断（图 7-2-6）
MRI	由于脂肪的 MRI 信号特别，因此，脂肪瘤具有特征性的 MRI 表现，T_1WI、T_2WI 均呈高信号，抑脂技术 T_1WI 可使信号降低为等信号	除高信号脂肪外，还有其他组织信号，如低信号分隔。增强后脂肪成分无强化，实质成分可强化	T_1WI 低、高混合信号，T_2WI 高、等混合信号。增强后常明显不均匀强化	肿瘤一般较大，表现为软组织信号，中央发生坏死呈长 T_1WI、T_2WI 信号。小病变呈均匀的肌肉信号	MRI 对脂肪成分更敏感，可呈 T_1WI、T_2WI 高信号，信号多不均匀。钙化、牙齿及骨骼表现为 T_1WI、T_2WI 低信号。增强扫描囊壁及实性成分可增强
好发年龄	可发生于任何年龄	男性多见，60~70 岁	中青年女性多见	男性多见，发病年龄较大	为先天性疾病，出生时就存在。成熟畸胎瘤女性多见，未成熟畸胎瘤常发生于男性

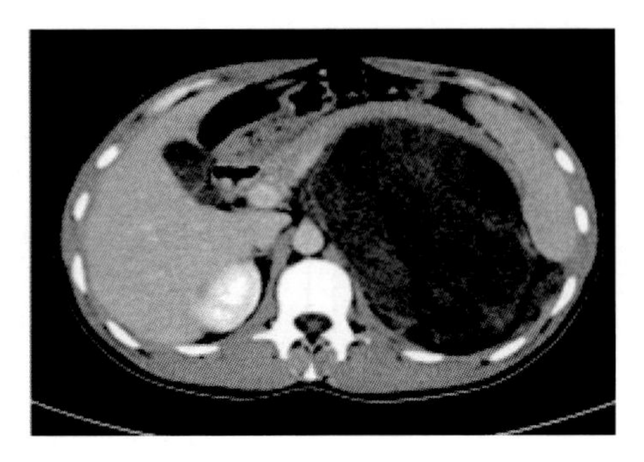

CT 横断位增强显示胰腺体尾部后方可见混杂密度占位，其内包含有脂肪密度

图 7-2-2　脂肪瘤

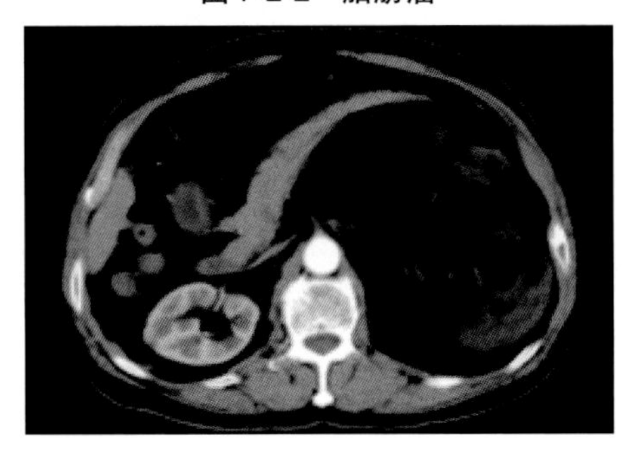

CT 横断位增强显示胰腺体尾部后方可见混杂密度占位，其内包含有脂肪密度

图 7-2-3　脂肪肉瘤

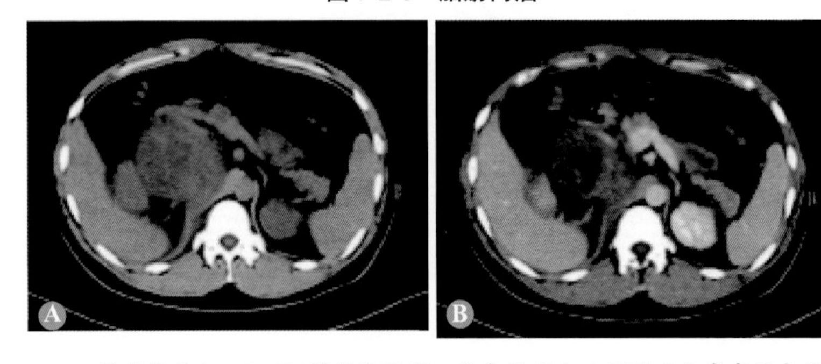

A. CT 横断位平扫；B. CT 横断位增强。检查显示十二指肠后方囊实性占位，增强后不均匀强化

图 7-2-4　平滑肌肉瘤

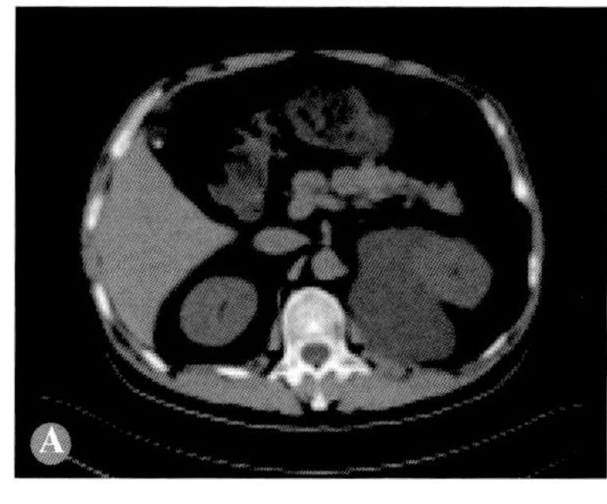

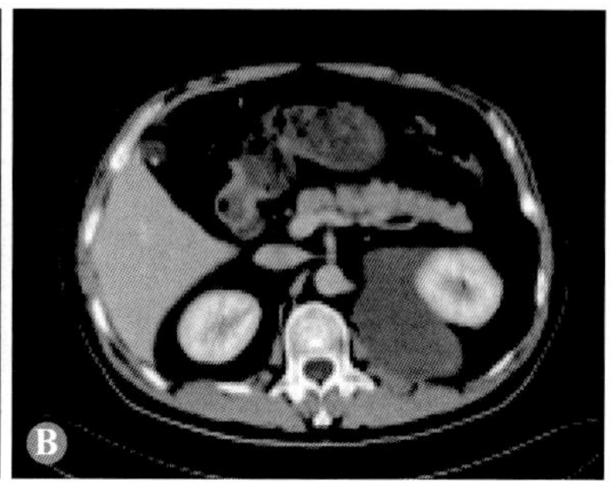

A. CT 横断位平扫；B. CT 横断位增强。检查显示左肾内侧及后方软组织密度占位，将左肾向前推压移位，增强后轻度强化

图 7-2-5　纤维组织细胞肉瘤

三、腹膜后间隙出血

【临床概述】

腹膜后间隙上起横膈，下至盆缘，向下与盆腹膜外间隙连通的一个解剖范围，主要填充疏松结缔组织和筋膜、肾、肾上腺、输尿管及部分由腹膜覆盖的器官组织附着于后腹壁，有胰腺、十二指肠、升结肠、降结肠、腹主动脉及其分支，下腔静脉及其属支、淋巴管、淋巴结和神经等。腹膜后间隙出血大多数由肾出血引起，但仍需要警惕腹膜后肾外病变，如肿瘤破裂引起出血的可能性。

【影像学特点】

1. CT

CT 值可以不均匀，主要变表现为腹膜后间隙血肿。血肿一般呈软组织密度，由于血肿内出血的期相不同，CT 值可以不同。出血主要位于病变区（图 7-2-7）。

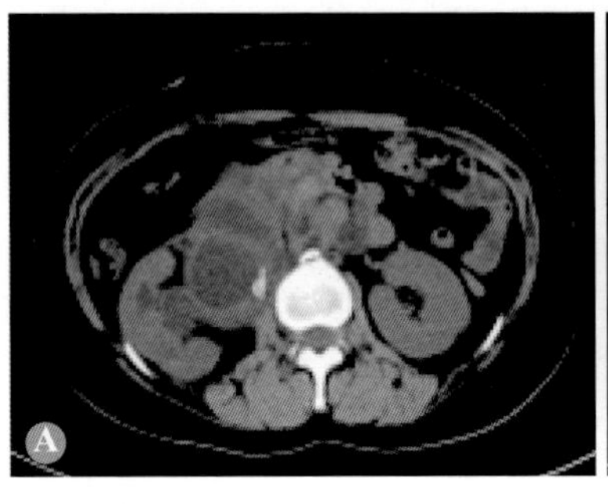

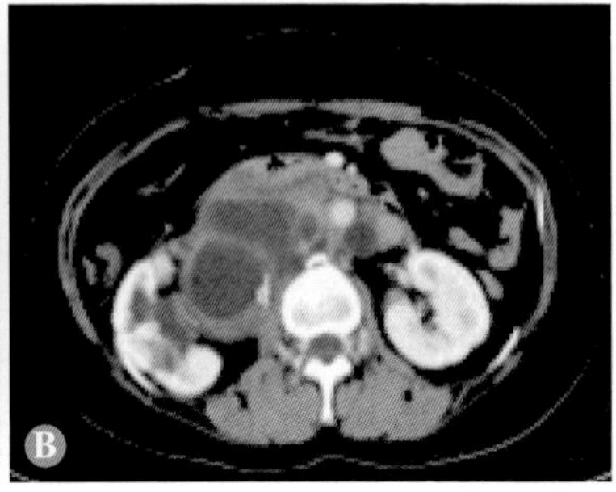

A.CT 横断位平扫；B.CT 横断位增强。检查显示右肾门及十二指肠后方可见混杂密度占位，其内可见囊性密度、软组织密度及钙化灶

图 7-2-6　畸胎瘤

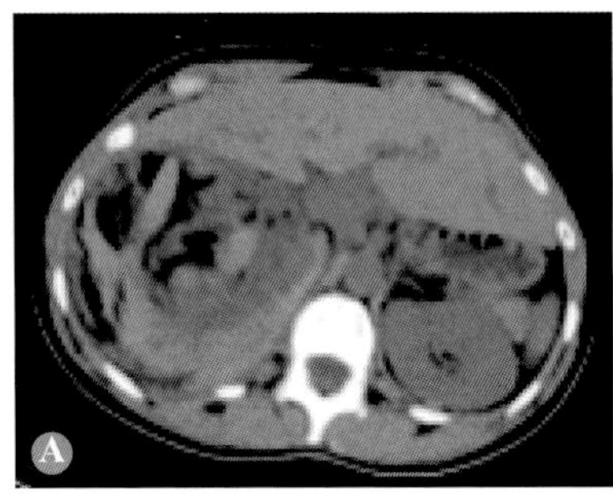

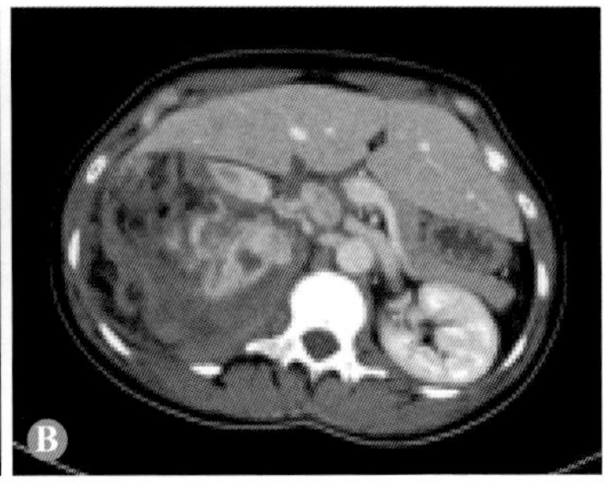

A.CT 横断位平扫；B.CT 横断位增强。检查显示右肾周稍高密度影，增强后未见明显强化。该患者为右肾血管平滑肌脂肪瘤破裂出血

图 7-2-7　右肾血管平滑肌脂肪瘤破裂出血

2. MRI

MRI 信号可以不均匀，随着出血期相的不同，T_1WI 及 T_2WI 信号会有所变化。

【鉴别诊断】

典型的腹膜后间隙出血根据影像学即可做出诊断。慢性期出血的密度逐渐减低，出血机化后则要与腹膜后的软组织占位相鉴别，增强检查出血无强化，此外，病史也将对诊断起到很大帮助。

四、腹膜后纤维化

【临床概述】

腹膜后纤维化为临床少见疾病，临床症状主要以腰背痛为主，部分伴有肾功能异常及下肢水肿，这与病变的部位密切相关。病理上主要以腹膜后脂肪组织亚急性和慢性炎症伴大量纤维组织增生为特点。

【影像学特点】

1. CT

肿块型腹膜后纤维化典型 CT 表现为平扫可见腹膜后密度较均匀的软组织肿块影，CT 值为 35~60 HU，包绕下腔静脉、腹主动脉及一侧或双侧输尿管，病变于周围组织分界不清，增强扫描可为无强化或轻中度强化（图 7-2-8）。

2. MRI

病变在 T_1WI 上显示较低信号，与肌肉组织信号近似；而在 T_2WI 上信号强度不等，当疾病处于处在活动期时，T_2WI 信号常增高。MRU 可以显示肾盂、输尿管形态，明确肾盂积水程度及输尿管狭窄部位。

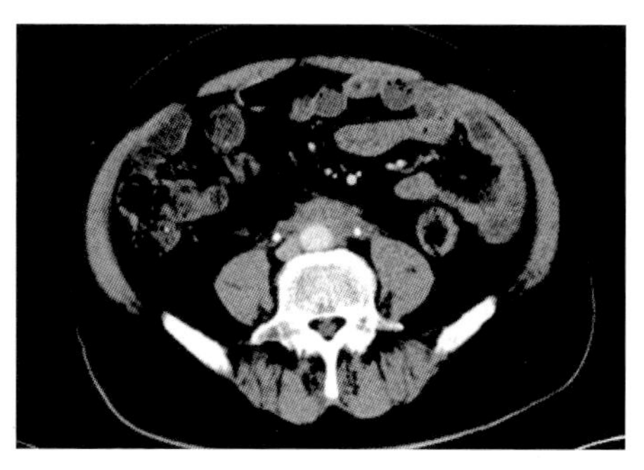

CT 横断位增强显示腹主动脉周围软组织密度影，包绕双侧输尿管，轻度强化

图 7-2-8　腹膜后纤维化

【鉴别诊断】

腹膜后纤维化应与发生于腹膜后的其他肿瘤相鉴别，特别是肿块型腹膜后纤维化，主要包括淋巴瘤、淋巴结转移瘤、来源于腹膜后组织的间质性肿瘤及副节瘤等。一般淋巴瘤和淋巴结转移瘤的病变范围更广，其他肿瘤对腹膜后组织的主要表现为推挤而非包绕。MRI 在鉴别诊断方面有一定优势，除淋巴结外，其他肿瘤在 T_2WI 上均呈高信号。

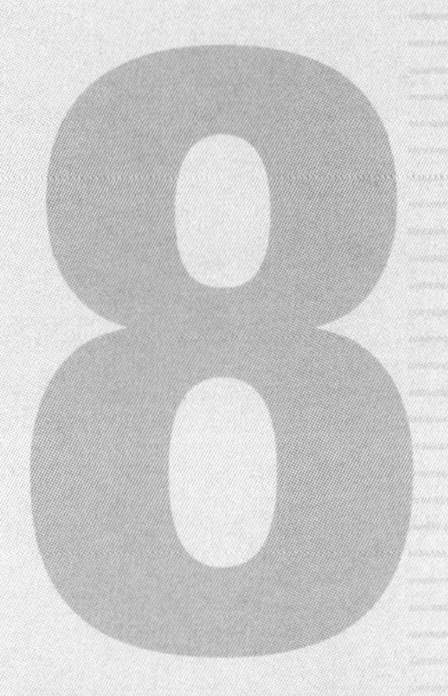

第八章

生殖系统与乳腺疾病

第一节　前列腺疾病

【影像学检查方法的选择】

男性盆腔因缺乏良好的自然对比，普通 X 线平片检查应用较少，多采用超声、CT 和 MRI 检查技术。超声是前列腺病变筛查的首选影像学检查方法，可以准确判断前列腺增生、测量前列腺体积和残余尿量，发现前列腺结节，但对结节良、恶性判断的准确性低。盆腔 CT 仅能发现前列腺有无增大，对于前列腺疾病诊断能力有限，在前列腺癌中主要用于发现有无盆腔肿大淋巴结和骨转移。相对于超声和 CT，MRI 的多序列、多参数成像特点使其在男性盆腔影像检查中具有显著优势，尤其对前列腺疾病的诊断和评估。现在 MRI 已成为前列腺癌诊断和评估的最重要影像技术。

一、前列腺增生

【临床概述】

前列腺腺体体积增大，若明显压迫前列腺部尿道，可造成膀胱出口部梗阻而出现排尿困难等相关症状，即良性前列腺增生（benign prostatic hyperplasia，BPH）。良性前列腺增生是老年男性的最常见疾病。良性前列腺增生常发生于移行带，其主要病理特征是前列腺间质和上皮细胞增生，从而形成独立结节。临床表现在刺激期症状以尿频为主，特别是夜尿次数增多明显；代偿期以排尿困难为主；失代偿期主要表现为慢性尿潴留。

【影像学特点】

1. 超声

前列腺外缘规整，各径线均不同程度增大，可突入膀胱；移行带可出现大小不等、等回声的增生结节；周围带受压变薄，移行带与周围带间有清晰分界，即外科包膜；前列腺尿道局部狭窄。

2. CT

前列腺增大呈圆形或类圆形，大多对称，边缘锐利；增强扫描呈不均匀斑片状强化。

3. MRI

前列腺轮廓光整，体积增大，大多两侧对称，周围带变薄、消失；T_1WI 上呈均匀略低信号；T_2WI 上增生结节信号多样，可呈高、等、低信号；DWI 呈等或稍高信号，ADC 呈稍低信号；增强扫描，增生结节呈不均匀明显强化（图 8-1-1）。

【鉴别诊断】

前列腺增大应注意与前列腺癌相鉴别。

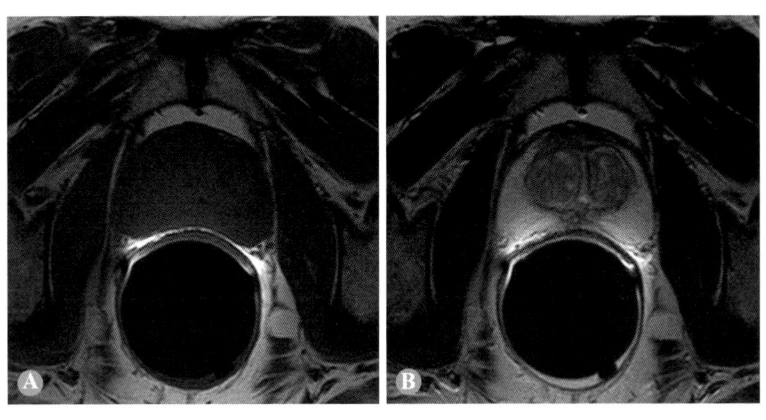

A. MR T_1WI 横断位；B. MR T_2WI 横断位。检查显示前列腺移行带增大，呈 T_1WI 等、T_2WI 混杂信号，可见多发结节形成，外周带受压变薄

图 8-1-1　前列腺增生

二、前列腺癌

【临床概述】

前列腺癌（prostate cancer）多见于 50 岁以上男性，病因可能与

雄激素暴露有关。目前认为重要的危险因素包括遗传和高动物脂肪饮食。前列腺癌源于前列腺腺泡和导管上皮，因此多为腺癌，偶见鳞状或移行细胞癌、黏膜癌。好发于前列腺周围带，常为多发病灶。前列腺癌骨转移、淋巴转移较常见。前列腺癌早期常无明显临床症状；肿瘤增大压迫或侵犯阻塞尿道和膀胱颈时，会出现排尿困难、尿潴留等下尿路梗阻或刺激症状；晚期侵犯尿道、膀胱和精囊，可有血尿、尿失禁。

【影像学特点】

1. 超声

表现为前列腺形态欠规整，双侧不对称，前列腺内部回声不均匀，周围带出现低或混杂回声结节。

2. CT

当肿瘤突破包膜向周围侵犯时表现为前列腺的分叶状肿块；侵犯精囊时出现精囊增大、膀胱精囊角消失；侵犯膀胱时出现膀胱壁增厚甚至软组织肿块形成；淋巴转移表现为盆腔及腹部淋巴结肿大；骨转移表现为骨盆或脊椎密度增高或不均匀。

3. MRI

在 T_2WI 表现为周围带内低信号区，与正常的周围带高信号形成明显的差异；移行带为局限性低信号，通常为凸透镜形，边界不清；DWI 为明显高信号，ADC 图为明显低信号。侵犯周围脂肪时表现为脂肪内低信号区；侵犯静脉丛时前列腺两侧后方静脉丛不对称；侵犯精囊时精囊信号减低及前列腺精囊角消失。MRI 还可以显示前列腺包膜的完整性，是否侵犯前列腺周围组织及器官，盆腔淋巴结受侵犯情况及骨转移病灶（图 8-1-2）。

【鉴别诊断】

诊断多数前列腺癌，首先用前列腺特异抗原（prostate specific antigen，PSA）进行筛查，对于 PSA 阳性病例用经直肠超声（transrectal

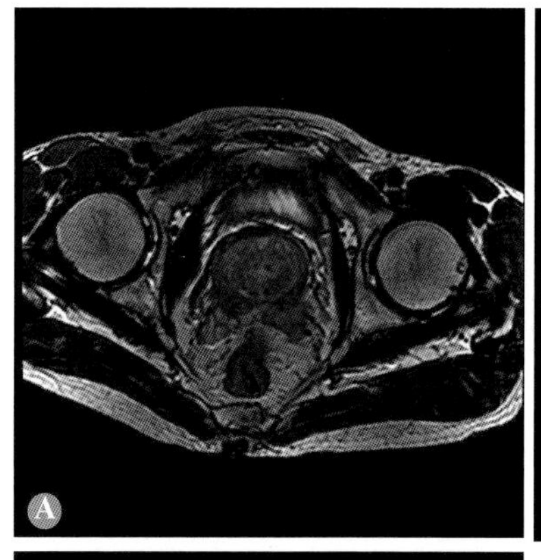

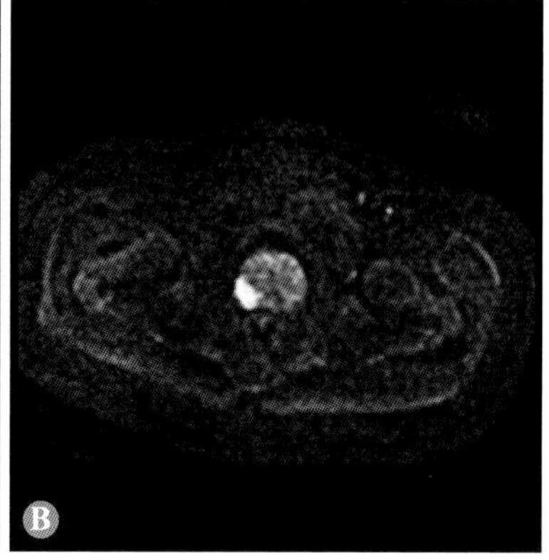

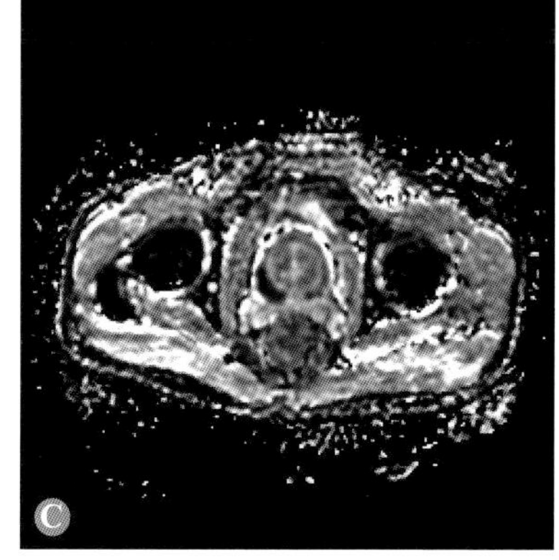

MR T_2WI（A）、DWI（B）、ADC 图（C）显示肿瘤位于前列腺中部右侧外周带，边界清晰，呈 T_2WI 低信号，DWI 信号明显升高，ADC 值明显减低

图 8-1-2　前列腺癌

ultrasonography，TRUS）加上活检结合 MRI 检查（主要是 T_2WI、DWI/ADC、动态增强）能够发现病变。MRI 是目前筛查、诊断前列腺癌较敏感的技术。早期前列腺癌目前最佳的诊断方法为 TRUS 融合超声引导下穿刺活检，MRI 上病灶明确者也可行超声 -MRI 融合穿刺或 MRI 引导穿刺。主要应与良性前列腺增生相鉴别。

三、前列腺炎

【临床概述】

前列腺炎是成年男性的常见病之一，可分为急性前列腺炎和慢性前列腺炎。急性前列腺炎通常是细菌性的，慢性前列腺炎病因至今未明，可能是感染性或炎性所致。临床症状可有恶寒、发热、乏力等全身症状。尿道症状为排尿时有烧灼感，尿急、尿频、夜尿、排尿困难等，可伴有排尿终末血尿或尿道脓性分泌物。

【影像学特点】

1. 超声

可见前列腺内部回声不均匀，前列腺被膜增厚。

2. CT

局部或弥漫性密度减低或前列腺增大；前列腺与包膜分界不清，其外周模糊。

3. MRI

前列腺周围带于 T_2WI 呈不均匀低信号，可为局限性或弥漫性，DWI 信号不高或轻度增高，ADC 可轻度减低（图 8-1-3）。

【鉴别诊断】

前列腺炎应注意与前列腺癌相鉴别。

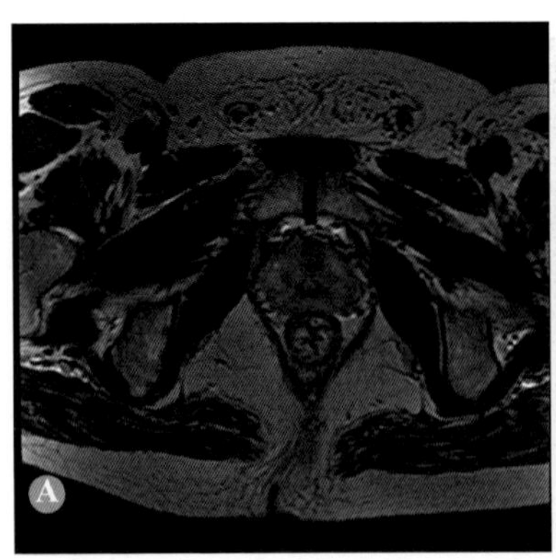

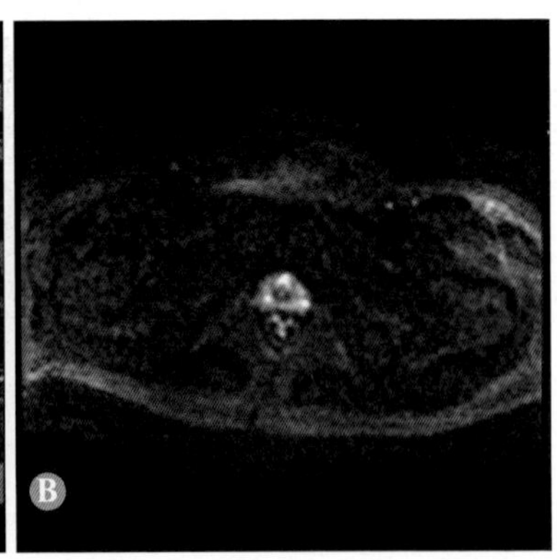

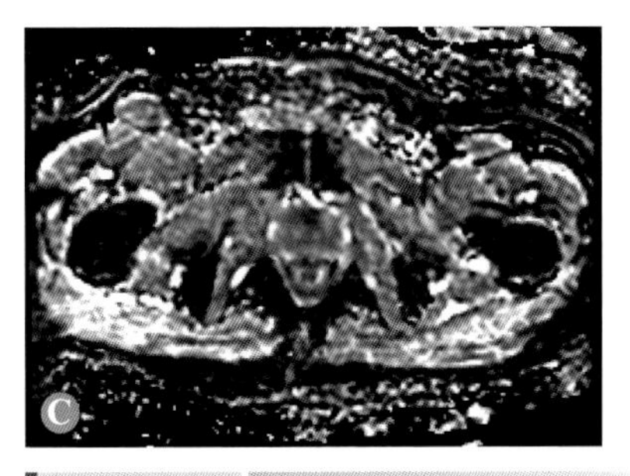

MR T_2WI（A）、DWI（B）、ADC（C）显示前列腺外周带 T_2WI 信号不均匀减低，DWI 呈等或稍高信号，ADC 信号稍低

图 8-1-3　前列腺炎

第二节　子宫疾病

一、子宫先天畸形

【影像学检查方法的选择】

临床上常用超声进行筛查，因不孕不育进行就诊的患者一般会常规行输卵管造影，而诊断子宫先天畸形最佳的选择为磁共振成像技术。磁共振检查软组织分辨率远高于超声，且为无创检查，可区分患者先天子宫畸形的亚型，方便临床决策。

【临床概述】

子宫先天畸形发病率为 1%~5%，反复流产患者 13%~25% 有子宫先天畸形。患者常以不孕、不育、原发闭经、病理产科等为主诉。子宫、宫颈、输卵管及阴道上 2/3 均起源于缪勒管。胚胎发育期，缪勒管经历发育、融合、重吸收三个阶段，三个阶段的异常分别导致女性生殖系统发育不全、融合畸形和重吸收畸形三大类型。通常缪勒管畸形不合并卵巢畸形，所以临床常称为子宫先天畸形。

【鉴别诊断】

1. 子宫发育不全或缺失：包括阴道横隔、宫颈不全或缺如、宫底异常、管状子宫、复合畸形等几种亚型。诊断主要选择 MRI 的 T_2WI 序列，辅助 T_1WI 除外高信号的腺肌症。磁共振图像上可表现为软组织肿物。初潮前子宫三层结构不明显，T_2WI 低信号。此类畸形通常需要手术，矢状位可以测量闭锁的阴道长度。

2. 单角子宫：包括残角与主角间有交通、无交通、残角无腔、单纯单角几种亚型。如果残角内有正常子宫内膜，患者会表现为流产，异位妊娠，早产，子宫破裂。此类患者因临床症状急重应给予清晰地鉴别。MRI 的 T_2WI 序列上，无内膜的残角为弥漫的等信号肌层，有内膜的残角可变现为肿胀的软组织密度影，内含经血和内膜碎片。

3. 双子宫及双角子宫：均属于融合畸形。双子宫患者常有阴道横膈，这部分患者有症状，内异症的并发症——痛经，感染，粘连，有横隔一侧常合并肾脏发育不全。双角子宫可见到分开的宫角和宫腔，分别有纵向的“三层结构”。如看到“猫头鹰眼”，更支持双角子宫（图 8-2-1）。

4. 纵隔子宫：属于重吸收畸形。鉴别融合（双子宫与双角子宫）畸形与重吸收（纵隔子宫与弓状子宫）畸形：最外层宫底裂> 1 cm 为融合畸形。另外还要参考顶角线，纵隔子宫顶角线> 5 mm，双角或双子宫顶角线< 5 mm 或反向。T_2WI 可以鉴别纵隔成分，结缔组织为黑纵隔，宫腔镜手术；肌肉组织为高信号，需要开腹手术。

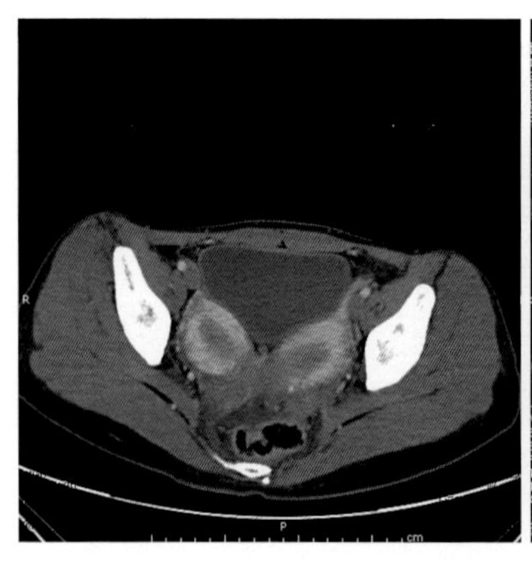

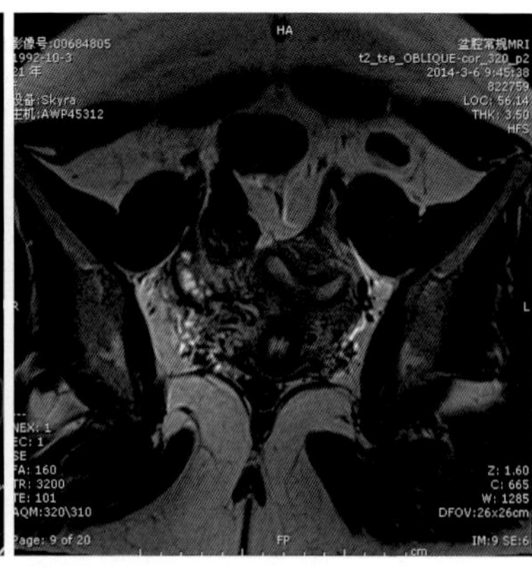

CT 横断位增强及 MR T_2WI 冠状位显示双角子宫

图 8-2-1　双角子宫

二、子宫肌瘤

【影像学检查方法的选择】

子宫肌瘤的检查方法包括超声、CT和MRI。超声检查被公认为首选方法，联合应用经腹、经阴道的检查能够发现、诊断多数肌瘤，但超声检查对判断肌瘤“玻璃样”变、黏液样变、红色样变及肌瘤的早期恶变不敏感。CT对判断肌瘤的大小、数目和部位缺乏特异性，判断肌瘤变性不敏感。带蒂或突出在浆膜下肌瘤与盆腔内间叶组织起源的肿瘤或卵巢肿瘤鉴别需行CT横断面扫描及三维重建。MRI能发现直径仅0.3 cm的小肌瘤，准确判断肌瘤大小、数目、部位及各种继发变性，适用于较复杂的病例及鉴别诊断。

【临床概述】

子宫肌瘤是子宫最常见的良性肿瘤，多发生于30~50岁育龄期妇女，尤多见于不孕的女性。子宫肌瘤的确切病因尚不明了，其发生可能与女性激素，特别是雌激素有关。神经中枢活动对肌瘤的发病也可能起重要作用。绝经后肌瘤可以萎缩。子宫肌瘤的临床症状与肌瘤的部位、生长速度及肌瘤有无变性等关系密切。常见的症状为月经量过多、白带过多，也可以出现阴道出血、腹部肿块、不孕、腹痛及压迫症状。

【影像学特点】

1. 超声

子宫增大、外形失常，黏膜下肌瘤可见宫腔回声变形、增宽或宫腔分离，子宫肌壁内可见大小不等、类圆形、规则、均匀或不均的低回声或中强回声，因有假包膜，肌瘤与宫壁正常肌层之间有清晰的低回声晕。典型的肌瘤内部回声可呈“漩涡状”或“编织状”。当肌瘤变性时，漩涡状结构消失，内部回声变得多样化。彩色多普勒血流成像可见肌瘤周边有丰富环状或半环状血流信号，并呈分支状进入瘤体内部。瘤体内血流信号较子宫肌壁丰富。

2. CT

子宫均匀或分叶状增大，轮廓呈“波浪状”。突向腹腔的瘤体与周围脂肪有清楚界线。CT 平扫可见子宫肌瘤与肌层均呈均匀或不均匀的等密度，有时可见肿瘤内的钙化。CT 增强显示子宫肌瘤与肌层呈明显均匀强化（图 8-2-2）。伴有变性时，多数肌瘤低于子宫肌层密度，强化亦低于肌层强化。对肌瘤发生“玻璃样”变、水肿或黏液样变及红色样变，CT 无特异性。动态增强扫描可显示肉瘤变在增强早期即有明显强化。

3. MRI

子宫增大，轮廓凹凸不平。在 T_1WI 加权像上肌瘤与邻近子宫肌层信号相仿，T_2WI 加权像上呈极低信号。增强后变性肌瘤可呈略强化，强化低于子宫肌层（图 8-2-3）。变性的肌瘤信号不均，根据不同的病理改变而信号各异。

（1）玻璃样变在 T_2WI 加权像上呈低信号。

（2）黏液样变在 T_2WI 加权像上呈高、低混合信号。

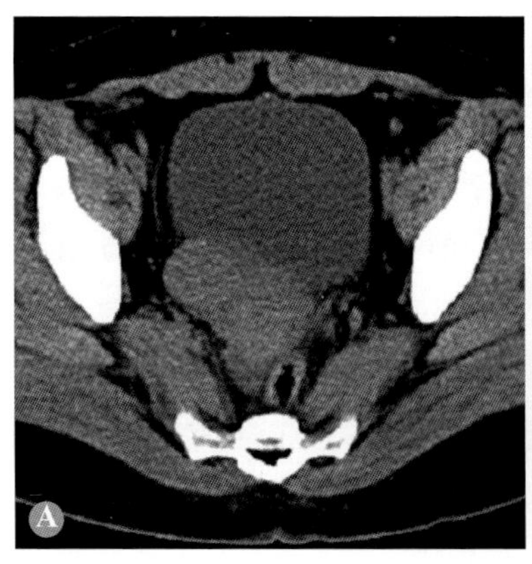

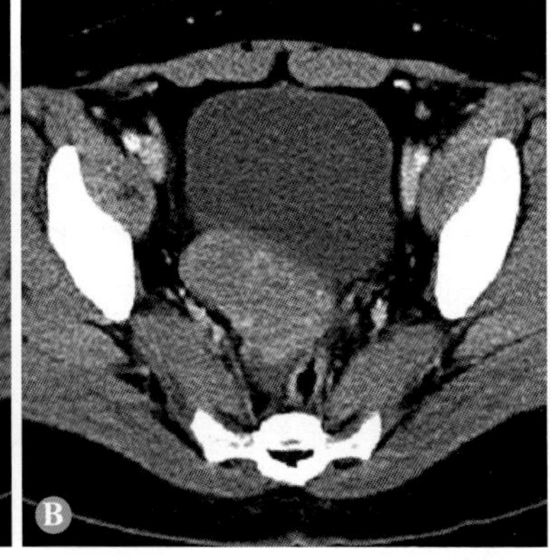

A. CT 平扫；B. CT 增强。检查显示子宫右前部肌瘤；增强后肌瘤强化大致同子宫强化

图 8-2-2　子宫肌瘤

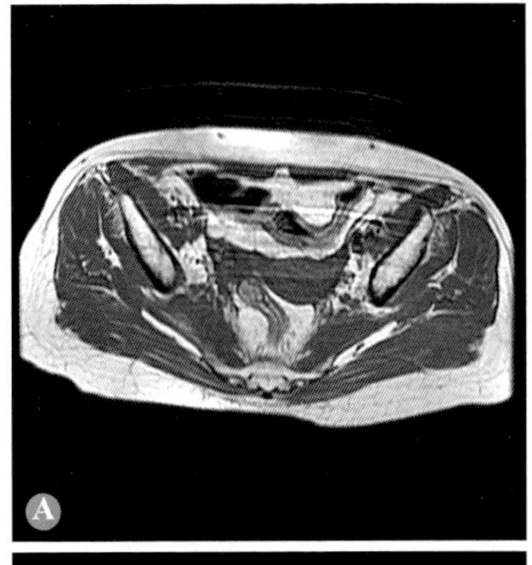
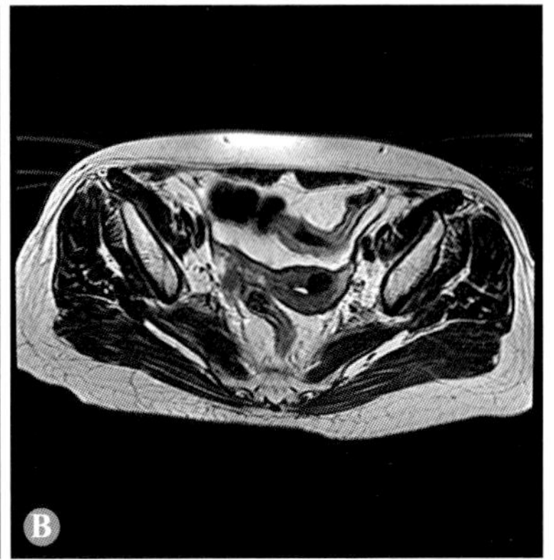
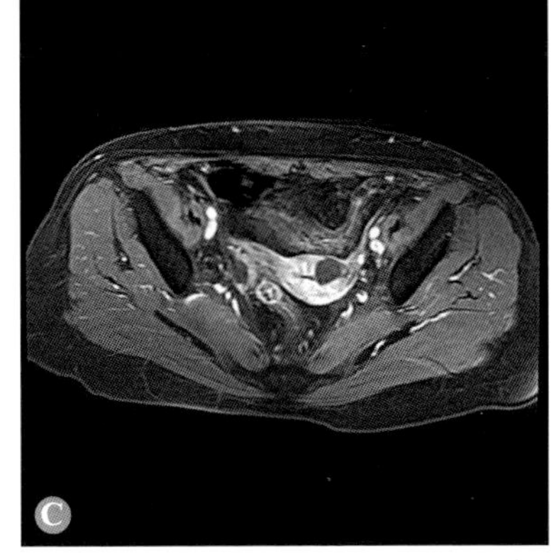

A. MR T_1WI 横断位显示子宫肌瘤与肌层信号相同，呈等 T_1WI 信号；B. MR T_2WI 横断位显示子宫肌瘤信号低于子宫肌层，呈稍低 T_2WI 信号，边界清楚；C. MR T_1WI 横断位增强显示子宫肌瘤略强化，强化低于子宫

图 8-2-3 子宫肌瘤

（3）囊性变在 T_2WI 加权像上呈高信号。

（4）红色样变和脂肪变性时，MRI 影像上可见不同时期出血信号和脂肪信号。

（5）肉瘤变时由于瘤体内有不规则坏死和出血，在 T_1WI 加权像上呈高信号，在 T_2WI 加权像上呈不规则的高低混合信号，增强早期明显强化。

【鉴别诊断】

子宫肌瘤的鉴别诊断不难，包括附件肿物、子宫内膜病变、子宫腺肌症及子宫平滑肌肉瘤等。因其有典型的影像学表现及形态特征，可与附件肿物、子宫内膜病变相鉴别。而子宫腺肌症表现为子宫肌层或结合带区域的增厚，伴密度或信号不均匀，通常看不到病变与正常肌层的边界。肉瘤的体积一般更大，具有边界不清的恶性病变特点。

三、子宫颈癌

【影像学检查方法的选择】

宫颈癌确诊主要依靠宫颈刮片细胞学检查。经阴道超声是宫颈癌术前分期的首选检查方法。CT 平扫诊断价值不大，CT 增强扫描难以诊断早期宫颈癌，但能够准确诊断进展性宫颈癌（Ⅲ、Ⅳ期）、进行术前分期及治疗后随诊。MRI 平扫和增强检查对各期宫颈癌（尤其是早期宫颈癌）的诊断、术前分期、治疗后随诊都优于超声和 CT 检查，是目前宫颈癌的影像学检查方法中最准确的方法。

【临床概述】

子宫颈癌，又称宫颈癌，是最常见的妇科恶性肿瘤之一。宫颈癌的发病率随年龄而增长，我国的发病高峰为 55~65 岁。宫颈癌的病因至今尚未明了，可能是多种因素综合协同作用所致。宫颈癌发病与性行为明显相关，被认为是一种与人乳头状瘤病毒（human papillomavirus，HPV）相关的性传播疾病。初次性交过早、性生活紊乱、过早妊娠等是主要的危险因素。性传播疾病中某些病毒感染与宫颈癌的发病关系最密切。自发性或接触性阴道出血及阴道分泌物增多是常见症状。进展期癌组织侵犯盆腔引起腰痛、尿道刺激征、下肢水肿等症状，癌肿压迫或累及输尿管时可引起输尿管梗阻，肾积水及尿毒症，晚期患者可有贫血、恶病质等全身衰竭症状。早期宫颈癌常无症状。宫颈癌主要转移途径为淋巴转移（图 8-2-6）。宫颈后唇位于腹腔内，该处的外生型肿瘤可发生腹腔内种植转移。血行转移一般发生于晚期，以肺、骨、肝等处较多。

【影像学特点】

1. CT

（1）宫颈癌分期（FIGO）与其相应的 CT 表现（表 8-2-1）。

表 8-2-1 宫颈癌分期与 CT 表现

分期	CT 表现
Ⅰ期	宫颈增大，边缘光整。肿块呈软组织密度，有坏死时可见低密度。无宫旁肿块。CT 诊断可靠性低
Ⅱa 期	宫颈增大，阴道上 2/3 结构欠清，无明显宫旁肿块，CT 诊断可靠性低
Ⅱb 期	宫旁软组织肿块，边缘模糊，与盆腔肌肉之间距离＞3 cm
Ⅲ期	宫旁软组织肿块与盆腔肌肉间距离＜3 cm。输尿管末端周围脂肪间隙不清，可伴肾盂积水
Ⅳ期	膀胱或直肠旁脂肪间隙消失，膀胱或直肠壁不规则增厚或腔内肿块。腹盆腔可见肿大淋巴结或远处转移

（2）增强后肿块呈不规则强化（图 8-2-4）。

（3）放疗后 CT 增强扫描表现为肿瘤缩小，宫颈周围组织及膀胱、直肠壁增厚。

2. MRI

宫颈癌的典型表现为在 T_1WI 上呈等信号，肿瘤有坏死时为低信号；在 T_2WI 上呈中、高信号。DWI 呈高信号（图 8-2-5，图 8-2-6）。

（1）早期病变局限于黏膜内，MRI 不能诊断。

（2）宫颈癌 MRI 下可见时，表现为 T_2WI 上低信号的基质环绕高信号的肿瘤组织。MRI 诊断准确度可达 95% 以上。

（3）宫旁或盆腔浸润，表现与 CT 相似。

（4）增强扫描时，肿瘤呈轻或中等强化，但周围正常组织也同时表现为不同程度强化，易造成分期过度扩大，不利于临床诊断。

3. 超声

无论经腹还是经阴道超声检查对于早期宫颈癌的诊断意义并不大，进展期宫颈癌可见一些异常征象。

（1）宫颈增大变形。

（2）宫颈出现高或低的不均匀回声。宫颈管位置偏移，不均匀增宽，回声异常。

（3）肿瘤侵犯宫体时可见宫颈异常回声向宫腔及宫体部延伸，使宫体正常结构难辨。

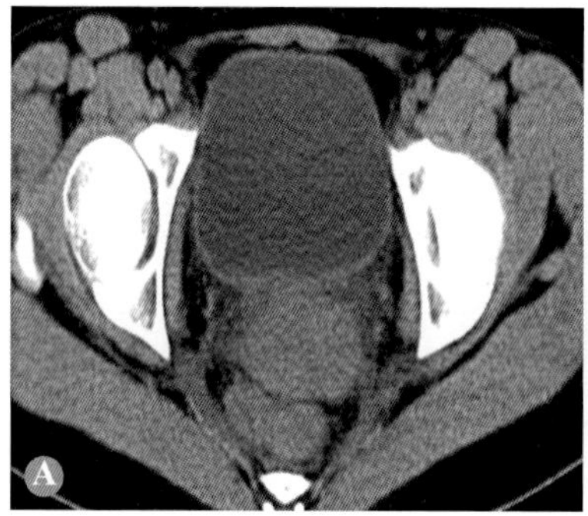

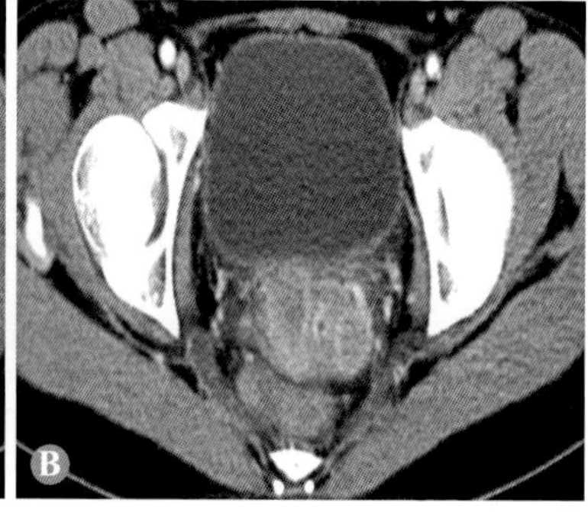

A. CT 横断位平扫；B. CT 横断位增强。检查显示病灶呈软组织密度；增强后病灶呈不均匀低强化

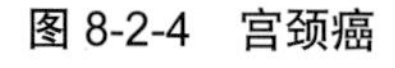
图 8-2-4　宫颈癌

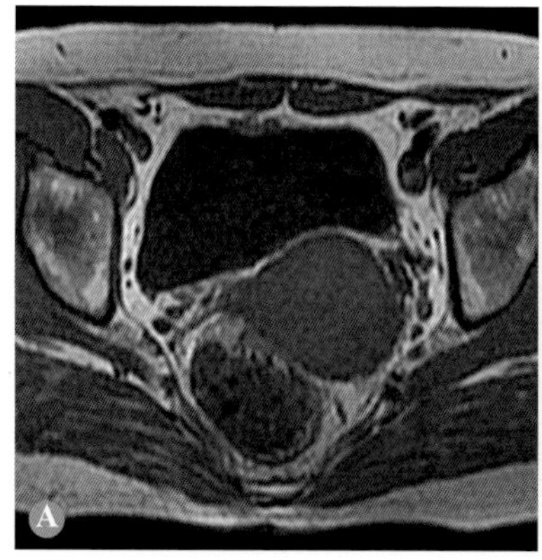

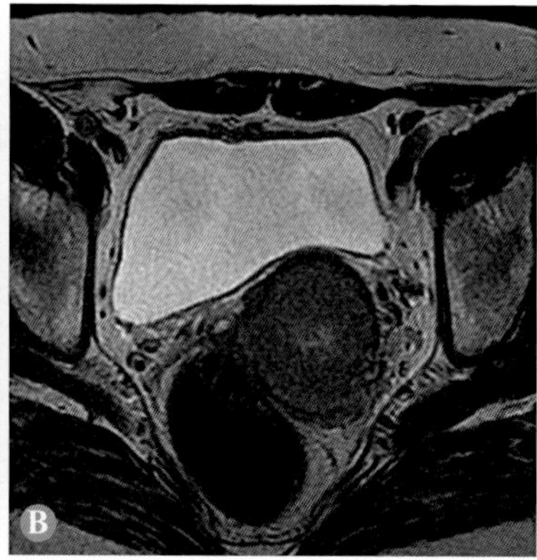

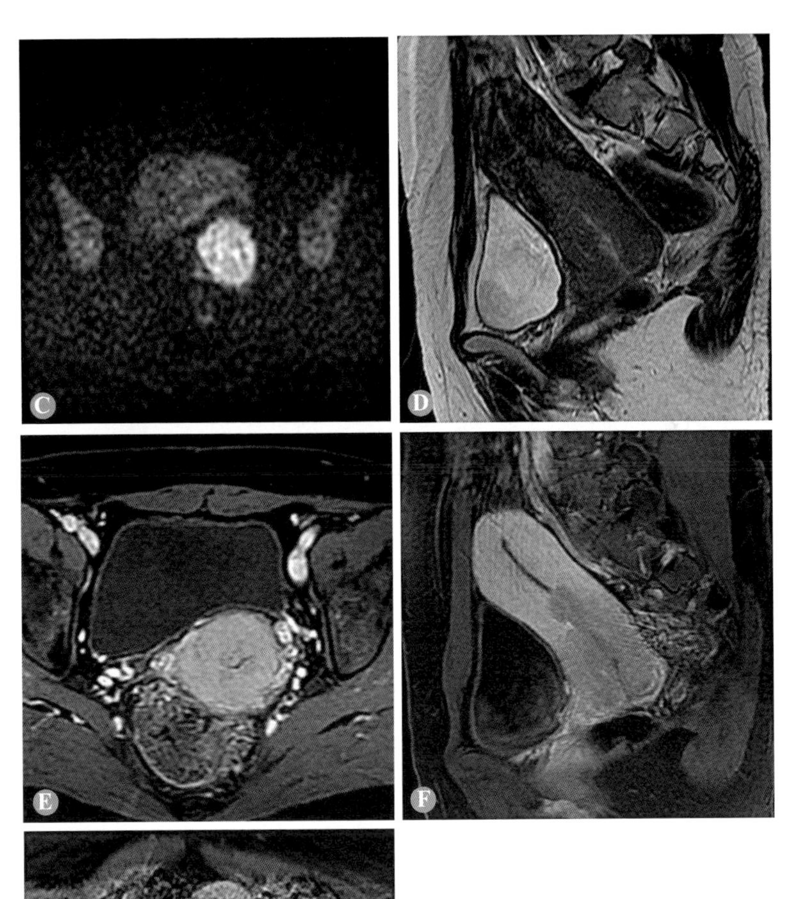

A. MR T_1WI 横断位；B. MR T_2WI 横断位；C. DWI；D. MR T_2WI 矢状位；E. MR T_1WI 横断位增强；F. MR T_1WI 矢状位增强；G. MR T_1WI 冠状位增强。检查显示宫颈异常信号肿块，累及宫体，增强后强化低于正常宫颈实质

图 8-2-5 宫颈癌

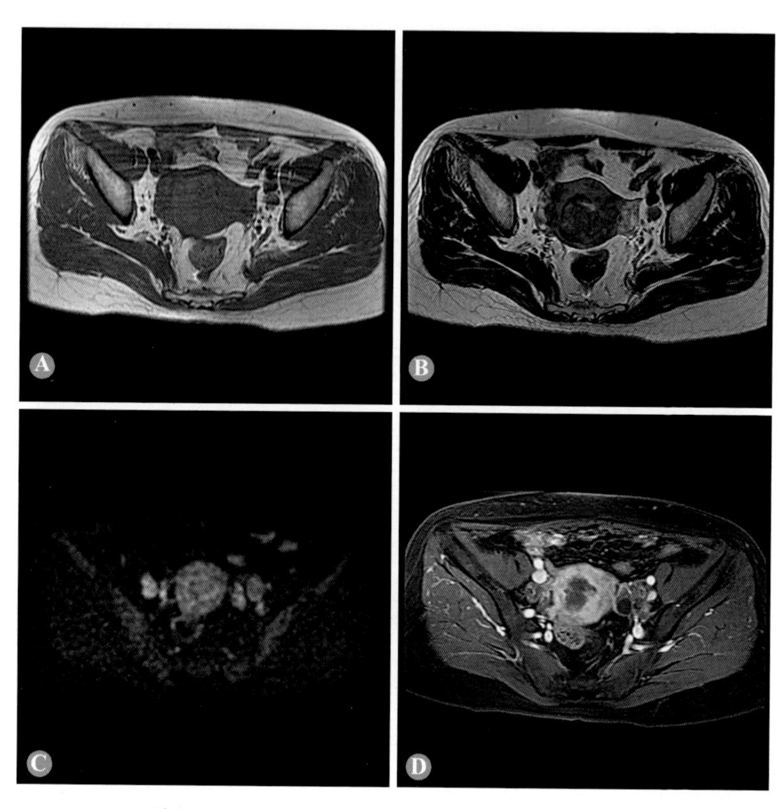

A. MR T_1WI 横断位；B. MR T_2WI 横断位；C. DWI；D. MR T_1WI 横断位增强。检查显示宫颈占位、盆腔多发肿大淋巴结

图 8-2-6 宫颈癌盆腔淋巴结转移

（4）宫旁组织受累，膀胱、直肠等受累部位出现异常回声。

（5）彩色多普勒血流成像表现为宫颈肿块内部血流信号增多，呈散在条状、分支状。

【鉴别诊断】

1. 转移瘤：大部分来自子宫内膜癌，其他来源如卵巢、乳腺或胃癌转移灶少见。

2. 恶性黑色素瘤：1%~3% 恶性黑色素瘤发生在女生生殖系统，

通常自阴道黏膜向上侵及宫颈，原发于宫颈的黑色素瘤罕见。MRI 上表现为 T_1WI 高信号，T_2WI 低信号。T_1WI 高信号因黑色素含量不同而程度不同，病灶内出血时信号将发生改变。

3. 淋巴瘤：子宫淋巴瘤多由其他部位原发肿瘤侵袭所致。子宫原发淋巴瘤约占 2%，多发生在宫颈。宫颈淋巴瘤表现为长 T_1WI 长 T_2WI 信号，与宫颈鳞癌信号相似。由于淋巴瘤病灶较大，且对周围组织无明显侵犯，可将其与宫颈癌进行区分。

四、子宫内膜癌

【影像学检查方法的选择】

经阴道超声（transvaginal ultrasonography，TVS）是筛查子宫内膜癌的首选检查方法，其可以发现早期内膜病灶，结合诊刮病理检查可以确诊本病，但难以诊断 Ⅰa 期病变。CT 平扫对诊断子宫内膜癌没有帮助，CT 增强扫描对内膜癌肌层和宫旁侵犯范围的判断准确性较低，假阳性较高，但可用于发现淋巴结转移。MRI 检查判断子宫内膜癌的肌层及宫外侵犯较 TVS、CT 准确， MRI 增强扫描可判断肿瘤部位和侵犯程度。CT 和 MRI 检查均可用于子宫内膜癌术后随诊。

【临床概述】

子宫内膜癌是子宫内膜最常见的肿瘤，又称子宫体癌，是女性生殖道常见的三大恶性肿瘤之一。子宫内膜癌的病因尚不清楚，与外源性雌激素广泛应用、肥胖、糖尿病、高血压、不孕、绝经较晚等因素有关。子宫内膜癌好发于绝经后 50~60 岁的老年患者。早期无明显临床症状。子宫出血、阴道分泌物过多、下腹痛为常见症状。妇科检查可见子宫增大，盆腔可及不规则结节状肿物。子宫内膜癌生长较缓慢，其转移途径主要为直接蔓延、淋巴转移和血行转移。

【影像学特点】

1. CT

动态增强扫描可清楚地显示子宫肌肉、肿瘤与宫腔积液（图 8-2-7）。

（1）子宫不对称性增大，宫腔扩张积液。

（2）肿瘤的强化程度低于正常肌层。

（3）宫外侵犯可表现为软组织肿块影。发生广泛盆腔内播散，盆腔内脂肪间隙消失，称为冰冻骨盆。

（4）腹盆腔淋巴结的转移。

2. MRI

（1）早期肿瘤仅见内膜结节状增厚，在 T_2WI 上呈高信号，但低于正常内膜信号。

（2）肿瘤侵犯肌层时内膜连接带中断，子宫肌层在 T_2WI 上呈高信号。

（3）增强扫描时正常子宫肌层先于肿瘤在早期强化，可以评价肌层的受累程度。

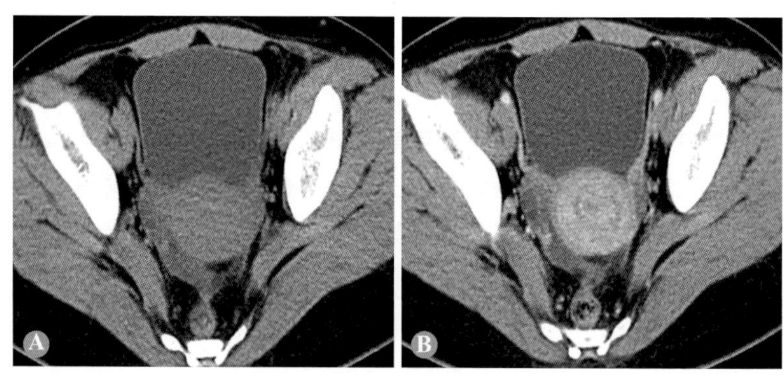

A. CT 横断位平扫；B. CT 横断位增强。检查显示子宫内膜不规则增厚，可见异常强化

图 8-2-7　子宫内膜癌

（4）晚期子宫不规则增大，宫腔积液。盆腔、腹膜后淋巴结肿大及骨盆转移。

（5）复发的肿块在 T_1WI 上呈等信号，在 T_2WI 上呈高信号。放疗后纤维化在 T_1WI、T_2WI 上均呈低信号（图 8-2-8）。

3. 超声

（1）宫腔异常回声：子宫内膜不规则增厚（孕期＞12 mm，绝经后＞5 mm），呈局灶性或弥漫性不均匀混杂回声；宫腔内可见不规则略强回声团块。

（2）病变累及肌层：局部内膜基底线消失，与肌层分界不清，可见不均匀混杂回声。晚期子宫增大，轮廓模糊。

（3）病变累及宫颈：宫颈肥大、变形，回声不均。宫腔内为液性暗区，宫腔线分离。

（4）宫旁浸润：宫旁可见混合性低回声肿块。

（5）彩色多普勒超声检查于增厚的内膜内可见条状、短棒状或点状彩色血流信号，受累肌层血供明显丰富。

【鉴别诊断】

早期子宫内膜癌须与子宫内膜炎、子宫内膜粘连相鉴别，结合临床及诊断性刮宫往往不难鉴别。

1. 子宫内膜增生：表现为子宫内膜增厚，增生的内膜在 T_2WI 上呈高信号，与 I 期子宫内膜癌表现类似。若 DWI 显示病变区高信号，ADC 值减低，则提示内膜癌。往往需要宫腔镜或刮宫检查最终确诊。

2. 子宫内膜息肉：多见于中青年女性，影响表现与内膜癌不易鉴别，辨别往往较困难。

3. 黏膜下子宫肌瘤：多发生于育龄妇女，常多部位发生。一般边界清晰，形态相对规则。

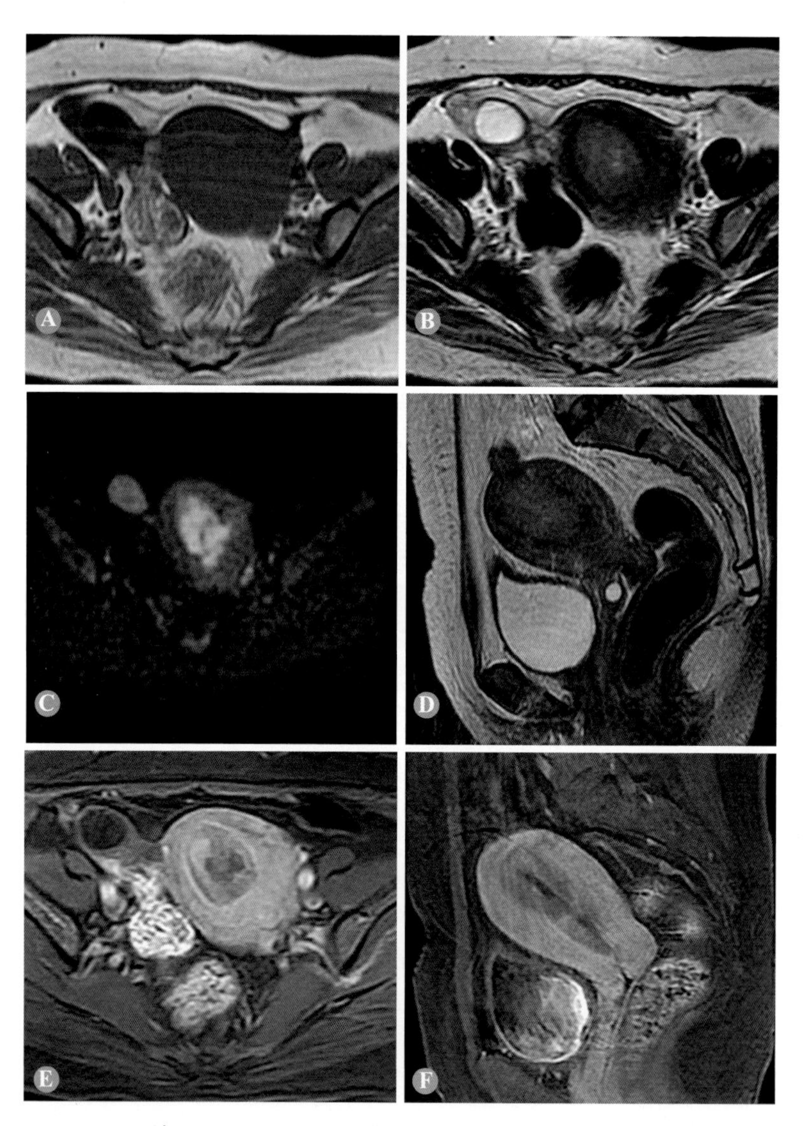

A. MR T_1WI 横断位；B. MR T_2WI 横断位；C. DWI；D. MR T_2WI 矢状位；E. MR T_1WI 横断位增强；F. MR T_1WI 矢状位增强。检查显示子宫内膜占位性病变，呈 T_1WI 等、T_2WI 高信号，DWI 信号明显增高，增强后可见异常强化

图 8-2-8 子宫内膜癌

第三节 卵巢及附件疾病

【影像学检查方法的选择】

卵巢及输卵管的影像学检查方法包括超声、CT 和 MRI 等，可提供重要的形态学依据，并能够在一定程度上进行良、恶性鉴别。经腹及经阴道超声是卵巢及输卵管病变的首选影像学检查方法，MR 多序列成像能够较好地区分出血、脂肪、胶原等成分，有助于病变的定性诊断，CT 大范围成像通常用于怀疑卵巢恶性肿瘤的术前评估。

一、卵巢囊肿

【临床概述】

卵巢囊肿是指一组组织学表现相似的附件囊泡状病变，为与卵巢功能密切相关的潴留性囊肿。分为单纯性囊肿、滤泡囊肿、黄体囊肿、黄素化囊肿等。多见于育龄期女性，临床常无症状，多可自行消退。

【影像学特点】

1. CT

单侧或双侧卵巢区类圆形低密度囊腔，内为液体密度影，增强扫描囊性成分无明显强化，部分病变可见囊壁强化。

2. MRI

多数肿块在 T_1WI 上为低或等信号，在 T_2WI 上为高信号，边界清、光滑，增强扫描无明显强化（图 8-3-1）。囊液含蛋白成分时 T_1WI 信号可高于水，囊内出血表现为 T_1WI 高信号，信号强度可随出血时间而变化。

【鉴别诊断】

卵巢功能性囊肿须与卵泡等生理性改变相鉴别，后者一般 < 3 cm。

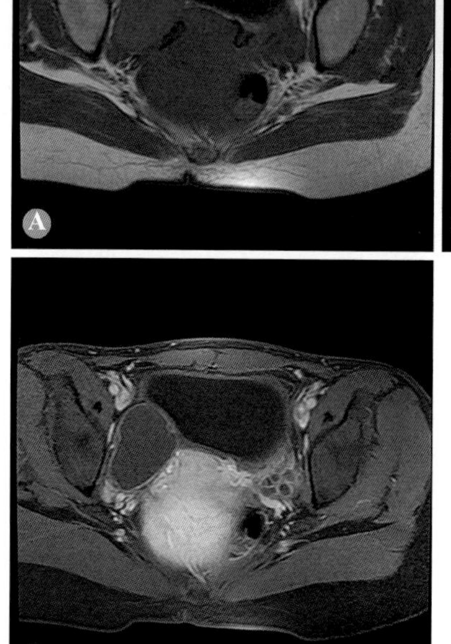
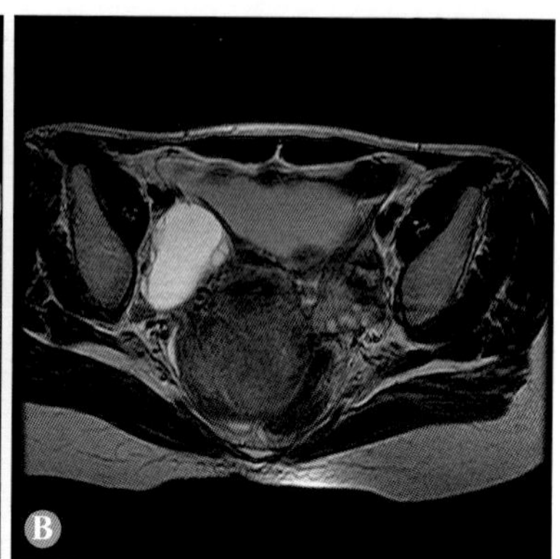

A. MR T_1WI 横断位增强；B. MR T_2WI 横断位增强；C. MR T_1WI 横断位增强。检查显示右侧附件区类圆形 T_1WI 等、T_2WI 高信号影，边界清晰，最大截面约 5.2 cm × 3.7 cm，增强后囊性成分未见明显强化，囊壁可见强化

图 8-3-1　卵巢囊肿

二、卵巢畸胎瘤

【临床概述】

卵巢畸胎瘤是一组较常见的卵巢生殖细胞肿瘤，包括成熟性畸胎瘤和未成熟性畸胎瘤，前者为良性肿瘤，占生殖细胞肿瘤的 90% 以上，绝大多数为囊性，由分化成熟的三个胚层构成，囊内可有脂质、牙齿、骨骼等较为特征性的成分。该肿瘤可见于任何年龄，80% 为育龄妇女，大多数患者无症状，极少数可产生腹胀和肿瘤压迫症状。未成熟畸胎瘤为恶性肿瘤，可突破包膜生长，边界不清，可与成熟囊性畸胎瘤合并存在。

【影像学特点】

1. CT

多为单侧发病的囊性病灶，类圆形，边缘清楚，其特征性表现为肿瘤内低密度的脂肪成分，高密度的牙齿及骨骼成分（图 8-3-2）。

2. MRI

液性脂肪部分信号与皮下脂肪类似，呈短 T_1WI、长 T_2WI 信号，是诊断畸胎瘤的主要依据。肿瘤内部或周围可出现脂肪组织与非脂肪组织的化学位移伪影，此特征可与出血性病变相鉴别。肿瘤内部可见碎屑和壁突 2 种结构（图 8-3-3）。

【鉴别诊断】

卵巢囊性畸胎瘤须与卵巢囊性病变合并出血、卵巢子宫内膜异位囊肿、囊腺瘤等相鉴别。CT 对于肿瘤内的脂肪、牙齿、骨骼、软组织及液体成分具有较高的分辨率，对卵巢囊性畸胎瘤的诊断具有特异性。

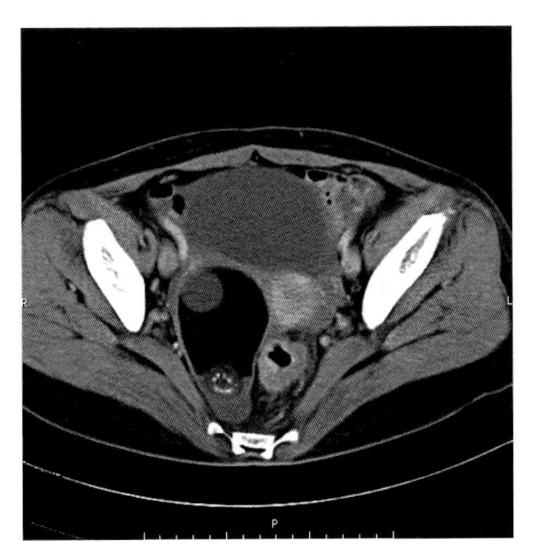

CT 横断位扫描显示病灶内脂液平面、牙齿等成分

图 8-3-2　右侧卵巢成熟畸胎瘤

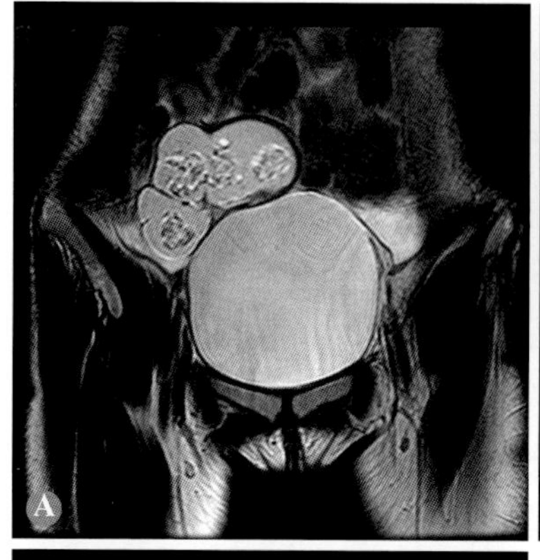

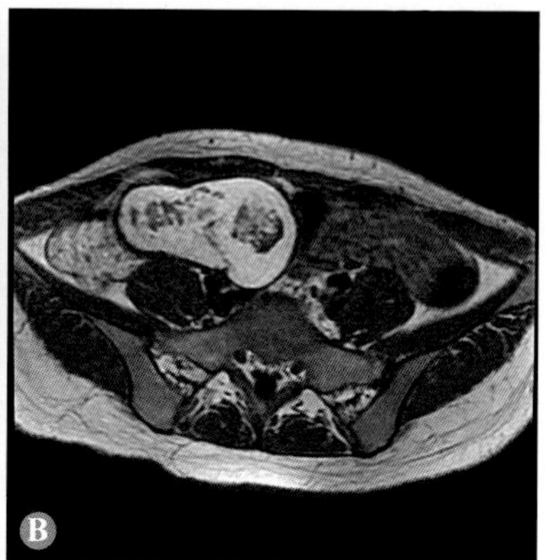

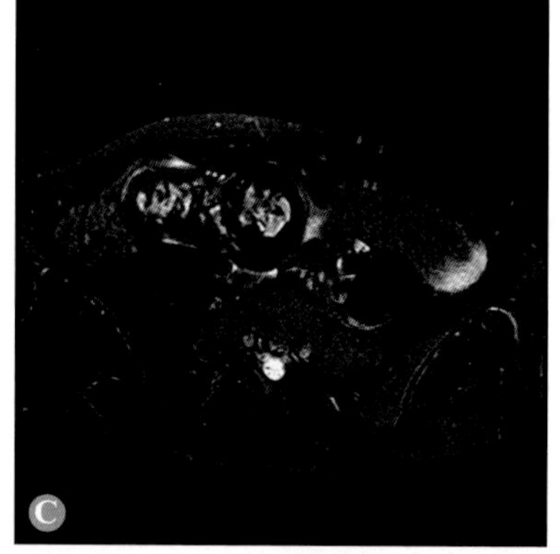

A. MR T_2WI 冠状位；B. MR T_1WI 横断位；C. MR T_2WI 压脂横断位。检查显示肿瘤边界清晰，呈 T_1WI 高、T_2WI 高信号，压脂序列信号减低

图 8-3-3　右侧卵巢成熟畸胎瘤

三、卵巢囊腺瘤

【临床概述】

卵巢囊腺瘤属于上皮性来源的卵巢良性肿瘤，为女性盆腔内最常见的良性肿瘤，包括浆液性囊腺瘤和黏液性囊腺瘤，以前者常见。多见于中青年妇女，常无明显临床症状，少数患者有腹部不适或隐痛、腹部包块、消化不良、月经紊乱等。浆液性囊腺瘤以单房多见，黏液性囊腺瘤常为多房性。

【影像学特点】

1. CT

CT 平扫卵巢区可见薄壁、外缘光滑的单房或多房囊性病变。黏液性囊腺瘤囊内密度较浆液性高。CT 增强扫描囊壁及乳头明显强化（图 8-3-4）。

2. MRI

浆液性囊腺瘤呈较大的单房结构，囊壁薄而均匀，边缘光滑，囊液的信号与单纯性液体或尿液信号相似，在 T_1WI 上呈低信号，T_2WI 上呈高信号。黏液性囊腺瘤呈多房结构，肿瘤较浆液性囊腺瘤更大，囊壁薄但不均匀，较少有乳头样突起，由于黏液性囊腺瘤内的囊液蛋白含量较高，因而 T_1WI 和 T_2WI 上囊液的信号多高于浆液性囊腺瘤的信号，且各囊之间的信号也不一致，呈“彩色玻璃征”（图 8-3-5）。

【鉴别诊断】

见第四部分。

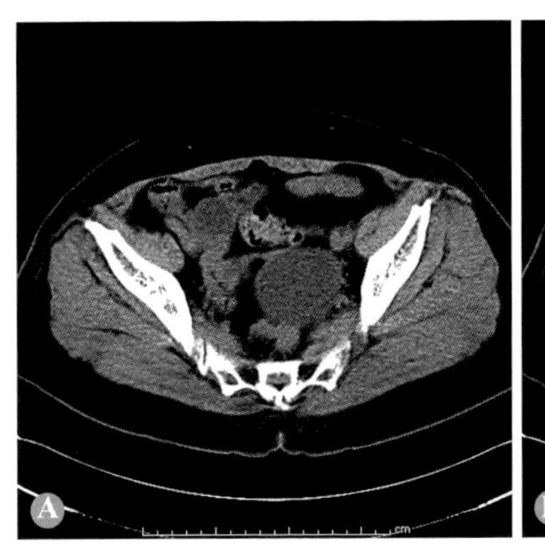

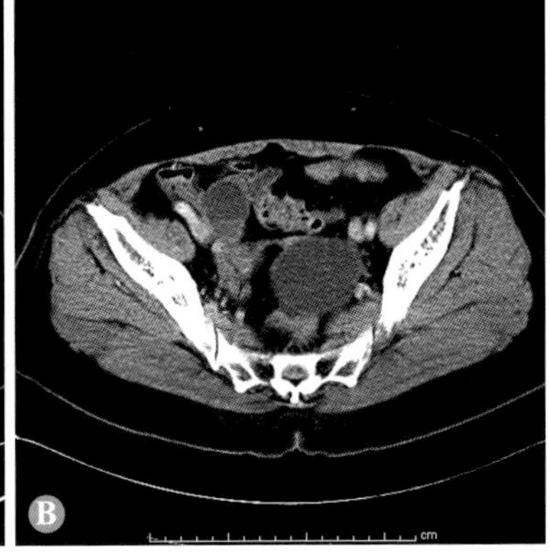

A. CT 横断位平扫；B. CT 横断位增强。检查显示较大病灶位于左侧附件区，以囊性成分为主，其内可见少许分隔

图 8-3-4　双侧卵巢浆液性囊腺瘤

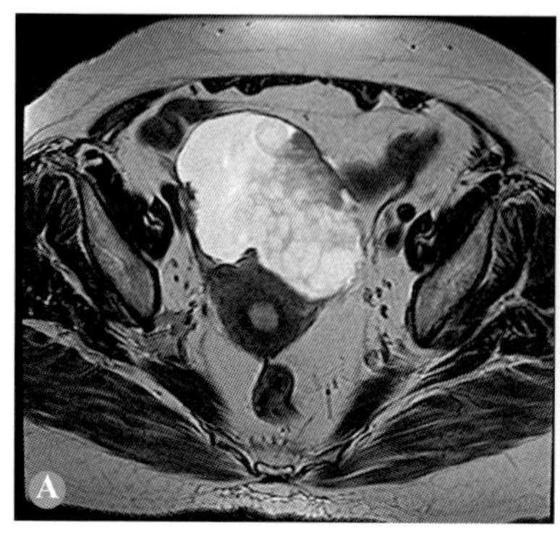

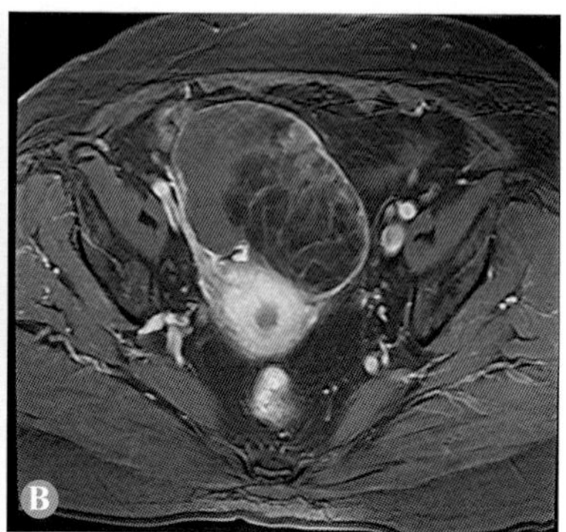

A. MR T_2WI 增强压脂相；B. MR T_1WI 增强压脂相。检查显示多房囊性肿瘤，边界尚清，各小房信号不等，呈“彩色玻璃征”，增强后分隔及囊壁可见强化

图 8-3-5　卵巢黏液性囊腺瘤

四、卵巢癌

【临床概述】

卵巢癌是女性盆腔常见的恶性肿瘤，以囊腺癌最多见。早期无明显症状，晚期可出现盆腔包块、腹水等。

【影像学特点】

盆腔包块是最常见的异常表现。

1. 囊性、囊实性或实性肿块：类圆形或形态不规则，可与子宫分界不清。其 CT 及 MRI 表现如下（表 8-3-1，图 8-3-6，图 8-3-7）。

表 8-3-1　肿块、囊壁与间隔的 CT 及 MRI 表现

方法	肿块	囊壁与间隔
CT	低密度、混杂密度、软组织密度，少数可见钙化	不均匀增厚，有较多的“乳头样”或“菜花样”软组织密度结节，增强后明显强化
MRI	T_1WI 呈中等或略低信号，T_2WI 为略高或高信号，且信号不均匀	不规整，可见较多囊壁结节或乳头状突起，T_1WI 呈高信号，T_2WI 呈略高信号，增强后明显强化

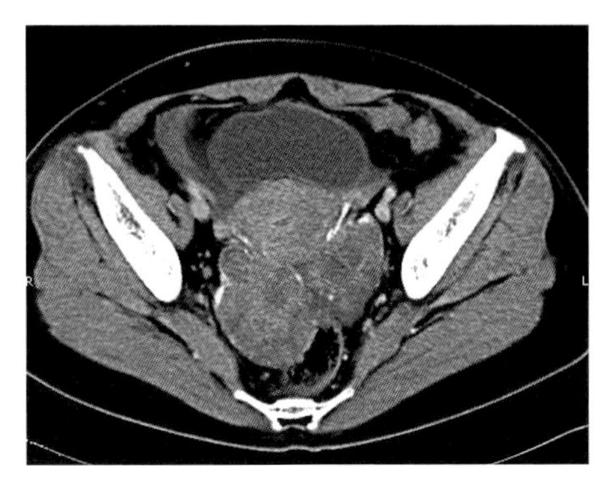

CT 横断位扫描显示盆腔内囊实性密度影，不均匀强化，病灶于子宫及直肠分界不清

图 8-3-6 卵巢癌

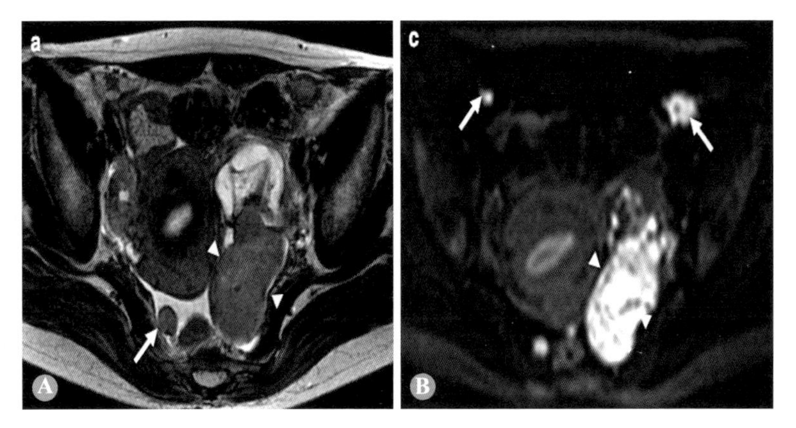

A. MR T_2WI 断位；B. DWI。检查显示左侧卵巢浆液性囊腺癌，盆腔多发种植转移结节，DWI 信号增高（箭头）

图 8-3-7 卵巢癌

2. 腹水：约见于 30% 患者，腹水 CT 值略高，MRI 信号强化可高于或低于膀胱。

3. 大网膜转移：约见于 3% 患者，表现为横结肠与前腹壁之间或前腹壁后方的扁平或团状肿块，边界不规则，与周围组织分界不清。CT 呈不均匀软组织密度，MRI 的 T_1WI、T_2WI 上分别呈不均匀等信号、高信号。

4. 腹腔播散：部分患者可见。表现为不规则结节或肿块位于腹腔内各个部位，与肠袢分界不清，CT 呈软组织密度，MRI 的 T_2WI 上呈高信号。

5. 淋巴结转移：主要位于主动脉旁、髂内和髂外淋巴结。

【鉴别诊断】

卵巢囊腺癌须与囊腺瘤鉴别（表 8-3-2）。

表 8-3-2　卵巢囊腺癌与囊腺瘤鉴别

指标	囊腺瘤	囊腺癌
肿块形态	清晰光滑	模糊，不规则
囊壁与分隔	薄，均匀光滑，可有乳头状突起	不规则增厚，有较多的乳头状突起或团块
强化特点	囊壁、分隔与乳头状突起呈轻度均匀强化	囊壁与分隔呈明显强化，乳头状突起或团块呈不均匀强化
种植转移	无	可有
淋巴结肿大	无	可有
远处转移	无	可有

【卵巢癌分期】

卵巢癌分期、MRI 表现及卵巢癌的手术 / 病理分期表现（表 8-3-3）。

【卵巢肿物的诊断思路】（图 8-3-8）。

五、子宫内膜异位症

【临床概述】

卵巢子宫内膜异位症是育龄期常见疾病，25~45 岁女性发病率为 10%~15%。由于子宫内膜组织在卵巢中的异位生长而致病。50%

表 8-3-3 卵巢癌分期、MRI 表现及卵巢癌的手术 / 病理分期表现

TNM	FIGO	卵巢癌的 MRI 表现	卵巢癌的手术 / 病理分期附加表现
T_x		原发肿瘤不能评价	
T_0		无原发肿瘤证据	
T_1	Ⅰ期	肿瘤局限于卵巢（单侧或双侧）	
T_{1a}	$Ⅰ_a$	肿瘤局限于单侧卵巢，无腹水	包膜完整，卵巢表面无肿瘤
T_{1b}	$Ⅰ_b$	肿瘤局限于双侧卵巢，无腹水	包膜完整，卵巢表面无肿瘤
T_{1c}	$Ⅰ_c$	肿瘤局限于单侧或双侧卵巢，有腹水	包膜破裂，卵巢表面有肿瘤，腹水或腹腔冲洗液中找到恶性细胞
T_2	Ⅱ期	肿瘤累及单侧或双侧卵巢，伴有盆腔播散	
T_{2a}	$Ⅱ_a$	蔓延和（或）转移到子宫和（或）输卵管	
T_{2b}	$Ⅱ_b$	侵及其他盆腔组织	
T_{2c}	$Ⅱ_c$	肿瘤盆腔播散（$Ⅱ_a$ 或 $Ⅱ_b$ 期肿瘤），有腹水	腹水或腹腔冲洗液中找到恶性细胞
T_3 和（或）N_1	Ⅲ期	肿瘤位于单侧或双侧卵巢，腹腔种植（包括小肠和网膜），肝表面种植，腹膜后或腹股沟淋巴结转移	
T_{3a}	$Ⅲ_a$	肿瘤主要局限于盆腔内，大量腹水	镜下腹膜种植转移
T_{3b}	$Ⅲ_b$	腹膜表面转移灶最大径均不＞2 cm，大量腹水	
T_{3c} 和（或）N_1	$Ⅲ_c$	腹膜表面转移灶最大径均＞2 cm，和（或）腹膜后或腹股沟淋巴结转移，大量腹水	
M_1	Ⅳ期	肿瘤位于单侧或双侧卵巢，远处转移，肝实质转移，胸水	胸水中找到恶性细胞

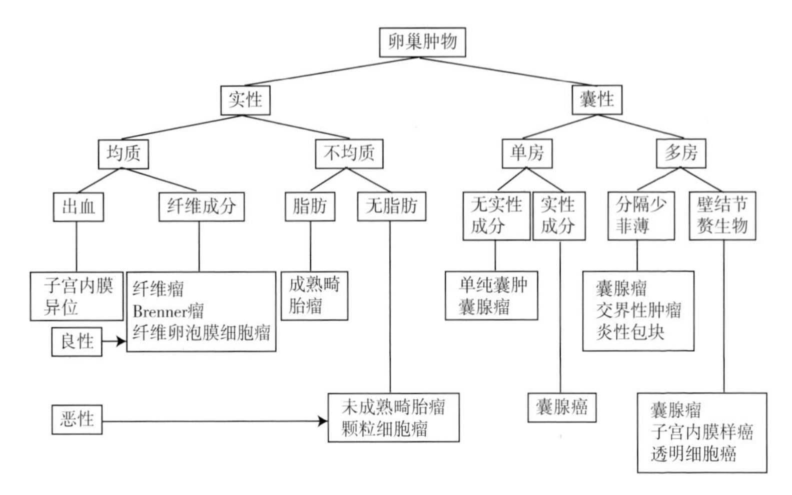

图 8-3-8　卵巢肿物的诊断思路

患者双侧卵巢受累。卵巢的异位内膜病灶分为 2 型：微小病变型及典型病变型。

【影像学特点】

磁共振通常是在超声筛查之后进行，磁共振检查的目的多为评估盆腔深部、盆腔外是否受累，并鉴别病灶区时有恶性改变。病灶可多发并累及双侧卵巢，T_1WI 加权像病灶为高信号，T_2WI 加权像为低信号。临床通常会加扫压脂相来鉴别病灶与脂肪（图 8-3-9）。

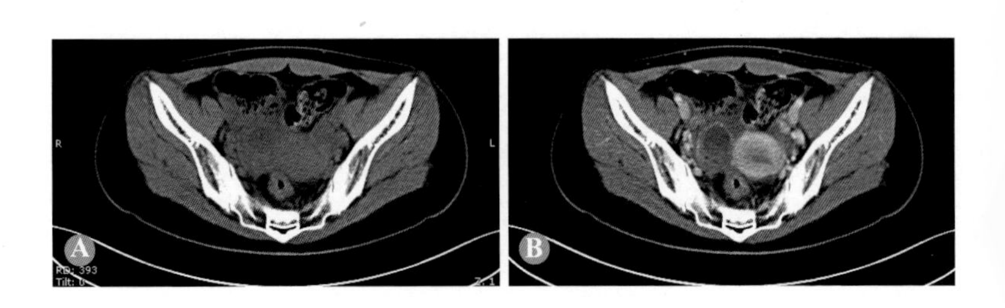

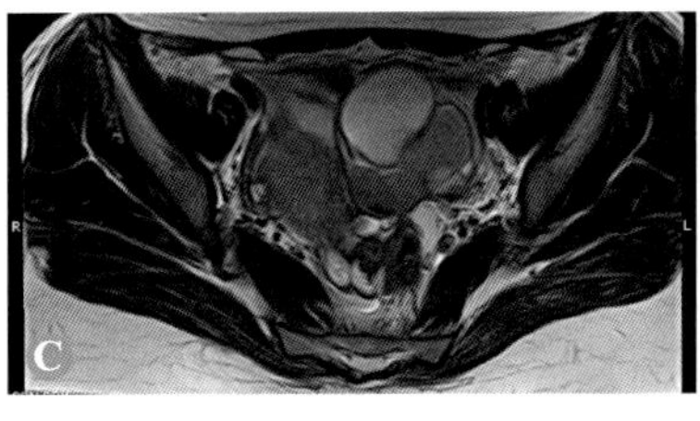

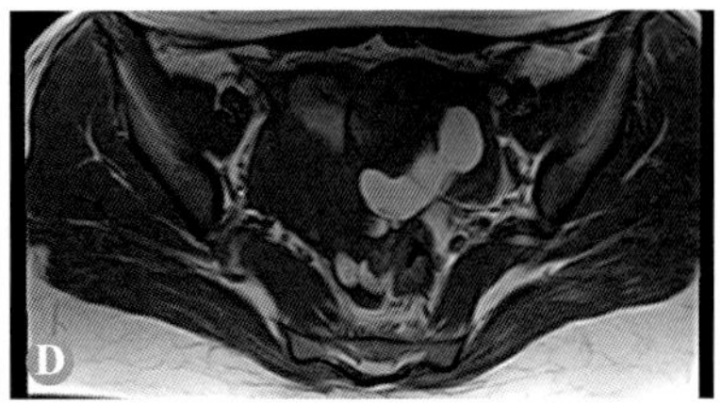

A. CT 横断位平扫；B. CT 横断位增强；C. MR T_2WI；D. MR T_1WI。CT 检查显示右侧附件区囊实性病灶，实性成分及囊壁可见强化；MRI 检查显示盆腔内混杂信号病变，其内可见 T_1WI 高信号出血及 T_2WI 高信号囊变

图 8-3-9 子宫内膜异位症

【鉴别诊断】

子宫内膜异位症病灶会合并子宫内膜样腺癌或透明细胞腺癌，恶变率为 0.6%~1.0%。恶变病灶在 MRI 显示为增厚、实变的、明显强化的囊壁。

六、输卵管积水

【临床概述】

输卵管积水多由于病原体感染引起输卵管急性炎症、渗出、积脓，脓液在炎症消退后，逐渐被蛋白水解为浆液性液体。在输卵管炎后，或因粘连闭锁，黏膜细胞的分泌液积存于管腔内，或因输卵管炎症发生峡部及伞端粘连，阻塞后形成输卵管积脓。当发生慢性输卵管积水时，常可引起输卵管肿大，输卵管伞端部分或完全闭锁，并与周围组织粘连形成瘢痕粘连、输卵管扭曲、管腔狭窄或闭锁，而形成输卵管积水或积脓及盆腔充血或盆腔积液或积脓。

【影像学特点】

1. CT

影像学表现主要在输卵管炎症的急性期：子宫一侧或双侧出现异常密度，输卵管增粗，呈“腊肠样”、类椭圆形等，管腔内呈液性密度或不增强的软组织密度。部分肿块内可见不全分隔，增强后输卵管囊壁及间隔有强化。

2. MRI

病灶多呈“腊肠样”“C 形”或“S 形”。以子宫肌层为等信号参照，囊液呈 T_1WI 低信号、T_2WI 高信号。内侧囊壁可见等 T_1WI、T_2WI 短小间隔状等信号，增强后间隔强化（图 8-3-10）。

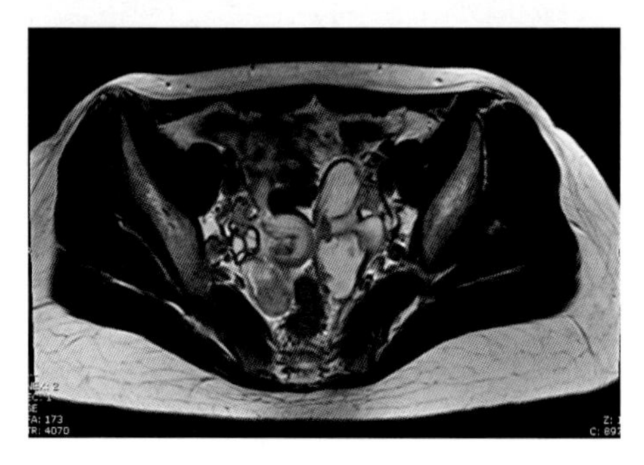

MR T_2WI 横断位显示盆腔内多发腊肠样 T_2WI 高信号，其内可见分隔影

图 8-3-10 输卵管积水

【鉴别诊断】

1. 卵巢囊腺瘤：如果扩张的输卵管直径达 10 cm，可能被误诊为卵巢囊腺瘤。单囊腺瘤囊内分隔较完整，且重建后显示巨大囊腔被分为数个小房。而输卵管脓肿在 MRI 上可清晰显示未被完全扩展开的黏膜皱襞，表现为不全分隔影，图像重建后可显示为单一扩张的管状结构。当输卵管脓肿与腹水、淋巴结病变同时出现时，难与恶性卵巢肿瘤相鉴别。此时应参考 CA125 值。

2. 子宫内膜异位症：育龄期妇女常见，常伴随痛经、慢性盆腔痛、不孕等临床症状，80% 发生在卵巢，通常较小。可表现为囊团块影，囊壁薄厚不均，可有毛糙。典型内膜异症 MRI 表现为高 T_1WI 信号及低 T_2WI 信号。

3. 输卵管妊娠：最常见的异位妊娠。约 80% 输卵管妊娠发生在壶腹部。影像学表现为附件区的囊实性团块影，与输卵管积液相类似，但临床通常出现明显的早孕反应，或超声见到孕囊、胎心管搏动等。

第四节 乳腺疾病

【影像学检查方法的选择】

乳腺常见的影像学检查方法包括乳腺钼靶摄影、超声、MRI 和 CT 等，对乳腺疾病可提供重要的形态学和功能学依据。特别是乳腺癌的影像学筛查，对早期发现病灶，使患者得到早期治疗，有十分重要的意义。乳腺钼靶摄影和超声是目前首选的乳腺影像学检查方法。

乳腺钼靶摄影的最重要作用是用于早期乳腺癌的筛查。X 线平片能够发现＜ 1 cm 的乳腺肿块，并能够显示细小的钙化灶。肿块的形态和边界及钙化的形态和分布对于乳腺病变的定性具有重要意义。乳腺钼靶摄影还能够发现导管原位癌及早期浸润性癌。随机对照试验表明，采用乳腺钼靶摄影进行筛查的女性与未接受筛查的女性相比，乳腺癌死亡率明显降低。乳腺钼靶摄影是目前唯一证实能够降低乳腺癌死亡率的筛查手段。因此，多个不同组织编写的乳腺癌诊疗指南中，均将乳腺钼靶摄影列为首选的乳腺癌筛查手段。

美国放射学院（American College of Radiology，ACR）的乳腺影像报告及数据系统（BI-RADS）是目前应用最为广泛的标准化乳腺影像分析报告系统。对于乳腺钼靶摄影，BI-RADS 系统将乳腺根据腺体致密程度分为 4 型（表 8-4-1）。

表 8-4-1 乳腺腺体的 BI-RADS 分型

类型		不同分型表现
Ⅰ型	脂肪型	乳腺内几乎全部为脂肪组织（腺体＜ 25%）
Ⅱ型	少量腺体型	乳腺内散在纤维腺体密度（腺体占 25%~50%）
Ⅲ型	多量腺体型	腺体组织不均匀致密，可能使小的肿块被遮盖（腺体占（51%~75%）
Ⅳ型	致密型	乳腺组织高度致密，可能使 X 线检查的敏感度降低（腺体＞ 75%）

BI-RADS 系统将乳腺影像表现分为 7 级（表 8-4-2）。

表 8-4-2　乳腺钼靶摄影的 BI-RADS 分级

影像学评价	BI-RADS 分级	不同分级表现
未完成	0	需要进一步影像学评估，与既往检查比较
	1	阴性
	2	良性发现
完成	3	可能良性——建议密切随访（恶性可能性＜ 2%）
	4	可能恶性——建议活检
	5	高度提示恶性——应采取适当行动（恶性可能性＞ 95%）
	6	活检证实的恶性病变——应采取适当行动

对于致密型乳腺，乳腺钼靶摄影的诊断准确性降低。因此，乳腺 X 线摄影检查常须与其他乳腺影像学检查相结合，以便更好地显示病变。

超声是一种操作简便、价格低廉、无放射性的影像学检查方法，对于乳腺肿块的诊断，其特异性优于乳腺钼靶摄影。特别是对于致密型乳腺，超声具有一定的优势。中国妇女致密型乳腺比例较高，因此，超声检查在国内的乳腺癌影像学评估中也占有较为重要的地位。研究表明，当乳腺钼靶摄影和超声检查均为阴性时，恶性可能性＜ 3%。因此，将乳腺钼靶摄影和超声检查相结合，能够促进乳腺病变的诊断和治疗。超声的缺点是难以显示小病灶及小的钙化灶，同时，诊断的准确性依赖于检查者的经验和技术。

对比 MRI 增强在乳腺癌诊断中具有很高的敏感性，特别是对于浸润性乳腺癌。高分辨率扫描及对比增强动态扫描获得的时间 - 信号曲线（TIC 曲线）特征，提高了诊断特异性。TIC 曲线的特征分为两部分，一部分是早期强化率，描述病变在增强早期的相对强化幅度，可以分为缓慢、中度、快速 3 型；另一部分是曲线形态，目前分为 3 型：上升型指在动态观察时间内信号强度表现为缓慢增加，良性病变多见；平台型指病变于动态增强扫描早期明显强化后，在中、后期信号强度维持在一个平台水平，良、恶性均可见；流出型指病变于动态增强扫描早期明显强化后，在中、后期信号强度明显降低，恶性病变多见。目前，在乳腺癌高危人群的筛查中，联合进行对比 MRI 增强和乳腺钼靶摄影，对于乳腺癌检出的敏感度达到 92.7%。在乳腺癌高危人群中，对比 MRI 增强已成为高度推荐的筛查方法。MRI 检查的缺点是花费较高，检查耗时较长，对比剂注射具有一定风险，不能显示钙化等。

乳腺病变丰富，常见病变包括乳腺癌、乳腺纤维腺瘤、导管内乳头状瘤、乳腺囊肿、乳腺增生、乳腺炎、结核等，以及间质肉瘤、纤维肉瘤、血管肉瘤、平滑肌类肿瘤等少见病变。

一、乳腺增生（纤维囊性变）

【临床概述】

乳腺增生并非一种疾病，在 55 岁以上人群中，72% 均可出现。美国病理学院建议在乳腺 X 线平片报告中采用“纤维囊性变”作为诊断。乳腺增生是最常见的乳腺弥漫性病变，多发于 35~55 岁女性。病因非常复杂，临床表现也多种多样，主要临床表现：乳房胀痛，乳腺组织增厚，或可触及肿块，病情随月经周期变化。大囊性病变也可无症状。组织学表现包括纤维结缔组织增生，腺管囊样扩张、囊性变，腺管、小叶及腺泡增生等。少部分可恶变为浸润性乳腺癌。

【影像学特点】

1. 乳腺钼靶摄影

主要表现为乳腺组织结构紊乱，可见多发、弥漫分布的片状致密影，边界不清，亦可见单发或多发的类圆形、分叶状囊样影，或结节样影。乳腺增生可见钙化，常见“茶杯样”的颗粒样钙化，也可见圆形或卵圆形的钙化，亦可见“退化型”钙化，即弥漫分布于一个或多个小叶的，脂肪背景上的细点状钙化。病变累及纤维结构时可见韧带增粗、变形（图 8-4-1）。

2. 超声

主要表现为乳腺组织增厚，回声增粗、紊乱，可见导管扩张，囊样回声及边缘不清的局限性病变。

3. MRI

主要表现为多发、弥漫性分布的小片状或团片状稍长 T_1WI、稍长 T_2WI 信号，边界不清，信号不均，可见导管囊性扩张，多发结节，也可见囊肿。动态增强扫描常可见弥漫性强化，TIC 曲线常呈上升型。

【鉴别诊断】

乳腺钼靶摄影和超声是常用的发现和诊断乳腺增生的检查方法。MRI 对于乳腺增生和浸润性乳腺癌的鉴别诊断具有一定意义。

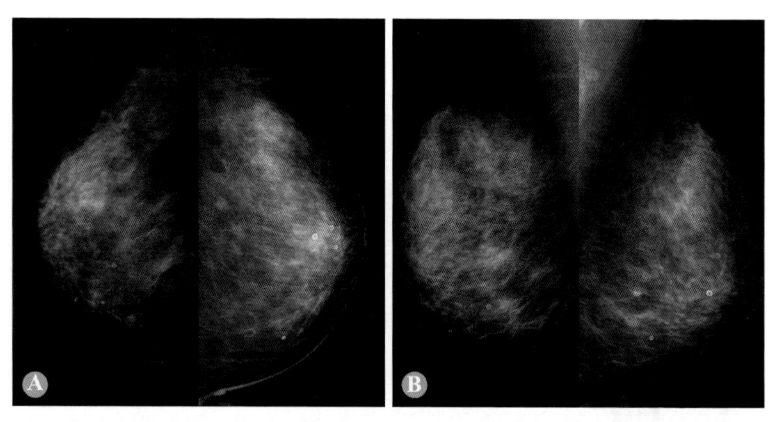

乳腺钼靶摄影（A、B）显示双侧乳腺增生，可见颗粒样钙化

图 8-4-1　乳腺增生

二、乳腺纤维腺瘤

【临床概述】

乳腺纤维腺瘤是最常见的乳腺良性肿瘤。肿瘤的发生与雌激素刺激有关，因此多见于年轻女性。妊娠及哺乳可刺激肿瘤生长。肿瘤起源于末梢导管小叶单位，是增生的纤维基质和上皮导管结构的混合物，可分为管内型、管外型和混合型，管内型可堵塞乳腺导管。患者多无症状，也可出现乳腺胀痛或刺痛，主要表现为乳腺肿块。肿块直径大小通常在 1~5 cm，光滑、质硬，极为活动，无粘连，也可多发。

【影像学特点】

1. 乳腺钼靶摄影

主要表现为光滑的高密度肿块，可为圆形、卵圆形或分叶状，边缘清晰光滑，边界清晰，常伴有“晕征”（肿块边缘环形透亮影）。部分病灶内可见环形、“爆米花样”或线样钙化（图 8-4-2）。

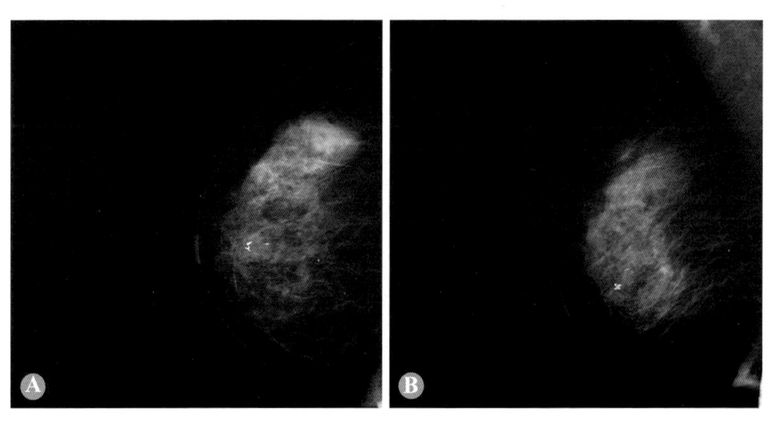

乳腺钼靶摄影（A、B）显示右侧乳晕后方乳腺纤维腺瘤，肿块边缘清晰光滑，周围可见透亮影，内部见“爆米花样”钙化

图 8-4-2　乳腺纤维瘤

2. 超声

96% 表现为卵圆形肿块，肿块长深比＞ 1.4，肿块呈低回声，与脂肪类似，多回声均匀，边缘清晰光滑，常见“峰谷征”（边缘小隆起与小凹陷相连续）。部分病变内部可见强回声。结节后方回声无衰减，彩色血流多普勒成像显示少量血流信号。

3. MRI

主要表现为边缘清晰的类圆形结节，T_1WI 呈中低信号，T_2WI 可呈不同信号强度，信号均匀，内部可见分隔。增强后，结节可强化或不强化。TIC 曲线多呈上升型。

【鉴别诊断】

乳腺纤维腺瘤在乳腺钼靶摄影、超声及 MRI 等检查中均具有特征性影像学表现，影像学检查对乳腺纤维瘤的诊断和鉴别诊断具有较高的临床意义。

三、乳腺癌

【临床概述】

乳腺癌是女性最常见的恶性肿瘤，40 岁以上多见，其发生与家族史、生育及哺乳史、月经情况、饮食习惯与嗜好、乳腺手术和外伤史等因素相关。乳腺癌通常起源于乳腺的终末导管小叶单位，根据浸润程度可分为原位癌和浸润性癌。乳腺癌早期临床症状多不明显，乳腺肿块常为首发症状。肿块多不规则，活动性差，边界不清，表面不平，坚硬，外上象限最常见。晚期可引起乳腺外形改变：乳头内陷、局部皮肤红斑、橘皮症等。淋巴结转移时可出现同侧腋窝淋巴结增大。乳腺癌 TNM 分期（表 8-4-3）。

【影像学特点】

1. 乳腺钼靶摄影

发现、诊断乳腺癌的首选检查方法。

（1）局部征象：①两个体位上均可见的局部肿块：肿块边缘多呈毛刺状或不规则形，大小常小于临床测量；②不对称的高密度区：为瘤体被周围乳腺组织包绕遮蔽形成，内部不含脂肪密度，部分病

表 8-4-3　乳腺癌 TNM 分期（2009 年 AJCC 第七版）

分期	T 原发肿瘤	N 区域淋巴结	M 远处转移
0	Tis 原位癌	N_0 区域淋巴结无转移	M_0 无远处转移
Ⅰ	T_1 肿瘤最大直径≤ 2 cm	N_0	M_0
$Ⅱ_A$	T_0 没有原发肿瘤证据	N_1 同侧腋窝淋巴结转移，可活动	M_0
	T_1	N_1	M_0
	T_2 肿瘤最大径大＞ 2 cm，但≤ 5 cm	N_0	M_0
$Ⅱ_B$	T_2	N_1	M_0
	T_3 肿瘤最大径＞ 5 cm	N_0	M_0
$Ⅲ_A$	$T_{0,1,2}$	N_2 同侧腋窝淋巴结转移，固定或相互融合；或缺乏同侧腋窝淋巴结转移的临床证据，但临床上发现有同侧内乳淋巴结转移	M_0
	T_3	$N_{1,2}$	M_0
$Ⅲ_B$	T_4 无论肿瘤大小，直接侵及胸壁或皮肤	$N_{0,1,2}$	M_0

续表

分期	T 原发肿瘤	N 区域淋巴结	M 远处转移
Ⅲ$_C$	$T_{0, 1, 2, 3, 4}$	N_3 同侧锁骨下淋巴结转移伴或不伴有腋窝淋巴结转移；或临床上发现同侧内乳淋巴结转移和腋窝淋巴结转移的临床证据；或同侧锁骨上淋巴结转移伴或不伴腋窝或内乳淋巴结转移	M_0
Ⅳ	$T_{0, 1, 2, 3, 4}$	$N_{0, 1, 2, 3}$	M_1 有远处转移

变边缘可见细毛刺；③微钙化：细小、形态不规则、具多形性，可为棒状、Y 型、颗粒样（胡椒盐征）或网状，密度不均，大小多为 100~300 μm，极少＞ 2 mm，呈簇状密集分布，分布范围＜ 1 cm^2 最具提示意义，也可沿导管系统分布（图 8-4-3）；④结构扭曲；⑤随访复查发现新的高密度影或肿块体积增大；⑥局限性导管扩张；⑦晚期可见弥漫性密度增高。

（2）非局部征象：①不对称腺体增厚；②导管不对称，特别是乳晕下方导管中断；③皮肤改变：局部凹陷、局部增厚；④乳头、乳晕异常改变：乳头内陷、漏斗征；⑤异常血供：血管增粗、增多；⑥腋窝淋巴结肿大（＞ 1.5 cm，无脂核）（图 8-4-3）。

2. 超声

主要表现为肿块内部回声不均，边缘回声增强，后方回声衰减，内部常见细钙化灶，彩色多普勒血流成像显示血流丰富。乳腺癌在超声检查中的形态等征象特点与乳腺钼靶摄影类似。

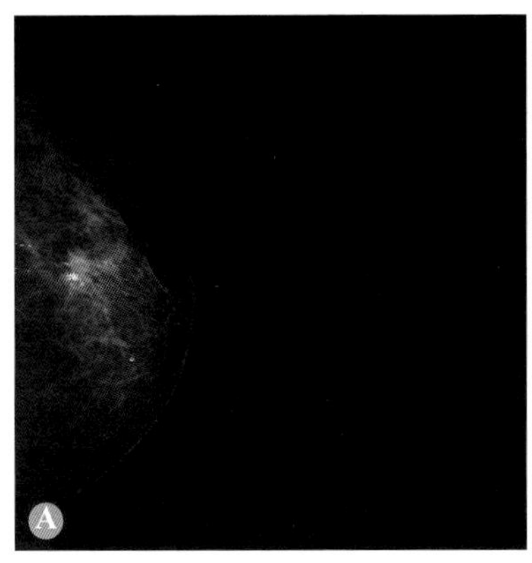
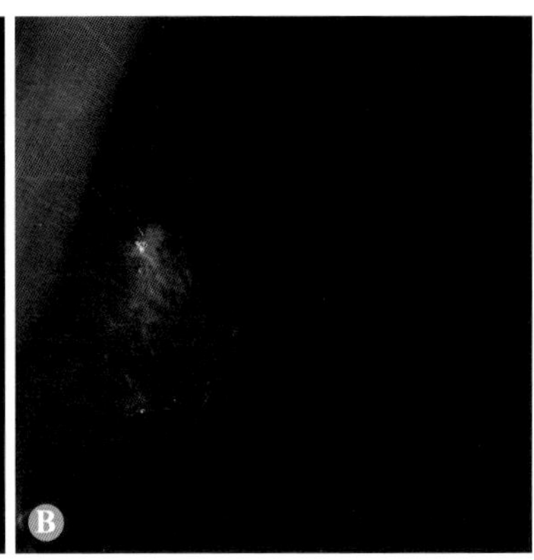

乳腺钼靶摄影（A、B）显示左乳外上象限乳腺癌，肿块形态不规则，边缘可见毛刺；内部见簇状聚集的微钙化

图 8-4-3 乳腺癌

3. MRI

乳腺癌平扫在 T_1WI 上多呈等或稍低信号，T_2WI 上常呈混杂信号，取决于肿块内部成分，DWI 常呈高信号，ADC 值减低。注射对比剂后，根据病理类型和病变形态，可呈肿块样或非肿块样强化。如为肿块样强化，肿块形态特征与乳腺钼靶摄影类似。非肿块样强化常呈不对称样，多沿乳腺小叶或导管分布。在异常强化最明显的区域制作 TIC 曲线，病变可见早期快速强化，TIC 曲线常呈流出型，也可呈平台型（图 8-4-4）。

【鉴别诊断】

以乳腺钼靶摄影、超声、MRI 为主要组成的乳腺影像学检查，对乳腺癌的诊断有较高的敏感度和特异性，在乳腺癌的筛查、诊断、鉴别诊断和随访中具有重要的临床意义，是乳腺癌规范诊治的重要组成部分。对于部分影像学特征不典型的乳腺癌，联合多种影像学手段可提高诊断准确性（表 8-4-4）。

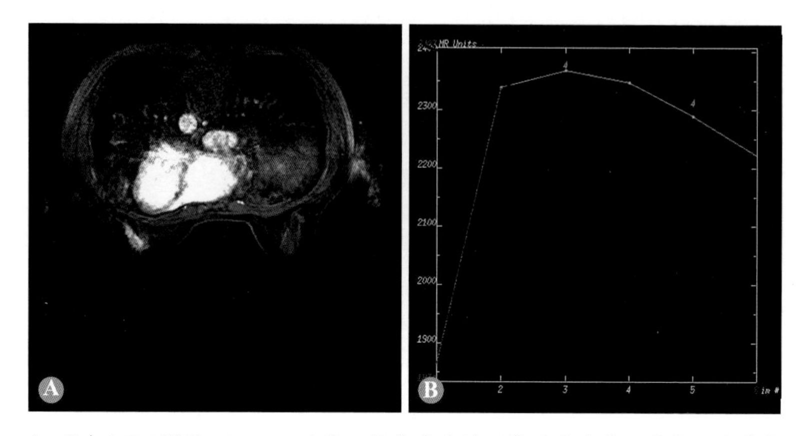

A. 动态 MRI 增强；B. TIC 曲线。检查左乳外下象限乳腺癌，病变呈非肿块样强化，TIC 曲线呈流出型

图 8-4-4　乳腺癌

表 8-4-4　乳腺影像检查方法的准确性

检查方法	敏感度	特异性	准确性
外科触诊	27.6%	99.4%	98.8%
乳腺钼靶摄影	77.6%	98.8%	98.6%
超声	75.3%	96.8%	96.6%
MRI	86%~100%	37%~97.4%	

第九章

骨关节系统疾病

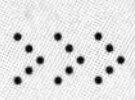

【影像学检查方法的选择】

骨骼肌肉系统的影像学检查包括X线平片、CT、MRI、超声和核素显像等，这些检查方法可以提供重要的形态学和功能学依据，并能进行各种测量，为疾病的诊断、治疗和随访提供重要支持。X线平片是首选的检查方法，CT特别是图像后处理重建技术能更清晰地显示骨关节结构和空间关系，适用于复杂病例。MRI的软组织分辨率最高，是检查骨关节系统及软组织疾病的重要手段，起着越来越重要的作用。

几乎所有的骨关节系统疾病均应首先进行X线平片的检查。X线平片对显示钙化和骨皮质破坏很有价值。虽然X线平片是一种古老的检查方法，但许多骨骼系统疾病在X线平片上均有特征性的改变。但由于X线平片是重叠影像，且许多病变的X线平片改变晚于病理表现和临床表现，所以对于X线平片不能诊断的疾病或复杂病例，应进一步行CT和MRI检查。

CT检查弥补了X线平片的影像重叠和软组织结构分辨不清的缺点，提高了病变的检出率和诊断的准确性。CT能清晰显示各种组织结构层次，包括骨骼周围软组织及骨骼本身，清晰显示骨质破坏、增生，骨皮质细小改变，软组织及韧带的细微钙化及骨化等。对于解剖结构较为复杂及重叠较多的病变很有利。CT增强扫描用于软组织病变的显示，可以加大正常组织和病变组织间的密度差别，确定病变范围，观察病变的血供情况，发现病变有无坏死。图像后处理技术特别是表面遮盖法（SSD）及容积重建技术（VRT）可以从各种方向和角度观察病变的范围及与周围组织的空间关系，对骨关节系统疾病尤其是畸形或外伤有价值。但CT对于韧带、滑膜、软骨、半月板的显示不够理想。

MRI对于CT显示不理想的软组织能清晰显示，是检查关节内结构的首选方法。MRI能多参数、多序列成像，且没有放射性，能发现病变内的脂肪成分，分辨血肿与囊肿，清晰分辨血管神经，明确病变的性质，能早期发现骨髓病变。在显示软组织肿瘤界限及其对周围组织侵犯方面MRI优于CT，MRI的缺点在于对钙化、细小骨化及骨皮质的显示不如X线平片和CT，且价格较昂贵。

超声视野有限，密度分辨率不及CT和MRI，主要用于软组织病变，但其应用越来越广泛，骨科超声是骨放射学界的研究热点之一。

核素检查主要是指骨扫描，使用99mTc-MDP（99mTc-亚甲基二磷酸盐）为显像剂，探测全身骨骼放射性分布的情况，骨放射性吸收的异常代表了骨代谢的异常，敏感度高，可比X线平片发现的病灶早3~6个月，但特异性较差。

第一节 骨关节创伤

一、骨折

【影像学检查方法的选择】

X线平片是骨创伤最基本的影像学检查方法，可以对大部分的骨折和脱位做出明确诊断，还能明确了解骨折的类型和性质，除病理性骨折外；能对复位后的骨折情况进行评价和对以后随诊过程中并发症的产生进行评价。

CT主要用来显示X线平片较难显示的部位和关节内骨折，如脊柱、骨盆、肩、髋、膝、踝、颌面。CT检查不仅可以发现是否有骨折，还能显示骨折的类型和对骨折分离移位及旋转的程度进行准确测量。在脊柱骨折还能观察骨折片压迫椎管内的情况，以及相邻椎间盘的损伤情况，明确是单纯压缩骨折还是爆裂骨折。CT检查后对采集数据进行二维和三维重建，可对骨折进行多方位的观察和更直观地显示，使医师对骨折进行全面了解，以便进行正确的定位和手术计划。

MRI 对于骨皮质、骨痂及骨折线的显示不如 X 线平片和 CT，但对于急性骨折后骨折端的出血、髓腔内的水肿和血肿及软组织的损伤显示效果较好。MRI 能准确地显示关节囊和韧带的撕裂、关节软骨的损伤及骨间筋膜的损伤等，且有很高的准确性，最常见的如膝关节前、后交叉纫带的损伤和半月板的损伤等。

骨折后核素检查时在骨折处可出现浓聚，但无特异性，只作为排除性诊新。

新鲜骨折一般不做动脉造影；当需了解断骨血供情况时（如断肢再植后）或怀疑有大的血管损伤出现并发症时，应做血管造影，以明确诊断和进行治疗。骨折并发大血管损伤常见的有外伤性动脉瘤和动静脉瘘。

【临床概述】

骨折指机体受到外来的直接或间接暴力，骨或软骨的连续性和完整性的完全或不完全中断。根据损伤机制与骨质情况分为创伤性骨折、应力性骨折和病理性骨折。

病理性骨折指在骨病基础上发生的骨折，常因轻微外伤而造成，或没有任何外力而发生的自发性骨折，最常见原因为骨的原发性或转移性肿瘤。2 周以内的骨折为新鲜骨折，包括新发生的骨折和尚未充分地纤维连接，还可能进行闭合性复位者；伤后 3 周以上的骨折为陈旧骨折。患者常有明确的外伤史或导致骨折的诱因。骨折而无明显错位者，只表现为局部疼痛、压痛、肿胀及功能障碍；重者可引起以成角旋转、肢体缩短或异常弯曲。

【影像学特点】

骨折的直接征象是骨折线，X 线平片和 CT 表现为锐利的线状透亮影。细微和不全的骨折有时在 X 线平片上看不到明显的骨折线而表现为骨皮质皱褶、成角、凹陷、裂痕，松质骨小梁中断和镶嵌。儿童青枝骨折常见于四肢长骨的骨干，表现为骨皮质的皱褶、凹陷或隆起而不见骨折线。骨挫伤在 MRI 上表现为 T_1WI 模糊不清的低信号区，在 T_2WI 显示为高信号区。关节积液表现为明显的 T_1WI 低信号和 T_2WI 高信号区，脂肪线移位等间接征象在 MRI 都能得到明确的诊断。

脊柱骨折多是由外力所致。根据外力和脊柱所处的位置不同，可分为过伸性损伤和过屈性损伤。前者以附件骨折为主，椎体骨折少见；后者多表现为椎体压缩性骨折，可伴附件骨折。椎体压缩，多呈前窄后宽之楔形改变，椎体上部骨质塌陷、密度增高；骨皮质中断，上缘骨质折断、下陷，椎体边缘皮质向内凹陷、折断；椎体压缩较轻，但椎体边缘出现骨折线或碎骨片；附件骨质中断，椎间隙多保持正常（图 9-1-1）。

【鉴别诊断】

1. 营养血管沟：长管状骨的血管沟常在骨干中 1/3 以斜行方向进入骨内，呈贯穿于皮质一侧的细条状透亮影，一般只显示于某一投照方位。血管沟的透亮影不如骨折线锐利。

2. 骨骺和籽骨：正常骨骺线一般不会被误认为骨折线；副骨骺和永存骨骺如不注意易误认为陈旧骨折。不规则形籽骨可误诊为陈旧骨折，副骨与籽骨表现基本相似。

3. 颅缝及缝间骨：颅缝为锯齿状，常有硬化边小邪缘，位置固定且两侧颅缝对称；缝间骨常见于人字缝的沿线，其边缘也呈锯齿状并且常为多个。

4. 先天性胫骨假关节：病因尚不清楚的一种骨不连接的特殊类型疾病。于胫骨中下 1/3 交界处有假关节存在。假关节两端呈锥形，中间骨质吸收与消失，骨皮质变薄，腓骨有时出现同样表现。主要与病理骨折相鉴别，骨折处骨质不连接，骨端髓腔封闭且变细、有硬化，周围无骨痂形成。

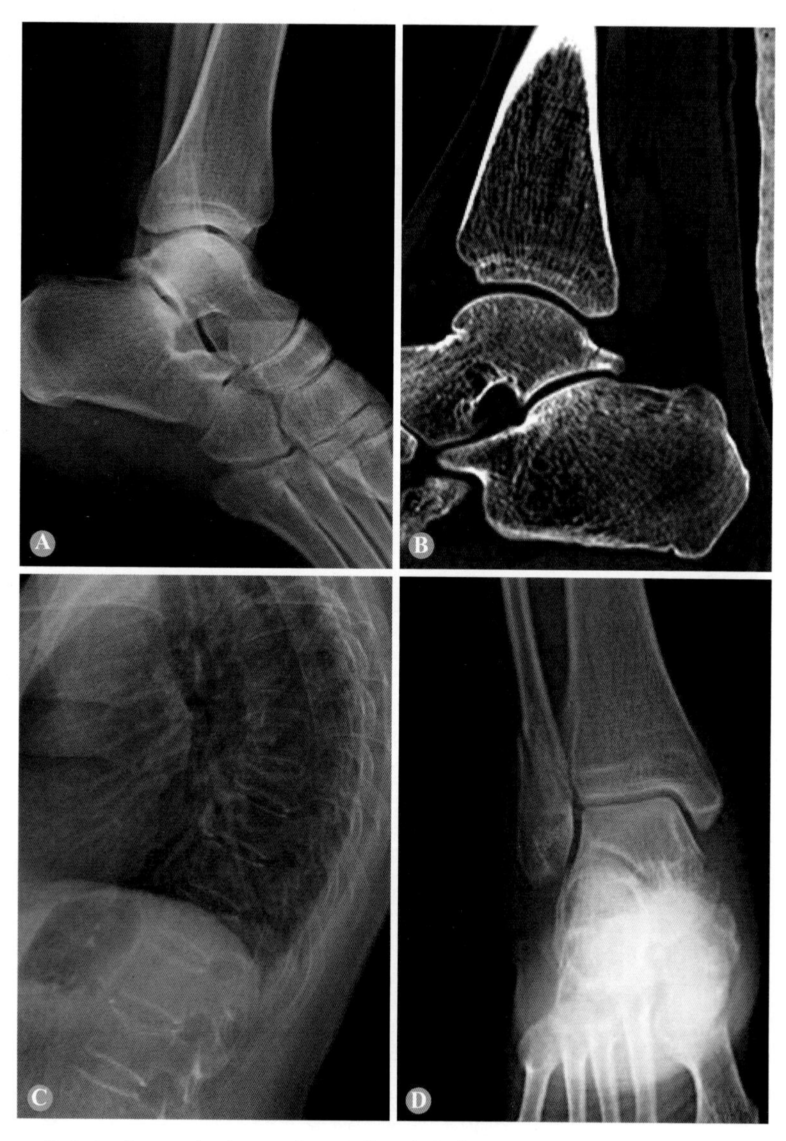

X线片（A）、CT（B）显示左侧距骨低密度骨折线；胸椎侧位X线平片（C）显示T5、T7、T12压缩性骨折；X线平片（D）显示右侧腓骨远端骨折

图 9-1-1 骨折

二、关节创伤

【影像学检查方法的选择】

1. 肩关节脱位：常规 X 线平片通常就能发现肩关节脱位，但对脱位时合并的肱骨头、肩盂的损伤难以显示清楚。CT 扫描不仅可以很容易诊断肩关节脱位，而且能清楚显示关节面的损伤、关节内碎骨片、X 线平片易于漏诊的后脱位等。在患者摆位困难或骨折片互相重叠时，X 线平片受到限制，且常规 X 线平片不能准确显示肩盂和肱骨头关节面之间的关系。CT 扫描能克服困难，为正确诊断、分型及治疗提供非常有用的信息。

2. 胫骨平台骨折：确认关节面塌陷的形状和程度对胫骨平台骨折评估非常必要。常规 X 线平片对骨折粉碎程度估计不足，对塌陷程度测量不够准确，对平台前方及中心部位塌陷估计过少，而对后部塌陷往往估计过多。CT 扫描则能清楚显示关节面塌陷的形状和程度，准确测量骨折片的移位．补充 X 线平片所见，使骨折分类更为准确，从而选择适当的治疗方法。当关节面塌陷深度＞11 mm 时，或是整个髁的塌陷，通常需手术治疗。CT 扫描在近韧带附着点处骨折和平台边缘骨折评价中最有价值。在胫骨平台骨折的 CT 图像中可见到平台表面有局限性骨质缺如，矢状位多平面重组图像（MPR）可显示骨片凹陷的程度。

【临床概述】

关节创伤主要包括关节组成骨骨折及关节脱位。通常都有明确的外伤史，常见症状显示关节局部肿痛，压痛、肿胀、关节畸形和关节活动功能障碍。关节损伤时韧带、肌腱的牵拉可造成关节附近骨折，以骨质撕脱多见，还可合并关节积血、韧带撕裂和关节面软骨骨折。

【影像学特点】

关节组成骨骨折的主要影像学表现是关节面下骨质内低密度骨折线的形成；关节脱位的重要征象是关节解剖关系的丧失。

1. 肩关节创伤：肩关节由肩胛盂与肱骨头组成，又称盂肱关节。由于肩盂小且浅仅占肱骨头关节面的 1/4 ~ 1/3，而且肩关节囊松大薄弱，盂肱关节的活动范围较大，同时也相对不够稳定，其稳定性主要依靠肌肉的动力作用。肩关节脱位：肩关节相对不稳定，是全身关节脱位中最常见的部位之一。肩关节脱位分为前脱位、后脱位、上脱位和下脱位 4 型，其中前脱位最常见，约占肩关节脱位的 95%，X 线平片正位显示肱骨头向下内方移位，根据移位程度不同可出现肱骨头盂下移位、喙突下脱位和锁骨下脱位。肩关节脱位常伴有肱骨大结节撕脱骨折（图 9-1-2）。

2. 膝关节创伤：膝关节由股骨髁、胫骨髁和髌骨组成，诸骨的关节面都覆有关节软骨，上胫腓关节不参与膝关节构成。胫骨平台骨折是常见的关节内骨折，其中胫骨外髁较内髁骨折多见，大部分

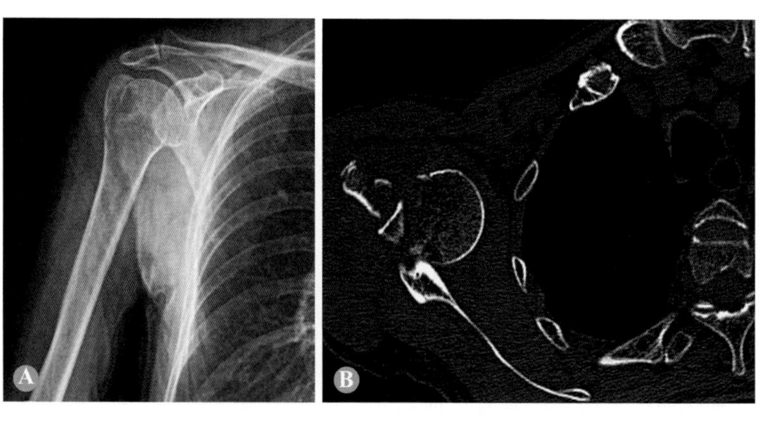

X 线平片（A）、CT（B）显示右侧肱骨大结节撕脱骨折，周围软组织肿胀

图 9-1-2　右侧肩关节肱骨大结节撕脱性骨折

发生在胫骨后部。胫骨平台骨折后出现多种形态，通常将其分为6型：I型为单纯劈裂骨折；Ⅱ型为劈裂塌陷骨折；Ⅲ型为单纯中央塌陷骨折；Ⅳ型为内髁骨折；V型为双髁骨折；Ⅵ型为伴有干骺端和骨干分离的平台骨折。

第二节 骨关节感染性疾病

一、化脓性骨髓炎

【影像学检查方法的选择】

CT较X线平片更易发现骨内小的侵蚀破坏、骨周软组织肿胀或脓肿形成，但常难以发现薄层骨膜新生骨。在显示骨髓脓肿和软组织肿胀时，MRI明显优于X线平片和CT，可显示骨质破坏前的早期感染，MRI还可以很好显示炎症组织、脓肿、窦道或瘘管，有助于区分不典型骨髓炎与肿瘤。

【临床概述】

骨髓炎有4种感染途径，血源性感染、外源性直接感染、邻近软组织炎症直接蔓延及术后感染。其中，以血源性骨髓炎最常见，分为急性和慢性骨髓炎。婴儿、儿童及成年人血源性骨髓炎影像表现与病理特点不同，在很大程度上与这三个年龄段管状骨微循环的解剖特点有关。

在骨被细菌侵及3天后的骨髓炎急性期，可以见到软组织最初的、轻微的改变，即在婴儿、儿童干骺端附近出现局限性深部软组织肿胀，这与暂时的血管改变和早期水肿有关。1~2个星期后，可见到明显的骨破坏和骨膜反应。儿童期，干骺端较大的骨破坏伴有不同程度的骨质硬化，病变可到达骺板，但很少侵及它。骨破坏向水平方向发展，可侵及骨皮质、骨膜。

【影像学特点】

急性骨髓炎时骨质改变不明显，X 线平片或 CT 上可表现为局限性骨质疏松及软组织肿胀；其后，出现骨质破坏、死骨形成、骨膜新生骨，并伴有骨破坏区周围的骨质增生；慢性骨髓炎主要表现为广泛的骨质增生、脓腔和死骨存在。骨膜新生骨显著，骨内膜增生导致髓腔变窄、闭塞消失，骨外膜增生致骨干增粗，轮廓不规则。脓肿的低密度区通常位于干骺端，且通过弯曲的管道样的低密度带与骺板相连。软组织以增生修复为主，形成局限性肿块。CT 较 X 线平片更易发现死骨和骨内脓肿。

炎性病变在 MRI 上呈 T_1WI 低或中等信号，在 T_2WI 上呈不均匀高信号，死骨成低信号；增强扫描时炎性病变信号增强，坏死液化区不增强，脓肿壁可见强化。

急性化脓性骨髓炎主要表现为骨质破坏、死骨形成、骨膜新生骨和骨质增生。虽然以骨质破坏为主，但围绕骨质破坏区的骨质增生和骨膜新生骨等修复反应几乎同时开始，另外，修复反应随病程的延长而逐渐明显。

死骨呈针状或刺状高密度灶，位于脓腔内，大小不等，可以通过皮质的中断处延伸至邻近的软组织内，最终经窦道排出。当大量的骨膜反应包绕病变的骨皮质，增多、粗大的骨小梁出现在髓内病变区，说明病变处于愈合过程，病变区呈明显高密度，骨外形不规则。

【鉴别诊断】

化脓性骨髓炎须与恶性骨肿瘤如成骨肉瘤、尤文肉瘤相鉴别，但恶性肿瘤的骨破坏周围不一定有骨质增生（包括瘤骨、反应性成骨和骨膜新生骨），且骨质增生不会随病程的延长而日趋明显。

骨皮质或骨膜感染引起局限性不典型骨髓炎须与骨样骨瘤、硬化型骨肉瘤相鉴别。骨皮质感染的破坏灶在 MRI 上呈 T_2WI 上明显高信号，而骨样骨瘤一般为中等信号；此外，骨样骨瘤 X 线平片上瘤巢骨质破坏区呈透亮低密度影，其内可有钙化或骨化影，周边围绕高密度的骨质硬化环。硬化型骨肉瘤常有 Codman 三角存在，尤其周围有软组织肿块是其重要鉴别点。

化脓性骨髓炎形成的脓肿低密度区通常位于干骺端，并且通过弯曲的管道样低密度带与骺板相连，此低密度带在结核中不常见，有助于鉴别诊断。

二、化脓性关节炎

【影像学检查方法的选择】

X 线平片即可发现化脓性关节炎的特点，结合临床病史不难做出诊断。但 CT 对一些复杂关节，如髋、肩和骶髂关节等，显示骨质皮坏和脓肿侵犯的范围常较 X 线平片敏感。MRI 显示化脓性关节炎的滑膜炎和关节渗出液比 X 线平片和 CT 敏感，能明确炎症侵犯周围软组织的范围，还可显示关节囊、韧带、软骨等关节结构的破坏情况。

【临床概述】

化脓性关节炎见于各种年龄的人群，以年轻人多见。多为单关节发病，约 20% 的病例为多关节病变，其感染途径同骨髓炎。其中血源性化脓性关节炎是由远处感染灶经滑膜血管播散而来或来自邻近的骨感染。以膝关节和髋关节好发，其后依次为踝关节、肘关节及盂肱关节。常发病急，可有恶寒、高热，常因腰背剧痛而被迫卧床，并有局限性棘突叩击痛。

【影像学特点】

早期，关节滑膜出现水肿、增生，关节腔内的液体增多。几天后，关节腔内聚积大量脓液，关节间隙增宽，同时开始出现关节软骨的破坏和局部骨质疏松。随后，关节间隙变窄，血管翳破坏关节软骨下骨板及邻近的骨小梁，表现为骨性关节面的中断、破坏，以持重面为重，随破坏灶扩大，可出现大块骨质破坏和死骨。关节结构严重破坏时，可发生病理性关节脱位。于儿童还可引起骨骺分离。晚期多出现骨性强直，周围软组织可出现钙化。另外，CT还可发现关节内的气体，气体的存在以支持化脓性关节炎的诊断。

【鉴别诊断】

化脓性关节炎须与关节结核相鉴别。后者病程长，无急性症状及体征，关节边缘性侵蚀破坏和骨质疏松为其特征，晚期可出现纤维性强直，很少出现骨性强直。类风湿性关节炎、血清阴性脊椎关节病等因多关节隐袭发病而容易与本病鉴别。关节内抽出脓性液体经镜检及细菌培养可对本病确立诊断。

三、骨关节及骨结核

【影像学检查方法的选择】

与X线平片相比，CT具有下述优势：①更清楚地显示骨质破坏；②更易发现死骨及病理骨折碎片；③更明确地显示脓肿或骨碎片位置、大小及其与周围大血管、组织器官的关系，以及突入椎管内的情况。

MRI是显示脊椎结核病灶和累及范围最敏感的方法，可发现X线平片、CT表现正常的早期椎体、关节等结核病灶，对观察软组织改变和向椎管内侵犯优于CT，能全面地显示关节腔积液、滑膜肿胀充血、结核肉芽组织、软骨及软骨下骨破坏、关节周围的冷性脓肿等。

【临床概述】

骨关节结核主要经血源性传播途径发展而来，多累及一个持重的大关节，脊柱、骨盆、髋关节和膝关节是最易发生结核的部位。下肢关节比上肢关节发病率高，以髋关节和膝关节更为常见。依据发病部位分为骨型和滑膜型关节结核，以骨型关节结核多见，病变晚期，关节组织和骨质均有明显改变无法分型时称为全关节结核。

临床上，发病缓慢，症状轻微。活动期可有全身症状，如盗汗、低热、食欲减退，逐渐消瘦，关节肿痛、活动受限。

25%~60% 的骨结核发生于脊柱，其中胸、腰椎最常见。椎体病变常经椎间盘侵及邻近椎体，但有 1%~4% 的脊柱结核为跳跃性分布。椎体比附件结构更易受侵。结核通常侵及椎体前方及侧方韧带和软组织。椎旁脓肿范围局限或广泛，椎旁脓肿还可剥离覆盖在椎体表面的骨膜，使椎体产生缺血坏死。脓肿在韧带下延伸，使很长一段范围内的椎体和椎间盘受侵。在腰部，脓肿聚集在腰大肌筋膜下，形成腰大肌脓肿，可蔓延至腹股沟和大腿。

长骨结核好发于骨骺与干骺端，骨干罕见。多见于股骨上端、尺骨近端及桡骨远端，其次为胫骨上端、肱骨远端及股骨下端。

【影像学特点】

X 线平片及 CT 脊柱结核表现与其类型有关。①中心型（椎体型）：多见于胸椎，椎体内骨质破坏；②边缘型（椎间型）：腰椎结核多属此型，椎体的前缘、上或下缘局部骨质首先破坏，再向椎体和椎间盘侵蚀蔓延，椎间隙变窄为其特点之一；③韧带下型（椎旁型）：主要见于胸椎，病变在前纵韧带下扩展，椎体前缘骨质破坏，椎间盘完整；④附件型：较少见，以脊椎附件骨质破坏为主，累及关节突时常跨越关节。以上各型均可产生椎旁冷脓肿，死骨较少见。软组织内脓肿的范围和蔓延方向受病变椎体位置、邻近软组织的解剖特点和重力的影响。椎旁软组织脓肿常位于两侧且呈梭形，常伴有椎体前缘及两侧缘的波浪状改变。腰大肌脓肿可含有钙化，而非结核性腰大肌脓肿则很少有钙化（图 9-2-1）。

骨型关节结核以髋、肘常见，X 线平片表现为在骨骺与干骺结核的基础上，出现关节周围软组织肿胀，关节骨质破坏及关节间隙不对称狭窄等。滑膜型关节结核多发病于膝和踝关节，早期表现为关节囊和软组织肿胀，关节间隙正常或稍增宽，邻关节骨质疏松。

病变发展，在关节非承重面出现虫蚀状骨质破坏，且关节上下骨端多对称受累。晚期，肉芽组织增生，病变修复，关节面及破坏边缘变清晰并可出现硬化；严重病例，病变愈合后产生关节强直，且多为纤维性强直。骨型关节结核的骨质破坏改变与骨骺、干骺结核相

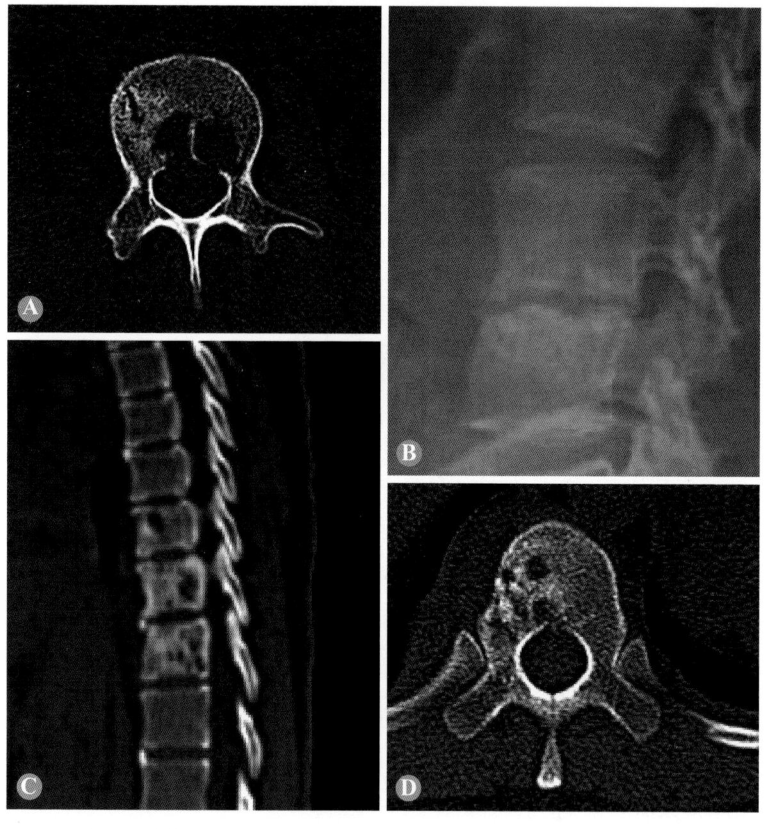

A. CT 横断位骨窗显示 L1 椎体结核，椎体骨质破坏样改变；B. 腰椎侧位 X 线平片显示 L3-L4 椎体关节面对吻样骨质密度不均匀增高、骨质破坏，关节间隙变窄；C. CT MPR 矢状位骨窗、D. CT 横断位骨窗显示 T8~T10 胸椎椎体结核

图 9-2-1　胸腰椎结核

同。滑膜型在CT上可清楚地显示关节囊增厚，关节腔积液和周围软组织肿胀。

长骨结核性病灶常首先发生在松质骨内，早期表现为局限性骨质疏松，随后出现点状骨质破坏，并逐渐扩大相互融合，表现为溶骨性破坏区，可形成不规则的骨质缺损，其内还可见到沙粒样死骨，可伴有薄层硬化边缘，周围软组织肿胀。

MRI被破坏的骨质、椎体和椎间盘T_1WI呈较低信号，T_2WI多呈混杂高信号，增强检查多不均匀强化。脓肿和肉芽肿T_1WI上呈低信号，T_2WI多为混杂高信号，增强检查可呈均匀、不均匀或环状强化，脓肿壁薄且均匀的强化是其特点。

【鉴别诊断】

1. 脊椎结核须与下列疾病相鉴别（表9-2-1）。

表9-2-1　脊柱结核与椎体骨转移瘤相鉴别

特点	脊柱结核	椎体转移瘤
骨质破坏	有	有，常有椎弓根破
椎体变形	有，变扁或呈楔形	少，变形轻坏
骨质破坏周围骨质增生	有	无
椎间隙狭窄	有	无
椎旁肿块	有，常有钙化	偶见，局限
增强扫描	病变椎体呈不均匀强化，脓肿壁明显强化	强化不明显

（1）化脓性脊椎炎：多单节或双节发病，破坏进展快，骨质增生硬化明显，骨赘或骨桥形成。

（2）脊椎转移瘤：在脊椎结核和脊椎转移瘤，椎弓根破坏常是明显的征象，但均多为椎体广泛破坏后累及之，转移瘤很少累及椎间盘和沿前纵韧带下蔓延，且不会形成椎旁脓肿。

（3）椎体压缩骨折：常有明确外伤史，多累及一个椎体，呈楔形变，无侵蚀性骨质破坏及椎间隙狭窄。

2. 滑膜型关节结核须与下列疾病相鉴别。

（1）化脓性关节炎：起病急，症状体征明显且较严重，病变进展快，关节软骨较早破坏而较快出现关节间隙狭窄，常为匀称性窄，骨破坏发生在承重面，骨破坏同时多伴有增生硬化，骨质疏松不明显，最后多形成骨性强直。

（2）类风湿关节炎：骨破坏亦从关节边缘开始，骨质疏松明显与结核相似，但类风湿常对称性侵及多个关节，关节间隙变窄出现较早，且匀称性窄，然后再侵及骨性关节面。

3. 长骨结核须与累及骺板的肿瘤或肿瘤样病变相鉴别。

如成软骨细胞瘤、骨囊肿等。成软骨细胞瘤发生于骨骺，病灶边缘基本上都有一薄的硬化边，而没有骨质疏松和软组织的冷性脓肿，骨囊肿多位于干骺端，为卵圆形透亮区，边缘清晰锐利，其内无死骨，CT 和 MRI 表现为典型的含液囊性病变。

第三节　慢性骨关节病

一、类风湿关节炎

【临床概述】

类风湿关节炎（rheumatoid arthritis，RA）是一种原因不明的累及滑膜关节的慢性炎性疾病。年轻人中女性多见，40 岁以后男女发病率相当。周围小关节和大关节均可受累，以指间关节、掌指关节、腕关节和足关节最为常见。滑膜炎性增生，关节侵蚀破坏以致出现关节畸形。当病情严重或关节症状突出时，病变可有关节外症状，如类风湿结节、间质性肺炎、心包炎、周围神经病变等。

符合以下几项表现中的 4 项即可诊断为 RA：①晨僵＞ 1 小时；

②肿胀的关节数＞3 个；③ RA 的影像学证据；④关节对称受累；⑤类风湿结节；⑥类风湿因子阳性。

【影像学特点】

1. 早期征象

软组织梭形肿胀，局部骨质密度减低，关节间隙变窄，裸区（关节囊滑膜内层附着处，此处没有软骨）出现骨侵蚀（图 9-3-1，文后彩图 9-3-1）。

2. 晚期征象

由于软骨破坏、瘢痕组织形成及纤维化，关节间隙变窄甚至消失。由于关节囊和韧带松弛，以及关节囊纤维化和瘢痕组织形成，出现关节半脱位和各种畸形，如曲棍球征、天鹅颈征、纽扣花样畸形等（图 9-3-2）。另外，还有关节碎裂、骨折和融合。

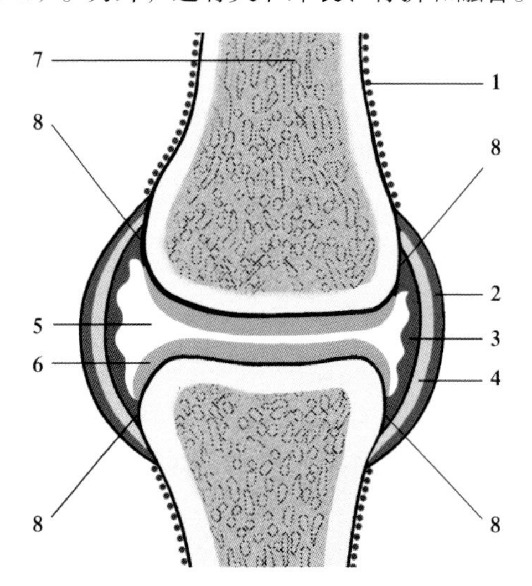

1. 骨膜；2. 滑囊的外纤维层；3. 滑囊的内纤维层；4. 脂肪和疏松结缔组织；5. 关节间隙；6. 软骨；7. 骨；8. 裸区

图 9-3-1 滑膜关节模式图

图片引自 Sommer O J, Kladosek A, Weiler V, et al. Rheumatoid arthritis: a practical guide to state-of-the-art imaging, image interpretation, and clinical implications. Radiographics, 2005, 25(2): 381-398.

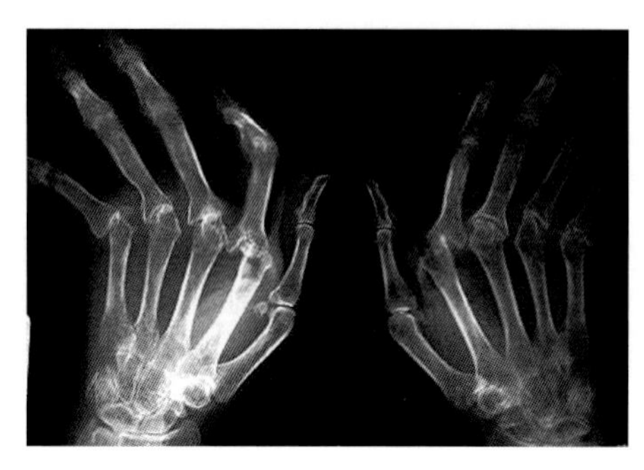

图 9-3-2　类风湿性关节炎晚期，多发关节破坏、半脱位及畸形
图片引自 http://www.advancedintegrativehealthcenter.com/chronicinjurydallas.html.

【鉴别诊断】

RA 的表现多种多样，仅根据影像学征象常很难诊断。需要鉴别诊断的疾病如下。

1. 骨关节炎：多见于老年人，常发生于负重较大的膝关节、髋关节及腰骶部脊柱关节，不伴有皮下结节及血管炎等关节外表现。

2. 强直性脊柱炎：以青年男性多见，中轴关节如骶髂关节及脊柱受累为主，血清类风湿因子阴性，而 HLA-B27 阳性。

二、强直性脊柱炎

【临床概述】

强直性脊柱炎（ankylosing spondylitis，AS）以骶髂关节及脊柱附着点炎为特征，属于血清阴性脊柱关节病的一种。多见于青年男性，40 岁以后及 8 岁以前发病者少见。表现为腰骶部疼痛及臀部疼痛，常常有晨僵和夜间痛，并出现进行性的腰部变平和胸部后凸。半数左右的患者以外周关节症状发病，以髋、膝、踝和肩关节居多。少数患者出现关节外症状，包括虹膜炎、肠道炎性病变、银屑病及心脏受累。HLA-B27 的阳性率达 90% 以上。

【影像学特点】

1. 骶髂关节炎

骶髂关节炎是诊断的必要条件。骶髂关节下 1/3 的髂骨面下首先出现边缘硬化，关节间隙先增宽然后变窄。MRI 能早期发现病变。全骶髂关节炎是疾病晚期的征象。

2. 脊柱病变

首先在椎体的边缘出现侵蚀，使椎体逐渐呈现方形；椎小关节炎性改变并骨化融合，纤维环、前纵韧带及椎旁韧带钙化，出现“竹节椎”（图 9-3-3）。脊柱融合后患者背痛消失，但融合的脊柱变得疏松、易碎，容易出现骨折。

3. 外周关节的表现与 RA 类似。

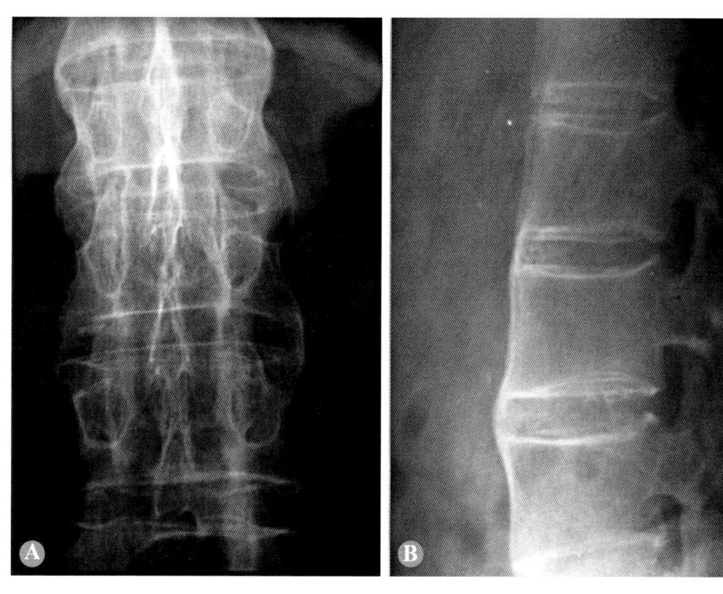

腰椎 X 线平片正位（A）和侧位（B）显示“竹节椎”

图 9-3-3　强直性关节炎

图片引自 Radiopaedia

【鉴别诊断】

1. 类风湿关节炎：AS 的外周关节受累与 RA 的临床及影像学表现均很类似，但受累关节的分布各不相同。AS 多累及足、膝关节、踝关节、髋关节及肩关节，手关节较少受累，且病变分布不对称。

2. 骨关节炎：见于老年人，累及脊柱者以慢性腰背痛为主要症状，但没有全身症状，不发生关节强直及肌肉萎缩，影像学上可见骨质增生，骨赘形成和椎间隙变窄。

三、退行性骨关节病

【临床概述】

退行性骨关节病的特点是滑膜关节的关节软骨进行性丢失和边缘新生骨质形成。发病率随着年龄的增加而增加，年轻人由于关节软骨损伤或劳累后也可以出现。好发于承重关节，如髋关节、膝关节、脊柱。女性患者常见指间关节受累。临床上在关节受累部位出现疼痛，活动后加重。由于关节积液、滑膜增厚和骨赘形成，关节出现肿胀。疾病晚期关节失去功能，周围肌肉出现废用性萎缩。

【影像学特点】

1. X 线平片

X 线平片是诊断退行性骨关节最常用的影像学检查，影像学征象为关节间隙变窄消失、软骨下囊肿、边缘骨赘形成和骨质硬化。骨密度并不减低（图 9-3-4）。

2. CT

CT 能更好地评价骨皮质，并能发现 X 线平片无法发现的游离体。

3. MRI

MRI 能更清楚地显示软骨、积液和囊肿。MRI 上软骨的变化：T_2WI 信号增高（软骨肿胀，水分增多）→软骨形态不规则，部分缺失。MRI 上骨的变化：软骨下骨 T_2WI 信号增高（骨髓水肿）→承

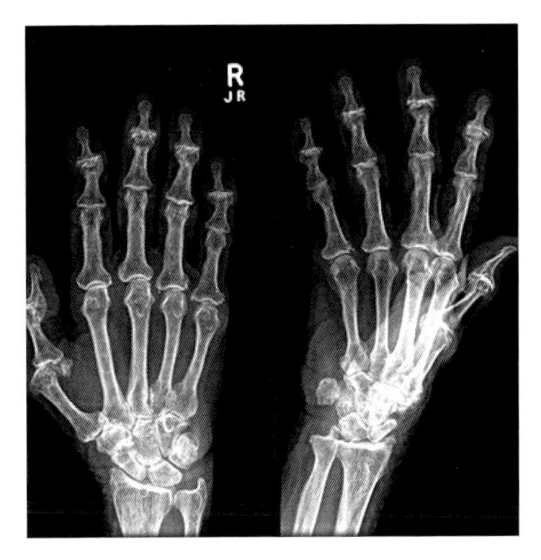

双手相 X 线平片显示关节面下骨质增生，骨赘形成，关节间隙变窄，以双手远端指间关节受累为著

图 9-3-4 退行性骨关节病

图片引自 Radiopaedia

重面软骨下小囊肿形成（骨坏死，滑膜液经破坏的软骨进入）→软骨下骨硬化（新骨形成，各序列上均为低信号）→关节边缘骨赘形成→关节面变平或塌陷。另外，还可以看到滑膜炎、关节及关节囊积液和游离体。

【鉴别诊断】

根据发病年龄、临床症状和影像学检查，不难诊断退行性骨关节病，主要须与 RA 和 AS 相鉴别，详见前面相关章节。

第四节 腰椎间盘病变

【临床概述】

腰椎间盘病变是一种退行性疾病，主要是因为腰椎间盘各部分（髓核、纤维环），尤其是髓核水分脱失，出现退行性改变后，在外力因素的作用下，髓核经断裂的纤维环突出，导致相应神经根受压而产生症状。发病率随年龄增长而增加。通常突出的间盘引起下位神经根的症状，典型表现为放射痛。

常见的症状如下。① L4 神经根受压：大腿前部疼痛，大腿和小腿内侧感觉异常；② L5 神经根受压：最常见，腿后部疼痛，外侧感觉异常；③ S1 神经根受压：大腿和小腿后部疼痛，足外侧及掌侧疼痛和感觉异常。

相关描述常用词的定义如下。①膨出：椎间盘向四周外凸；②突出：椎间盘局部突出；③脱出 / 游离：椎间盘的一部分完全与椎间盘脱离（图 9-4-1，文后彩图 9-4-1）。

【影像学特点】

1. MRI

椎间盘病变的首选检查，T_2WI 间盘信号减低，髓核和纤维环分界不清，椎间盘高度正常或减低，在侧位及轴状位上可见椎间盘膨出、突出或脱出，尤其要注意评价受累的椎间孔或侧隐窝，判断受累的神经根（图 9-4-2）。但影像学表现与临床症状常常不符合。

2. X 线平片

不敏感，可能完全正常，也可能显示退行性变的改变，如椎间隙变窄。

3. CT

表现与 MRI 类似，但不如 MRI 对软组织分辨率高，对于神经根的显示有时不清楚，但可以判断椎小关节增生等退行性改变。

【鉴别诊断】

根据年龄、症状和影像学检查，诊断比较明确。

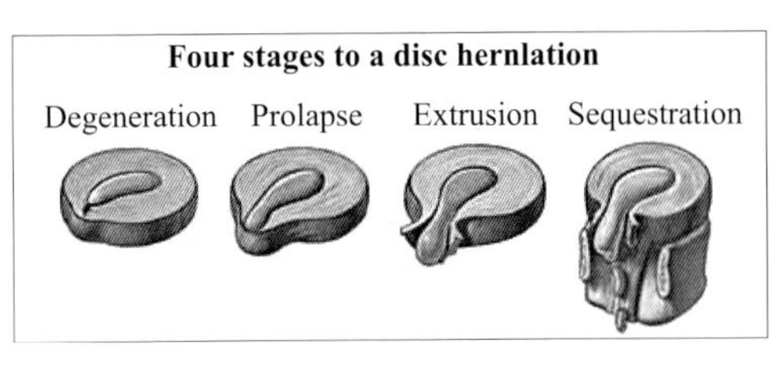

图 9-4-1 椎间盘病变的四个阶段示意图
图片引自 http://sdspineinstitute.com

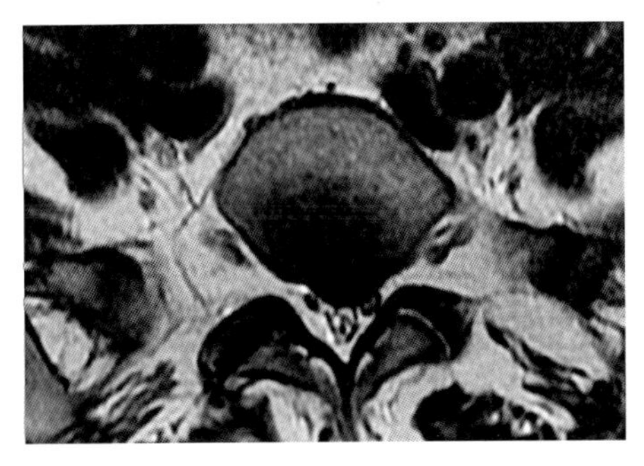

MR T_2WI 显示 L5-S1 椎间盘向后突出，左侧侧隐窝变窄，神经根受压
图 9-4-2 椎间盘病变
图片引自 Radiopaedia

第五节 代谢性骨关节病

一、佝偻病

【临床概述】

佝偻病是由于维生素 D 缺乏导致钙、磷代谢紊乱，骨基质钙化障碍，导致骨骼正常发育异常。婴幼儿及儿童期称为佝偻病，成年人则成为骨软化病。主要症状有如下。（1）精神神经症状：小儿易激惹、烦躁、睡眠不安、夜惊、夜哭、多汗及枕秃。随着病情进展，出现肌张力低下，关节韧带松弛。患儿血钙过低可出现低钙抽搐（手足搐搦症），神经肌肉兴奋性增高，出现面部及手足肌肉抽搐或全

身惊厥。（2）骨骼改变：①头部颅骨软化，以枕骨和顶骨明显，骨膜下骨样组织增生，额骨和顶骨隆起形成方颅，严重时可呈鞍状颅。此外尚有前囟迟闭、出牙迟、齿质不坚、排列不齐；②胸部串珠肋，形成鸡胸或漏斗胸；③脊柱和四肢出现弯曲及各种畸形，如“X形”腿和“O形”腿。

【影像学特点】

X线平片是诊断此病的主要影像学检查方法。

1. 早期

长骨干骺端临时钙化带模糊变薄，两边磨角消失。尤其是受力部位易受累，如腕关节、踝关节及膝关节。

2. 活动期

临时钙化带消失，骨骺软骨增宽呈毛刷样、杯口状改变，骨骺与干骺端距离增大，长骨骨干脱钙，骨皮质变薄，骨质明显稀疏，密度减低，骨小梁增粗、排列紊乱。可有骨干弯曲或骨折（图9-5-1）。

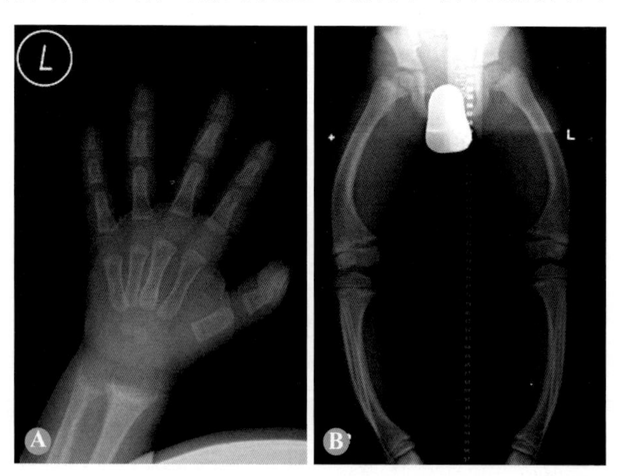

X线平片显示患儿骨骼发育延迟（A），桡尺骨远端、股骨及胫腓骨干骺端毛糙，呈杯口样改变，并出现“O形”腿（B）

图9-5-1　佝偻病

图片引自Radiopaedia

3. 恢复期

临时钙化带重现，渐趋整齐、致密、骨质密度增高。

【鉴别诊断】

佝偻病须与其他原因引起的佝偻病表现相鉴别，如维生素 D 依赖性佝偻病、低磷抗 D 性佝偻病、远端肾小管酸中毒及肾性佝偻病，主要依据家族史及实验室检查进行鉴别诊断。

二、甲状旁腺功能亢进症

【临床概述】

甲状旁腺功能亢进症简称甲旁亢，可分为以下几种情况。①原发性甲旁亢：最常见，多发生于 50 岁以上的女性，腺瘤占 90%，腺癌不到 1%，常伴发多发内分泌肿瘤（MEN）。②继发性甲旁亢：由于体内存在刺激甲状旁腺分泌的因素，如血钙、镁过低或血磷过高，腺体受刺激增生、肥大，分泌过多的甲状旁腺素，代偿性维持血、磷正常。③三发性甲旁亢：在继发性甲旁亢的基础上，如果甲状旁腺对各种刺激因素过度反应，或甲状旁腺受到持久刺激不断增生肥大超越了生理需求，腺体中的部分组织转为腺瘤，自主分泌甲状旁腺素。④假性甲旁亢：不是由于甲状旁腺本身的病变引起，而是由于其他器官的肿瘤分泌甲状旁腺素的物质，引起血钙过高，伴或不伴骨质破坏。

可以仅由实验室检查诊断而没有症状。临床症状主要与高钙血症有关，表现为烦渴、多饮、多尿、嗜睡、多梦及抑郁，消化系统方面有厌食、恶心、便秘和胃溃疡，肾结石的发生率高达 60%~80%。

【影像学特点】

X 线平片是诊断本病的主要影像学检查方法（图 9-5-2）。

1. 骨膜下沿着骨皮质的骨吸收，最早出现在甲粗隆、食指和中指中节指骨的桡侧、锁骨及肱骨近端。

2. 骨软化导致椎体楔形变、病理性骨折和长骨弯曲畸形。

3. 纤维囊性骨炎

骨局部形成大小不等的透亮区，以长骨骨干多见，也可见于骨盆、肋骨、锁骨等部位，常在发病后 3~5 年出现。

4. 棕色瘤

由于破骨细胞对骨质的破坏，局部骨质被富血管的纤维组织代替，常见于下颌骨、骨盆和肋骨。

5. 骨硬化和软组织钙化

多发生于继发性甲旁亢，导致透明软骨和纤维软骨的软骨钙化，最常出现的部位是腕关节、膝关节半月板、肩关节和髋关节。

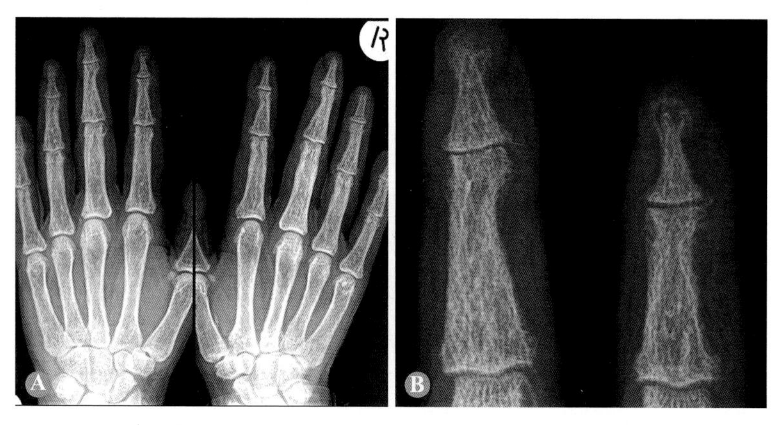

双手相（A）和左手第 2、3 指的局部放大相（B），X 线平片显示双手骨质密度明显减低，可见甲粗隆和骨膜下骨吸收，第 2、3 指中节指骨的桡侧尤为明显

图 9-5-2　甲状旁腺功能亢进症

图片引自 Radiopaedia

【鉴别诊断】

甲状旁腺功能亢进症须与高钙血症相关疾病相鉴别，主要依据是内分泌实验室检查、甲状腺的超声和核素显像。

三、痛风

【临床概述】

痛风是由嘌呤代谢紊乱所致的一组慢性疾病，其临床特点为高尿酸血症及由此而引起的反复发作性痛风性急性关节炎、痛风石沉积、痛风石性慢性关节炎和关节畸形，常累及肾而引起慢性肾间质性肾炎和尿酸肾结石形成。其中，男性与女性发病之比为 20:1，随着年龄增长和尿酸水平升高发病率增加，但高尿酸血症患者不一定会发生痛风。

急性痛风性关节炎是痛风最常见的临床症状，好发于下肢关节，特别是第一跖趾关节（＞ 50%）。患者起病急骤，数小时内症状发展至高峰，常常痛醒，关节及周围软组织剧烈肿胀疼痛。踝关节、膝关节、足、手小关节、腕关节和肘关节均可受累。可伴有头痛、发热、乏力等全身症状。尿酸盐结晶可在关节附近的肌腱、腱鞘及皮肤结缔组织中沉积，形成黄白色的沉积物即痛风石，这是痛风的晚期表现。在关节穿刺液中发现双折光针形尿酸钠结晶即可诊断本病。

【影像学特点】

X 线平片是诊断痛风的主要影像学检查方法（图 9-5-3）。

1. 早期

急性关节炎只能观察到软组织肿胀，有时能见到关节积液。

2. 慢性期

常为单关节受累，不对称，首先为关节软骨缘破坏，关节面不规则，关节间隙狭窄。随着病变进展在软骨下骨质及骨髓内均可见痛风石沉积，骨质呈凿孔样缺损，无论缺损大小，其边缘均锐利，缺损呈半圆形或连续弧形的形态，骨质边缘可有增生反应（图9-5-3）。远节趾骨周围可见到钙化的痛风石。骨质密度多为正常，除非因关节活动障碍出现废用性萎缩。

【鉴别诊断】

中年男性，突发单关节肿胀、红肿、热痛，伴或不伴血尿酸升高，应考虑到痛风的可能性。

1. 化脓性关节炎：全身症状较重，发病不如痛风急，血尿酸不高，其滑囊液内含大量白细胞，培养可发现致病菌。

2. 创伤性关节炎：常有较重的外伤史，血尿酸不高，滑囊液内不含尿酸盐结晶。

3. 类风湿关节炎：多见于青年女性，好发于手指近端指间关节、掌指关节及腕关节，且对称发病，血尿酸不高，而类风湿因子升高。X线平片表现为关节面骨质破坏，与痛风的凿孔样改变不同。

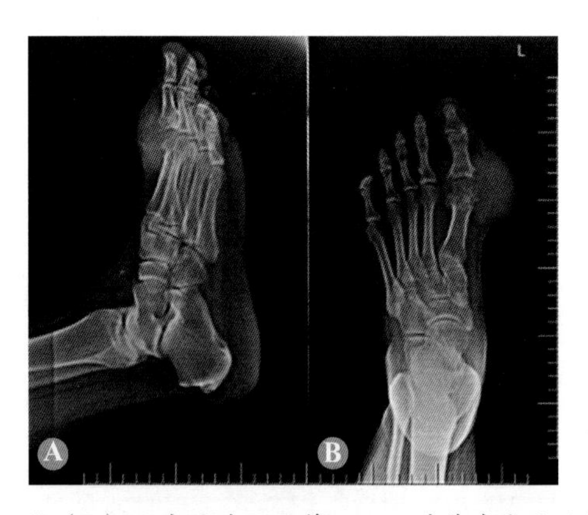

斜位（A）和正位（B）X线平片显示第一跖趾关节多发凿孔样骨质破坏，边缘锐利，关节周围软组织明显肿胀，而关节未变窄，周围骨质密度未见明显减低

图9-5-3　第一跖趾关节痛风性关节炎

图片引自 Radiopaedia

第六节 骨缺血性坏死

一、成人股骨头缺血性坏死

【临床概述】

成年人股骨头缺血性坏死好发于30~60岁男性，50%以上最终累及双侧股骨头。主要症状和体征为髋部疼痛、压痛、活动受限、跛行及“4”字试验阳性。

【影像学特点】

1. 普通X线平片

成年人股骨头缺血坏死根据股骨头及关节间隙改变大致分为三期。早期股骨头外形和关节间隙正常。股骨头内出现散在的斑片状或条带状硬化区，边界模糊。中期股骨头内多存在致密硬化区、斑片状透光区和囊状透光区。股骨头塌陷，但关节间隙无变窄。晚期股骨头塌陷严重，承重区关节间隙变窄。股骨头内多呈现混杂存在的硬化区和透光区，或伴有内外并行的透光带和硬化带（图9-6-1）。

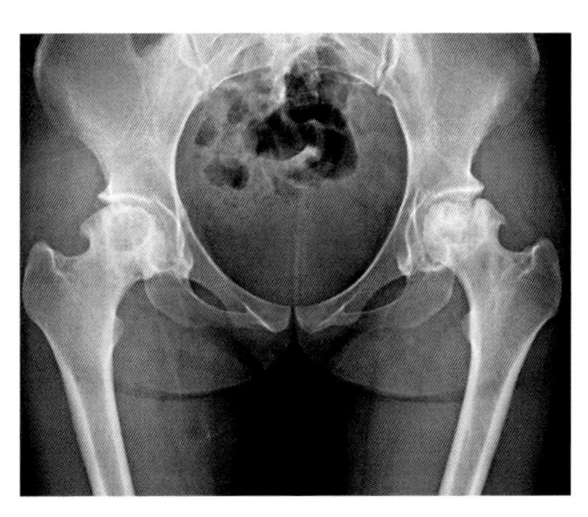

X线平片显示双侧股骨头内存在致密硬化区、斑片状透光区，股骨头塌陷

图9-6-1 成年人股骨头缺血性坏死

2. CT

早期股骨头内呈簇状、条带状和（或）斑片状高密度硬化影，边缘较模糊，多位于承重区或周围。随病程进展，股骨头前上部或大部分高密度硬化区周围出现条带状或类圆形软组织密度区。软组织密度周围可见高密度硬化带。股骨头塌陷可发生于低密度出现的前后或同时，股骨头及髋臼边缘增生肥大，关节面增生硬化，关节间隙变窄见于晚期。关节囊腔见于股骨头塌陷后的患者，表现为关节腔积液、关节内钙化游离体、关节囊肥厚钙化和髂腰肌囊扩张（图 9-6-2）。

3. MRI

多表现为股骨头前上部或大部边缘的异常信号条带，T_1WI 上为低信号，T_2WI 上为低信号或 2、3 条内外并行的高信号。多于 CT 所见的硬化带或并行的透光带及硬化带相对应。

4. 核素

早期股骨头呈弥漫性或局限性稀疏，骨修复过程中呈现不同形态的放射性浓聚，炸面圈症为较特异征象。股骨头及颈部弥漫性浓聚见于病变晚期。

【鉴别诊断】

成年人股骨头缺血坏死早期须与暂时性骨质疏松和骨岛相鉴别。暂时性骨质疏松呈长 T_1WI、长 T_2WI 信号区，短期随访恢复正常，骨岛多为孤立的圆形硬化区。密度较高，边缘较光整，股骨头外形正常。

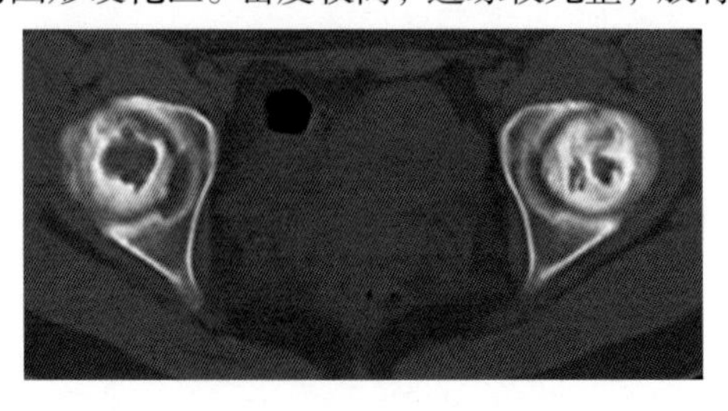

CT 横断位扫描显示双侧股骨头的致密硬化区和囊变区（与图 9-6-1 为同一例患者）

图 9-6-2　成年人股骨头缺血性坏死

二、胫骨结节骨软骨病

【临床概述】

胫骨结节骨软骨病又称 Osgood-Schlatter 病，发病机制多认为是髌韧带慢性牵拉损伤所致。本病好发于10~15岁青少年，多单侧发病，胫骨结节突出并局限性疼痛、肿胀、髌韧带部软组织增厚，髌韧带附着处压痛。

【影像学特点】

普通 X 线平片和 CT：

早期表现为髌韧带肥厚，随病程进展胫骨结节处髌韧带内可见游离的圆形、椭圆形或三角形的钙化或骨化影。胫骨结节骨骺不规则增大，可节裂呈大小、形状不一、排列不正的骨块，并常向前上方移位。胫骨干骺端前缘常有大于骨碎块的骨质缺损区，胫骨结节骨骺前软组织肿胀。病变修复后胫骨结节骨质及周围软组织可恢复正常，撕下的骨块可与胫骨结节愈合形成骨性隆起，亦可游离与髌韧带内（图 9-6-3）。

【鉴别诊断】

胫骨结节骨软骨病须与多个骨化中心的正常胫骨结节相鉴别。后者骨化中心排列规整，无不规则透明区出现，软组织无肿胀。

三、椎体骺板缺血坏死

【临床概述】

椎体骺板缺血坏死又称 Scheuermann 病，好发于下段胸椎和上段腰椎，常侵犯多个椎体。好发年龄 10~18 岁，主要症状腰背疲劳感和疼痛，卧床休息可缓解。下胸段脊柱呈典型的“圆驼状”后突，可合并侧弯。

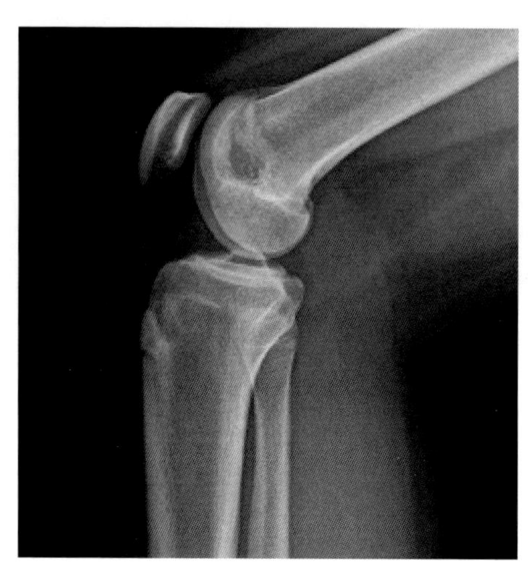

X线平片显示胫骨结节节裂呈排列不正的骨块，并向前上方移位

图 9-6-3 胫骨结节骨软骨病

【影像学特点】

普通X线平片：椎体上下缘前侧不规则毛糙或凹陷，椎体上下缘边缘密度增高或不均匀，可出现裂隙状碎裂。椎体楔形变，胸段脊柱圆驼状后突。椎间隙正常或前部加宽。椎体上下缘可见许莫结节，多位于椎体前中部。成年后仍可见多个椎体楔形变，许莫结节和脊柱后突，而骨结构恢复正常（图 9-6-4）。

【鉴别诊断】

青年期多个椎体楔形或阶梯状变形并有许莫结节形成，骨骺及相对椎体边缘形态不规则、密度异常，骺线增宽，即可诊断本病。

第七节 骨肿瘤

对骨肿瘤患者，首先需要明确的是肿瘤发生的部位和患者年龄

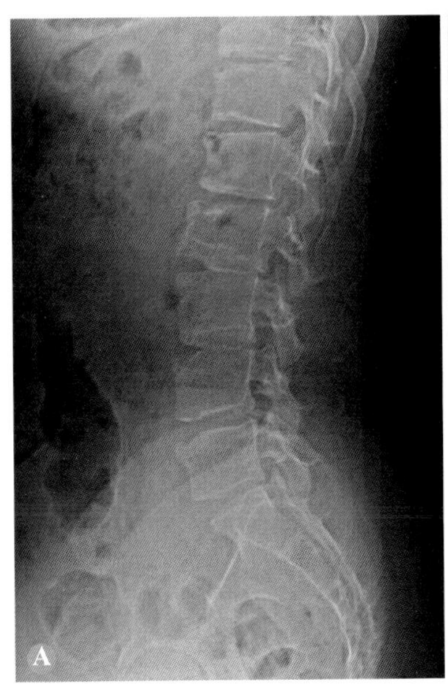
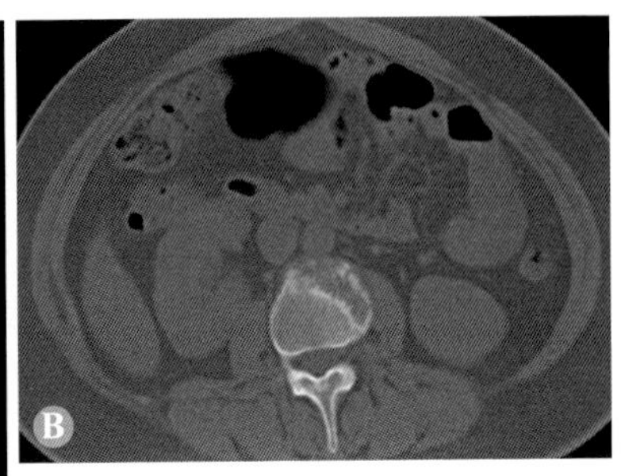

A. X 线平片；B. CT 横断位骨窗。检查显示椎体上下缘前侧不规则毛糙，椎体上下缘边缘密度增高，伴裂隙状碎裂

图 9-6-4 椎体骺板缺血坏死

（图 9-7-1，图 9-7-2）。小孩要警惕尤文肉瘤和骨肉瘤；软骨肉瘤和纤维肉瘤主要在中年（30~50 岁）时出现；多发性骨髓瘤的发病年龄大于 50 岁；对于 70 岁以上的患者，转移瘤远比原发性骨肿瘤更常见。

一、良性骨肿瘤

（一）骨软骨瘤或骨疣

【临床概述】

骨软骨瘤是最常见的骨肿瘤，好发年龄为 10~30 岁，男性与女性发病之比约 2.2:1。多发生于四肢长骨干骺端、股骨、胫骨、肱骨近端、桡骨远端、肩胛骨和肋骨，单发或多发。肿瘤生长缓慢，早期无症状，局部可有疼痛，体检可扪及固定硬性肿块。

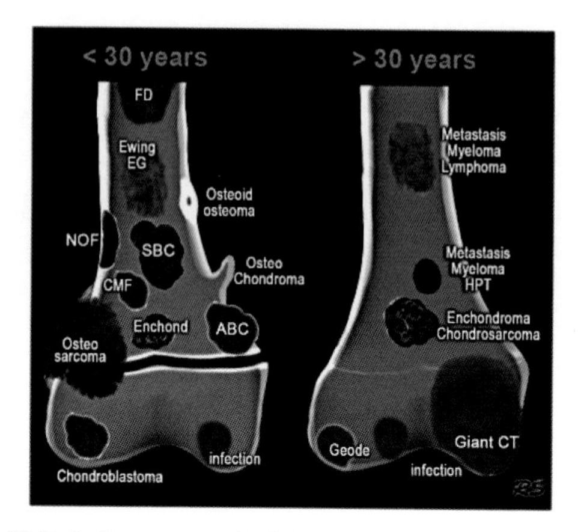

ABC：动脉瘤样骨囊肿；CMF：软骨黏液纤维瘤；EG：嗜酸细胞肉芽肿；FD：骨纤维发育不良；HPT：甲旁亢伴发的棕色瘤；NOF：非骨化性纤维瘤；SBC：单纯性骨囊肿

图 9-7-1　各骨肿瘤的好发部位示意图

图片引自 Radiology Assistant

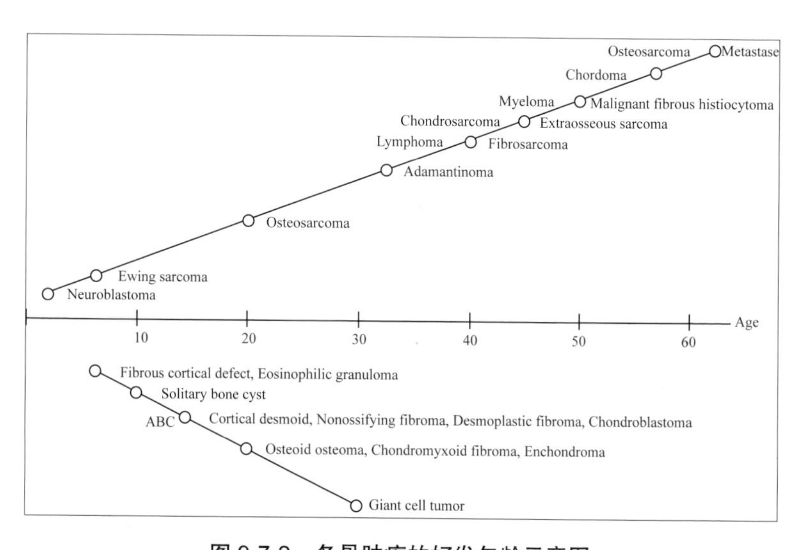

图 9-7-2　各骨肿瘤的好发年龄示意图

图片引自 Radiology review manual. 6 版 . 2007, Lippincott williams & wilkins

【影像学特点】

X 线平片是诊断本病的主要影像学检查方法。

1. 典型征象

边界清楚的外生性肿物，背向关节面生长，常带蒂，远端呈圆形或菜花状；骨性突起表面覆软骨帽；儿童骨软骨瘤可以随着软骨的生长骨化而生长（图 9-7-3，文后彩图 9-7-3）。

2. 恶变征象

恶变率在 1% 左右。有以下临床表现和影像学征象时高度警惕恶变可能：①肿瘤生长速度增快，并出现疼痛；②软骨帽厚度＞1 cm；③钙化密度减低，钙化环或瘤体的边缘破坏；④出现软组织肿块。

【鉴别诊断】

根据病史、临床表现和 X 线平片表现可诊断。

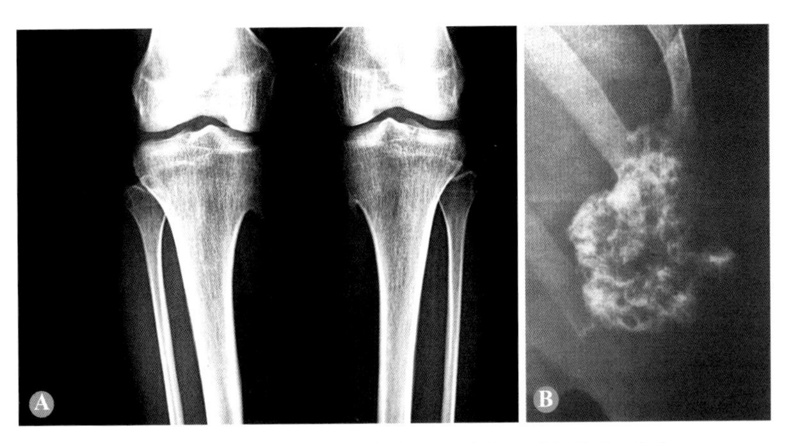

X 线平片显示双侧胫骨内侧（A）和肋骨（B）骨软骨瘤 / 骨疣

图 9-7-3 骨软骨瘤 / 骨疣

本图由北京协和医院沙力进教授提供

（二）软骨瘤 / 内生性软骨瘤

【临床概述】

软骨瘤是较常见的良性骨肿瘤，占所有良性骨肿瘤的 10%。内生性软骨瘤是指发生在髓腔内的软骨瘤。软骨瘤多为单发，多发者对称性生长，同时合并肢体发育畸形，称为内生软骨瘤病，发生于一侧肢体者称为 Ollier 病，其恶变率达 50%。软骨瘤合并多发性血管瘤者称为 Maffuci 综合征，几乎都会恶变。

软骨瘤的好发年龄 30~40 岁，多发生于手、足的管状骨，也可以发生于扁骨，如肩胛骨或髂骨。起病缓慢，早期无明显症状，局部逐渐膨胀，可发生畸形或伴有酸胀感。轻微创伤可引起病理性骨折。

【影像学特点】

X 线平片是诊断本病的主要影像学检查方法（图 9-7-4，文后彩图 9-7-4）。

1. 髓腔内型

球形或椭圆形边界清楚破坏区，骨皮质扩张变薄，无骨膜反应。

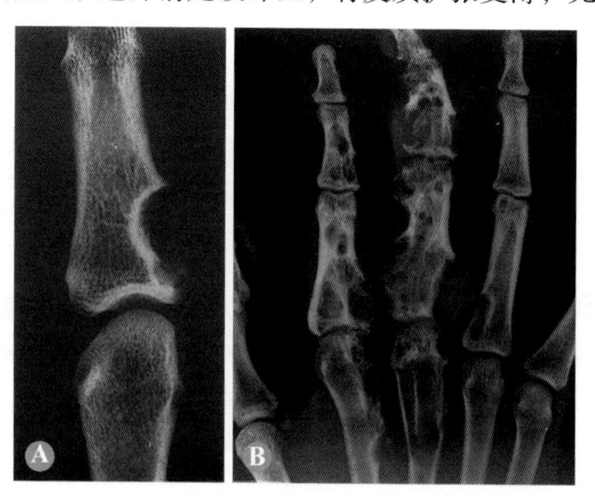

X 线平片显示单发软骨瘤（A）和内生软骨瘤病（B）

图 9-7-4　软骨瘤 / 内生性软骨瘤

本图由北京协和医院沙力进教授提供

2. 骨皮质型

骨干一侧骨皮质局限性球形膨出，外缘有完整骨壳，内缘向髓腔内突出形成硬化环。患者骨皮质增长，骨干弯曲变形，可有钙化和骨嵴分隔。

3. 骨膜型

肿瘤向软组织生长，软组织肿块突出，骨皮质破坏轻微，肿块内点状或环形钙化。

【鉴别诊断】

软骨瘤的发病部位和 X 线平片表现较为特异，确诊需要结合病理。

（三）骨样骨瘤

【临床概述】

骨样骨瘤是一种自限性的良性成骨性肿瘤，其中心为一个小的成骨基质（瘤巢），周围环以富血管的纤维组织，最外层为成熟的反应骨。好发于 8~18 岁青年男性，男女比例约 2:1。最常见部位为股骨小粗隆、肱骨近端内侧皮质及胫骨远端 1/3，也可见于脊柱附件。

疼痛是主要的临床症状，常在 X 线平片上有异常表现，前几个月即可出现。疼痛夜间加重，75%~90% 的病例服用阿司匹林 20~30 分钟后症状可缓解。

【影像学特点】

1. X 线平片

由致密骨包绕的小病灶，大多数直径＜ 1 cm，中央为小的透亮 X 线区，可有不同程度钙化，病变周围为硬化边。靠近骨皮质的病变有时会有明显骨膜反应，使骨膜增厚（图 9-7-5）。

2. CT

能更清楚显示病变，根据其特征性改变（中心瘤巢，外周硬化骨质）即可诊断（图 9-7-5）。

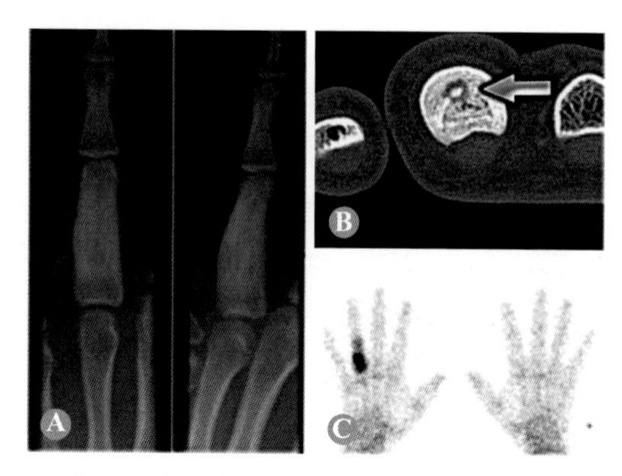

A. X 线平片显示第四近节指骨骨质密度增高，骨膜明显增厚；B. CT 轴位清晰可见透亮区的瘤巢，有中心钙化，指骨骨质硬化；C. 骨扫描为高摄取灶

图 9-7-5　患者男性，18 岁，第四近节指骨骨样骨瘤

图片引自 Radiology Assistant

【鉴别诊断】

由于骨样骨瘤的透亮区难以与骨质破坏鉴别，故须与之鉴别的疾病如下。

1.Brodie 脓肿：一种感染性病变，位于髓腔或松质骨，局部红肿热痛，X 线平片表现为透光区。但骨样骨瘤好发于骨皮质，其瘤巢中央常有钙化。

2. 成骨细胞瘤：也属于成骨性良性骨肿瘤，但少有夜间痛，生长较快，破坏区较大，常＞2 cm，周围硬化轻微。

（四）骨巨细胞瘤或破骨细胞瘤

【临床概述】

骨巨细胞瘤是常见的原发性骨肿瘤之一，来源不清，可能起源于骨髓内的间叶组织。生物学性质多种多样，可为良性、交界性及恶性，少数可出现肺转移（良性转移）。骨巨细胞瘤的好发年龄为 20~40 岁，90% 患者在 20 岁以上，男女发病率相当。好发部位在骨端或干骺端，多发生于股骨下端、胫骨上端及桡骨上端。

临床上，病变较大者可出现疼痛，部分患者仅有局部肿胀，病变穿破骨皮质侵入软组织时，局部包块明显。患者常有压痛和局部皮温升高。

【影像学特点】

X 线平片是诊断骨巨细胞瘤或破骨细胞瘤的主要影像学检查方法（图 9-7-6，文后彩图 9-7-6）。

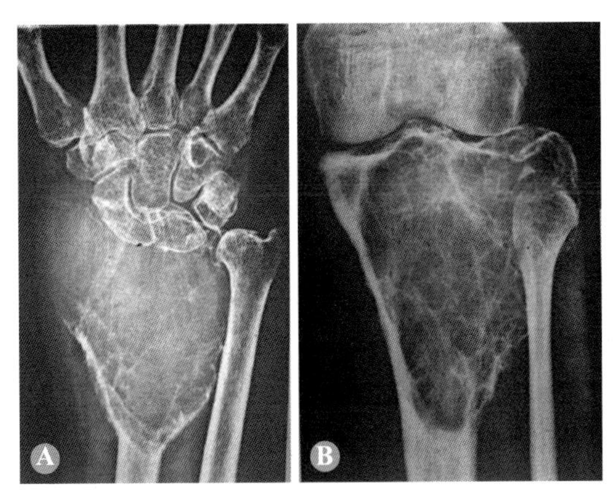

X 线平片显示桡骨远端（A）和胫骨近端（B）骨巨细胞瘤

图 9-7-6 骨巨细胞瘤

本图由北京协和医院沙力进教授提供

1. 骨质破坏

骨干骺端偏心性囊状骨破坏，向四周膨胀生长，引起骨皮质膨胀变薄。肿瘤向骨端扩张较向骨干部迅速，直抵关节面软骨后停止，而边缘部仍可继续发展形成关节似陷入肿瘤内。当肿瘤横径>纵径时，似骨干插入肿瘤中。

2. 泡沫性改变

由膨胀性改变的肿瘤内残存未被破坏的骨性间隔相互交错形成，随病变的发展骨性间隔中心部相继被破坏出现溶骨性改变，泡沫状结构消失，而边缘部分会出现新的囊性改变。

3. 骨包壳

常出现扩张性单层或多层骨包壳，系肿瘤向外扩展破坏骨皮质时刺激骨膜形成的骨膜新生骨，而非膨胀的骨皮质。

4. 其他表现

肿瘤沿哈氏管、伏氏管向周围侵蚀蔓延，可在肿瘤边缘部分出现筛孔样骨破坏，无或少骨膜反应，可形成软组织肿块。

【鉴别诊断】

应与棕色瘤及骨囊性病变如动脉瘤样骨囊肿、单纯性骨囊肿相鉴别，但由于骨巨细胞瘤呈特征性肥皂泡样改变，多不难诊断。

二、恶性骨肿瘤

（一）骨肉瘤

【临床概述】

骨肉瘤是最常见的原发性恶性骨肿瘤，好发于20岁以下的青少年及儿童，多发生于肢体长管状骨，特别是股骨下端及胫骨上端。其突出症状是疼痛，可能由肿瘤组织浸润和溶解骨皮质所致。随着病情进展，局部可出现肿块。由于肢体疼痛而出现跛行，甚至废用性萎缩。另外，由于肿瘤恶性程度很高，倍增时间仅20~30天，患者全身症状较重，如发热、不适、体重下降、贫血等。

【影像学特点】

X线平片特征性的影像学表现如下（图9-7-7，文后彩图9-7-7）。

1. 骨质破坏

松质骨破坏表现为骨髓腔内出现边界模糊的不规则透亮区，局部骨小梁消失。皮质骨破坏分类如下。

（1）筛孔样破坏：呈圆形筛孔样表现，早期位于肿瘤中心，晚期位于肿瘤边缘。筛孔边缘清楚，上下端有纵行透亮线的骨质缺损。筛孔为破坏的Volkmann氏管。纵行透亮线为肿瘤侵犯并扩张

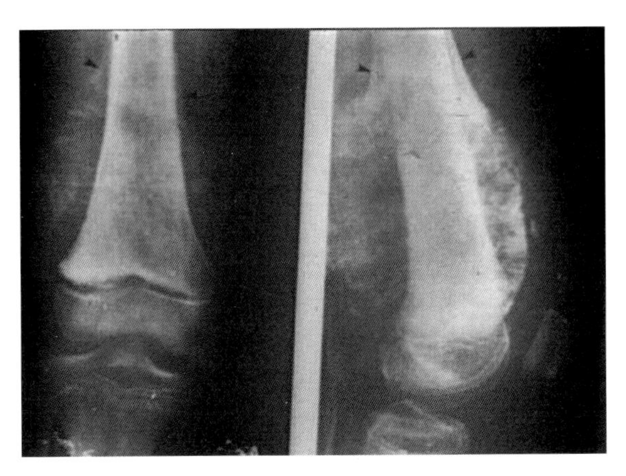

X 线平片显示骨质破坏、瘤骨和 Codman 三角

图 9-7-7 股骨下端骨肉瘤

本图由北京协和医院沙力进教授提供

的 Haversian 管，或为肿瘤边缘皮质 Haversian 管中的血管扩张及周围的骨质疏松，而非肿瘤的浸润。

（2）虫蚀样破坏：骨皮质破坏形成骨质缺损，表面凹凸不平，皮质连续性中断，极易造成病理性骨折。

（3）溶骨性破坏：松质骨和皮质骨广泛溶解消失，边缘模糊不清。

（4）软骨破坏：肿瘤发展过程中对骨破坏的继续，即肿瘤对骺软骨，骺板及关节软骨破坏（占 34.1%），表现为临时钙化带疏松，密度减低，骺板模糊狭窄或溶解破坏消失。

2. 瘤骨

（1）象牙质样改变：象牙质样破坏为密度均匀一致的硬化，分布于髓腔内或肿瘤的某一区域内，是分化最好的瘤骨组织。

（2）棉絮样改变：密度略高于正常骨结构，且边缘模糊，内无骨质结构的棉絮样均匀骨化影，常分布于骨髓腔或软组织肿块中，组织分化差者发生率较高。

（3）磨玻璃样改变：松质骨内骨小梁结构变模糊，背景呈均匀密度增高的骨化影，似松质骨蒙上一层白纱，为幼稚的瘤骨，恶性程度最高。

（4）放射状改变：垂直于骨干，与骨皮质旁相对平行排列的针状瘤骨。

3. 骨膜反应

由骨膜新生骨构成，骨膜反应的范围与肿瘤皮质侵犯的大小及程度一致。

（1）单层骨膜反应：平行于骨干的一层轻度增厚的骨膜。

（2）多层骨膜反应：平行于骨干的多层上下重叠的增厚的骨膜，如“洋葱皮样”。

（3）垂直状或梳状骨膜反应：垂直于骨皮质，不呈“放射状”，边缘清楚，光滑整齐，其外缘密度高。针状骨膜反应与肿瘤之间有正常骨皮质相隔。

（4）袖口征（Codman 三角）：肿瘤已突破骨膜新生骨向软组织蔓延，形成断桥样改变，是增生骨膜的再破坏，出现率达60%~70%（图 9-7-8，文后彩图 9-7-8）。

MRI 上肿瘤呈等 T_1WI、长 T_2WI 信号，能清晰显示骨髓侵犯的范围（T_1WI）、血管受累和软组织成分（T_2WI）（图 9-7-9）。

【鉴别诊断】

根据病史、临床表现和影像学表现可诊断。

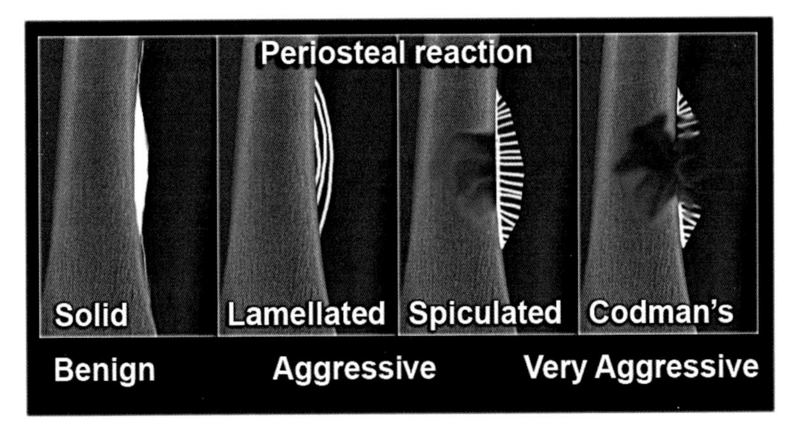

良性骨膜反应仅在良性疾病出现，恶性骨膜反应既可以出现在恶性疾病，也可以出现在均有侵袭性生长的良性疾病，如感染和嗜酸细胞性肉芽肿

图 9-7-8　骨膜反应的类型示意图

图片引自 Radiology Assistant

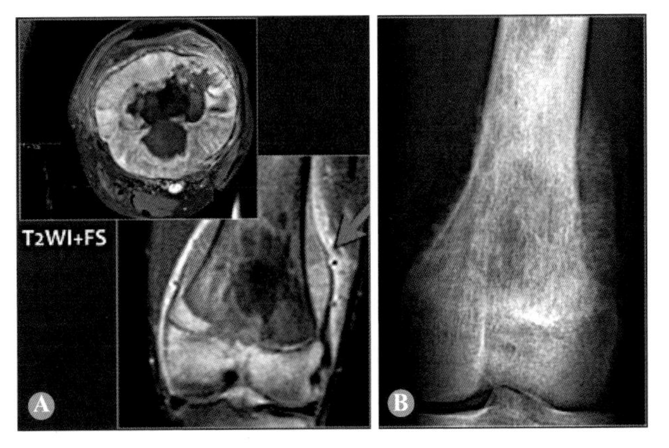

A. MRI 清晰显示肿瘤侵犯的范围及其与毗邻血管的关系；B. X 线平片显示溶骨性骨质破坏、瘤骨及骨膜反应

图 9-7-9　股骨下端骨肉瘤

图片引自 Radiology Assistant

（二）骨转移瘤

【临床概述】

骨转移瘤较原发性骨肿瘤常见100倍，转移途径包括血行转移（经动脉或静脉）、淋巴转移或直接侵犯，后2种方式比较少见。转移易发生于血运丰富的骨，如椎体、骨盆、股骨近端和肱骨。根据性别和年龄不同，原发灶有所不同。①儿童：神经母细胞瘤、白血病、淋巴瘤、髓母细胞瘤、肉瘤和Wilm瘤；②成年男性：前列腺、肺癌和肾癌；③成年女性：乳腺癌、肺癌和肾癌。

临床症状主要与原发病有关，有时骨转移存在而没有不适。最常见的症状是静息痛和夜间痛，有时会出现病理性骨折。因骨质破坏出现高钙血症者会有抑郁、嗜睡、恶心、乏力、腹痛及多尿等不适。

【影像学特点】

骨转移瘤的影像学表现取决于骨破坏和骨形成的平衡状态，从而显示出溶骨性骨转移、成骨性骨转移或混合性骨转移。①溶骨性骨转移：肾癌、肺癌、甲状腺癌和乳腺癌；②成骨性骨转移：前列腺癌、乳腺癌和胃癌（图9-7-10）。转移灶常常多发，也可以单发。

骨转移瘤的首选影像学检查是骨扫描，而X线平片容易出现假阴性，因为骨质含量变化达50%以上才能在X线平片上被观察到。X线平片可以表现为浸润性、地图样或虫蚀样，正常骨和异常骨之间的过渡带较宽，是恶性的征象。

CT能清楚显示骨质受累范围及骨髓中的转移瘤（图9-7-11）。转移灶在MRI上表现为正常骨髓信号消失，T_1WI为低信号，T_2WI为高信号，增强后可见强化。如果是成骨性骨转移则在T_1WI和T_2WI上均为低信号。

【鉴别诊断】

在原发肿瘤明确的情况下，诊断骨转移瘤较为容易；对于以骨转移为首发的肿瘤，诊断相对困难，甚至有时活检病理提示腺癌，但仍不明确腺癌的原发灶。

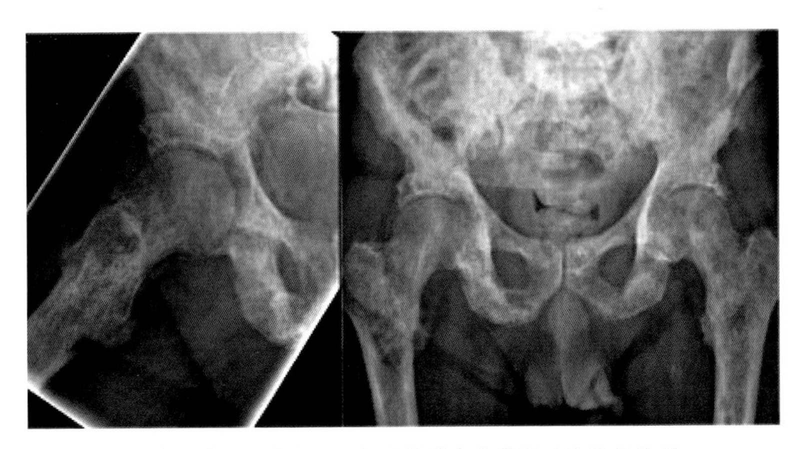

X 线平片显示骨盆及双侧股骨多发成骨性及溶骨性转移

图 9-7-10　前列腺癌骨转移

图片引自 Radiology Assistant

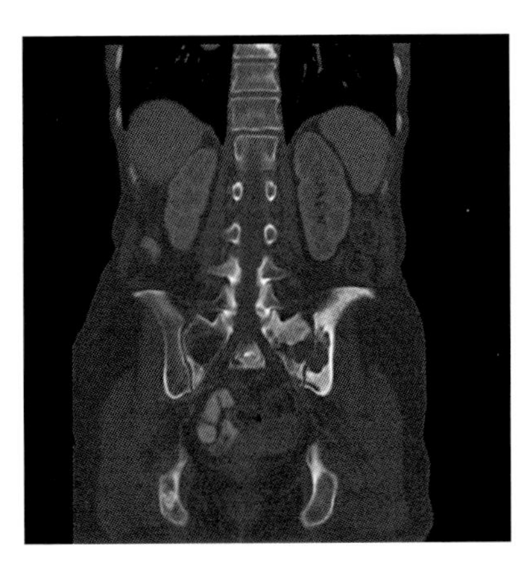

CT 冠状位骨窗显示双侧骶骨及髂骨多发成骨性及溶骨性转移

图 9-7-11　上颌窦腺样囊性癌骨转移

图片引自 Radiopaedia

三、骨肿瘤样病变

（一）骨囊肿

【临床概述】

骨囊肿的好发年龄为10~20岁，男女发病之比约2:1。常累及长骨的干骺端，好发于肱骨及股骨近端。单纯骨囊肿不属于肿瘤，故称为肿瘤样病变，病变周边环以纤维组织膜，囊内容物为淡黄色。常无自觉症状，或仅有轻微压痛及疼痛，易发生病理性骨折。

【影像学特点】

X线平片是诊断本病的主要影像学检查方法（图9-7-12，文后彩图9-7-12）。

1. 骨囊肿各期的X线平片表现

（1）活动期：占40%~50%，囊肿始终靠近骨骺板，但不超越骺板，其长轴与骨干纵轴一致，横径小于骨骺板。

（2）静止期：占50%~60%，囊肿停止发展，随骨骼的生长，逐渐移向骨干远离骨骺板。

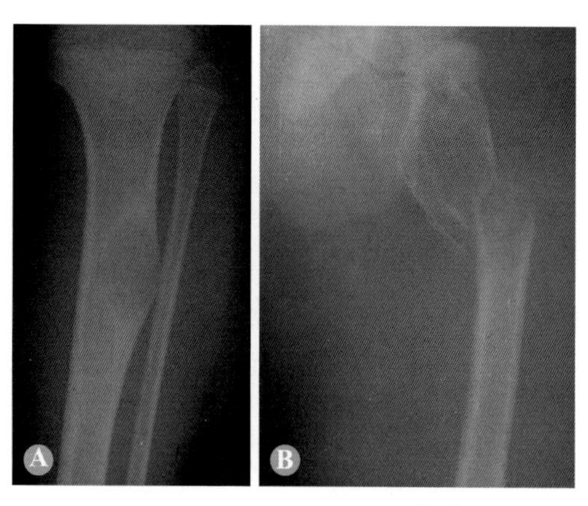

X线平片显示胫骨近端骨囊肿（A），股骨近端骨囊肿伴病理性骨折（B）

图9-7-12 骨囊肿

本图由北京协和医院沙力进教授提供

2. 各种骨囊肿的 X 线平片征象

（1）孤立性骨囊肿：多见，常见于长骨干骺端或骨干髓腔内，中心性膨胀性生长，呈圆形或椭圆形边界清楚的溶骨性破坏区，密度低于髓腔，囊内偶可见少量线条状间隔，骨皮质受压变薄。

（2）多房性骨囊肿：少见，多发于干骺端或骨髓腔内，圆形或椭圆形透亮区，内有大小不等被骨嵴间隔的囊腔。囊壁较厚，结构粗糙。

（3）其他骨囊肿：发生于扁骨或不规则骨的囊肿，基本表现为局限性囊性膨胀性透亮区，边缘光滑，内有不规则间隔，呈“蜂窝状”。

骨囊肿极易发生骨折，骨折后囊内液体流出骨皮质塌陷，如碎冰状。当游离骨片移入囊内时可随体位沉于囊肿底部，称为“沉降征”。病理骨折后，骨痂大量的生长或填充囊内可遮盖囊肿的本来面目，致骨变形。若无骨折发生，均无骨膜反应。无软组织肿块。病变内极少钙化。

【鉴别诊断】

骨囊肿须与骨囊性病变相鉴别，如果出“浮冰征”及“沉降征”等典型征象，可诊断本病。

（二）动脉瘤样骨囊肿

【临床概述】

动脉瘤样骨囊肿（aneurysmal bone cyst，ABC）是一种原因未明的骨囊肿性病变，由于局限性病损，同时外周有骨膜反应骨沉积，类似动脉瘤样膨胀而得名。任何年龄均可发病，好发年龄为 10~30 岁，多在骨骺融合前发病。全身骨骼均可受累，最常见于长骨干骺端，特别是下肢骨。症状轻，病程长，患者仅有局部肿胀，可能发生病理性骨折。

【影像学特点】

1. X 线平片

病变在骨干与干骺端处，但不侵犯骨骺。偏心性者向骨外突出如“气球状”膨胀，囊肿表面为一薄层骨壳病变，呈局限性透亮区，境界清晰，边缘有狭窄的硬化带，其中有粗或细的不规则小梁分隔成“蜂窝状”（图 9-7-13）。位于骨中心者，向周围扩张膨胀呈卵圆形，与骨的纵轴一致。

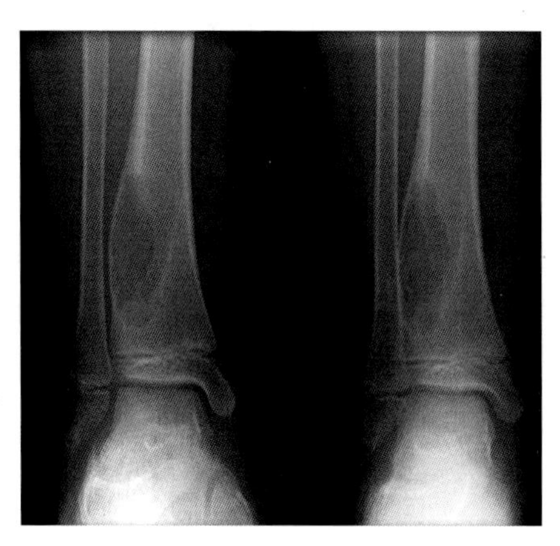

患儿男，12 岁，X 线平片显示双侧胫骨下端动脉瘤样骨囊肿

图 9-7-13　动脉瘤样骨囊肿

图片引自 Radiopaedia

2. CT

病变呈“海绵样”，由于出血后红细胞沉降可见液 - 液平面。

3. MRI

由于 MRI 对出血敏感，可发现处于不同出血时期的囊性病变和液 - 液平面。病变边缘为低信号，提示为骨膜反应成骨（图 9-7-14）。

【鉴别诊断】

动脉瘤样骨囊肿须与骨囊性病变相鉴别，MRI 见到液 - 液平面可帮助诊断。

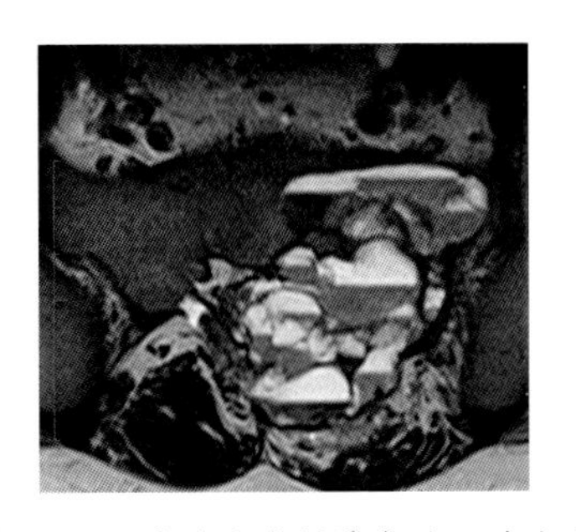

MR T_2WI 压脂相显示骶骨动脉瘤样骨囊肿，其内多发液 - 液平面

图 9-7-14 骶骨动脉瘤样骨囊肿

图片引自 Radiopaedia

第八节 骨软骨发育异常及遗传性疾病

对于先天和发育性骨发育障碍，以及很多儿科及内分泌疾病，患者常常表现为生长落后，骨发育年龄即骨龄是较为方便且准确判断生长情况的方法，故在此章进行简答介绍。

骨龄

【临床概述】

骨骼测定年龄（简称骨龄）是通过测定骨骼的大小、形态、结构、相互关系的变化反应体格发育程度，并通过统计处理，以年龄的形式，以岁为单位进行表达的生物学年龄，是儿童体格发育的基本指标。骨骺内骨化中心的出现、完全骨化、与骨干闭合都是按照一定的时间和次序进行的，所以骨龄较年龄能更加准确的反应机体的成熟度，骨龄评估被广泛应用于临床医学、司法鉴定及运动员选拔等领域。骨龄的测定方法主要包括计量骨化中心的骨龄计数法、与标准图谱比较的骨龄图谱法以及按骨发育分期评分的骨龄评分法。北京协和医院放射科沿用的是多部位摄片计数法，拍摄左手及腕部、左肘关节、左侧髂骨翼及左足跟骨结节（图 9-8-1），计算骨化中心出现和骨骺融合的数目并与相应的标准比较得出骨龄。

【拍摄技术】

拍摄位置和质量是影响骨化中心判断及骨龄判断结果准确性的先决条件，且患者多为儿童，要注意把握拍片的部位数和对儿童的放射防护。根据1906年人体测量学联合会的国际会议和1912年自然人类学家协会会议（日内瓦）的规定，人体活体测量采用左侧躯体。根据患者的年龄和临床判断的发育程度，可以适当减少拍片部位，

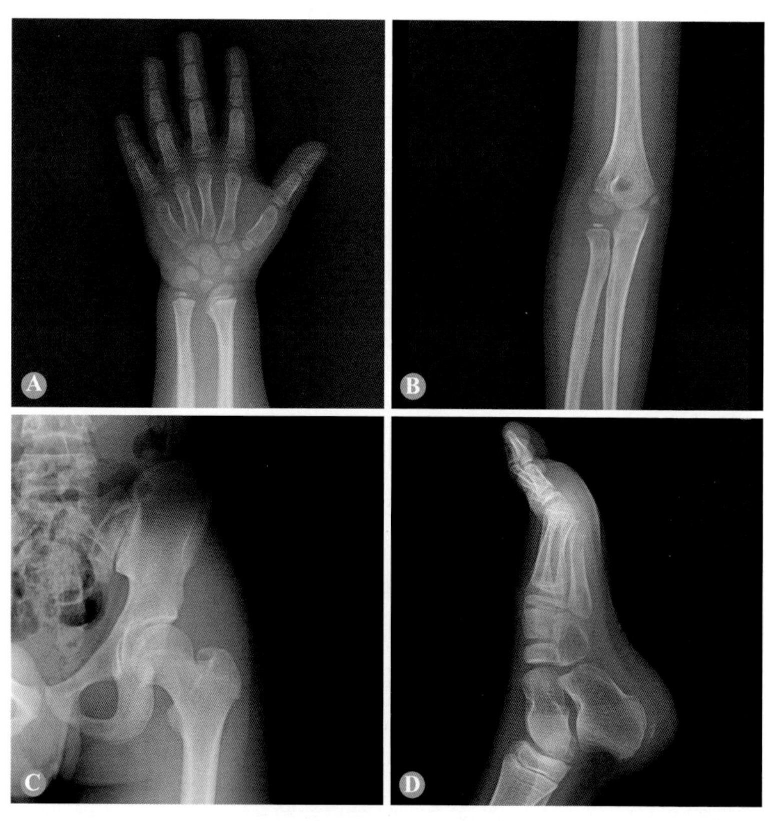

左手、腕部（A）、左侧肘关节（B）、左侧髂骨翼（C）、左足跟骨结节（D）的骨龄X线平片（图片来自不同的患者）

图9-8-1　各部位骨龄

如5岁儿童仅拍摄左手及腕部，既只接受一次照射较少放射剂量，也能判断骨龄。由于左手、腕部骨化中心多，小儿配合不佳，拍片质量不佳多是此部位，故在此介绍左手、腕部骨化中心的拍摄方法。

取左手、腕部后前位，左侧上臂、前臂和手伸直摆正，手、臂中轴成一直线，以保证手、腕部在同一水平。掌、指面向下放并紧贴成像板，五指伸直并自然地稍分开，大拇指与食指成30° 左右。X线球管中心对准第三掌指关节间隙，垂直摄射入。X线球管与胶片的距离为70~90 cm，由于儿童手、腕部对摄片条件较为敏感，可适当降低管电压和管电流。

【判断方法】

根据表9-8-1分析相应骨化中心是否出现及愈合，骨化中心没有出现为 -，出现为 +；骨骺没有出现融合为 -，部分融合为 ±，完全融合为 +。表中数字为标准骨化中心出现时间及愈合时间，未标出单位者为岁。对照此标准，分析病人性别下对应的骨化中心及骨骺，得出骨龄，通常是一个范围。

一、软骨发育不全

【临床概述】

软骨发育不全，又称胎儿型软骨营养障碍、软骨营养障碍性侏儒，是最常见的侏儒症，表现为对称性短肢侏儒。常染色体显性遗传，也可为散发。患者软骨内骨化缺陷，长骨生长板处的软骨细胞转变成骨细胞的速度很慢，导致长骨短缩。膜内成骨不受影响，故长骨的骨干正常，骨的活动性正常。患者智力正常。

临床表现包括侏儒，四肢较短，以四肢近端为著；头颅增大，穹窿及前额突出，枕骨大孔小，马鞍型鼻梁，即大头颅小下颌；胸椎后突，最明显的是腰椎前突，骶骨较平使臀部突出；手指粗短，常可见拇指、2-3指及4-5指分别为一组，形成“三叉戟”样改变；下肢呈弓形，走路有滚动步态。

表 9-8-1　骨龄表

骨骼名称		出现		愈合		出现	愈合
		女	男	女	男		
腕骨	指骨基底部	2	3	13~15	14~16		
	掌骨头部	2	3	13~15			
	头钩骨	1~3	2~4				
	三角骨	1~3	2~4				
	月骨	3~4	4~6				
	大多角骨	5~7	4~				
	小多角骨	5~7	4~				
	豆骨	6~8	3~				
	舟状骨	5~7	4~6				
挠骨	远端	6~8	7~9	15~17	16~18		
	头部	5~6	6~9	13~15	15~17		
尺骨	远端	5~7	6~8	15~17	13~18		
	鹰咀部	8~10	9~11	14~15	15~17		
肱骨	小头	2~4	3~5	14~16	16~18		
	内上髁	4~6	6~8	14~16	16~18		
	滑车	7~9	9~11	14~16	16~18		
	外上髁	9~11	11~13	14~16	16~18		
股骨	头部	2~4	5	14~16	16~18		
	大粗隆	2~4	3~5	14~16	17~19		
	小粗隆	9~11	9~11	14~16	17~19		
其他	跟骨结节	8	11~13	14~16	18		
	锁骨内侧端	15~18	15~18	25			
	髂骨翼	14~16	14~16	21~25	22~25		

【影像学特点】

X 线平片是诊断本病的主要影像学检查方法（图 9-8-2）。

1. 颅盖大，前额突出，顶骨及枕骨亦较隆突，但颅底短小，枕骨大孔变小而呈漏斗形。

2. 长骨变短，近端为著，骨干厚，髓腔变小，骨骺可呈碎裂或不齐整。下肢呈弓形。腓骨长与胫骨，尺骨长于桡骨。

3. 椎体厚度减小，但脊柱全长较肢体长度较少为小，较为特征性的是自 L1 到 L5 椎体，椎弓间距离逐渐变小。椎体与椎弓早期愈合使椎管变窄。

4. 骨盆狭窄，髂骨扁而圆，各个径线均减小。髋臼向后移，接近坐骨切迹，有髋内翻，髋臼与股骨头大小不对称。肋骨短，胸骨宽而厚。肩胛骨不锐利，肩胛盂浅而小。

【鉴别诊断】

本病诊断一般不难，但不典型的病例须与其他原因所引起的侏儒鉴别如下。

1. 软骨发育不良：侏儒表现不太明显，头颅正常。

2. 软骨 - 外胚层发育不全：即 Ellis Van-Creveld 综合征，为短肢型侏儒，伴有胸部畸形和心脏病变，并指、指甲牙齿发育不良。肢体缩短的部位常发生在远段骨骼。

3. 脊柱 - 骨骺发育不全：也为短肢型侏儒，常有近端大关节的破坏，颅骨正常，脊椎椎体变扁，椎体骨化中心互相吻合。

二、特纳综合征

【临床概述】

特纳综合征是一种因性染色体全部或部分缺失引起的先天性疾病，是女性最常见的一种性染色异常疾病。其发病率约 1:2500，染色体核型包括单体型（45，XO）、嵌合型（45，XO/46，XX）和 X 染色体结构畸变型（一条 X 染色体长臂或短臂缺失）。

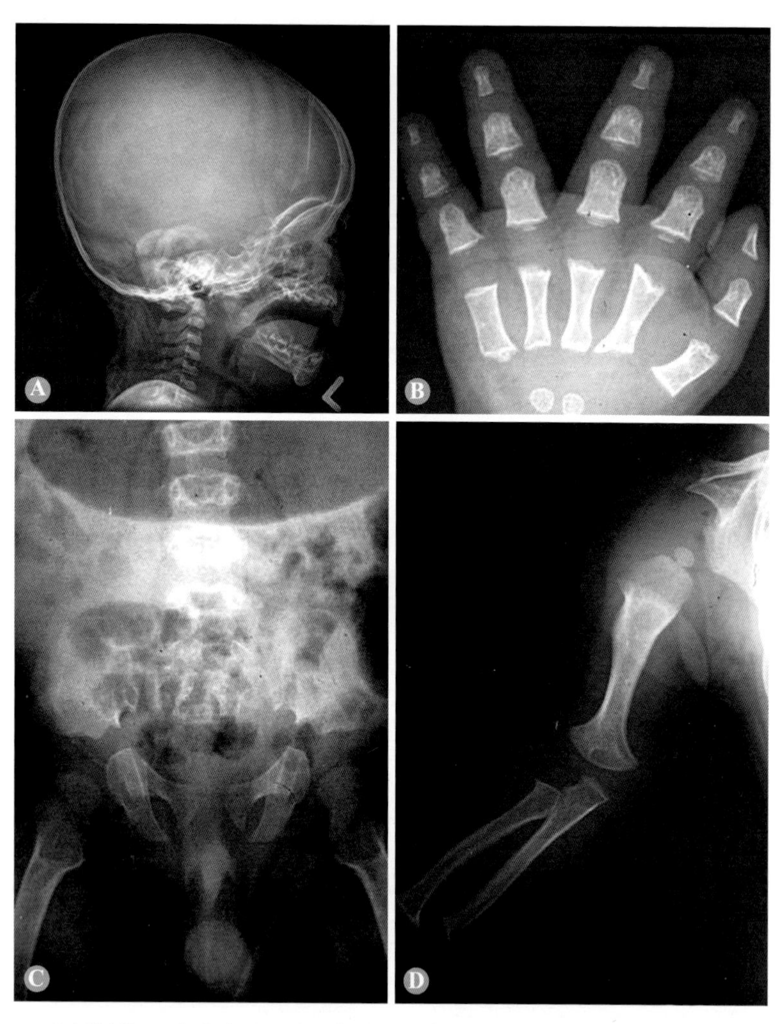

A. 头颅侧位 X 线平片显示头颅较大，额部突出；B. 手正位 X 线平片显示三叉戟样改变；C. 腰椎及骨盆正位 X 线平片显示腰椎椎间孔间距自上而下逐渐变窄，髂骨变而圆，髋臼与股骨头不对称；D. 上肢正位 X 线平片显示肱骨短小，厚度正常，尺骨长于桡骨

图 9-8-2　软骨发育不全

特纳综合征的主要特征如下。①特殊面容：面部多黑痣、内眦赘皮、眼距过宽、颈蹼、后发际低，有时耳轮突出，腭弓高尖；②骨骼改变：生长迟缓、身材矮小、颈短、盾状胸、肘外翻、膝外翻、通贯掌、大手大脚，脊柱可有侧凸或后凸，骨盆呈男性型；③第二性征不发育及不孕。

【影像学特点】

在此仅介绍骨骼系统 X 线影像学特点。

1. 全身表现：身材矮小，生长发育迟缓，骨龄落后，20 岁时骨骺仍未愈合，且出现骨质疏松。

2. 中轴骨：寰椎和枢椎齿突融合，脊柱侧凸或后凸。髂骨翼小，耻骨弓狭窄，坐骨切迹变小，可能是由于髋骨骨骺愈合延迟引起。

3. 肢体：阳性掌骨征（第 4 掌骨短），马德龙畸形（先天性远端桡尺骨关节半脱位），肘外翻，股骨内侧髁异常（图 9-8-3）。

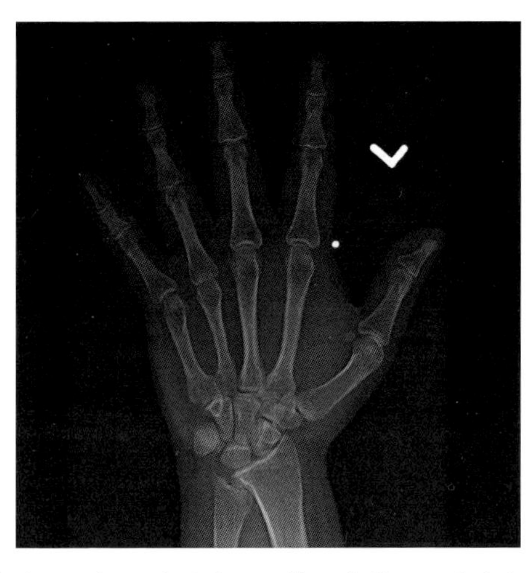

患者手正位相 X 线平片显示第 4 掌骨短及马德龙畸形

图 9-8-3 特纳综合征

图片引自 Radiopaedia

【鉴别诊断】

特纳综合征的影像学表现仅为符合诊断，确诊需要染色体核型检查。

第九节　血液系统疾病骨骼受累

一、多发性骨髓瘤

【临床概述】

多发性骨髓瘤是最常见的骨髓原发性肿瘤，属于浆细胞病的一种。95% 以上患者发病年龄＞ 40 岁，男女发病之比约 2:1。其临床表现多种多样，典型表现为 CRAB，即高钙血症（hyperCalcemia）、肾功能不全（Renal dysfunction）、贫血（Anemia）和骨骼病变（Bone lesions）。所以骨痛很突出。50% 的患者尿中含本 - 周氏蛋白。血免疫电泳可见寡克隆区带。

【影像学特点】

1. X 线平片

最常侵犯的骨骼是富含骨髓的扁骨及不规则骨，如颅骨、肋骨、胸骨、脊柱，四肢长骨的近端也可受累。椎体附件不受累及下颌骨可受累为其区别于转移的特征。早期表现为骨质密度弥漫性减低，随着疾病进展可见多发的溶骨性骨质破坏区。颅骨表现为“虫蚀样”或“穿凿样”（图 9-9-1）。骨质破坏区有时可见软组织肿块。值得一提的是 X 线平片对多发性骨髓瘤的敏感性较骨扫描高，是首选检查。

2. MRI

正常骨髓的分布范围及信号改变，多发 T_1WI 低信号（25%）和 T_2WI 高信号（53%）（图 9-9-2）。

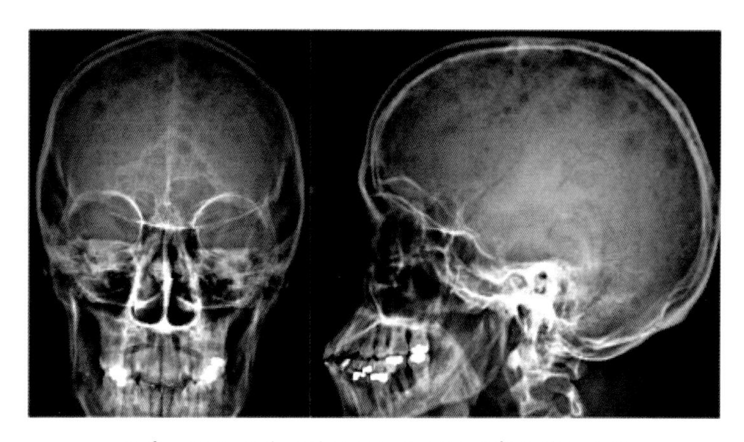

颅骨正侧位X线平片显示呈典型的“穿凿样”改变

图 9-9-1 多发性骨髓瘤

图片引自 Radiology Assistant

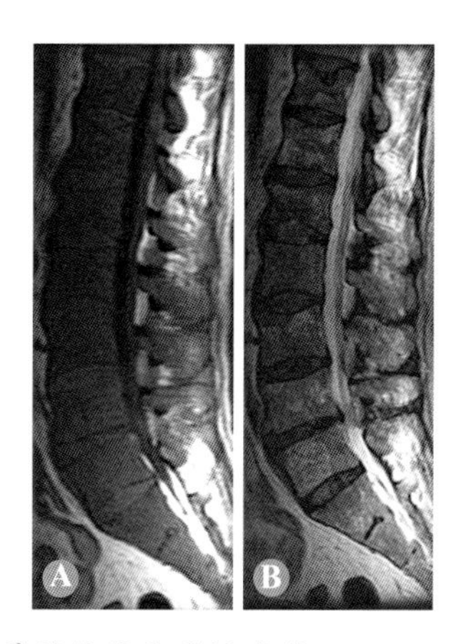

腰椎 MR T_1WI（A）骨髓信号弥漫性减低，MR T_2WI（B）为混杂信号，并可见多发病理性骨折

图 9-9-2 多发性骨髓瘤

图片引自 Radiopaedia

【鉴别诊断】

不能仅凭影像学诊断多发性骨髓瘤，其影像学表现难以与骨质密度减低性疾病（如骨质疏松、甲旁亢等）、溶骨性病变（如转移、淀粉样变等）和硬化性病变（如成骨性骨转移、淋巴瘤等）鉴别。

二、白血病

【临床概述】

白血病是造血系统的恶性肿瘤，其病理改变主要包括造血系统和非造血器官内白血病细胞异常增生和浸润。由于大量白细胞增生，骨髓腔内压增高，发生溶骨破坏、骨膜反应等骨骼病损，占50%~70%，有的高达95%，甚至形成绿色瘤。

【影像学特点】

1. 普通X线平片

全身均可受累，骨骼发生改变的一般多为慢性白血病。以扁骨和长骨干骺端改变最为明显。严重病例出现骨质疏松、脱钙、弥漫性斑点状、虫蚌状骨质破坏、糜烂、变薄和骨膜反应及软组织肿胀。急性者常在干骺端或骺板下出现平行的横行透亮带，称白血病带。椎体表现可表现为上下缘凹陷似“鱼椎骨样”。

2. CT

缺乏特征性，脊柱、盆骨和长骨干骺端可见不规则溶骨性破坏骨皮质缺损和葱皮样骨膜反应（图9-9-3）。

3. MRI

急性白血病治疗前，骨髓MRI主要表现为T_1WI信号降低。降低程度与白血病细胞的浸润程度呈正比。T_2WI信号改变不大。急性白血病化疗后，早期骨髓的T_1WI信号仍然较低，2周后T_1WI信号逐渐升高，达缓解时接近正常。慢性白血病的骨髓MRI信号改变基本与白血病相似，T_1WI骨髓信号降低。

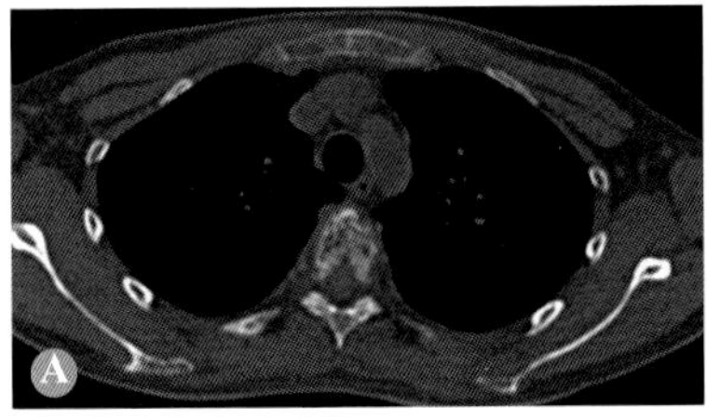
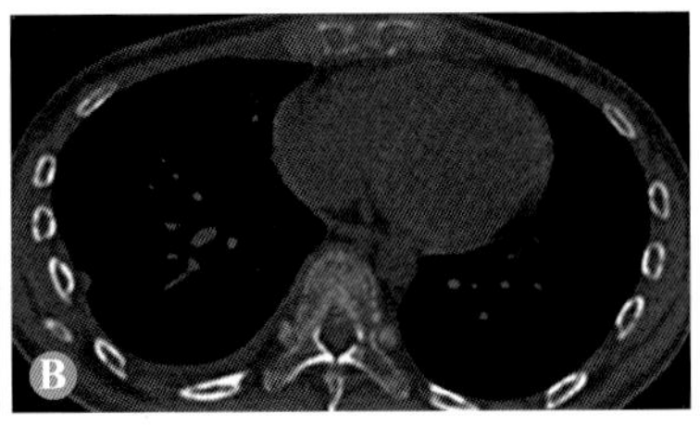

CT 横断位骨窗显示胸椎（A）、肩胛骨（B）、肋骨多发不规则溶骨性破坏骨皮质缺损

图 9-9-3　白血病累及胸椎、肩胛骨、肋骨

【鉴别诊断】

扁骨和长骨干骺端出现不规则骨质吸收破坏，干骺端或骺板下出现平行的白血病带是白血病有价值的 X 线征象。骨髓 MRI 表现 T_1WI 信号减低，T_2WI 信号变化不明显对白血病诊断有很大帮助，但须与勒 - 雪氏病、多发性骨髓瘤及原发性骨髓硬化症相鉴别。

三、组织细胞增生症 X

组织细胞增生症 X 亦称朗格汉斯细胞肉芽肿或特发性组织细胞增生症。是一种原因不明的网状内皮细胞增生病，包括勒 - 雪氏病、韩 - 薛 - 柯氏病和嗜酸性肉芽肿 3 种病。

（一）嗜酸性肉芽肿

【临床概述】

嗜酸性肉芽肿是三者中最轻，良性局限性组织细胞增生，主要表现为骨损害，病灶起自骨髓腔，逐渐生长并破坏骨质，还可侵入周围软组织形成肿块。本病男多于女，多发生于儿童和青少年。临床上表现为局部疼痛、肿胀或肿块。颅骨肿块常有波动感。脊柱病变可引起脊柱后突、肢体放射性疼痛、感觉障碍甚至截瘫。实验室检查可有嗜酸性粒细胞稍增多和血沉加快。

【影像学特点】

1. 普通X线平片

病变大多为单发，亦可为多发。发病部分以颅骨最多，股骨次之，再次为脊柱、肋骨、骨盆、肱骨、肩胛骨、胫骨和下颌骨等。嗜酸性肉芽肿引起骨质溶骨性破坏，早期境界分明，周围骨质多无异常，后期破坏区周围骨质常硬化而致密。病灶修复时破坏区中可出现小片致密骨质，病灶范围逐渐缩小，可完全消失。但也可反复出现病灶（表9-9-1）。

表9-9-1　嗜酸性肉芽肿累及部位与表现

累及部位	表现
颅骨	多累及额骨及顶骨，单发或多发，病变起源于板障，逐渐累及内外板，呈圆形、卵圆形，可融合，破坏区内可见纽扣样死骨，边缘锐利呈穿凿样或如斜坡状，周围可借鉴轻度硬化，可跨越颅缝，可破坏外板向外形成软组织肿块
长骨	病变多累及干骺端和骨干，病变自骨髓腔膨胀性生长，局部骨皮质变薄，边缘清楚，轻度硬化。病变部位常有层状骨膜增生，大多数超越骨破坏范围
肋骨	病变呈圆形或卵圆形膨胀性破坏，边界清楚，可有骨膜反应
骨盆	好发于髂骨髋臼上方的部位，呈单房或多房的囊状破坏，边缘清楚带不规则，病变周围可有无硬化，可穿破皮质引起骨膜增生形成软组织肿块
脊柱	可侵犯单个或多个椎体，椎体呈楔形或平板状，其横径或前后径都超过相邻椎体，可出现椎旁软组织肿胀。病变由椎体向后发展侵及椎弓根、椎板及关节突

2. CT

本病在CT上表现为骨质破坏，局部为软组织所代替，边界清楚，骨质被穿破则见软组织肿块形成，增强扫描边缘可见强化。

3. MRI

病变表现为长 T_1WI、长 T_2WI 信号，病变所形成的软组织肿块及相邻结构的改变在 MRI 上可很好地被显示。

【鉴别诊断】

嗜酸性肉芽肿应与骨结核和骨脓肿相鉴别。

（二）韩 - 薛 - 柯氏病

【临床概述】

本病多发于 5 岁以下儿童，也可见于青年。颅骨缺损、尿崩及突眼为本病的三大典型症状，但三者常不同时出现。颅骨病灶区可触及质软肿块或边缘清楚的骨缺损。突眼多为单侧，尿崩表现为多饮多尿。本病常有全身症状，如发热、贫血、肝脾肿大及咳嗽。

【影像学特点】

1. 普通 X 线平片

表现与嗜酸性肉芽肿相似，但本病常多发且多骨发病。病灶范围较嗜酸性肉芽肿明显，颅骨多发，其次为眶骨。

2. MRI

病变表现为长 T_1WI、长 T_2WI 信号，边界清楚、单发或多发，MRI 还可显示下丘脑及垂体区的异常改变。

（三）勒 - 雪氏病

【临床概述】

勒 - 雪氏病在组织细胞增生症 X 中发病年龄最小，病情最严重，预后最差，大多在一年内死亡。多见于 2 岁以下的婴幼儿。临床上发病迅速，有发热、肝脾肿大、同时出现紫癜性皮疹和淋巴结肿大及进行性贫血和白细胞增高。皮疹是临床最主要的诊断依据。

【影像学特点】

大约 1/3 的人会出现骨质变化，骨骼病变范围较广，主要累及颅骨、躯干骨及长管骨的近端。颅骨病变表现为多发、大小不等的圆形或类圆形缺损，亦可呈“虫噬样”改变。骨盆表现为孤立或少数大小不等的溶骨性破坏，严重者呈弥漫广泛性溶骨破坏。脊柱可表现为多个椎体广泛性破坏。长管骨可表现为双侧上下肢同时发病，以近端为主（图 9-9-4）。

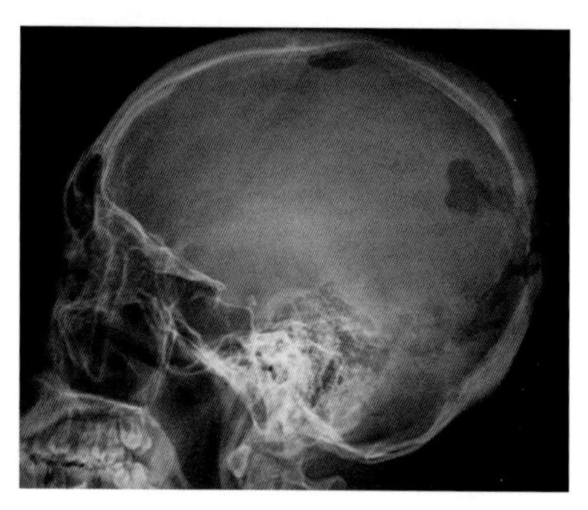

头部 X 线平片显示颅骨大片状骨质缺损

图 9-9-4　勒 - 雪氏病

【鉴别诊断】

勒 - 雪氏病应与白血病、转移瘤及甲状旁腺功能亢进相鉴别。

第十节　软组织病变

一、软组织炎症

【临床概述】

软组织炎症，病因较多，一般而言，单纯的软组织感染并不需要影像学检查。影像学检查的目的是帮助临床了解炎症的确切位置，有无脓腔形成，邻近的骨关节有无炎症或受累及。其中以 MRI 最为敏感。CT 能同时显示骨变关节的骨质改变情况。MRI 可直接清晰显示肌腱、肌肉、肌间隙，对炎症早期改变显示较敏感。

【影像学特点】

软组织炎症早期，多仅表现为软组织水肿，影像学表现不具特异性，X 线平片可见局部软组织弥漫性肿胀，肌肉及肌间隙脂肪线模糊或消失，皮下脂肪与肌肉间的界限模糊不清，皮下脂肪层增厚，密度增高，或见粗而模糊的条纹状影，为淋巴水肿所致。MRI 上表现为受累肌肉肿胀，T_1WI 上为低信号，T_2WI 上为高信号。病变边界模糊不清，皮下脂肪内出现条纹状或网状低信号。肌间隙模糊，增强和可见强化。但炎症形成脓肿时，CT 上表现为一液性脓腔，其壁可厚可薄，内壁光整，MRI 上脓腔内脓液呈长 T_1WI 长 T_2WI 信号，增强后脓肿壁强化，脓腔不强化，其周围可有不同阶段的软组织炎性病灶。

二、软组织钙化和骨化

【临床概述】

软组织钙化是由于软组织内钙盐沉着引起。钙化为密度均匀或不均匀的无结构致密影，而骨化则可有排列不规则的松质骨结构。引起软组织钙化的病因很多，如软组织变性、坏死或出血、外伤、感染、代谢性疾病、肿瘤等。

【影像学特点】

钙化的形态、范围和密度可多种多样，且与病变的性质、部位和范围有关。X 线平片检查能显示钙化或骨化的部位、形态和范围，CT 显示钙化最为敏感，尤其是复杂解剖部位及细微的钙化。而 MRI 由于其本身的成像机理对显示钙化不及 CT，但显示软组织内钙化前期改变优于 CT。

三、软组织肿瘤

大多数软组织肿瘤的密度与周围软组织密度差别不大，X 线平片检查有一定限度，可用于观察软组织轮廓及软组织间隙的变化，提供有无钙化及邻近骨皮质改变的信息。CT 检查在确定有无软组织肿瘤、肿瘤的定性以及和周围结构的关系方面优于 X 线平片常规检查，MRI 对显示软组织肿瘤的部位，与大血管、神经的比邻关系，邻近骨髓腔的侵犯明显优于 CT，且其显示肿瘤的大小和范围要比 CT 准确，是软组织肿瘤检查的首选影像学方法，但需指出的是 MRI 对细微钙化及骨化的显示不及 CT 敏感。

参考文献

[1] 周康荣，严福华，曾蒙苏．腹部 CT 诊断学．上海：复旦大学出版社，2011.

[2] 金征宇，龚启勇．医学影像学．北京：人民卫生出版社，2015.

[3] WEINREB J C, BARENTSZ J O, CHOYKE P L, et al. PI-RADS prostate imaging-reporting and data system: 2015, Version 2. European Urology, 2015, 69(1): 16-40.

[4] BARRETT T, TURKBEY B, CHOYKE P L. PI-RADS version 2: what you need to know.Clin Radiol, 2015, 70(11): 1165-1176.

[5] KIM B, KAWASHIMA A, RYU J A, et al. Imaging of the seminal vesicle and vas deferens. Radiographics, 2009, 29(4): 1105-1121.

[6] ALLEN J W, CARDALL S, KITTIJARUKHAJORN M, et al. Incidence of ovarian maldescent in women with mullerian duct anomalies: evaluation by MRI. AJR Am J Roentgenol, 2012, 198(4): W381-W385.

[7] BEHR S C, COURTIER J L, QAYYUM A. Imaging of Müllerian duct anomalies. Radiographics, 2012, 32(6): E233-E250.

[8] FAIVRE E, FERNANDE Z, DEFFIEUX X, et al. Accuracy of three-dimensionalultrasonography in differential diagnosis of septate and bicornuate uterus compared with office hysteroscopy and pelvic magnetic resonance imaging. J Minim Invasive Gynecol, 2012, 19(1): 101-106.

[9] CHAN Y Y, JAYAPRAKASAN K, ZAMORA J, et al. The prevalence of

congenital uterine anomalies in unselected and high-risk populations: a systematic review. Human Reproduction, 2011, 17(6): 761-771.

[10] TROIANO R N, MCCARTHY S M. Mullerian duct anomalies: imaging andclinical issues. Radiology, 2004, 233(1): 19-34.

[11] KIM S H, CHOI B I, HAN J K, et al. Preoperative staging of uterine cervical carcinoma: comparison of CT and MRI in 99 patients.J comput assist tomogr, 1993, 17(4): 633-640.

[12] KIM S H, CHOI B I, LEE H P, et al. Uterine cervical carcinoma: Comparison of CT and MR findings. Radiology, 1990, 175(1): 45-51.

[13] HERON C W, HUSBAND J E, WILLIAMS M P, et al. The value of CT in the diagnosis of recurrent carcinoma of the cervix. Clinical Radiology, 1988, 39(5): 496-501.

[14] DAPPA E, ELGER T, HASENBURG A, et al. The value of advanced MRI techniques in the assessment of cervical cancer: a review. Insights Imaging, 2017(8): 1-11.

[15] WASNIK A P, MENIAS C O, PLATT J F, et al. Multimodality imaging of ovarian cystic lesions: Review with an imaging based algorithmic approach. World J Radiol, 2013, 5(3): 113-125.

[16] BHOSALE P, IYER R. Diagnostic imaging in gynecologic malignancy. Minerva Ginecologica, 2008, 60(2): 143-154.

[17] SAM J W, JACOBS J E, BIRNBAUM B A. Spectrum of CT findings in acute pyogenic pelvic inflammatory disease. Radiographics, 2002, 22(6): 1327.

[18] KIM S H, YANG D M. Unusual causes of tubo-ovarian abscess: CT and

MR imaging findings. Radiographics, 2004, 24(6): 1575-1589.

[19] REVZIN M V, MATHUR M, DAVE H B, et al. Pelvic inflammatory disease: multimodality imaging approach with clinical-pathologic correlation. Radiographics, 2016, 36(5): 1579-1596.

[20] SILVA A C, MORSE B G, HARA A K, et al. Dual-energy (spectral) CT: applications in abdominal imaging. Radiographics, 2011, 31(4): 1031-1046.

[21] GUPTA R T, HO L M, MARIN D, et al. Dual-energy CT for characterization of adrenal nodules: initial experience. AJR, 2010, 194(6): 1479-1483.

[22] HELCK A, HUMMEL N, MEINEL F G, et al. Can single-phase dual-energy CT reliably identify adrenal adenomas. EurRadiol, 2014, 24(7): 1636-1642.

[23] KIM Y K, PARK B K, KIM C K, et al. Adenoma characterization: adrenal protocol with dual-energy CT. Radiology, 2013, 267(1): 155-163.

[24] MILETO A, NELSON R C, MARIN D, et al. Dual-energy multidetector CT for the characterization of incidental adrenal nodules: diagnostic performance of contrast-enhanced material density analysis. Radiology, 2015, 274(2): 445-454.

[25] SAHDEV A, REZNEK R H. Imaging evaluation of the non-functioning indeterminate adrenal mass. Trends Endocrinol Metab, 2004, 15(6): 271-276.

[26] MCDERMOTT S, O'CONNOR O J, CRONIN C G, et al. Radiological evaluation of adrenal incidentalomas: current methodsand future prospects. Baillieres Best Pract Res Clin Endocrinol Metab, 2012, 26(1): 21-33.

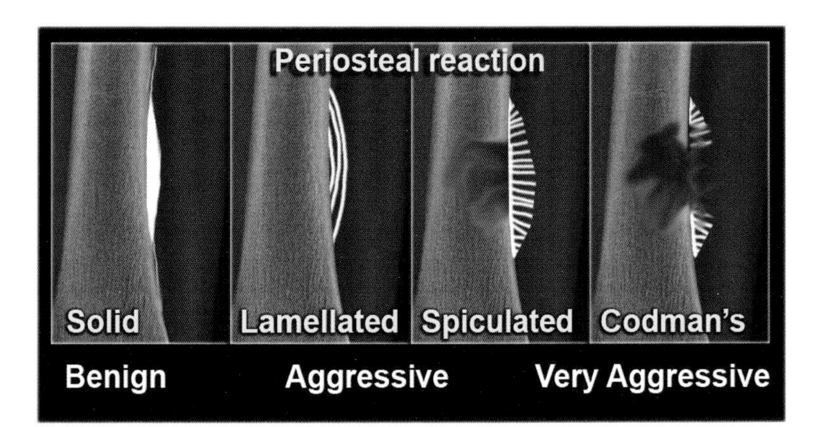

图 9-7-8 骨膜反应的类型示意图

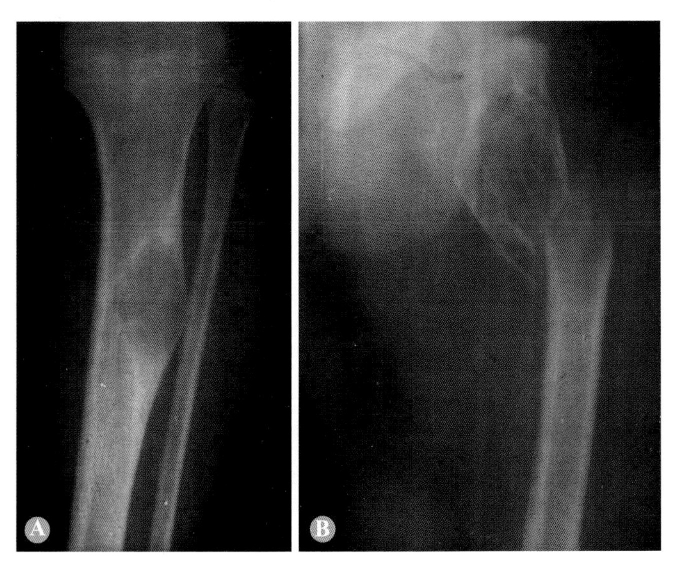

图 9-7-12 骨囊肿

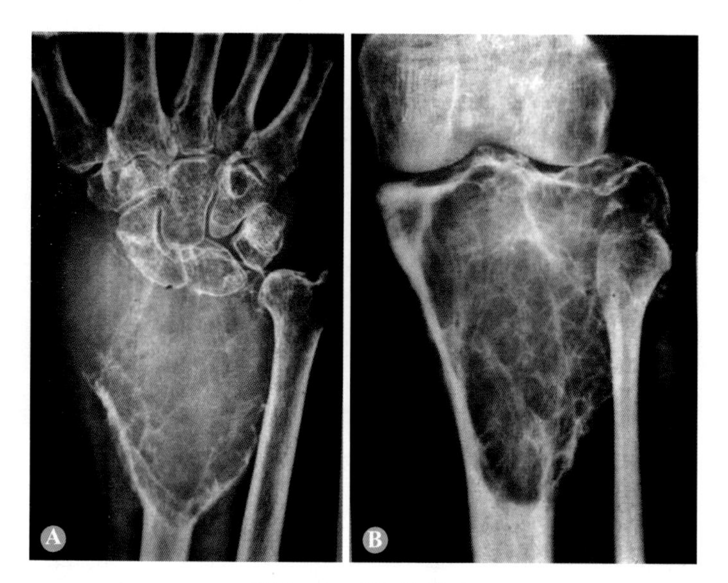

图 9-7-6　骨巨细胞瘤

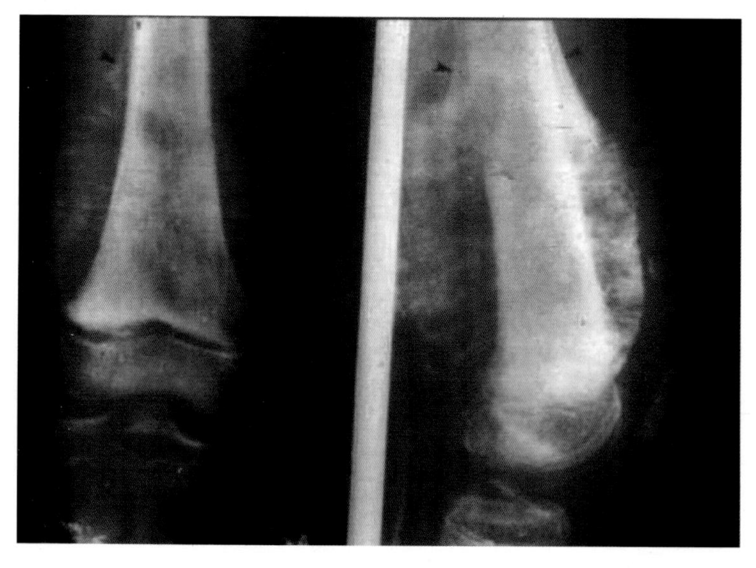

图 9-7-7　股骨下端骨肉瘤

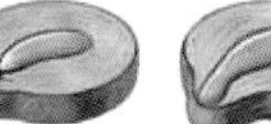
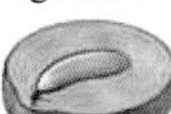
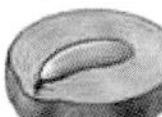
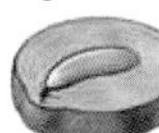
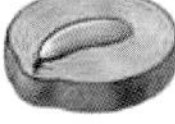
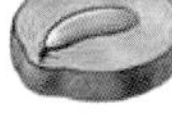
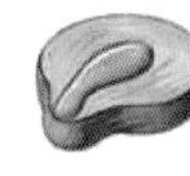
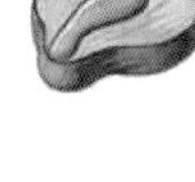
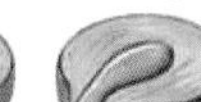
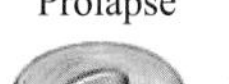
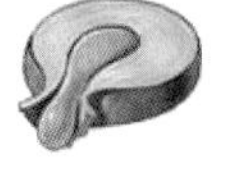
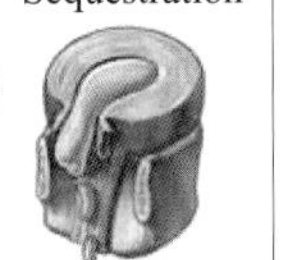

图 9-4-1　椎间盘病变的四个阶段示意图

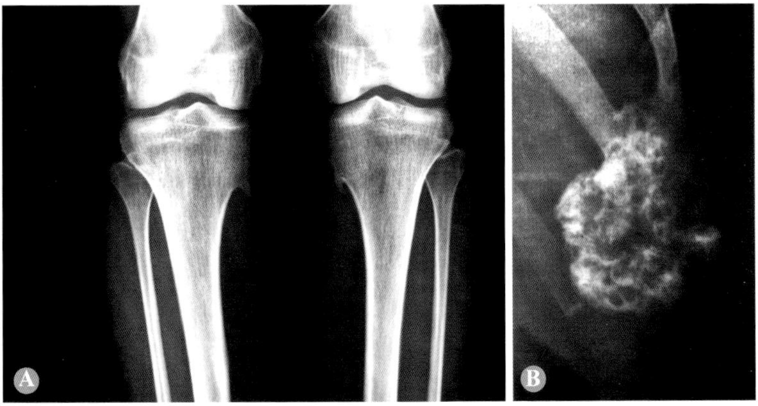

图 9-7-3　骨软骨瘤 / 骨疣

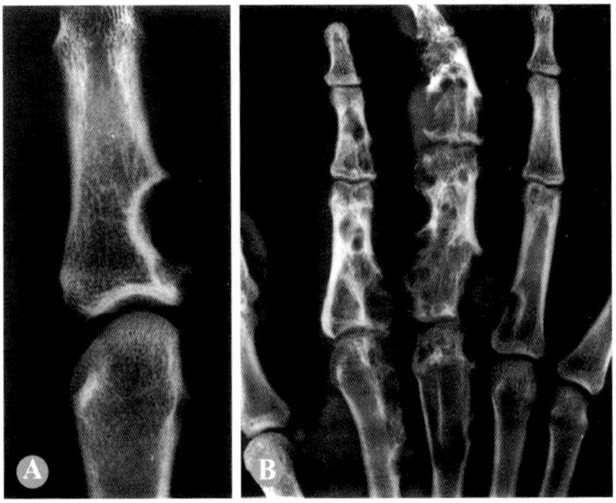

图 9-7-4　软骨瘤 / 内生性软骨瘤

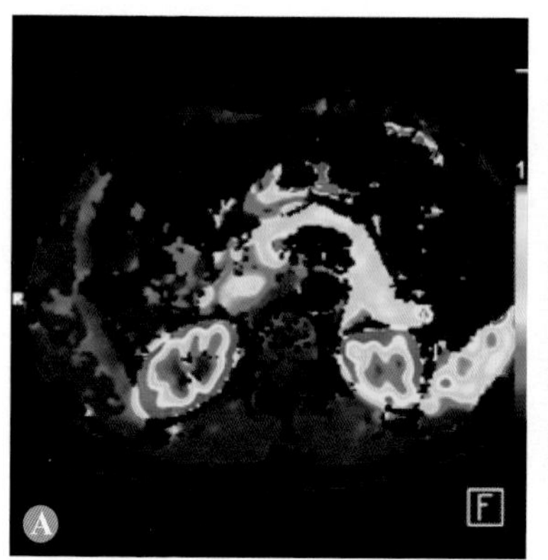

图 5-6-13　胰岛素瘤

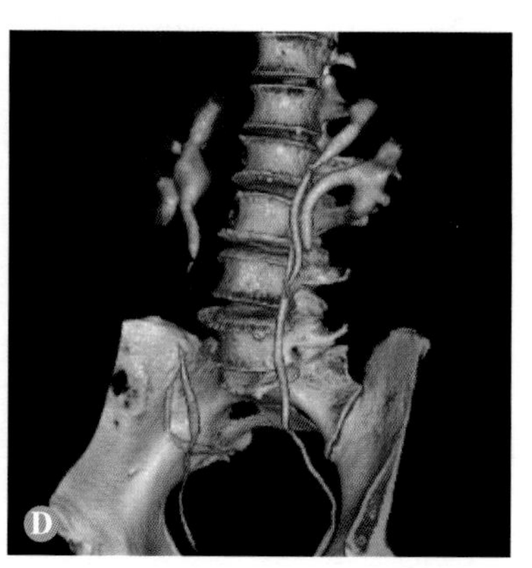

图 6-1-2　双肾盂双输尿管畸形

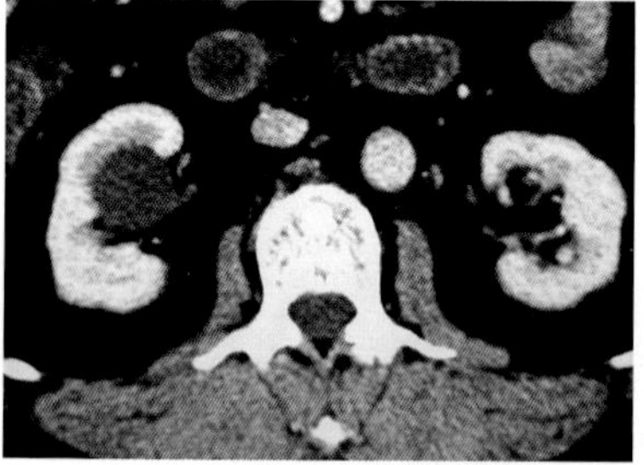

图 6-4-1　右肾囊肿

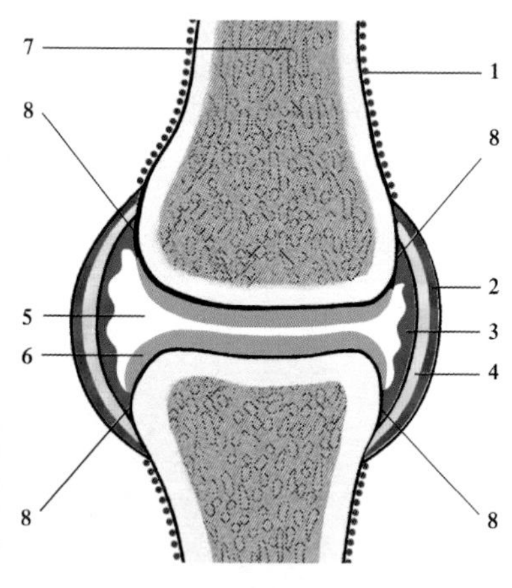

图 9-3-1　滑膜关节模式图

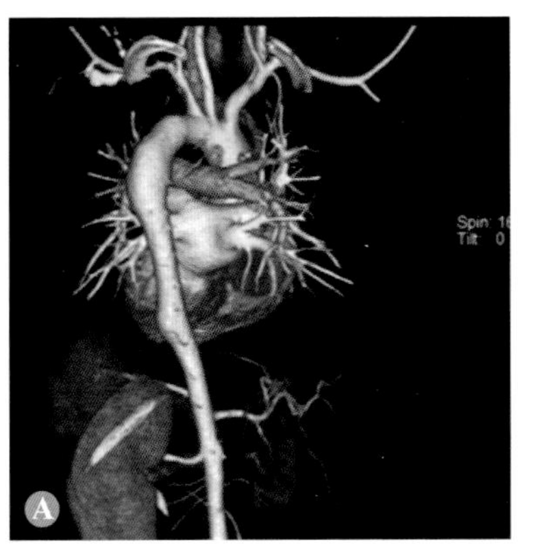

图 4-8-4　大动脉炎

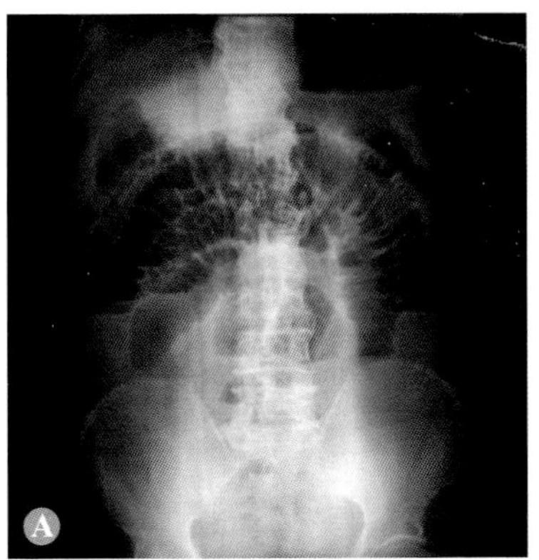

图 5-1-2　肠梗阻

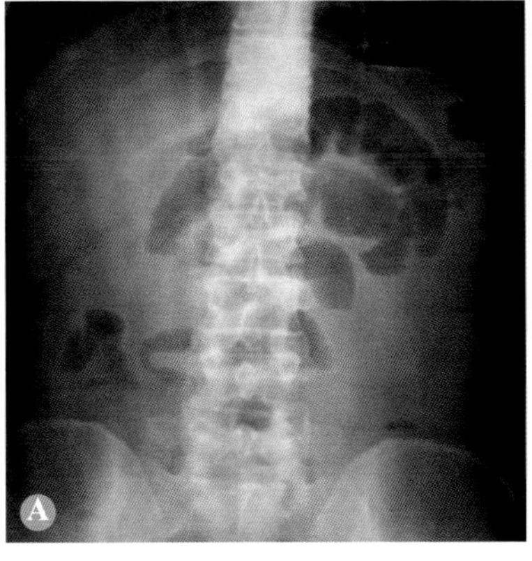

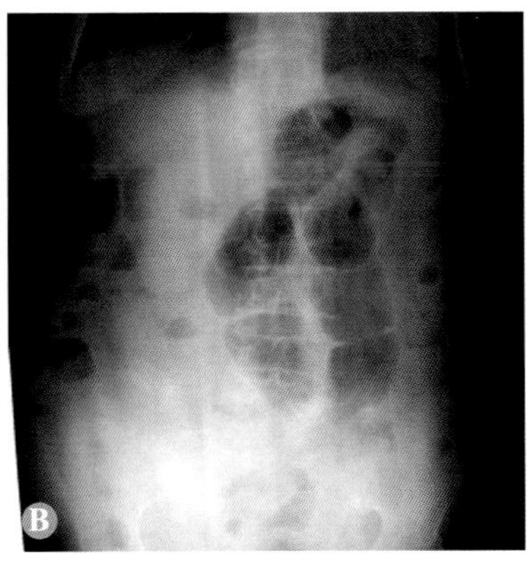

图 5-1-6　肠扭转

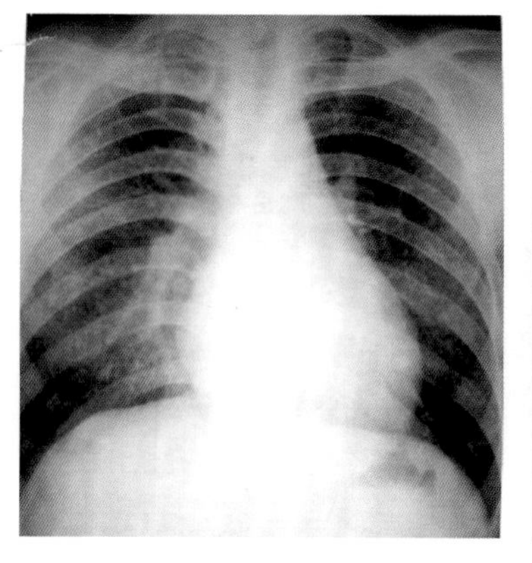

图 3-1-9　急性血行播散型肺结核

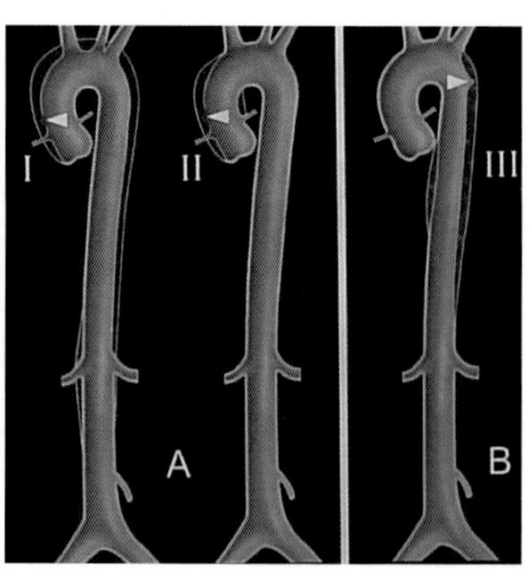

图 4-8-1　主动脉夹层分型图

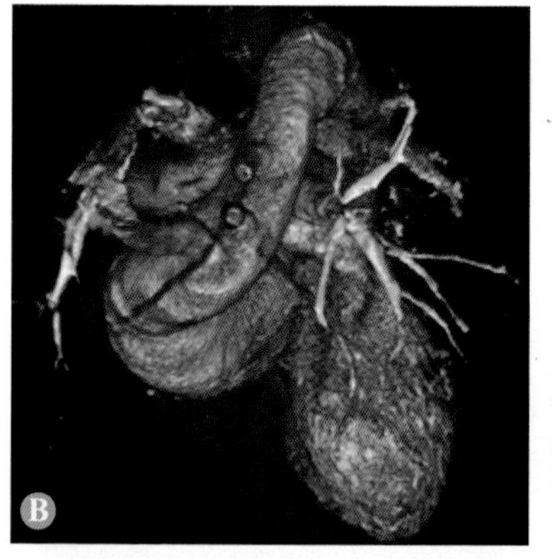

图 4-8-2　升主动脉夹层

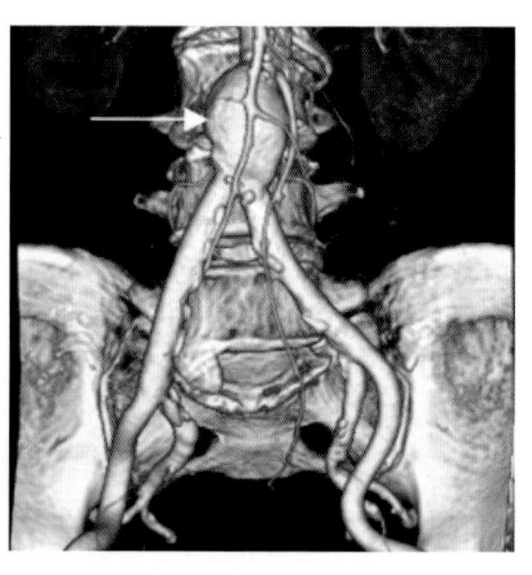

图 4-8-3　腹主动脉梭形动脉瘤

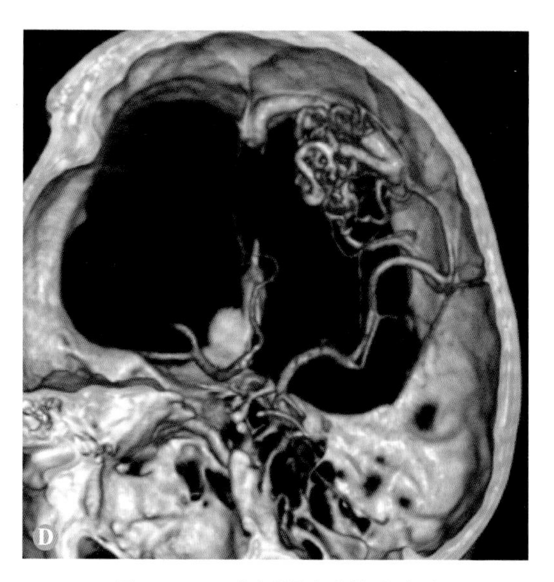

图 1-4-10　左侧颞叶动静脉畸形

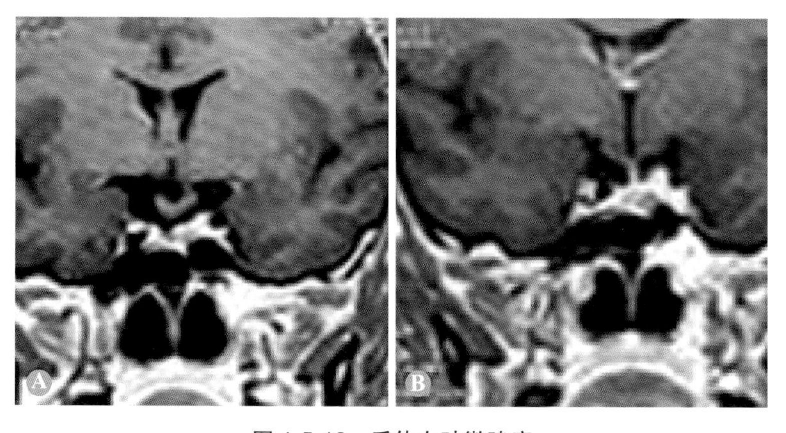

图 1-5-12　垂体左叶微腺瘤

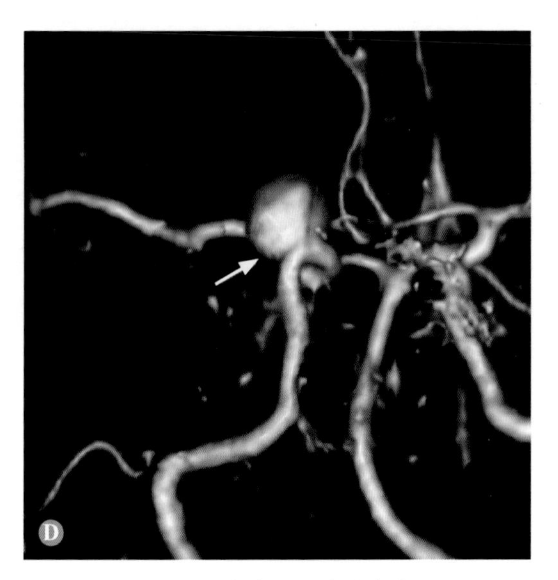

图 1-4-7　右侧颈内动脉瘤

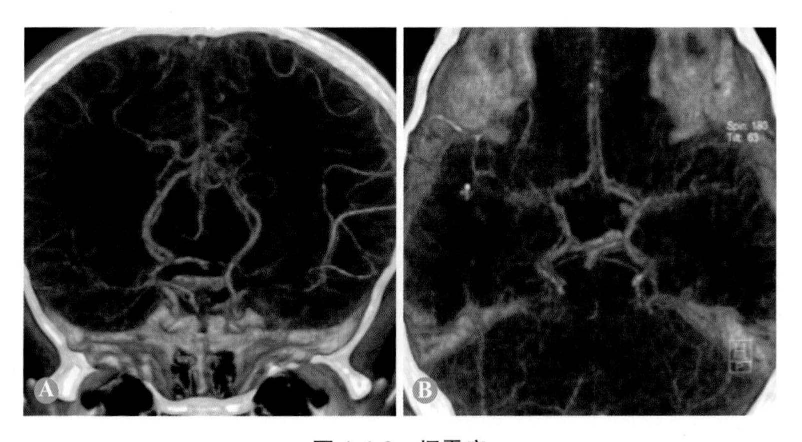

图 1-4-9　烟雾病